U0267513

Sectional Anatomy by MRI and CT

骨骼肌肉
MRI/CT 断层解剖

第 4 版

Sectional Anatomy by MRI and CT

骨骼肌肉 MRI/CT 断层解剖

第 4 版

原　著　Mark W. Anderson
　　　　Michael G. Fox

主　译　韩鸿宾

副主译　张卫光　余家阔　王福生　阎军浩

北京大学医学出版社

GUGE JIROU MRI/CT DUANCENG JIEPOU (DI 4 BAN)

图书在版编目 (CIP) 数据

骨骼肌肉 MRI/CT 断层解剖/韩鸿宾主译. —4 版
. —北京：北京大学医学出版社，2019.6
书名原文：Sectional Anatomy by MRI and CT，4/e
ISBN 978-7-5659-1759-2

Ⅰ. ①骨⋯　Ⅱ. ①韩⋯　Ⅲ. ①肌肉骨骼系统－断面解剖学　Ⅳ. ①R322.7

中国版本图书馆 CIP 数据核字 (2018) 第 035530 号

北京市版权局著作权合同登记号：图字：01-2017-1642

ELSEVIER

Elsevier (Singapore) Pte Ltd.
3 Killiney Road，♯08-01 Winsland House I，Singapore 239519
Tel：(65) 6349-0200；Fax：(65) 6733-1817

骨骼肌肉 MRI/CT 断层解剖　(第 4 版)

主　　译：韩鸿宾
出版发行：北京大学医学出版社
地　　址：(100191) 北京市海淀区学院路 38 号　北京大学医学部院内
电　　话：发行部 010-82802230；图书邮购 010-82802495
网　　址：http://www.pumpress.com.cn
E - mail：booksale@bjmu.edu.cn
印　　刷：北京信彩瑞禾印刷厂
经　　销：新华书店
责任编辑：张凌凌　　责任校对：靳新强　　责任印制：李　啸
开　　本：889mm×1194mm　1/16　印张：42.5　字数：1210 千字
版　　次：2019 年 6 月第 1 版　2019 年 6 月第 1 次印刷
书　　号：ISBN 978-7-5659-1759-2
定　　价：260.00 元

版权所有，违者必究
(凡属质量问题请与本社发行部联系退换)

译者名单

主　译

　　韩鸿宾（北京大学第三医院）

副主译

　　张卫光（北京大学基础医学院）　　　　　王福生（大连医科大学第一附属医院）

　　余家阔（北京大学第三医院）　　　　　　阎军浩（北京大学基础医学院）

译　者（按姓名汉语拼音排序）

　　曹芳婷（北京大学第三医院）　　　　　　王鼎予（北京大学基础医学院）

　　傅　瑜（北京大学第三医院）　　　　　　王　伟（佛山市人民医院）

　　和清源（北京大学第三医院）　　　　　　袁　兰（北京大学医药卫生分析中心）

　　洪远凯（北京大学基础医学院）　　　　　原福贞（北京大学第三医院）

　　李　岩（大连医科大学基础医学院）　　　张季蕾（北京大学基础医学院）

　　马钦华（深圳市罗湖医院）　　　　　　　张苏杰（北京大学基础医学院）

　　毛子木（北京大学第三医院）　　　　　　张　文（北京大学基础医学院）

　　宋　宇（大连医科大学第一附属医院）　　周祝兴（北京大学第三医院）

　　田　康（大连医科大学第一附属医院）

秘　书

　　卢嘉宾（北京大学第三医院）

　　韩易兴（北京大学第三医院）

　　刘英会（北京大学第三医院）

序

韩鸿宾教授是我同龄挚友，饱学多才，科道敏锐，久负盛誉。月前受命为其主译的北京大学医学出版社《骨骼肌肉 MRI/CT 断层解剖》（第 4 版）作序，倍感压力。吾虽与解剖学结缘三十载，悉心研究，不敢懈弛，力图略悉人体之构造，但越是深入其中，更知机体之博大精深，尤其是随着现代科学技术的进步，也给医学教育者带来了空前的机遇和挑战，加上个人能力、阅历有限，故三易其稿，终日惴惴不安。

我深知"人不能离医，而得健全之生活，医不能舍解剖之根柢，而达完善之诊断和治疗"。细思近现代解剖学超过六百年的发展历程，每每会有惊人的发现和研究，改变着人们的生活和健康。数十年前的计算机断层扫描，是一个里程碑式的医学事件，促进了断面影像解剖学的发展和壮大，也给古老的解剖学带来了勃勃生机。

为学所以致用，而达用必先明理。该书的最大特点就是从医学断层影像上明悉人体之解剖结构，全书以身体部位为主线，从横断层面、矢状层面和冠状层面全方位呈现了人体的影像断面解剖结构，并在每一张 CT 或 MRI 图像中配上详实的标注，以利于教师的带教和学生的学习，更为医学工作者的专业结构查寻带来便利。本版的翻译我有幸受邀其中，尽了微薄之力。

为了避免基础解剖与临床实践之间可能的差异，更好地服务于读者、教学和临床，本版《骨骼肌肉 MRI/CT 断层解剖》（第 4 版）的每一章节均由影像学和解剖学的专业人员共同翻译完成，他们付出了大量的心血和劳动，尽可能保证该书的科学性和实用性。衷心感谢各位编委和出版社工作人员在书稿编译过程中的精益求精和认真负责。此外，我们还得到了许多医学界老前辈、同仁和读者的悉心指导和帮助，他们提出了大量宝贵意见，在此表示深深的谢意。本书集多方合力而成，其中定有百密一疏或欠妥之处，恳请多多指正，以期日臻完善。

"凡攻事科学，必先明察人类五官百骸之体态，进而探讨其脏器组织之官能，再进而研究其生活环境、职役百工，对于人类康健安危之影响，而终达于保健为民，强种强国之至境"，虽是数十载前医学前辈的谆谆教导，但至今仍有异曲同工之效，与同道共勉。

戊戌年冬至墨随簃寓

译者前言

本图谱英文版第 1 版出版距今已经近 30 年，我组织翻译上一版（即英文第 3 版）也已经是 11 年前的事情了。非常荣幸，我能够受北京大学医学出版社之邀，再次翻译最新一版的《骨骼肌肉 MRI/CT 断层解剖》图谱。

断层影像已经成为影像诊断用图像采集与阅读的常规方式，断层解剖的掌握自然成为了疾病影像诊断最重要的基础之一。CT 与 MRI 对于提高整个医学诊断水平的作用有目共睹，其对于骨骼与软组织疾病极佳的显示能力使得临床多个学科的诊断水平有了长足进步。随着临床 CT、MRI 诊断技术的普及，需要影像进行辅助诊断的疾病种类不断增多，新的检查方法也不断涌现，如各种关节造影、特殊体位的关节断层检查等。更全面、更精细地掌握影像断层解剖知识是临床影像诊断的必备基本功。目前本领域的书籍多数对肌肉、骨骼影像断层解剖的描述不够精细，特殊检查与特殊体位检查的断层影像解剖介绍也不够全面，本书对上述问题的涵盖与解决是我们承接这项翻译工作的原始动力。

本书主编 Mark W. Anderson 教授和 Michael G. Fox 教授对解剖结构描述与图示的精细与全面让人印象深刻，部分结构甚至在国内的专业解剖书中都未曾涉及。为此，我们组建了由影像诊断、运动医学、骨科与解剖学教师共同组成的译者团队，以国内最权威的解剖学专著、译著与教材作为参考，对于中文参考书中未曾涉及的解剖结构的描述，我们在尸体标本上进行了认真比对、确定。我们希望通过对翻译内容进行认真确认、校正，以保证翻译工作的准确性。

骨骼、肌肉与实质脏器的影像解剖是本书中重点介绍的内容，中枢、头颈部、肺与胃肠等空腔脏器影像不是本书重点。本书采用统一格式，连续断层配合肌肉起止点的表格说明，更加方便读者的学习与记忆。除医学影像专业外，临床的骨科、运动医学科、普外科、整形外科、基础解剖教研室等也都适合选择本书作为医疗与教学的参考用书。相信如原著者所期待，本书作为参考用书，将为医生、学生、技师提供方便与帮助！

2019，北京

原著前言

随着断层解剖成像技术的飞速发展，高质量解剖图谱的作用变得至关重要，我们很荣幸能把这本第 4 版的经典图谱介绍给大家。

自 1990 年首次出版以来，本书已成为一个标准的解剖学参考资源。本书的前三版由 Drs. Georges El-Khoury、Ronald Bergman 和 William Montgomery 精心编辑，优秀已经成为这本书的传统，我们很荣幸能够将这个传统延续下去。

我们希望您发现这个新版本图谱是您在医疗实践中有益且不可或缺的良师益友。

Mark W. Anderson，MD

Michael G. Fox，MD

原著致谢

我们非常感谢 Drs. El-Khoury 和 Bergman 教授以往为制作和提升本书所付出的心血，感谢他们让我们可以沿着他们确立的这条优秀路径继续前行。我们还要感谢来自 Elsevier 的 Robin Carter、Katie DeFrancesco 和 Dan Fitzgerald，他们为完成本书提供了非常可贵的帮助，如果没有他们，这版图谱不会面世！

Mark W. Anderson，MD

Michael G. Fox，MD

目　录

第一部分　上肢

第 1 章　胸带与胸壁 MRI 3
 1.1　轴位 4
 1.2　矢状位 14
 1.3　冠状位 24

第 2 章　肩部 MRI 34
 2.1　轴位 36
 2.2　斜矢状位 46
 2.3　斜冠状位 56

第 3 章　肩关节造影 MRI 66
 3.1　轴位 67
 3.2　斜矢状位 72
 3.3　斜冠状位 78
 3.4　外展与外旋位 84

第 4 章　上臂 MRI 90
 4.1　轴位 92
 4.2　矢状位 98
 4.3　冠状位 105

第 5 章　肘部 MRI 114
 5.1　轴位 115
 5.2　斜矢状位 125
 5.3　斜冠状位 134

第 6 章　前臂 MRI 143
 6.1　轴位 146
 6.2　矢状位 156
 6.3　冠状位 162

第 7 章　腕部 MRI 170
 7.1　轴位 171
 7.2　矢状位 180
 7.3　冠状位 189

第 8 章　手部 MRI 196
 8.1　轴位 198
 8.2　矢状位 205
 8.3　冠状位 214

第二部分　下肢

第 9 章　髋部 MRI 221
 9.1　轴位 224
 9.2　矢状位 233
 9.3　冠状位 243

第 10 章　髋关节造影 MRI 250
 10.1　轴位 251
 10.2　矢状位 257
 10.3　冠状位 262

第 11 章　股部 MRI 267
 11.1　轴位 269
 11.2　矢状位 277
 11.3　冠状位 286

第 12 章　膝部 MRI 294
 12.1　轴位 295
 12.2　矢状位 302
 12.3　冠状位 311

第 13 章　小腿部 MRI 321
 13.1　轴位 324
 13.2　矢状位 334
 13.3　冠状位 342

第 14 章　踝部 MRI 348
 14.1　轴位 349
 14.2　斜轴位 359
 14.3　矢状位 365
 14.4　冠状位 372

第 15 章　足部 MRI 381
 15.1　轴位 384
 15.2　矢状位 390
 15.3　冠状位 398

第三部分　脊柱与背部

第 16 章　胸椎 MRI 409
 16.1　轴位 412

上 肢

第 **1** 章

胸带与胸壁 MRI

1.1 轴位

图 1.1.1

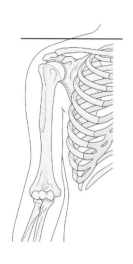

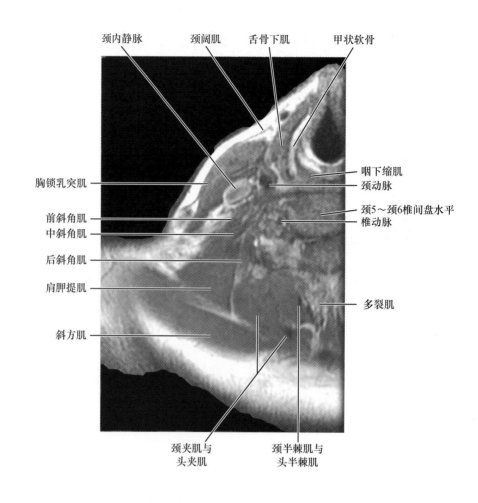

颈内静脉　颈阔肌　舌骨下肌　甲状软骨

胸锁乳突肌

前斜角肌

中斜角肌

后斜角肌

肩胛提肌

斜方肌

咽下缩肌

颈动脉

颈5～颈6椎间盘水平

椎动脉

多裂肌

颈夹肌与头夹肌　　颈半棘肌与头半棘肌

图 1.1.2

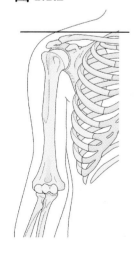

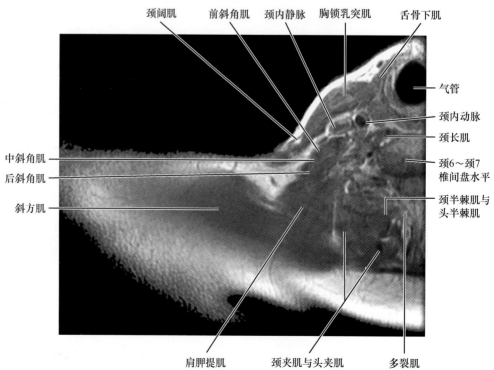

颈阔肌　前斜角肌　颈内静脉　胸锁乳突肌　舌骨下肌

中斜角肌

后斜角肌

斜方肌

气管

颈内动脉

颈长肌

颈6～颈7椎间盘水平

颈半棘肌与头半棘肌

肩胛提肌　　颈夹肌与头夹肌　　多裂肌

图 1.1.3

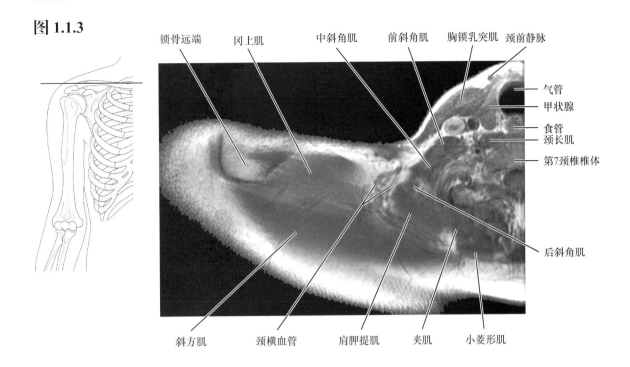

锁骨远端　冈上肌　中斜角肌　前斜角肌　胸锁乳突肌　颈前静脉

气管
甲状腺
食管
颈长肌
第7颈椎椎体

后斜角肌

斜方肌　颈横血管　肩胛提肌　夹肌　小菱形肌

图 1.1.4

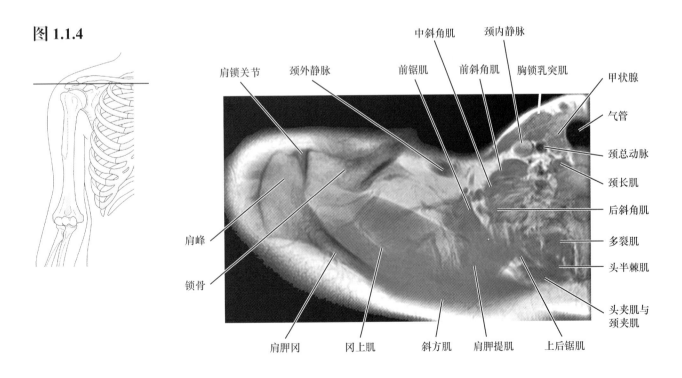

中斜角肌　颈内静脉
肩锁关节　颈外静脉　前锯肌　前斜角肌　胸锁乳突肌

甲状腺
气管
颈总动脉
颈长肌
后斜角肌
多裂肌
头半棘肌
头夹肌与颈夹肌

肩峰
锁骨

肩胛冈　冈上肌　斜方肌　肩胛提肌　上后锯肌

图 1.1.5

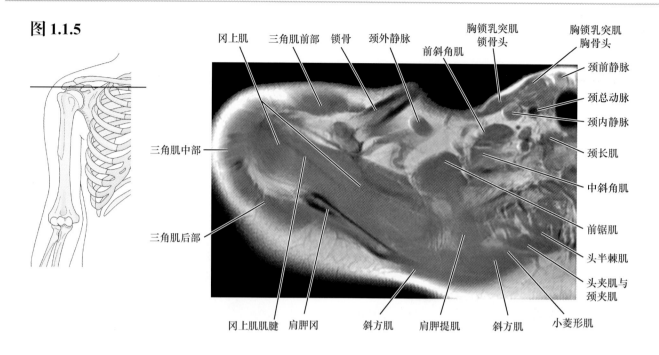

冈上肌　三角肌前部　锁骨　颈外静脉　前斜角肌　胸锁乳突肌锁骨头　胸锁乳突肌胸骨头

颈前静脉

颈总动脉

颈内静脉

颈长肌

三角肌中部

中斜角肌

前锯肌

头半棘肌

头夹肌与颈夹肌

三角肌后部

小菱形肌

冈上肌肌腱　肩胛冈　斜方肌　肩胛提肌　斜方肌

图 1.1.6

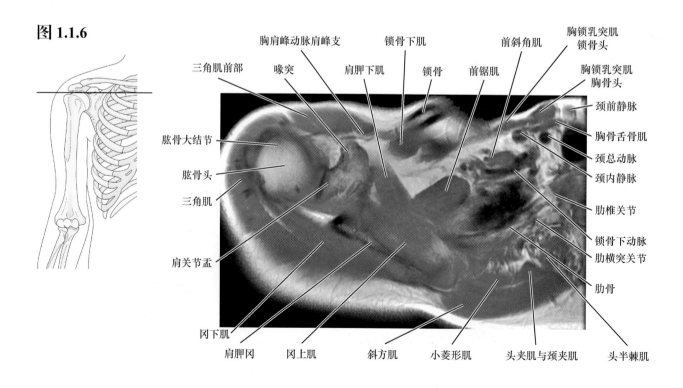

胸肩峰动脉肩峰支　锁骨下肌　前斜角肌　胸锁乳突肌锁骨头

三角肌前部　喙突　肩胛下肌　锁骨　前锯肌　胸锁乳突肌胸骨头

肱骨大结节

颈前静脉

胸骨舌骨肌

肱骨头

颈总动脉

三角肌

颈内静脉

肋椎关节

肩关节盂

锁骨下动脉

肋横突关节

肋骨

冈下肌

肩胛冈　冈上肌　斜方肌　小菱形肌　头夹肌与颈夹肌　头半棘肌

图 1.1.7

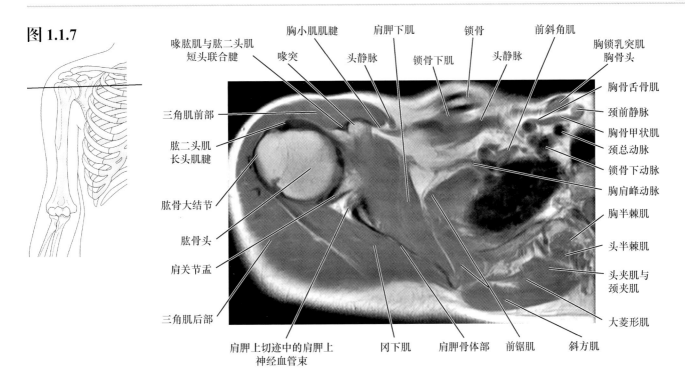

三角肌前部

肱二头肌长头肌腱

肱骨大结节

肱骨头

肩关节盂

三角肌后部

喙肱肌与肱二头肌短头联合腱

喙突

胸小肌肌腱

头静脉

肩胛下肌

锁骨下肌

锁骨

头静脉

前斜角肌

胸锁乳突肌胸骨头

胸骨舌骨肌

颈前静脉

胸骨甲状肌

颈总动脉

锁骨下动脉

胸肩峰动脉

胸半棘肌

头半棘肌

头夹肌与颈夹肌

大菱形肌

肩胛上切迹中的肩胛上神经血管束

冈下肌

肩胛骨体部

前锯肌

斜方肌

图 1.1.8

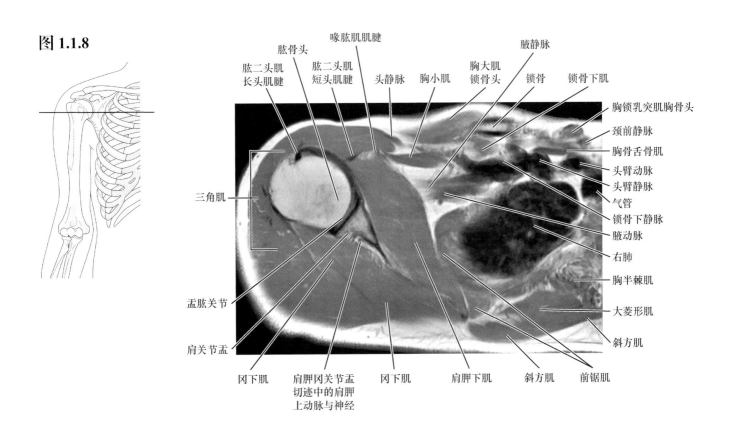

肱二头肌长头肌腱

肱骨头

三角肌

盂肱关节

肩关节盂

冈下肌

肱二头肌短头肌腱

喙肱肌肌腱

头静脉

胸小肌

胸大肌锁骨头

腋静脉

锁骨

锁骨下肌

胸锁乳突肌胸骨头

颈前静脉

胸骨舌骨肌

头臂动脉

头臂静脉

气管

锁骨下静脉

腋动脉

右肺

胸半棘肌

大菱形肌

斜方肌

肩胛冈关节盂切迹中的肩胛上动脉与神经

冈下肌

肩胛下肌

斜方肌

前锯肌

图 1.1.9

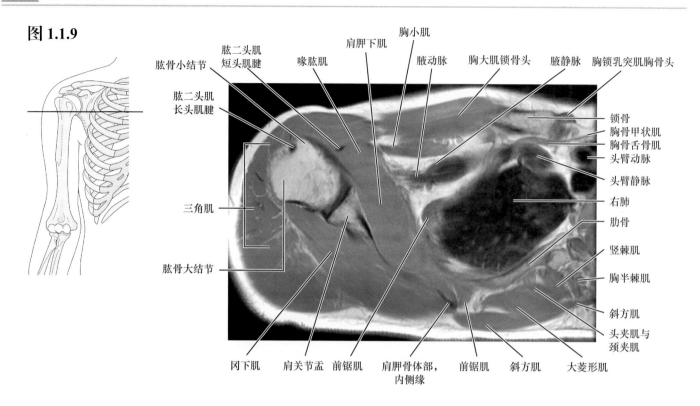

图 1.1.10

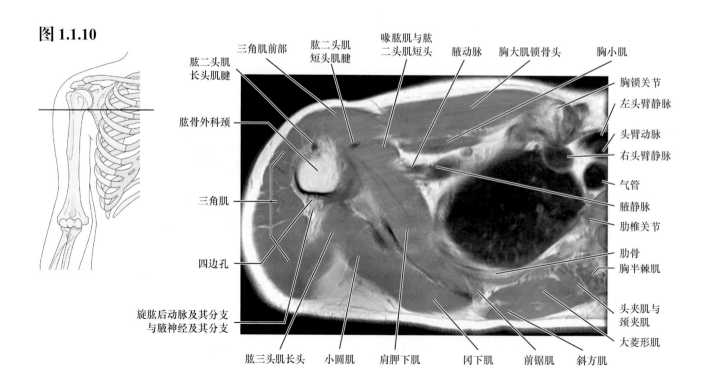

图 1.1.11

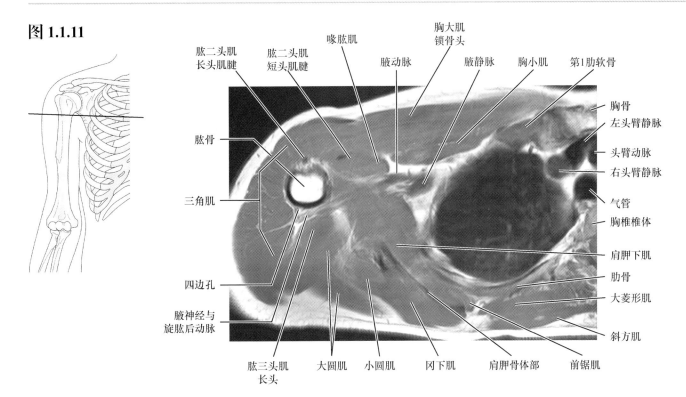

肱二头肌长头肌腱　肱二头肌短头肌腱　喙肱肌　胸大肌锁骨头　腋动脉　腋静脉　胸小肌　第1肋软骨

肱骨

三角肌

四边孔

腋神经与旋肱后动脉

肱三头肌长头　大圆肌　小圆肌　冈下肌　肩胛骨体部　前锯肌

胸骨
左头臂静脉
头臂动脉
右头臂静脉
气管
胸椎椎体
肩胛下肌
肋骨
大菱形肌
斜方肌

图 1.1.12

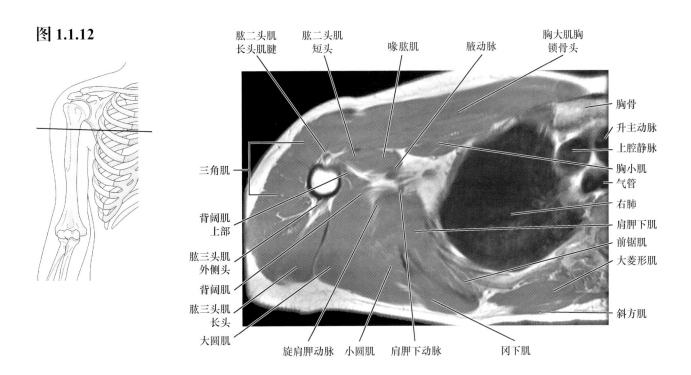

肱二头肌长头肌腱　肱二头肌短头　喙肱肌　腋动脉　胸大肌胸锁骨头

三角肌

背阔肌上部

肱三头肌外侧头

背阔肌

肱三头肌长头

大圆肌

旋肩胛动脉　小圆肌　肩胛下动脉　冈下肌

胸骨
升主动脉
上腔静脉
胸小肌
气管
右肺
肩胛下肌
前锯肌
大菱形肌
斜方肌

图 1.1.13

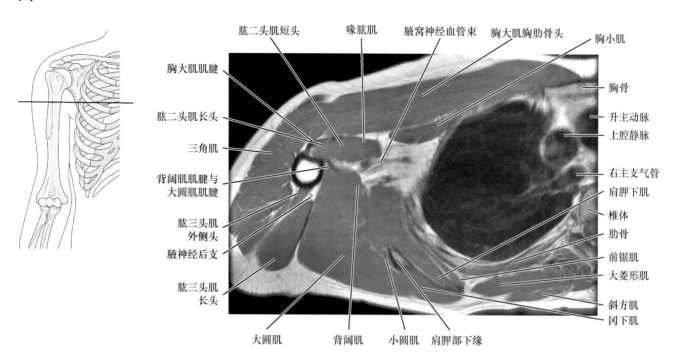

图 1.1.14

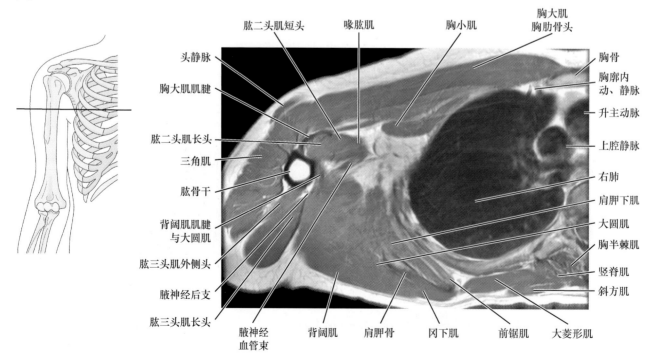

图 1.1.15

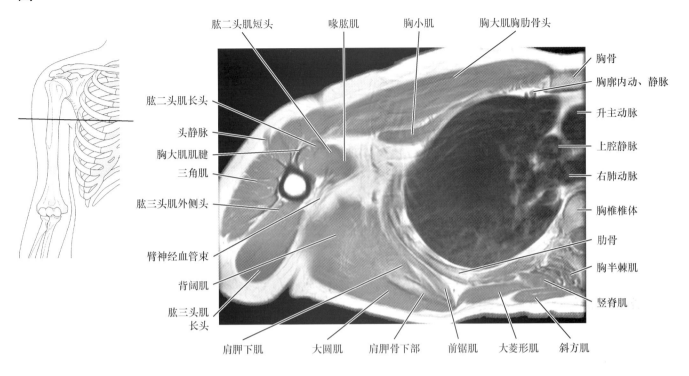

肱二头肌短头　喙肱肌　胸小肌　胸大肌胸肋骨头

肱二头肌长头
头静脉
胸大肌肌腱
三角肌
肱三头肌外侧头
臂神经血管束
背阔肌
肱三头肌长头

胸骨
胸廓内动、静脉
升主动脉
上腔静脉
右肺动脉
胸椎椎体
肋骨
胸半棘肌
竖脊肌

肩胛下肌　大圆肌　肩胛骨下部　前锯肌　大菱形肌　斜方肌

图 1.1.16

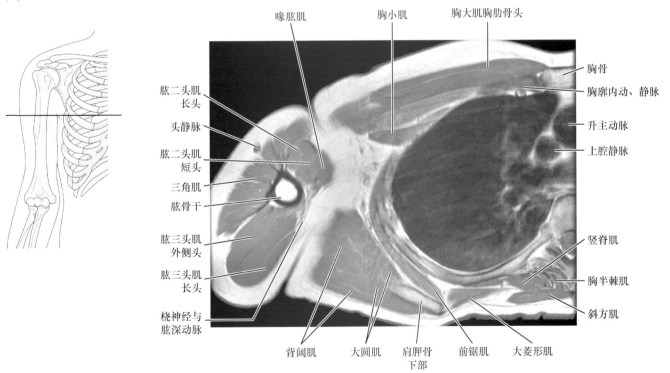

喙肱肌　胸小肌　胸大肌胸肋骨头

肱二头肌
长头
头静脉
肱二头肌
短头
三角肌
肱骨干
肱三头肌
外侧头
肱三头肌
长头
桡神经与
肱深动脉

胸骨
胸廓内动、静脉
升主动脉
上腔静脉
竖脊肌
胸半棘肌
斜方肌

背阔肌　大圆肌　肩胛骨
下部　前锯肌　大菱形肌

图 1.1.17

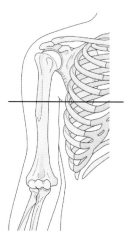

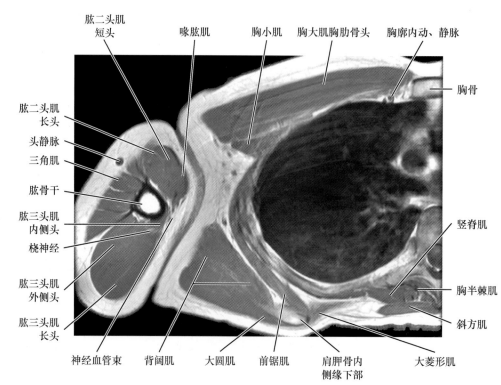

肱二头肌短头　喙肱肌　胸小肌　胸大肌胸肋骨头　胸廓内动、静脉

胸骨

肱二头肌长头
头静脉
三角肌
肱骨干
肱三头肌内侧头
桡神经
肱三头肌外侧头
肱三头肌长头

竖脊肌
胸半棘肌
斜方肌

神经血管束　背阔肌　大圆肌　前锯肌　肩胛骨内侧缘下部　大菱形肌

图 1.1.18

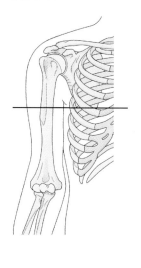

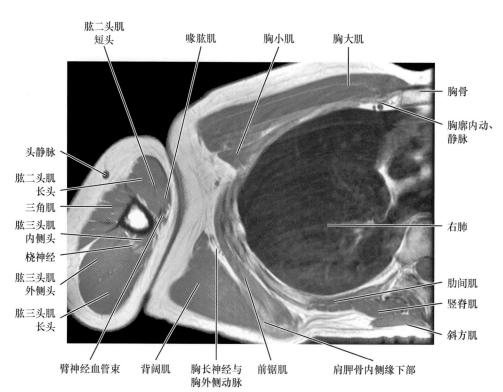

肱二头肌短头　喙肱肌　胸小肌　胸大肌

胸骨
胸廓内动、静脉

头静脉
肱二头肌长头
三角肌
肱三头肌内侧头
桡神经
肱三头肌外侧头
肱三头肌长头

右肺
肋间肌
竖脊肌
斜方肌

臂神经血管束　背阔肌　胸长神经与胸外侧动脉　前锯肌　肩胛骨内侧缘下部

图 1.1.19

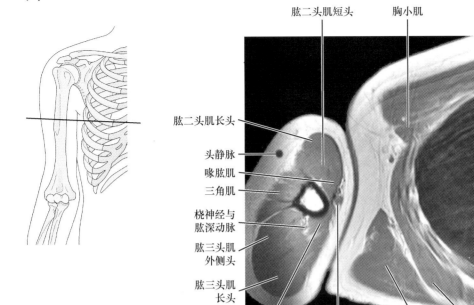

肱二头肌短头　胸小肌　胸大肌胸肋骨头　胸廓内动、静脉

胸骨

肱二头肌长头

头静脉

喙肱肌

三角肌

桡神经与肱深动脉

肱三头肌外侧头

肱三头肌长头

椎体

肋椎关节

竖脊肌

斜方肌

肱三头肌内侧头　臂神经血管束　背阔肌　前锯肌　背阔肌　肋骨

1.2 矢状位

图 1.2.1

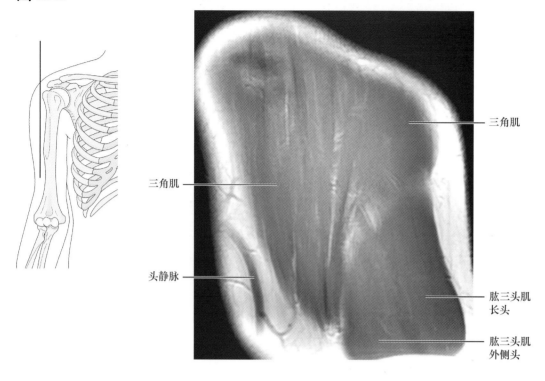

三角肌

三角肌

头静脉

肱三头肌
长头

肱三头肌
外侧头

图 1.2.2

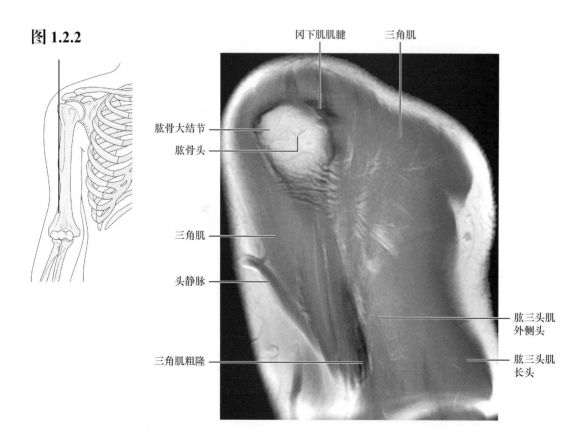

冈下肌肌腱　三角肌

肱骨大结节

肱骨头

三角肌

头静脉

三角肌粗隆

肱三头肌
外侧头

肱三头肌
长头

图 1.2.3

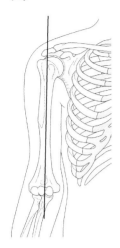

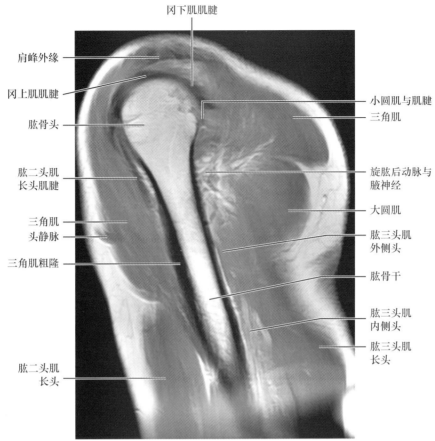

冈下肌肌腱

肩峰外缘

冈上肌肌腱

肱骨头

肱二头肌
长头肌腱

三角肌

头静脉

三角肌粗隆

肱二头肌
长头

小圆肌与肌腱

三角肌

旋肱后动脉与
腋神经

大圆肌

肱三头肌
外侧头

肱骨干

肱三头肌
内侧头

肱三头肌
长头

图 1.2.4

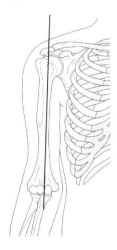

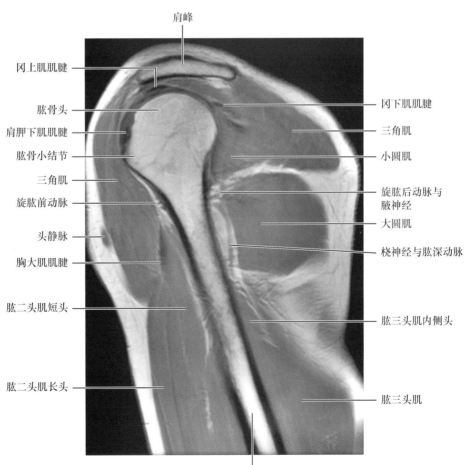

肩峰

冈上肌肌腱

肱骨头

肩胛下肌肌腱

肱骨小结节

三角肌

旋肱前动脉

头静脉

胸大肌肌腱

肱二头肌短头

肱二头肌长头

冈下肌肌腱

三角肌

小圆肌

旋肱后动脉与
腋神经

大圆肌

桡神经与肱深动脉

肱三头肌内侧头

肱三头肌

肱骨干

图 1.2.5

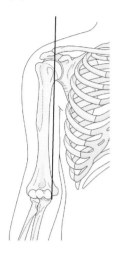

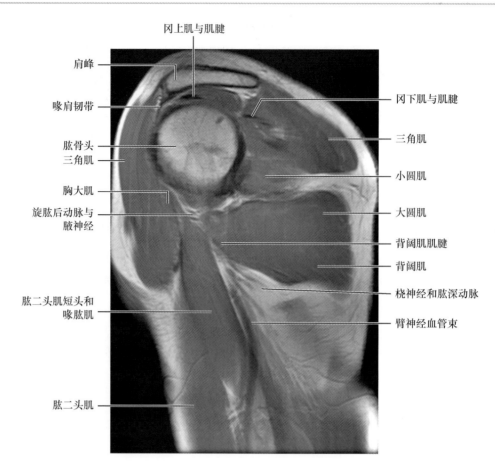

冈上肌与肌腱

肩峰

喙肩韧带

冈下肌与肌腱

三角肌

肱骨头
三角肌

小圆肌

胸大肌

大圆肌

旋肱后动脉与
腋神经

背阔肌肌腱

背阔肌

桡神经和肱深动脉

肱二头肌短头和
喙肱肌

臂神经血管束

肱二头肌

图 1.2.6

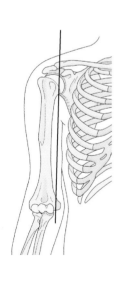

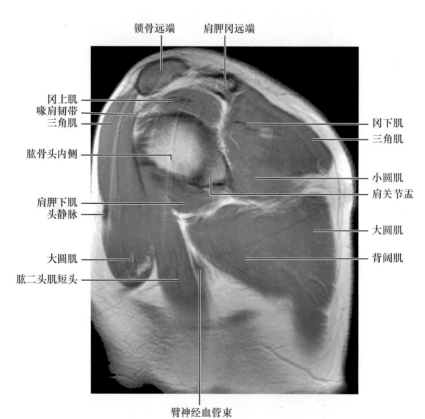

锁骨远端　肩胛冈远端

冈上肌
喙肩韧带
三角肌

冈下肌
三角肌

肱骨头内侧

小圆肌
肩关节盂

肩胛下肌
头静脉

大圆肌

背阔肌

大圆肌
肱二头肌短头

臂神经血管束

图 1.2.7

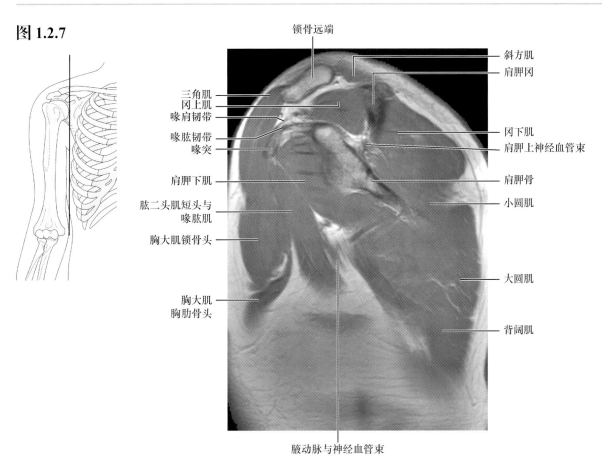

锁骨远端

斜方肌
肩胛冈

三角肌
冈上肌
喙肩韧带
喙肱韧带
喙突

冈下肌
肩胛上神经血管束

肩胛下肌

肩胛骨
小圆肌

肱二头肌短头与
喙肱肌

胸大肌锁骨头

大圆肌

胸大肌
胸肋骨头

背阔肌

腋动脉与神经血管束

图 1.2.8

锁骨　斜方肌

冈上肌
三角肌
喙突
肩胛下肌

肩胛冈
冈下肌

喙肱肌
腋动脉

肩胛骨
小圆肌

胸大肌锁骨头

大圆肌

胸大肌胸肋骨头

背阔肌

图 1.2.9

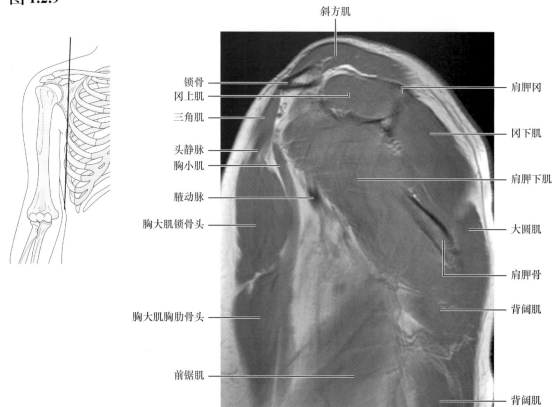

斜方肌

锁骨
冈上肌
三角肌
头静脉
胸小肌
腋动脉
胸大肌锁骨头

胸大肌胸肋骨头

前锯肌

肩胛冈
冈下肌
肩胛下肌
大圆肌
肩胛骨
背阔肌

背阔肌

图 1.2.10

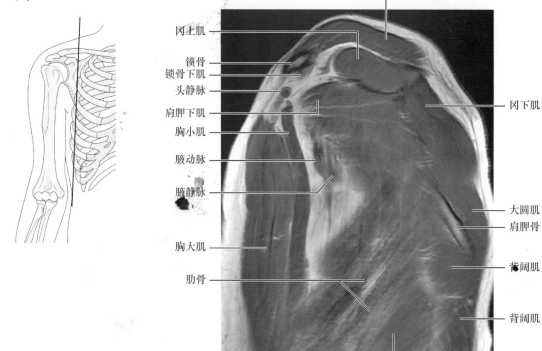

斜方肌

冈上肌
锁骨
锁骨下肌
头静脉
肩胛下肌
胸小肌
腋动脉
腋静脉

胸大肌
肋骨

前锯肌

冈下肌

大圆肌
肩胛骨
背阔肌

背阔肌

图 1.2.11

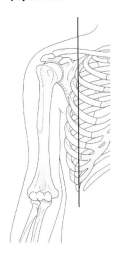

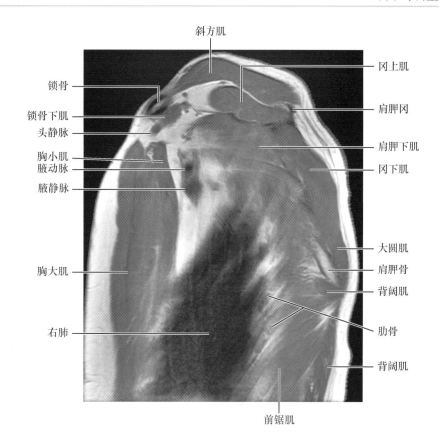

斜方肌
锁骨
锁骨下肌
头静脉
胸小肌
腋动脉
腋静脉
胸大肌
右肺
前锯肌
冈上肌
肩胛冈
肩胛下肌
冈下肌
大圆肌
肩胛骨
背阔肌
肋骨
背阔肌

图 1.2.12

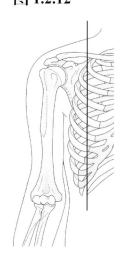

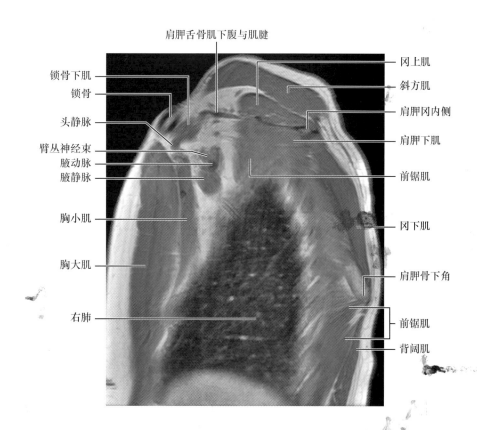

肩胛舌骨肌下腹与肌腱
锁骨下肌
锁骨
头静脉
臂丛神经束
腋动脉
腋静脉
胸小肌
胸大肌
右肺
冈上肌
斜方肌
肩胛冈内侧
肩胛下肌
前锯肌
冈下肌
肩胛骨下角
前锯肌
背阔肌

图 1.2.13

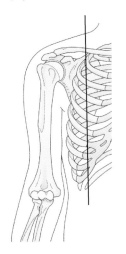

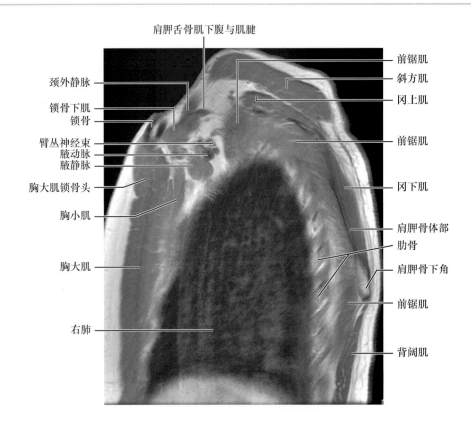

肩胛舌骨肌下腹与肌腱

颈外静脉
锁骨下肌
锁骨
臂丛神经束
腋动脉
腋静脉
胸大肌锁骨头
胸小肌
胸大肌
右肺

前锯肌
斜方肌
冈上肌
前锯肌
冈下肌
肩胛骨体部
肋骨
肩胛骨下角
前锯肌
背阔肌

图 1.2.14

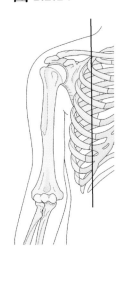

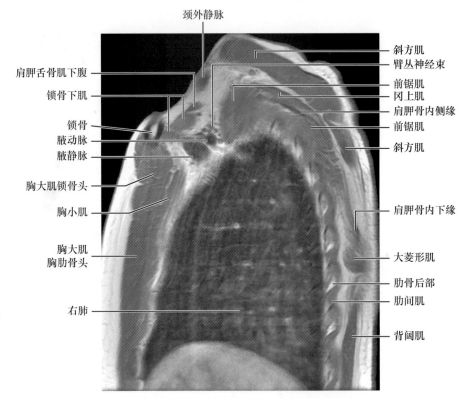

颈外静脉

肩胛舌骨肌下腹
锁骨下肌
锁骨
腋动脉
腋静脉
胸大肌锁骨头
胸小肌
胸大肌
胸肋骨头
右肺

斜方肌
臂丛神经束
前锯肌
冈上肌
肩胛骨内侧缘
前锯肌
斜方肌
肩胛骨内下缘
大菱形肌
肋骨后部
肋间肌
背阔肌

图 1.2.15

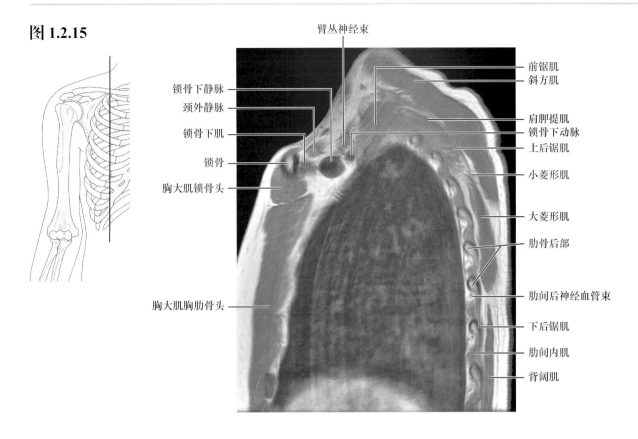

臂丛神经束
前锯肌
斜方肌
锁骨下静脉
颈外静脉
锁骨下肌
肩胛提肌
锁骨下动脉
上后锯肌
锁骨
小菱形肌
胸大肌锁骨头
大菱形肌
肋骨后部
肋间后神经血管束
胸大肌胸肋骨头
下后锯肌
肋间内肌
背阔肌

图 1.2.16

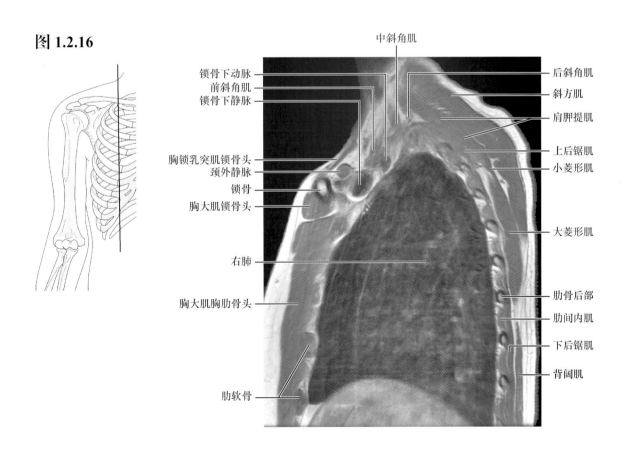

中斜角肌
锁骨下动脉
后斜角肌
前斜角肌
斜方肌
锁骨下静脉
肩胛提肌
上后锯肌
胸锁乳突肌锁骨头
小菱形肌
颈外静脉
锁骨
胸大肌锁骨头
大菱形肌
右肺
肋骨后部
肋间内肌
胸大肌胸肋骨头
下后锯肌
背阔肌
肋软骨

图 1.2.17

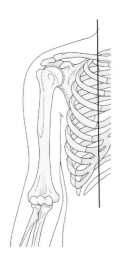

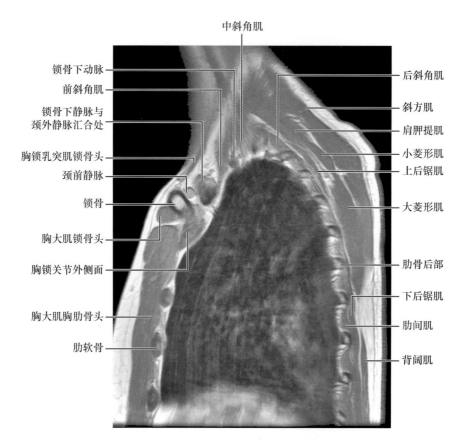

中斜角肌

锁骨下动脉

前斜角肌

锁骨下静脉与颈外静脉汇合处

胸锁乳突肌锁骨头

颈前静脉

锁骨

胸大肌锁骨头

胸锁关节外侧面

胸大肌胸肋骨头

肋软骨

后斜角肌

斜方肌

肩胛提肌

小菱形肌

上后锯肌

大菱形肌

肋骨后部

下后锯肌

肋间肌

背阔肌

图 1.2.18

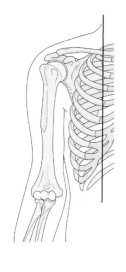

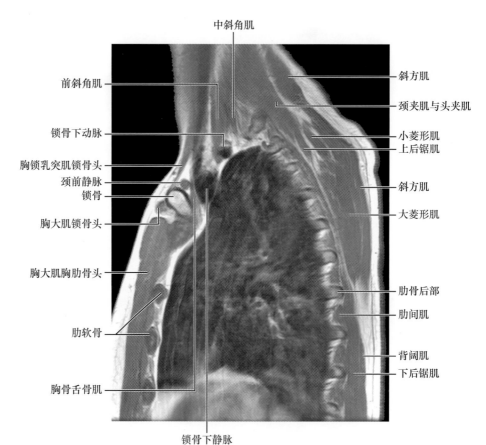

中斜角肌

前斜角肌

锁骨下动脉

胸锁乳突肌锁骨头

颈前静脉

锁骨

胸大肌锁骨头

胸大肌胸肋骨头

肋软骨

胸骨舌骨肌

锁骨下静脉

斜方肌

颈夹肌与头夹肌

小菱形肌

上后锯肌

斜方肌

大菱形肌

肋骨后部

肋间肌

背阔肌

下后锯肌

图 1.2.19

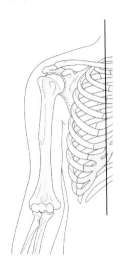

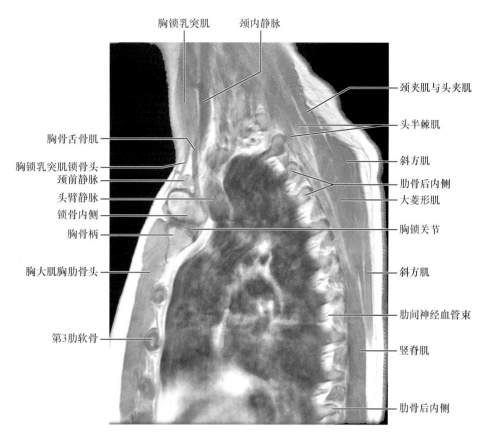

胸锁乳突肌　　颈内静脉

颈夹肌与头夹肌

头半棘肌

斜方肌

肋骨后内侧

大菱形肌

胸锁关节

斜方肌

肋间神经血管束

竖脊肌

肋骨后内侧

胸骨舌骨肌

胸锁乳突肌锁骨头

颈前静脉

头臂静脉

锁骨内侧

胸骨柄

胸大肌胸肋骨头

第3肋软骨

1.3 冠状位

图 1.3.1

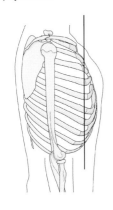

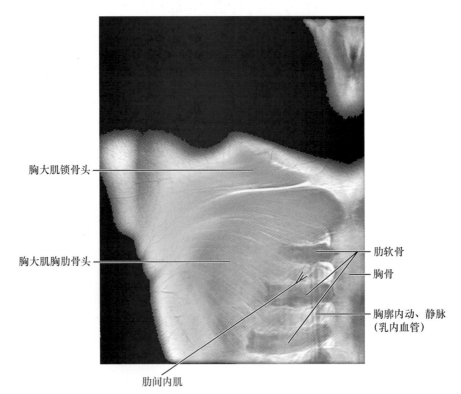

胸大肌锁骨头

胸大肌胸肋骨头

肋软骨
胸骨
胸廓内动、静脉
（乳内血管）

肋间内肌

图 1.3.2

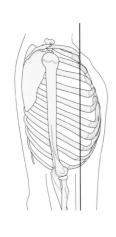

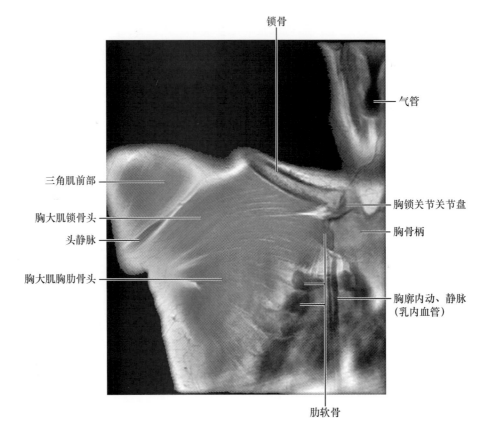

锁骨

气管

三角肌前部

胸大肌锁骨头

头静脉

胸大肌胸肋骨头

胸锁关节关节盘

胸骨柄

胸廓内动、静脉
（乳内血管）

肋软骨

图 1.3.3

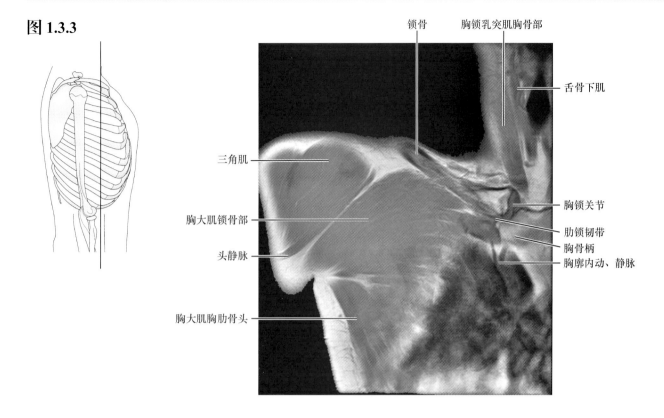

锁骨　　胸锁乳突肌胸骨部

舌骨下肌

三角肌

胸锁关节

肋锁韧带

胸骨柄

胸廓内动、静脉

胸大肌锁骨部

头静脉

胸大肌胸肋骨头

图 1.3.4

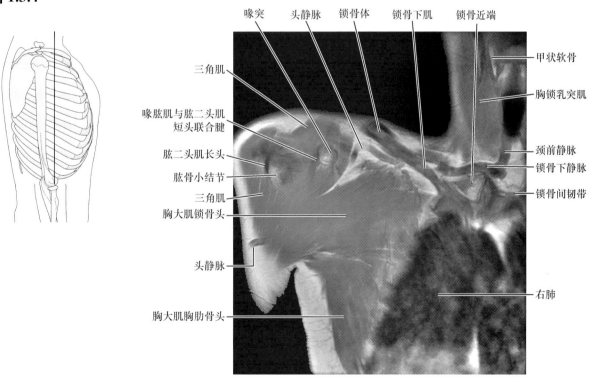

喙突　头静脉　锁骨体　锁骨下肌　锁骨近端

甲状软骨

三角肌

胸锁乳突肌

喙肱肌与肱二头肌
短头联合腱

颈前静脉

肱二头肌长头

锁骨下静脉

肱骨小结节

锁骨间韧带

三角肌

胸大肌锁骨头

头静脉

右肺

胸大肌胸肋骨头

图 1.3.5

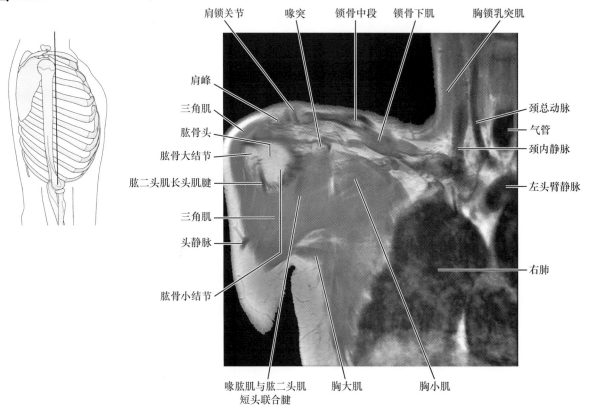

肩锁关节　喙突　锁骨中段　锁骨下肌　胸锁乳突肌

肩峰

三角肌

肱骨头

肱骨大结节

肱二头肌长头肌腱

三角肌

头静脉

肱骨小结节

颈总动脉

气管

颈内静脉

左头臂静脉

右肺

喙肱肌与肱二头肌　胸大肌　胸小肌
短头联合腱

图 1.3.6

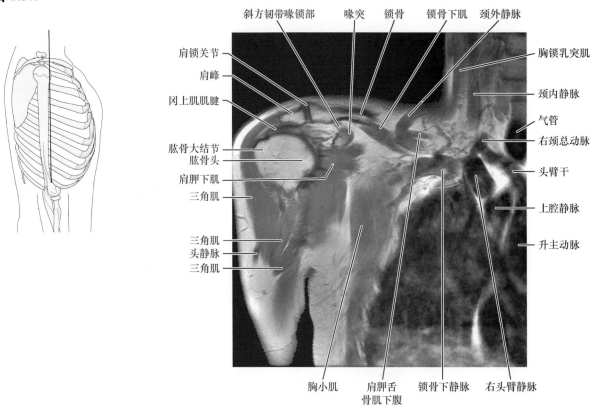

斜方韧带喙锁部　喙突　锁骨　锁骨下肌　颈外静脉

肩锁关节

肩峰

冈上肌肌腱

肱骨大结节

肱骨头

肩胛下肌

三角肌

三角肌

头静脉

三角肌

胸锁乳突肌

颈内静脉

气管

右颈总动脉

头臂干

上腔静脉

升主动脉

胸小肌　肩胛舌　锁骨下静脉　右头臂静脉
骨肌下腹

图 1.3.7

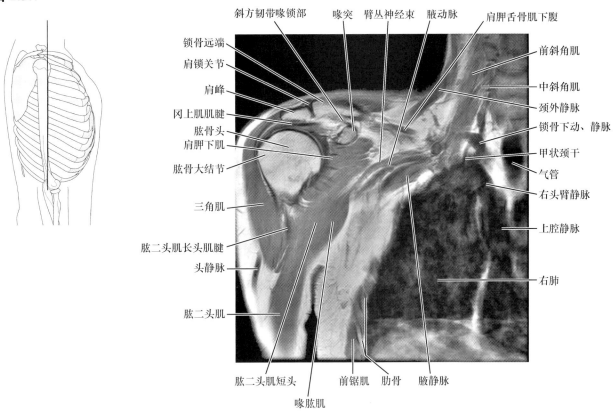

斜方韧带喙锁部　喙突　臂丛神经束　腋动脉　肩胛舌骨肌下腹

锁骨远端
肩锁关节
肩峰
冈上肌肌腱
肱骨头
肩胛下肌
肱骨大结节

三角肌

肱二头肌长头肌腱

头静脉

肱二头肌

前斜角肌
中斜角肌
颈外静脉
锁骨下动、静脉
甲状颈干
气管
右头臂静脉
上腔静脉
右肺

肱二头肌短头　前锯肌　肋骨　腋静脉

喙肱肌

图 1.3.8

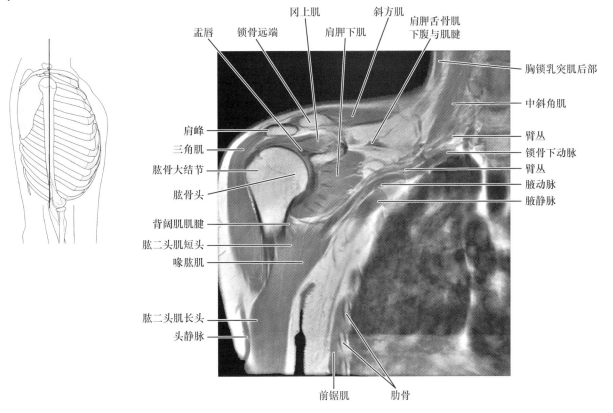

盂唇　锁骨远端　冈上肌　斜方肌　肩胛下肌　肩胛舌骨肌下腹与肌腱

胸锁乳突肌后部
中斜角肌

肩峰
三角肌
肱骨大结节
肱骨头

背阔肌肌腱
肱二头肌短头
喙肱肌

肱二头肌长头
头静脉

臂丛
锁骨下动脉
臂丛
腋动脉
腋静脉

前锯肌　肋骨

图 1.3.9

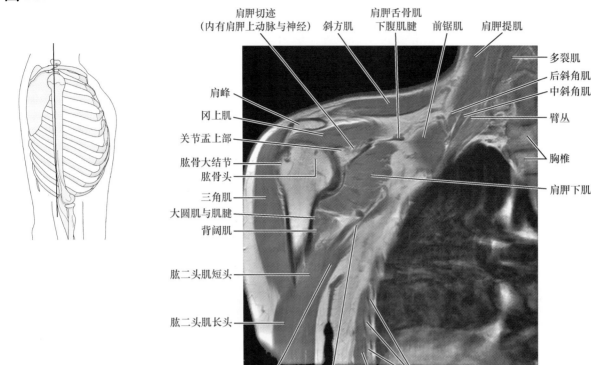

肩胛切迹
（内有肩胛上动脉与神经）　斜方肌　肩胛舌骨肌
下腹肌腱　前锯肌　肩胛提肌

多裂肌
后斜角肌
中斜角肌
臂丛
胸椎
肩胛下肌

肩峰
冈上肌
关节盂上部
肱骨大结节
肱骨头
三角肌
大圆肌与肌腱
背阔肌
肱二头肌短头
肱二头肌长头

喙肱肌　腋动、静脉　前锯肌　肋骨

图 1.3.10

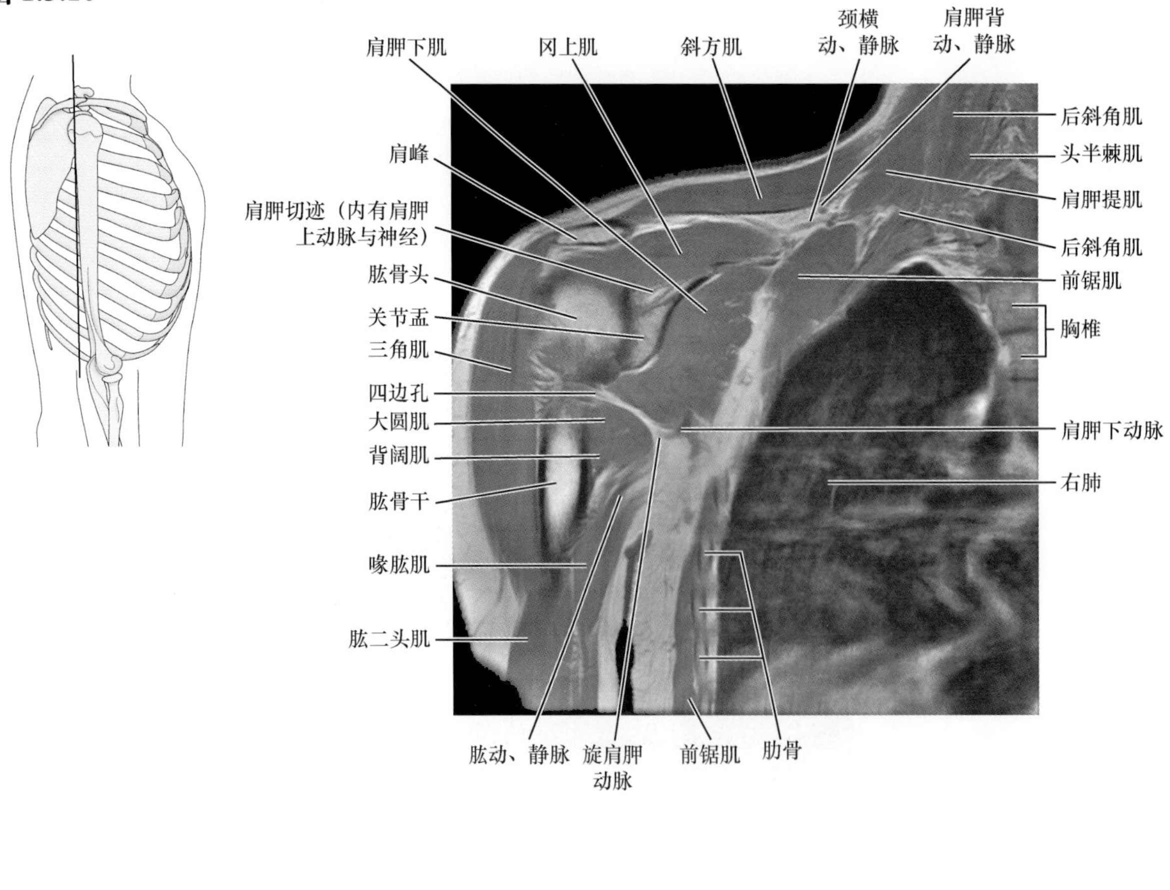

肩胛下肌　冈上肌　斜方肌　颈横
动、静脉　肩胛背
动、静脉

后斜角肌
头半棘肌
肩胛提肌
后斜角肌
前锯肌
胸椎
肩胛下动脉
右肺

肩峰
肩胛切迹（内有肩胛
上动脉与神经）
肱骨头
关节盂
三角肌
四边孔
大圆肌
背阔肌
肱骨干
喙肱肌
肱二头肌

肱动、静脉　旋肩胛
动脉　前锯肌　肋骨

图 1.3.11

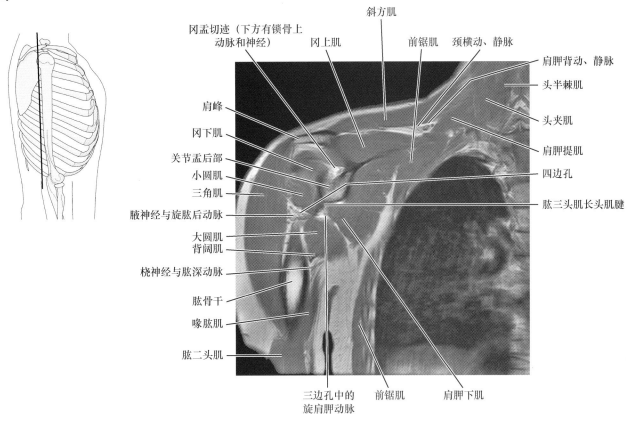

斜方肌
冈盂切迹（下方有锁骨上动脉和神经）
冈上肌
前锯肌
颈横动、静脉
肩胛背动、静脉
头半棘肌
头夹肌
肩胛提肌
四边孔
肱三头肌长头肌腱

肩峰
冈下肌
关节盂后部
小圆肌
三角肌
腋神经与旋肱后动脉
大圆肌
背阔肌
桡神经与肱深动脉
肱骨干
喙肱肌
肱二头肌

三边孔中的旋肩胛动脉
前锯肌
肩胛下肌

图 1.3.12

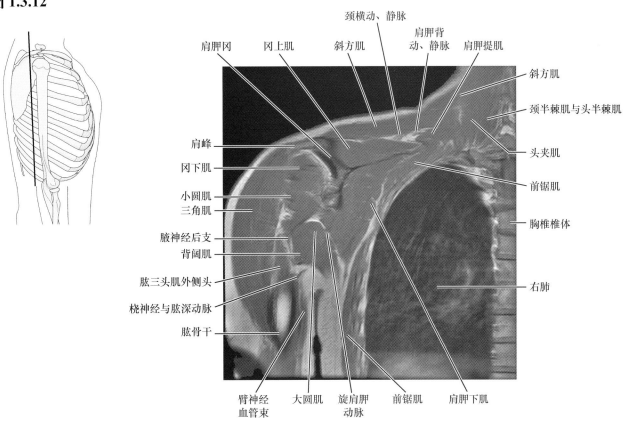

颈横动、静脉
肩胛背动、静脉
肩胛提肌
肩胛冈
冈上肌
斜方肌
斜方肌
颈半棘肌与头半棘肌
头夹肌
前锯肌
胸椎椎体
右肺

肩峰
冈下肌
小圆肌
三角肌
腋神经后支
背阔肌
肱三头肌外侧头
桡神经与肱深动脉
肱骨干

臂神经血管束
大圆肌
旋肩胛动脉
前锯肌
肩胛下肌

图 1.3.13

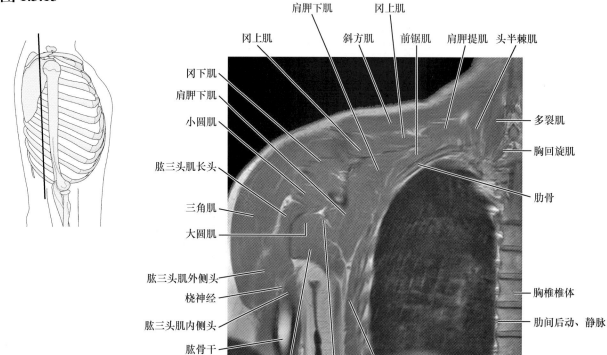

冈上肌　　肩胛下肌　　冈上肌　　斜方肌　　前锯肌　　肩胛提肌　头半棘肌

冈下肌
肩胛下肌
小圆肌
肱三头肌长头
三角肌
大圆肌
肱三头肌外侧头
桡神经
肱三头肌内侧头
肱骨干

多裂肌
胸回旋肌
肋骨
胸椎椎体
肋间后动、静脉
椎间盘

背阔肌　　旋肩胛动脉　　前锯肌

图 1.3.14

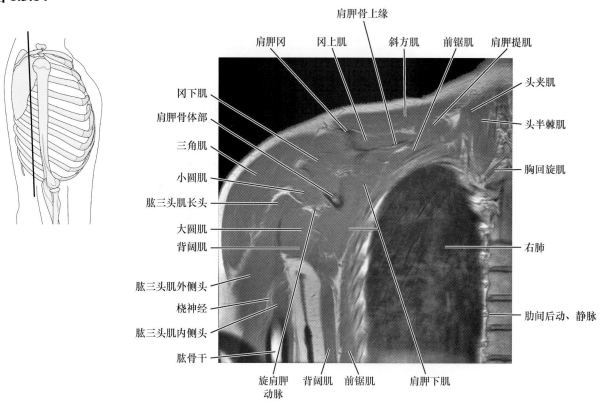

肩胛骨上缘

肩胛冈　　冈上肌　　斜方肌　　前锯肌　　肩胛提肌

冈下肌
肩胛骨体部
三角肌
小圆肌
肱三头肌长头
大圆肌
背阔肌
肱三头肌外侧头
桡神经
肱三头肌内侧头
肱骨干

头夹肌
头半棘肌
胸回旋肌
右肺
肋间后动、静脉

旋肩胛
动脉　　背阔肌　　前锯肌　　肩胛下肌

图 1.3.15

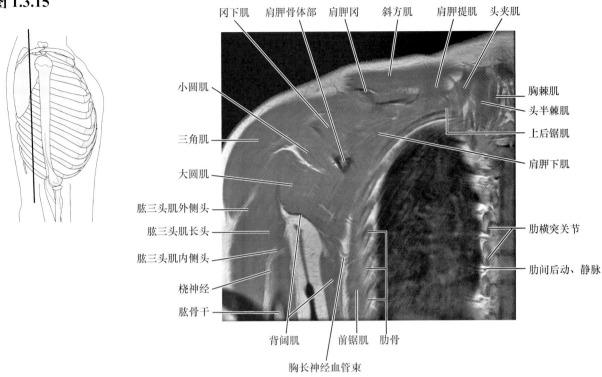

冈下肌　肩胛骨体部　肩胛冈　斜方肌　肩胛提肌　头夹肌

小圆肌

三角肌

大圆肌

肱三头肌外侧头

肱三头肌长头

肱三头肌内侧头

桡神经

肱骨干

胸棘肌

头半棘肌

上后锯肌

肩胛下肌

肋横突关节

肋间后动、静脉

背阔肌　前锯肌　肋骨

胸长神经血管束

图 1.3.16

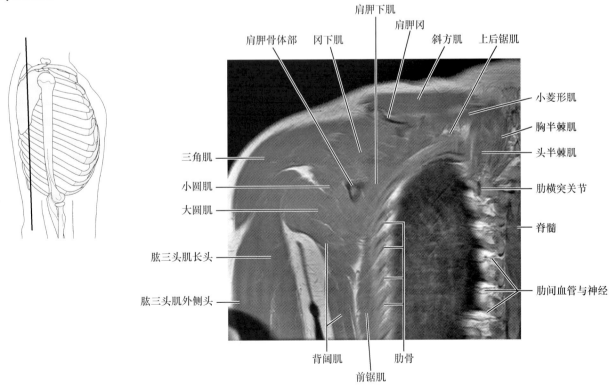

肩胛下肌

肩胛骨体部　冈下肌　肩胛冈　斜方肌　上后锯肌

三角肌

小圆肌

大圆肌

肱三头肌长头

肱三头肌外侧头

小菱形肌

胸半棘肌

头半棘肌

肋横突关节

脊髓

肋间血管与神经

背阔肌　肋骨

前锯肌

图 1.3.17

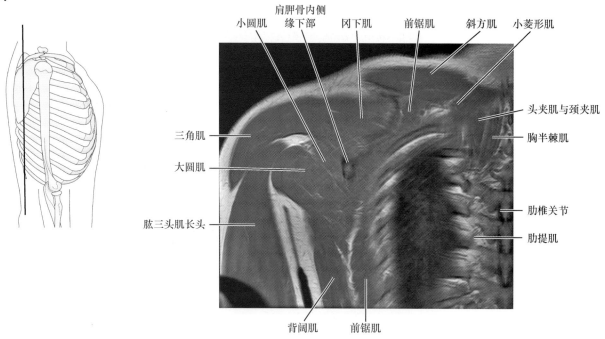

图 1.3.18

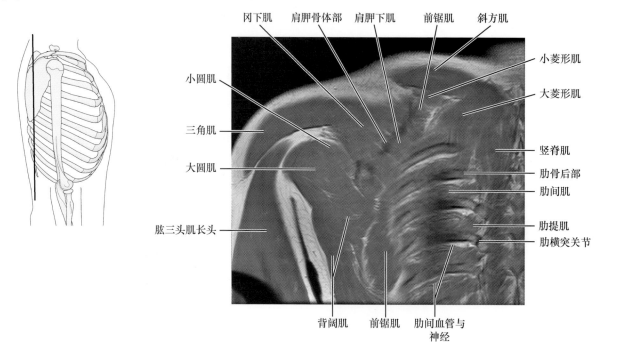

图 1.3.19

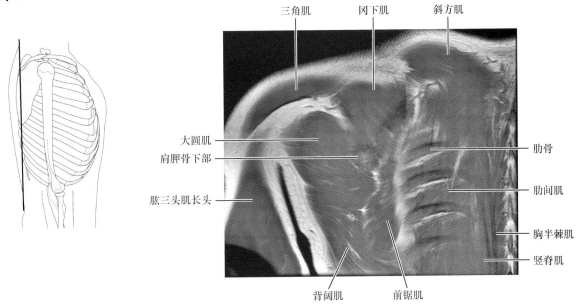

三角肌　冈下肌　斜方肌

大圆肌
肩胛骨下部
肱三头肌长头

肋骨
肋间肌
胸半棘肌
竖脊肌

背阔肌　前锯肌

图 1.3.20

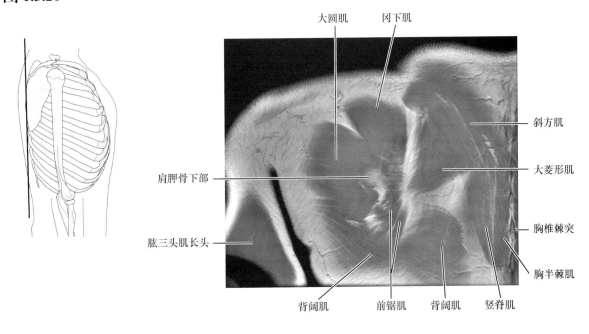

大圆肌　冈下肌

肩胛骨下部
肱三头肌长头

斜方肌
大菱形肌
胸椎棘突
胸半棘肌

背阔肌　前锯肌　背阔肌　竖脊肌

第 2 章

肩部 MRI

表 2-1　肩部肌肉

肌肉	起点	止点	神经支配
胸大肌	锁骨前面内侧半，胸骨侧面和前面（至第 6 肋软骨水平），第 2～6 肋软骨前面，第 6～7 肋的骨端和腹外斜肌腱膜	肱骨大结节嵴，结节间沟外侧唇，三角肌粗隆，结节间沟的纤维骨膜	胸外侧和内侧神经（C5 和 C6 支配锁骨头，C7、C8 和 T1 支配胸骨肋骨头）
胸小肌	腱膜起自第 2～5 肋 *，近肋软骨	肩胛骨的喙突的上表面和内侧缘的前半部	胸内、外侧神经（C6、C7、C8）
锁骨下肌	第 1 肋及其软骨	肋骨和喙突结节之间的锁骨下表面	锁骨下神经（C5 和 C6）
三角肌	锁骨外侧 1/3 的外缘和上表面，肩峰和肩胛冈	肱骨三角肌结节	腋神经（C5、C6）
冈上肌	冈上窝和被覆筋膜	肩关节囊和肱骨大结节上部	肩胛上神经（C4、C5、C6）
冈下肌	冈下窝、肩胛冈、深膜及邻近腱膜隔	肩关节囊和肱骨大结节中部	肩胛上神经（C4、C5、C6）
小圆肌	肩胛骨腋缘上 2/3	肩关节囊和肱骨大结节下部	腋神经（C4、C5、C6）
肩胛下肌	肩胛下窝	肩关节囊和肱骨小结节及小结节之下的小段肱骨干	脊髓后索的 2～3 支肩胛下分支，上、下肩胛下神经（C5、C6、C7）
大圆肌	肩胛下角	肱骨结节间沟内侧唇	肩胛下神经（C6、C7）
背阔肌	下 5～6 个胸椎体的棘突和棘间韧带，上腰椎，胸背筋膜，髂嵴的后 1/3，下 3 或 4 肋的外侧面和上缘	肌腱止于肱骨小结节腹侧及大圆肌肌腱腹侧的结节间沟底面	胸背神经（C6、C7、C8）

*译者注：国内多为第 3～5 肋。

2.1 轴位

图 2.1.1

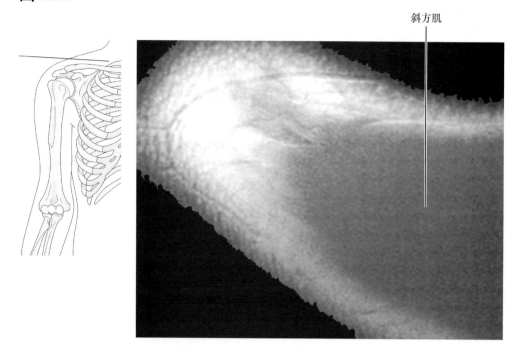

斜方肌

图 2.1.2

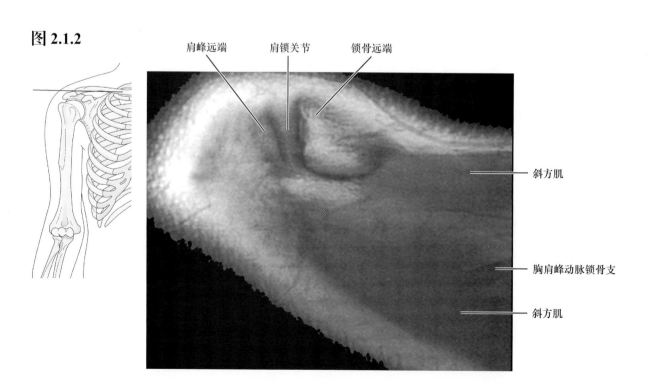

肩峰远端　肩锁关节　锁骨远端

斜方肌

胸肩峰动脉锁骨支

斜方肌

图 2.1.3

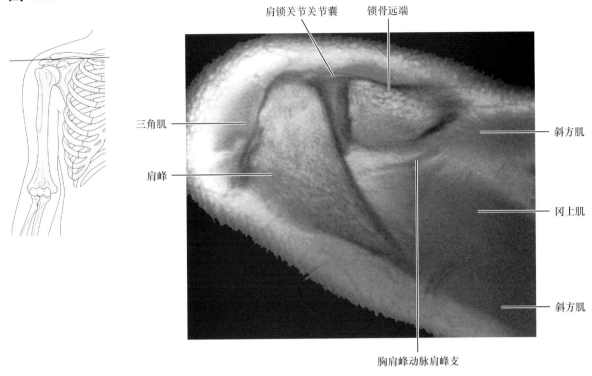

肩锁关节关节囊　锁骨远端

三角肌

肩峰

斜方肌

冈上肌

斜方肌

胸肩峰动脉肩峰支

图 2.1.4

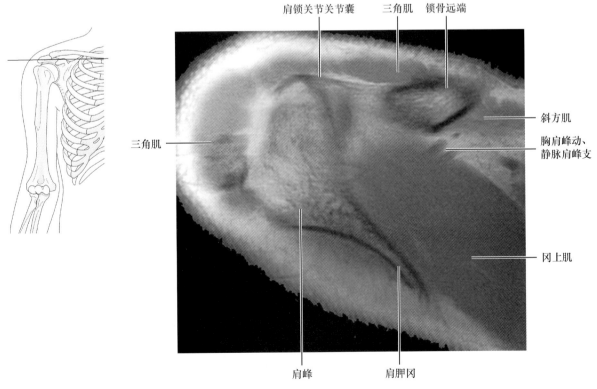

肩锁关节关节囊　三角肌　锁骨远端

三角肌

斜方肌

胸肩峰动、
静脉肩峰支

冈上肌

肩峰　　肩胛冈

图 2.1.5

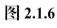

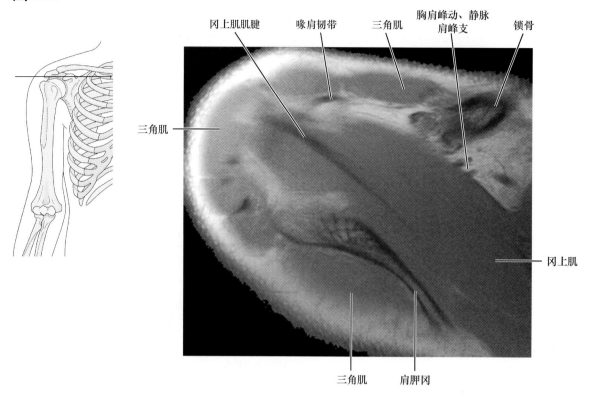

冈上肌肌腱　　喙肩韧带　　三角肌　　胸肩峰动、静脉肩峰支　　锁骨

三角肌

冈上肌

三角肌　　肩胛冈

图 2.1.6

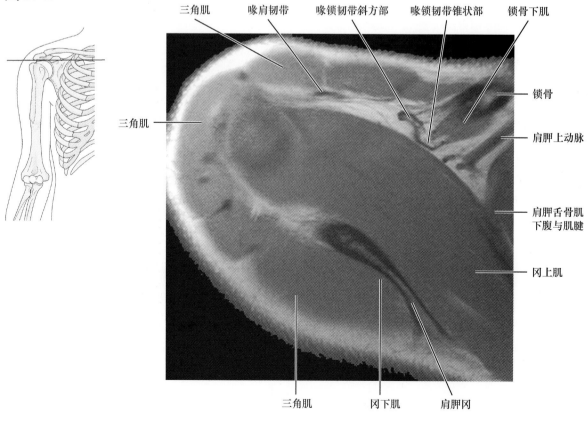

三角肌　　喙肩韧带　　喙锁韧带斜方部　　喙锁韧带锥状部　　锁骨下肌

三角肌

锁骨

肩胛上动脉

肩胛舌骨肌下腹与肌腱

冈上肌

三角肌　　冈下肌　　肩胛冈

图 2.1.7

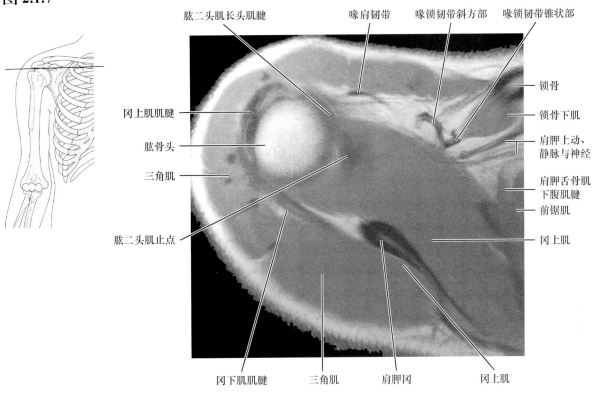

肱二头肌长头肌腱　喙肩韧带　喙锁韧带斜方部　喙锁韧带锥状部

冈上肌肌腱

肱骨头

三角肌

肱二头肌止点

锁骨

锁骨下肌

肩胛上动、静脉与神经

肩胛舌骨肌下腹肌腱

前锯肌

冈上肌

冈下肌肌腱　三角肌　肩胛冈　冈上肌

图 2.1.8

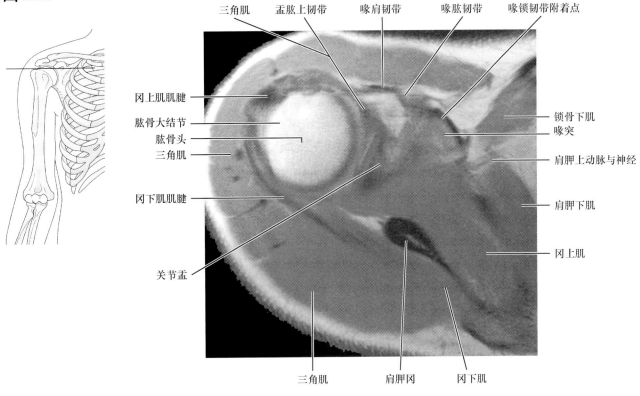

三角肌　盂肱上韧带　喙肩韧带　喙肱韧带　喙锁韧带附着点

冈上肌肌腱

肱骨大结节

肱骨头

三角肌

冈下肌肌腱

锁骨下肌

喙突

肩胛上动脉与神经

肩胛下肌

冈上肌

关节盂

三角肌　肩胛冈　冈下肌

图 2.1.9

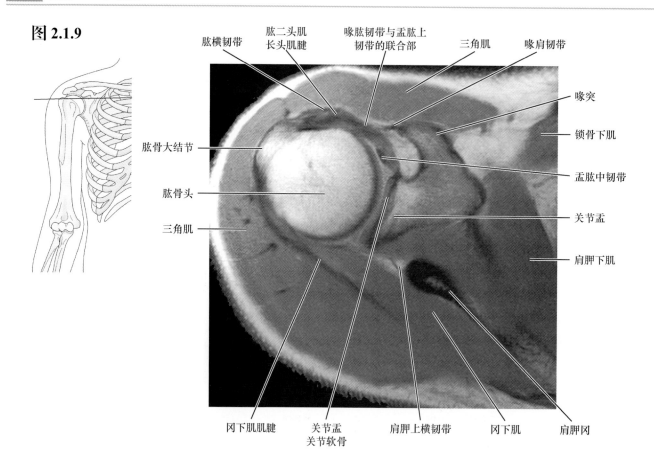

肱横韧带　肱二头肌长头肌腱　喙肱韧带与盂肱上韧带的联合部　三角肌　喙肩韧带

喙突

锁骨下肌

盂肱中韧带

关节盂

肩胛下肌

肱骨大结节

肱骨头

三角肌

冈下肌肌腱　关节盂关节软骨　肩胛上横韧带　冈下肌　肩胛冈

图 2.1.10

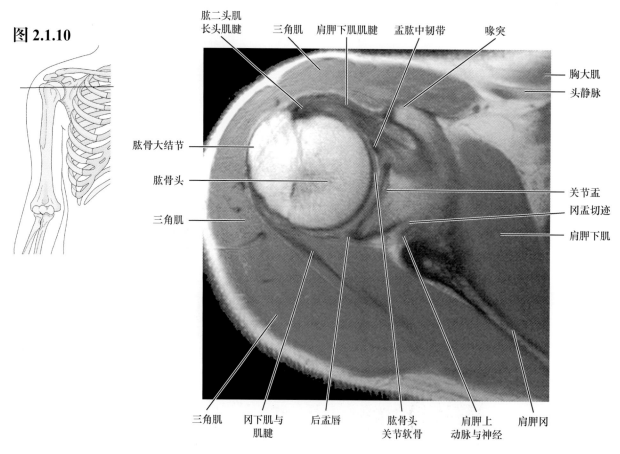

肱二头肌长头肌腱　三角肌　肩胛下肌肌腱　盂肱中韧带　喙突

胸大肌

头静脉

肱骨大结节

肱骨头

三角肌

关节盂

冈盂切迹

肩胛下肌

三角肌　冈下肌与肌腱　后盂唇　肱骨头关节软骨　肩胛上动脉与神经　肩胛冈

图 2.1.11

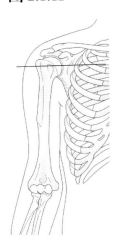

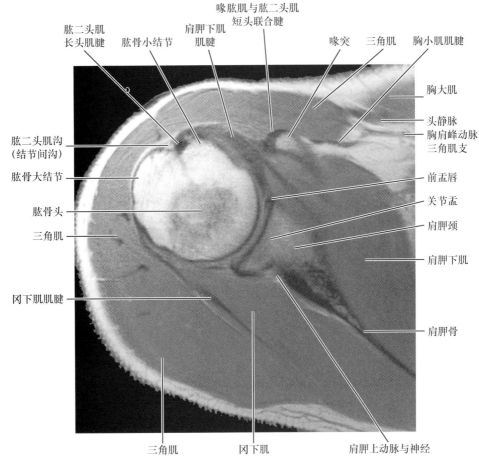

肱二头肌长头肌腱　肱骨小结节　肩胛下肌肌腱　喙肱肌与肱二头肌短头联合腱　喙突　三角肌　胸小肌肌腱

肱二头肌沟（结节间沟）

肱骨大结节

肱骨头

三角肌

冈下肌肌腱

胸大肌

头静脉

胸肩峰动脉三角肌支

前盂唇

关节盂

肩胛颈

肩胛下肌

肩胛骨

三角肌　冈下肌　肩胛上动脉与神经

图 2.1.12

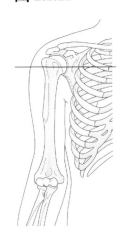

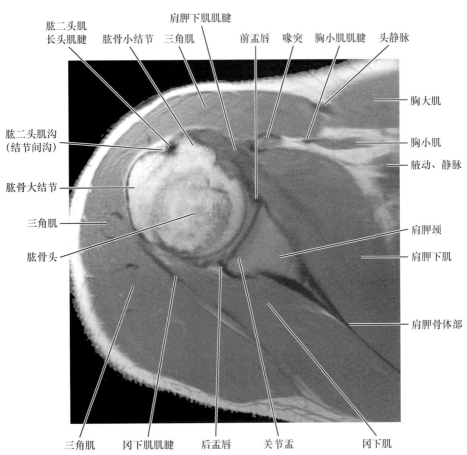

肱二头肌长头肌腱　肱骨小结节　三角肌　肩胛下肌肌腱　前盂唇　喙突　胸小肌肌腱　头静脉

肱二头肌沟（结节间沟）

肱骨大结节

三角肌

肱骨头

胸大肌

胸小肌

腋动、静脉

肩胛颈

肩胛下肌

肩胛骨体部

三角肌　冈下肌肌腱　后盂唇　关节盂　冈下肌

图 2.1.13

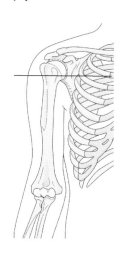

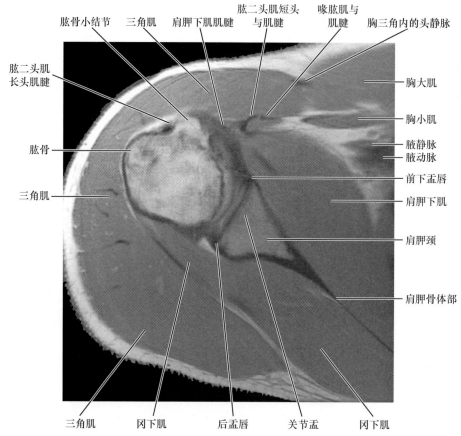

肱骨小结节　三角肌　肩胛下肌肌腱　肱二头肌短头与肌腱　喙肱肌与肌腱　胸三角内的头静脉

肱二头肌长头肌腱

肱骨

三角肌

胸大肌

胸小肌

腋静脉
腋动脉

前下盂唇

肩胛下肌

肩胛颈

肩胛骨体部

三角肌　冈下肌　后盂唇　关节盂　冈下肌

图 2.1.14

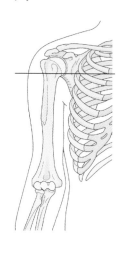

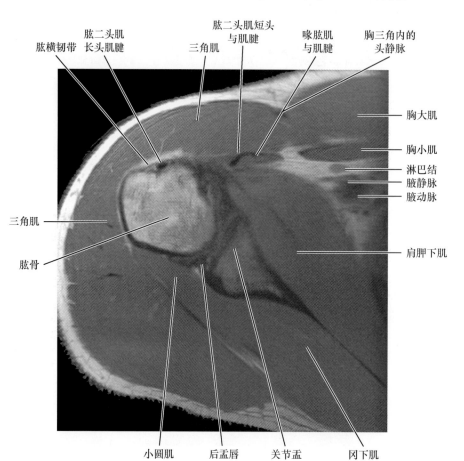

肱横韧带　肱二头肌长头肌腱　三角肌　肱二头肌短头与肌腱　喙肱肌与肌腱　胸三角内的头静脉

三角肌

肱骨

胸大肌

胸小肌

淋巴结
腋静脉
腋动脉

肩胛下肌

小圆肌　后盂唇　关节盂　冈下肌

图 2.1.15

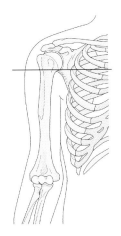

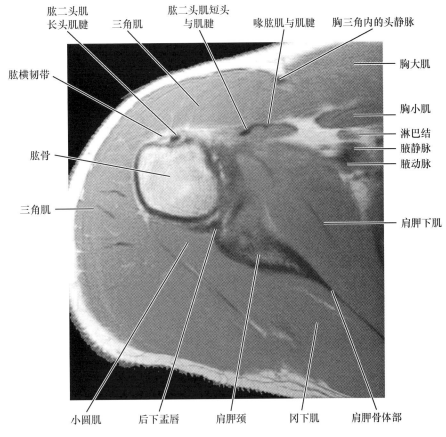

肱二头肌长头肌腱 ｜ 三角肌 ｜ 肱二头肌短头与肌腱 ｜ 喙肱肌与肌腱 ｜ 胸三角内的头静脉

肱横韧带

肱骨

三角肌

胸大肌
胸小肌
淋巴结
腋静脉
腋动脉
肩胛下肌

小圆肌 ｜ 后下盂唇 ｜ 肩胛颈 ｜ 冈下肌 ｜ 肩胛骨体部

图 2.1.16

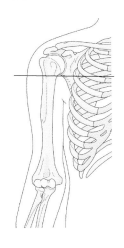

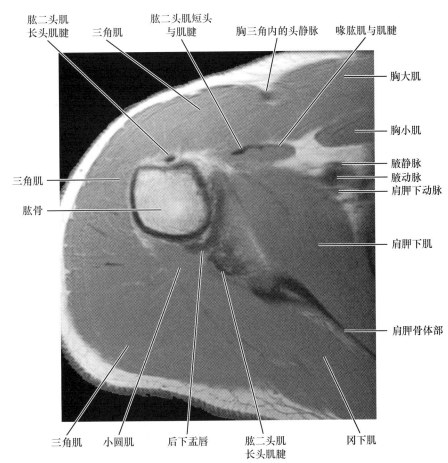

肱二头肌长头肌腱 ｜ 三角肌 ｜ 肱二头肌短头与肌腱 ｜ 胸三角内的头静脉 ｜ 喙肱肌与肌腱

三角肌

肱骨

胸大肌
胸小肌
腋静脉
腋动脉
肩胛下动脉
肩胛下肌
肩胛骨体部

三角肌 ｜ 小圆肌 ｜ 后下盂唇 ｜ 肱二头肌长头肌腱 ｜ 冈下肌

图 2.1.17

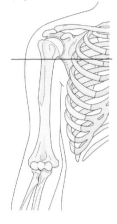

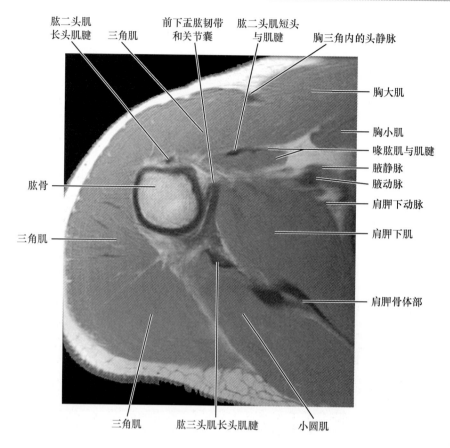

肱二头肌长头肌腱　三角肌　前下盂肱韧带和关节囊　肱二头肌短头与肌腱　胸三角内的头静脉

胸大肌

胸小肌
喙肱肌与肌腱
腋静脉
腋动脉
肩胛下动脉
肩胛下肌

肱骨

肩胛骨体部

三角肌

三角肌　　肱三头肌长头肌腱　　小圆肌

图 2.1.18

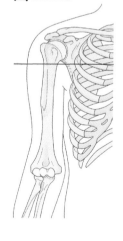

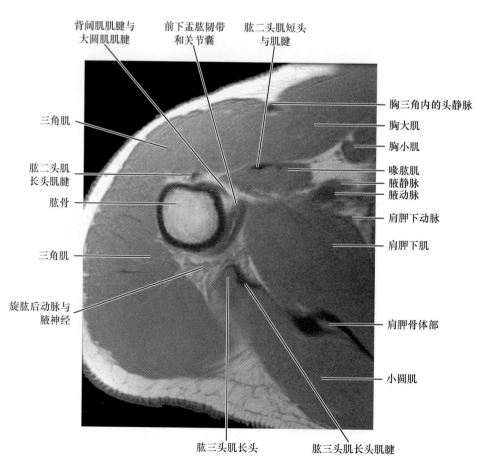

背阔肌肌腱与大圆肌肌腱　前下盂肱韧带和关节囊　肱二头肌短头与肌腱

三角肌

肱二头肌长头肌腱

肱骨

三角肌

旋肱后动脉与腋神经

胸三角内的头静脉
胸大肌
胸小肌
喙肱肌
腋静脉
腋动脉
肩胛下动脉
肩胛下肌

肩胛骨体部

小圆肌

肱三头肌长头　　肱三头肌长头肌腱

图 2.1.19

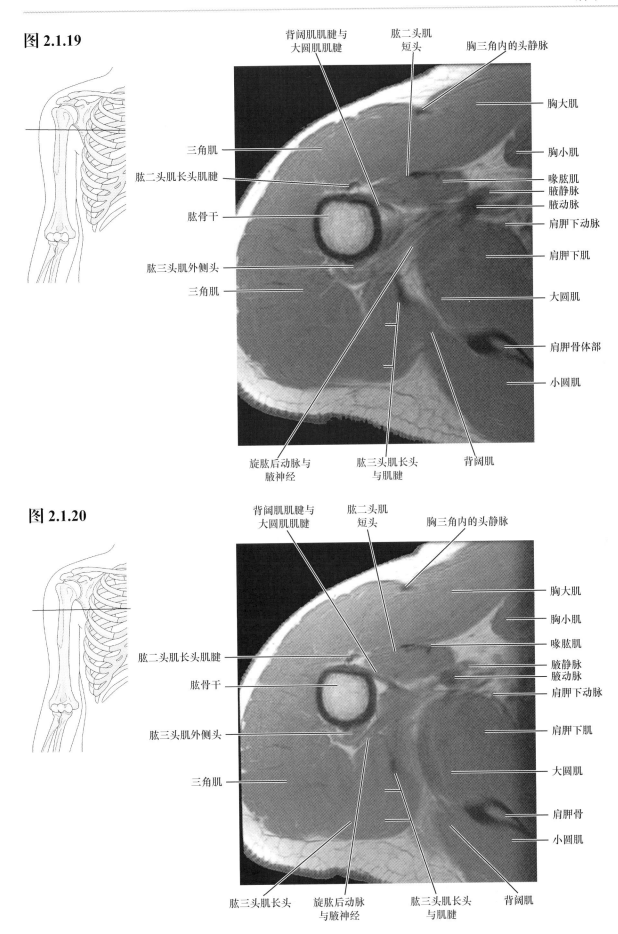

背阔肌肌腱与
大圆肌肌腱

肱二头肌
短头

胸三角内的头静脉

三角肌

肱二头肌长头肌腱

肱骨干

肱三头肌外侧头

三角肌

胸大肌

胸小肌

喙肱肌
腋静脉
腋动脉
肩胛下动脉

肩胛下肌

大圆肌

肩胛骨体部

小圆肌

旋肱后动脉与
腋神经

肱三头肌长头
与肌腱

背阔肌

图 2.1.20

背阔肌肌腱与
大圆肌肌腱

肱二头肌
短头

胸三角内的头静脉

肱二头肌长头肌腱

肱骨干

肱三头肌外侧头

三角肌

胸大肌

胸小肌

喙肱肌

腋静脉
腋动脉

肩胛下动脉

肩胛下肌

大圆肌

肩胛骨

小圆肌

肱三头肌长头

旋肱后动脉
与腋神经

肱三头肌长头
与肌腱

背阔肌

2.2　斜矢状位

图 2.2.1

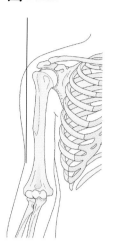

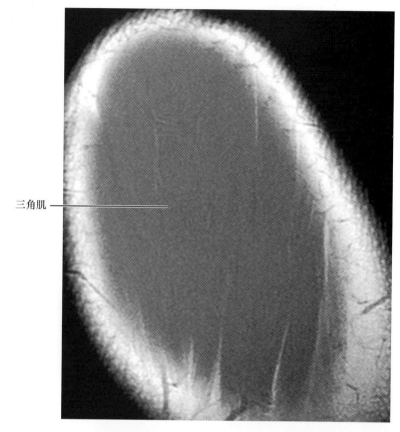

三角肌 ——

图 2.2.2

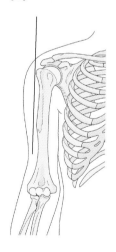

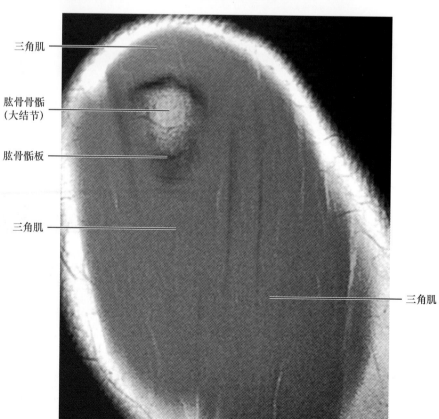

三角肌 ——

肱骨骨骺
（大结节）——

肱骨骺板 ——

三角肌 ——

—— 三角肌

图 2.2.3

冈上肌肌腱止点　　肱骨骨骺（大结节）　　冈下肌肌腱止点

肱骨骺板

肱骨干骺端

三角肌

三角肌

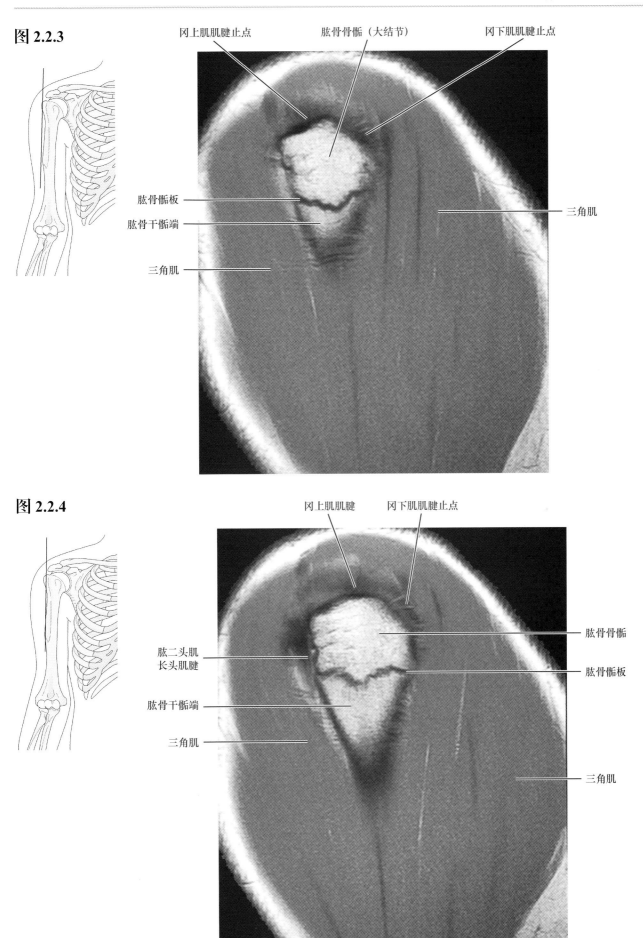

图 2.2.4

冈上肌肌腱　　冈下肌肌腱止点

肱二头肌
长头肌腱

肱骨干骺端

三角肌

肱骨骨骺

肱骨骺板

三角肌

图 2.2.5

冈上肌肌腱　　冈下肌肌腱　　三角肌

三角肌

肱二头肌
长头肌腱

肱骨小结节

肱骨骺板

肱二头肌
长头肌腱

三角肌

肱骨头

小圆肌肌腱

肱骨

三角肌

图 2.2.6

喙肱韧带　　冈上肌肌腱　　三角肌　　冈下肌肌腱

肩袖间隙

肱二头肌
长头肌腱

肩胛下肌
肌腱止点

肱骨小结节

三角肌

旋肱前动脉

头静脉

肱骨头

小圆肌肌腱

三角肌

肱骨干

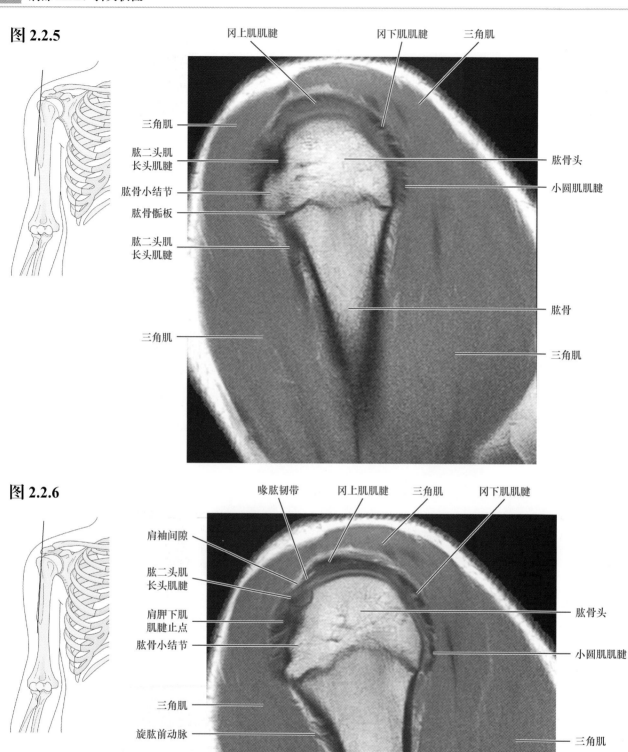

图 2.2.7

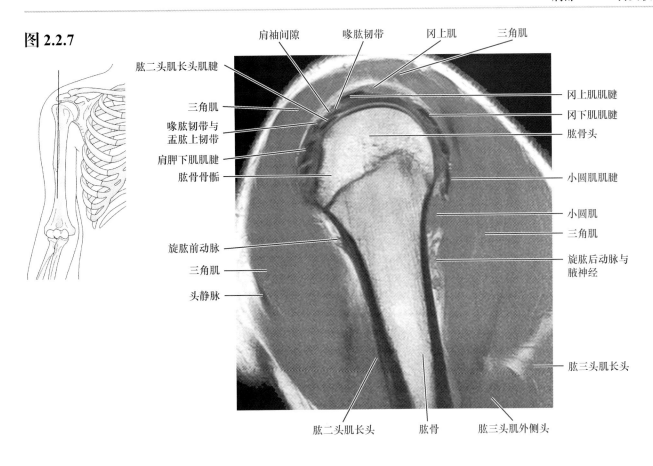

肩袖间隙　　喙肱韧带　　冈上肌　　三角肌

肱二头肌长头肌腱

三角肌

喙肱韧带与
盂肱上韧带

肩胛下肌肌腱

肱骨骨骺

旋肱前动脉

三角肌

头静脉

冈上肌肌腱

冈下肌肌腱

肱骨头

小圆肌肌腱

小圆肌

三角肌

旋肱后动脉与
腋神经

肱三头肌长头

肱二头肌长头　　肱骨　　肱三头肌外侧头

图 2.2.8

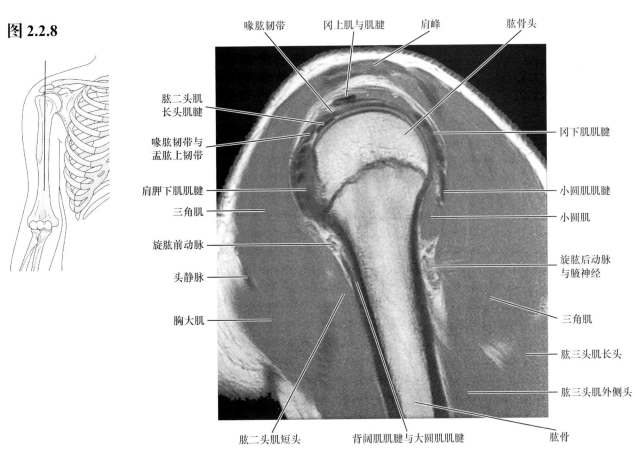

喙肱韧带　　冈上肌与肌腱　　肩峰　　肱骨头

肱二头肌
长头肌腱

喙肱韧带与
盂肱上韧带

肩胛下肌肌腱

三角肌

旋肱前动脉

头静脉

胸大肌

冈下肌肌腱

小圆肌肌腱

小圆肌

旋肱后动脉
与腋神经

三角肌

肱三头肌长头

肱三头肌外侧头

肱二头肌短头　　背阔肌肌腱与大圆肌肌腱　　肱骨

图 2.2.9

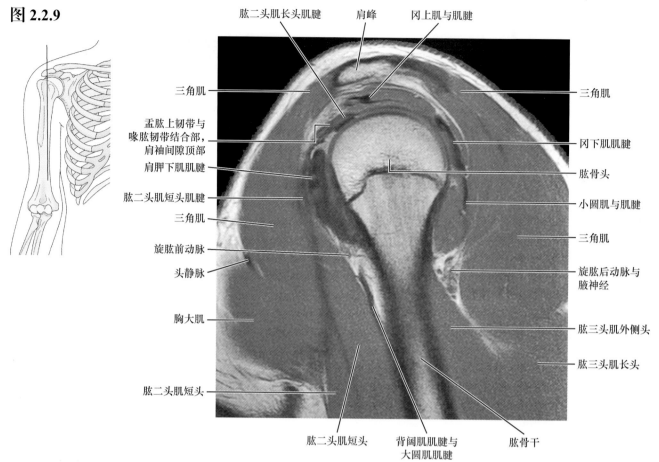

肱二头肌长头肌腱　肩峰　冈上肌与肌腱

三角肌

盂肱上韧带与
喙肱韧带结合部，
肩袖间隙顶部

肩胛下肌肌腱

肱二头肌短头肌腱

三角肌

旋肱前动脉

头静脉

胸大肌

肱二头肌短头

三角肌

冈下肌肌腱

肱骨头

小圆肌与肌腱

三角肌

旋肱后动脉与
腋神经

肱三头肌外侧头

肱三头肌长头

肱二头肌短头　背阔肌肌腱与　肱骨干
　　　　　　　大圆肌肌腱

图 2.2.10

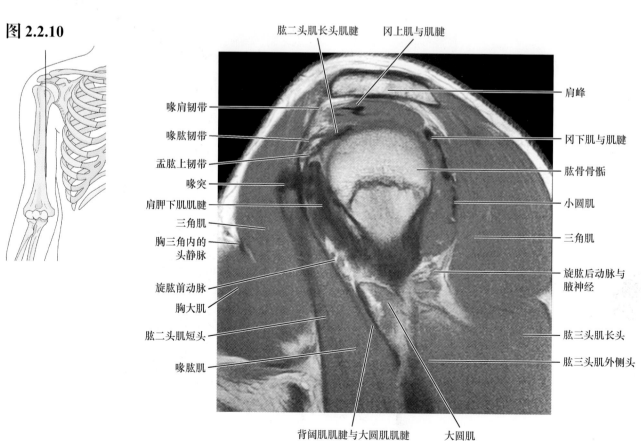

肱二头肌长头肌腱　冈上肌与肌腱

喙肩韧带

喙肱韧带

盂肱上韧带

喙突

肩胛下肌肌腱

三角肌

胸三角内的
头静脉

旋肱前动脉

胸大肌

肱二头肌短头

喙肱肌

肩峰

冈下肌与肌腱

肱骨骺

小圆肌

三角肌

旋肱后动脉与
腋神经

肱三头肌长头

肱三头肌外侧头

背阔肌肌腱与大圆肌肌腱　　大圆肌

图 2.2.11

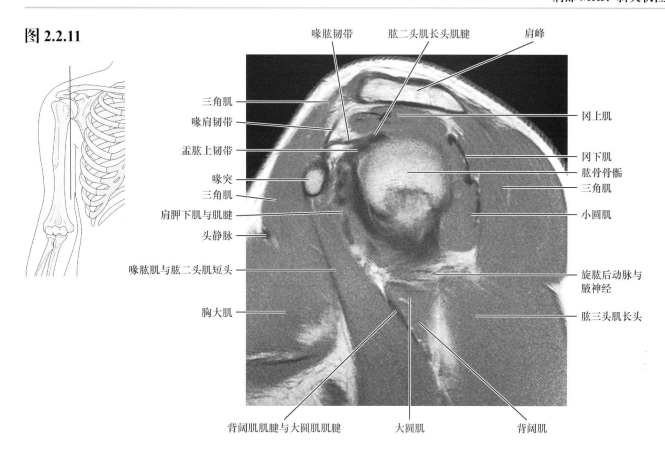

喙肱韧带　肱二头肌长头肌腱　肩峰
三角肌
喙肩韧带
盂肱上韧带
喙突
三角肌
肩胛下肌与肌腱
头静脉
喙肱肌与肱二头肌短头
胸大肌

冈上肌
冈下肌
肱骨骨骺
三角肌
小圆肌
旋肱后动脉与腋神经
肱三头肌长头

背阔肌肌腱与大圆肌肌腱　大圆肌　背阔肌

图 2.2.12

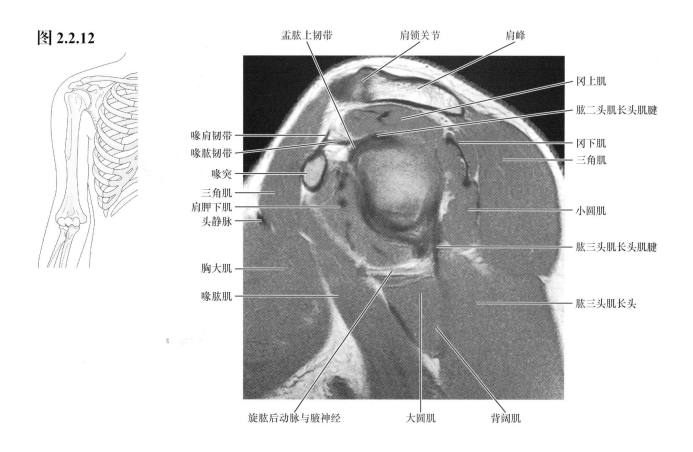

盂肱上韧带　肩锁关节　肩峰
喙肩韧带
喙肱韧带
喙突
三角肌
肩胛下肌
头静脉
胸大肌
喙肱肌

冈上肌
肱二头肌长头肌腱
冈下肌
三角肌
小圆肌
肱三头肌长头肌腱
肱三头肌长头

旋肱后动脉与腋神经　大圆肌　背阔肌

图 2.2.13

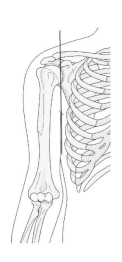

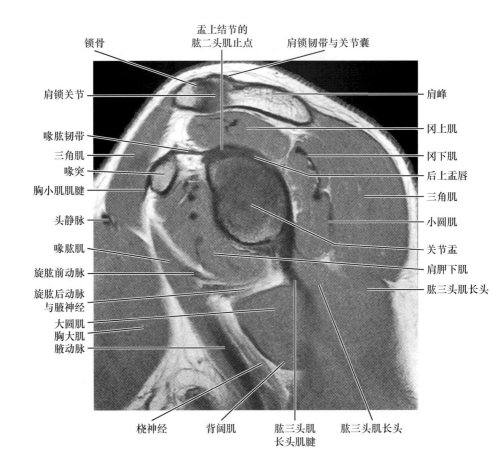

锁骨
盂上结节的肱二头肌止点
肩锁韧带与关节囊
肩锁关节
喙肱韧带
三角肌
喙突
胸小肌肌腱
头静脉
喙肱肌
旋肱前动脉
旋肱后动脉与腋神经
大圆肌
胸大肌
腋动脉

肩峰
冈上肌
冈下肌
后上盂唇
三角肌
小圆肌
关节盂
肩胛下肌
肱三头肌长头

桡神经　背阔肌　肱三头肌长头肌腱　肱三头肌长头

图 2.2.14

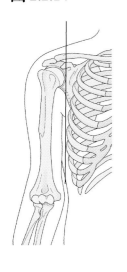

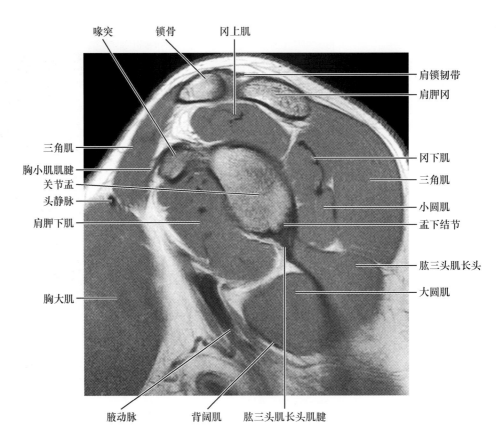

喙突　锁骨　冈上肌

肩锁韧带
肩胛冈

三角肌
胸小肌肌腱
关节盂
头静脉
肩胛下肌

冈下肌
三角肌
小圆肌
盂下结节
肱三头肌长头
大圆肌

胸大肌

腋动脉　背阔肌　肱三头肌长头肌腱

图 2.2.15

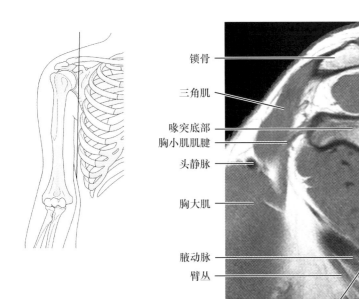

冈上肌　肩胛冈

锁骨

三角肌

喙突底部
胸小肌肌腱

头静脉

胸大肌

腋动脉

臂丛

三角肌

冈下肌

肩胛颈

小圆肌

肱三头肌长头

肩胛下动脉　腋静脉　旋肩胛动脉　背阔肌　大圆肌

图 2.2.16

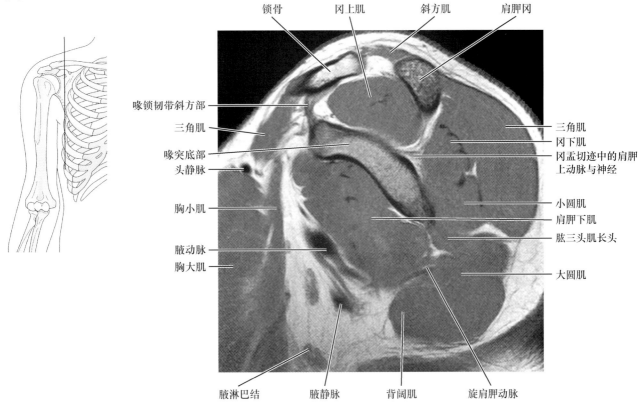

锁骨　冈上肌　斜方肌　肩胛冈

喙锁韧带斜方部

三角肌

喙突底部

头静脉

胸小肌

腋动脉

胸大肌

三角肌

冈下肌

冈盂切迹中的肩胛
上动脉与神经

小圆肌

肩胛下肌

肱三头肌长头

大圆肌

腋淋巴结　腋静脉　背阔肌　旋肩胛动脉

图 2.2.17

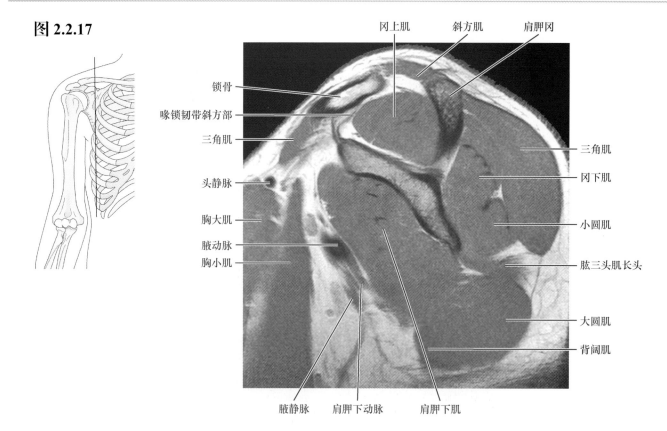

冈上肌　斜方肌　肩胛冈

锁骨

喙锁韧带斜方部

三角肌

头静脉

胸大肌

腋动脉

胸小肌

三角肌

冈下肌

小圆肌

肱三头肌长头

大圆肌

背阔肌

腋静脉　肩胛下动脉　肩胛下肌

图 2.2.18

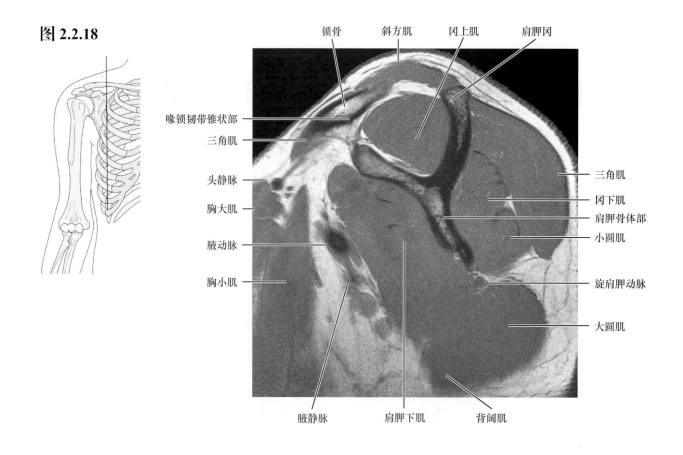

锁骨　斜方肌　冈上肌　肩胛冈

喙锁韧带锥状部

三角肌

头静脉

胸大肌

腋动脉

胸小肌

三角肌

冈下肌

肩胛骨体部

小圆肌

旋肩胛动脉

大圆肌

腋静脉　肩胛下肌　背阔肌

图 2.2.19

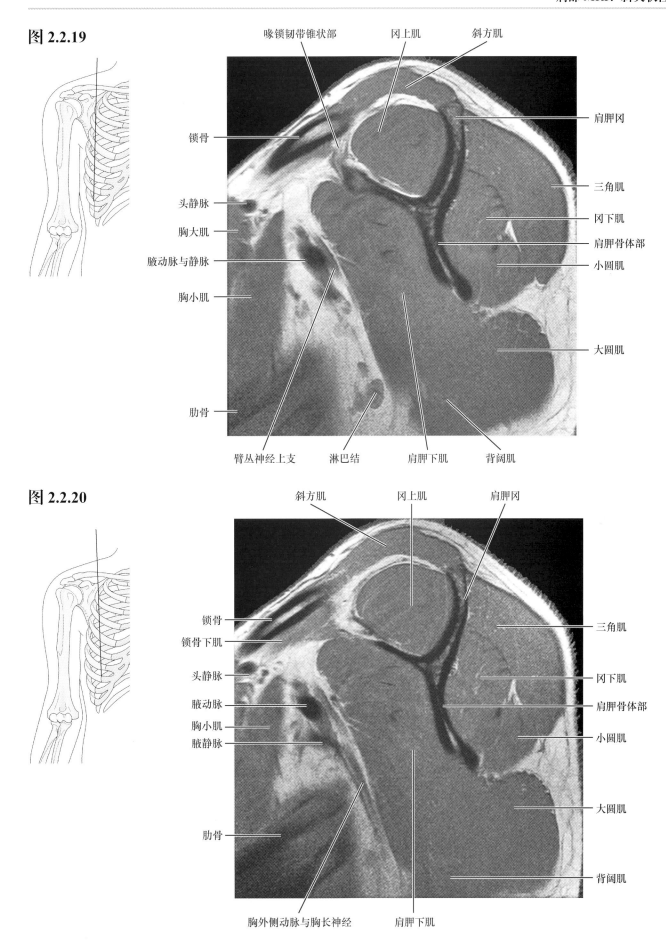

喙锁韧带锥状部　　冈上肌　　斜方肌

锁骨

头静脉

胸大肌

腋动脉与静脉

胸小肌

肋骨

肩胛冈

三角肌

冈下肌

肩胛骨体部

小圆肌

大圆肌

臂丛神经上支　　淋巴结　　肩胛下肌　　背阔肌

图 2.2.20

斜方肌　　冈上肌　　肩胛冈

锁骨

锁骨下肌

头静脉

腋动脉

胸小肌

腋静脉

肋骨

三角肌

冈下肌

肩胛骨体部

小圆肌

大圆肌

背阔肌

胸外侧动脉与胸长神经　　肩胛下肌

2.3 斜冠状位

图 2.3.1

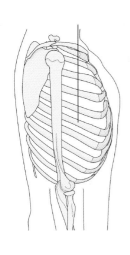

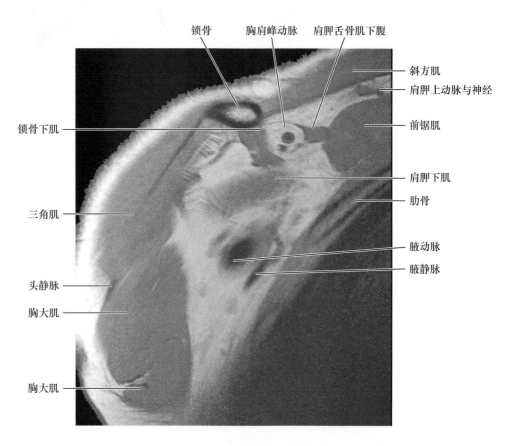

锁骨　胸肩峰动脉　肩胛舌骨肌下腹

斜方肌

肩胛上动脉与神经

前锯肌

锁骨下肌

肩胛下肌

肋骨

三角肌

腋动脉

腋静脉

头静脉

胸大肌

胸大肌

图 2.3.2

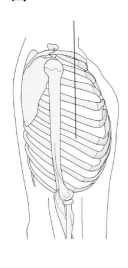

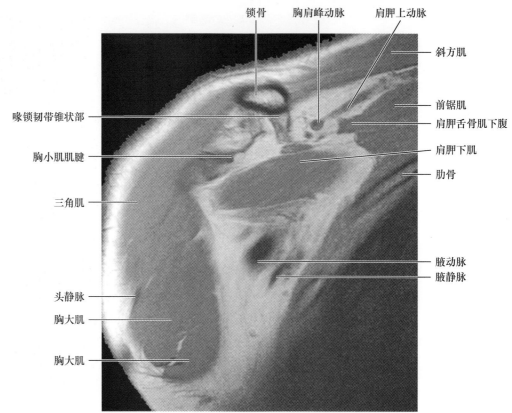

锁骨　胸肩峰动脉　肩胛上动脉

斜方肌

喙锁韧带锥状部

前锯肌

肩胛舌骨肌下腹

胸小肌肌腱

肩胛下肌

肋骨

三角肌

腋动脉

腋静脉

头静脉

胸大肌

胸大肌

图 2.3.3

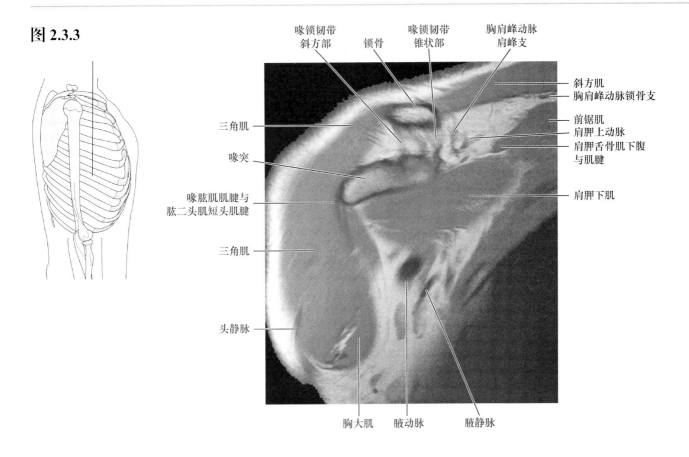

喙锁韧带斜方部　锁骨　喙锁韧带锥状部　胸肩峰动脉肩峰支

三角肌　喙突　喙肱肌肌腱与肱二头肌短头肌腱　三角肌　头静脉

斜方肌　胸肩峰动脉锁骨支　前锯肌　肩胛上动脉　肩胛舌骨肌下腹与肌腱　肩胛下肌

胸大肌　腋动脉　腋静脉

图 2.3.4

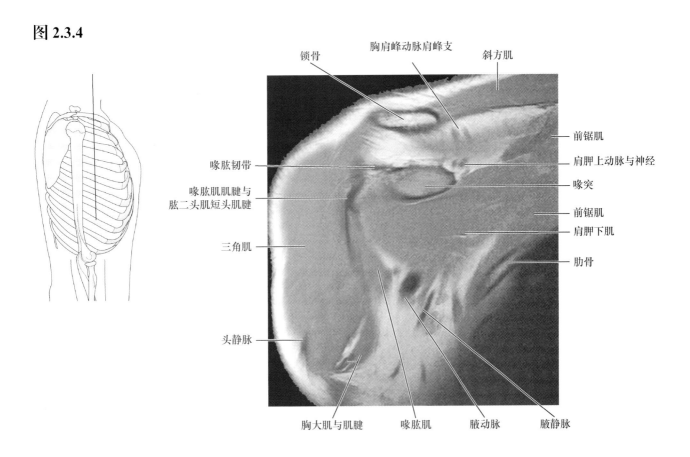

锁骨　胸肩峰动脉肩峰支　斜方肌

喙肱韧带　喙肱肌肌腱与肱二头肌短头肌腱　三角肌　头静脉

前锯肌　肩胛上动脉与神经　喙突　前锯肌　肩胛下肌　肋骨

胸大肌与肌腱　喙肱肌　腋动脉　腋静脉

图 2.3.5

锁骨　　　喙突　　　胸肩峰动脉肩峰支

斜方肌

胸肩峰动脉锁骨支

冈上肌

喙肱韧带

肩胛上动脉与神经

肩胛下肌肌腱

三角肌

肩胛下肌

肋骨

三角肌

头静脉

胸背动脉

肱二头肌短头与肌腱　　　喙肱肌　　　腋动脉　　　腋静脉

图 2.3.6

肩锁关节　　　锁骨　　　喙突　　　胸肩峰动脉肩峰支

斜方肌

三角肌

胸肩峰动脉锁骨支

喙肱韧带

冈上肌

肩胛下肌肌腱

肩胛上动脉与神经

三角肌

肩胛下肌

肱二头肌短头

肩胛下动脉

腋静脉

头静脉

喙肱肌　　　腋动脉　　　淋巴结

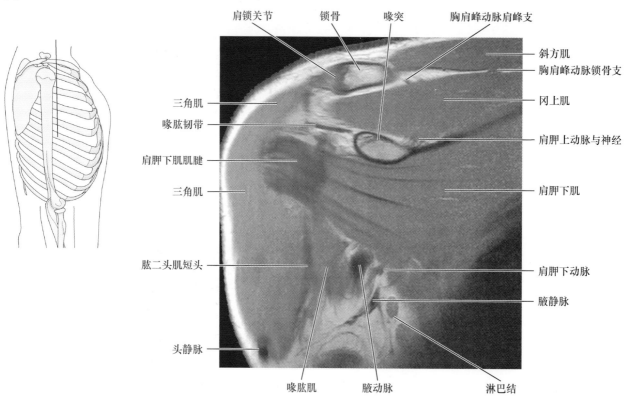

图 2.3.7

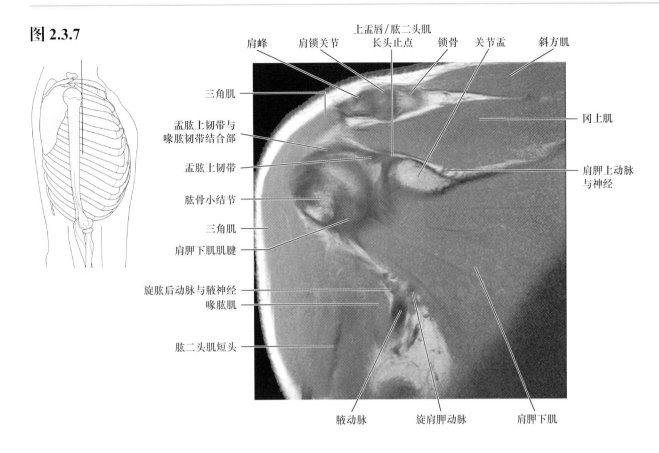

肩峰　肩锁关节　上盂唇/肱二头肌长头止点　锁骨　关节盂　斜方肌

三角肌

盂肱上韧带与喙肱韧带结合部

盂肱上韧带

肱骨小结节

三角肌

肩胛下肌肌腱

旋肱后动脉与腋神经
喙肱肌

肱二头肌短头

冈上肌

肩胛上动脉与神经

腋动脉　旋肩胛动脉　肩胛下肌

图 2.3.8

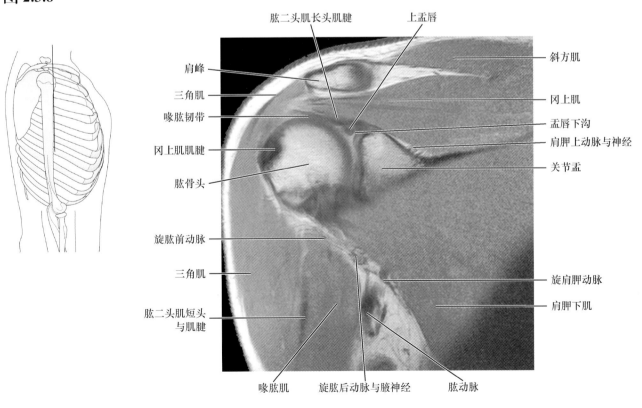

肱二头肌长头肌腱　上盂唇

肩峰

三角肌

喙肱韧带

冈上肌肌腱

肱骨头

旋肱前动脉

三角肌

肱二头肌短头与肌腱

斜方肌

冈上肌

盂唇下沟

肩胛上动脉与神经

关节盂

旋肩胛动脉

肩胛下肌

喙肱肌　旋肱后动脉与腋神经　肱动脉

图 2.3.9

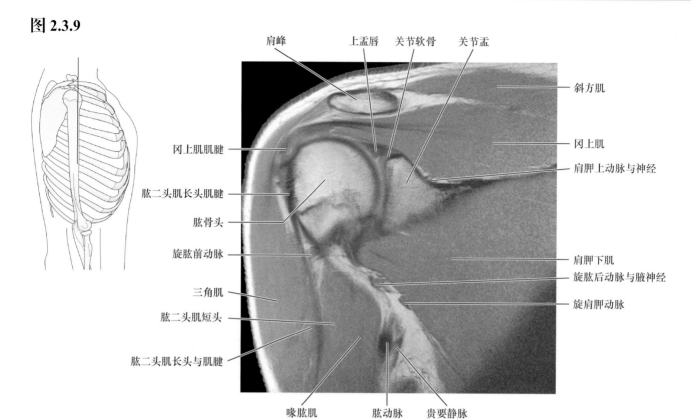

肩峰　上盂唇　关节软骨　关节盂

斜方肌

冈上肌肌腱

冈上肌

肱二头肌长头肌腱

肩胛上动脉与神经

肱骨头

旋肱前动脉

肩胛下肌

三角肌

旋肱后动脉与腋神经

肱二头肌短头

旋肩胛动脉

肱二头肌长头与肌腱

喙肱肌　肱动脉　贵要静脉

图 2.3.10

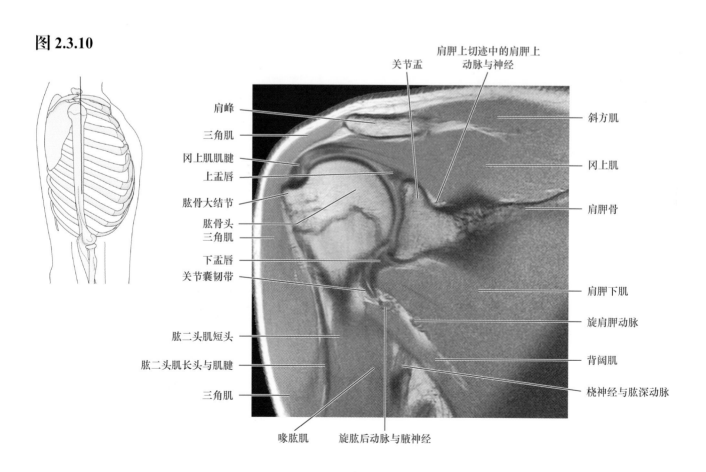

关节盂　肩胛上切迹中的肩胛上动脉与神经

肩峰

斜方肌

三角肌

冈上肌肌腱

冈上肌

上盂唇

肱骨大结节

肩胛骨

肱骨头

三角肌

下盂唇

关节囊韧带

肩胛下肌

旋肩胛动脉

肱二头肌短头

肱二头肌长头与肌腱

背阔肌

三角肌

桡神经与肱深动脉

喙肱肌　旋肱后动脉与腋神经

图 2.3.11

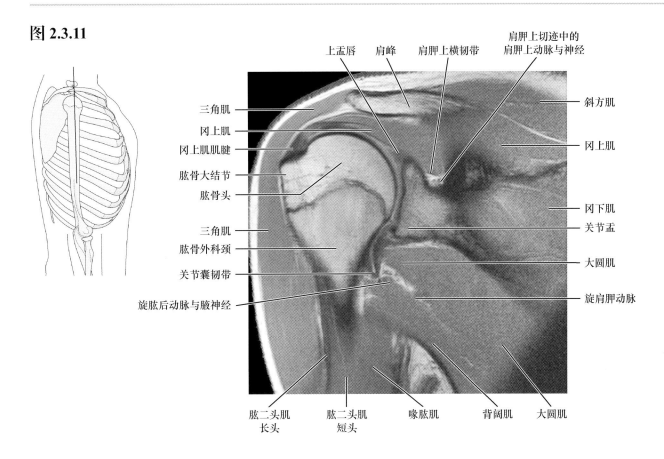

上盂唇　肩峰　肩胛上横韧带　肩胛上切迹中的肩胛上动脉与神经

三角肌
冈上肌
冈上肌肌腱
肱骨大结节
肱骨头
三角肌
肱骨外科颈
关节囊韧带
旋肱后动脉与腋神经

斜方肌
冈上肌
冈下肌
关节盂
大圆肌
旋肩胛动脉

肱二头肌长头　肱二头肌短头　喙肱肌　背阔肌　大圆肌

图 2.3.12

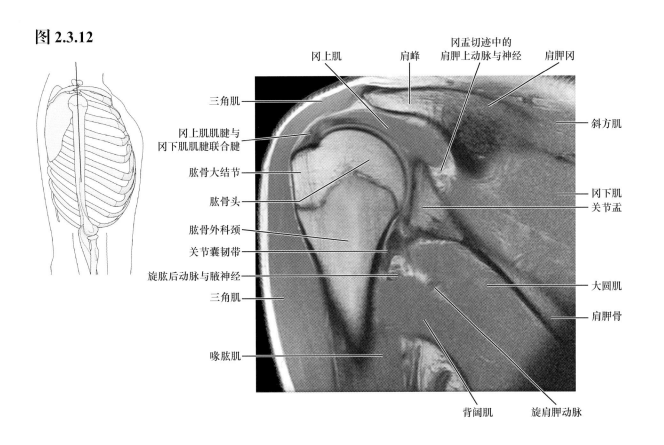

冈上肌　肩峰　冈盂切迹中的肩胛上动脉与神经　肩胛冈

三角肌
冈上肌肌腱与冈下肌肌腱联合腱
肱骨大结节
肱骨头
肱骨外科颈
关节囊韧带
旋肱后动脉与腋神经
三角肌
喙肱肌

斜方肌
冈下肌
关节盂
大圆肌
肩胛骨

背阔肌　旋肩胛动脉

图 2.3.13

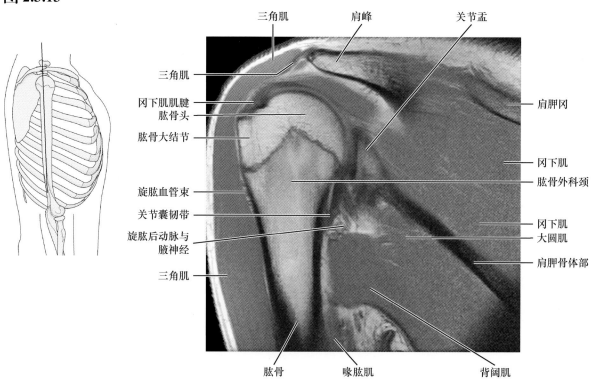

三角肌　　肩峰　　关节盂

三角肌

冈下肌肌腱
肱骨头

肱骨大结节

旋肱血管束

关节囊韧带

旋肱后动脉与
腋神经

三角肌

肩胛冈

冈下肌

肱骨外科颈

冈下肌
大圆肌

肩胛骨体部

肱骨　　喙肱肌　　背阔肌

图 2.3.14

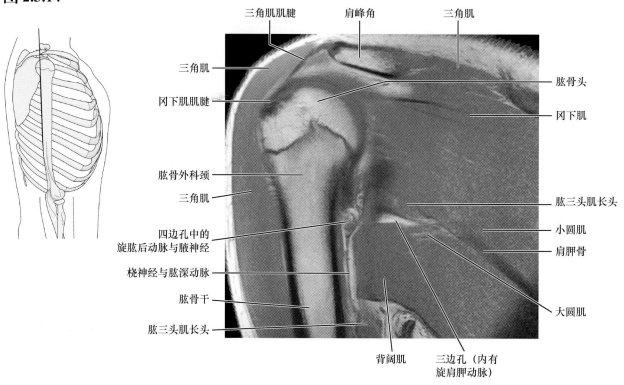

三角肌肌腱　　肩峰角　　三角肌

三角肌

冈下肌肌腱

肱骨外科颈

三角肌

四边孔中的
旋肱后动脉与腋神经

桡神经与肱深动脉

肱骨干

肱三头肌长头

肱骨头

冈下肌

肱三头肌长头

小圆肌

肩胛骨

大圆肌

背阔肌　　三边孔（内有
旋肩胛动脉）

图 2.3.15

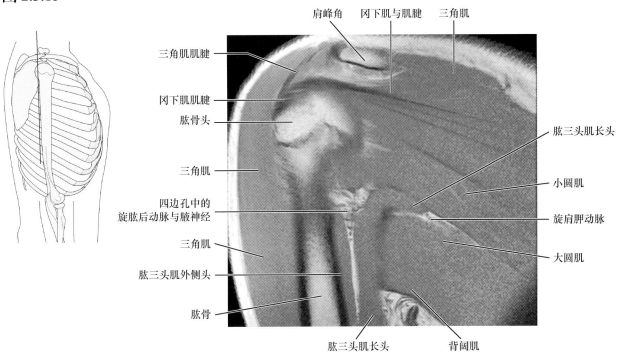

肩峰角　冈下肌与肌腱　三角肌

三角肌肌腱

冈下肌肌腱

肱骨头

三角肌

四边孔中的
旋肱后动脉与腋神经

三角肌

肱三头肌外侧头

肱骨

肱三头肌长头　背阔肌

肱三头肌长头

小圆肌

旋肩胛动脉

大圆肌

图 2.3.16

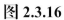

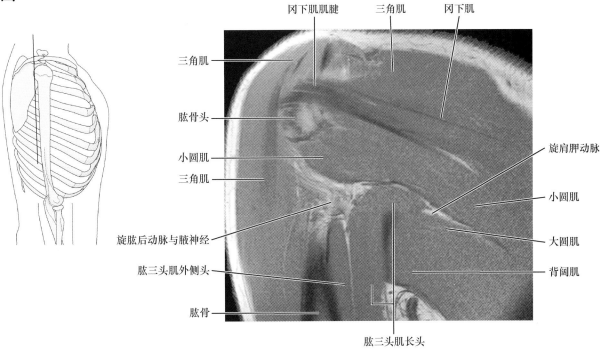

冈下肌肌腱　三角肌　冈下肌

三角肌

肱骨头

小圆肌

三角肌

旋肱后动脉与腋神经

肱三头肌外侧头

肱骨

旋肩胛动脉

小圆肌

大圆肌

背阔肌

肱三头肌长头

图 2.3.17

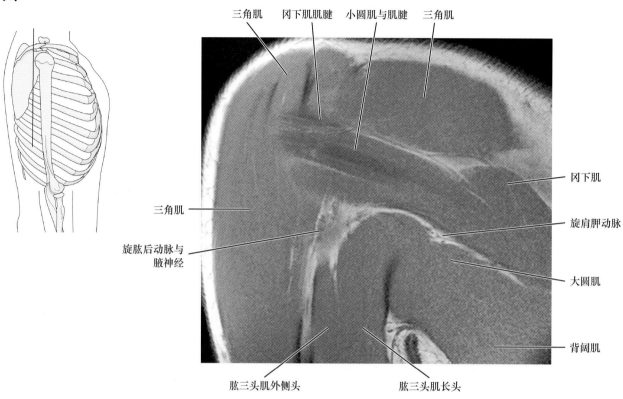

三角肌　　冈下肌肌腱　　小圆肌与肌腱　　三角肌

三角肌

旋肱后动脉与
腋神经

冈下肌

旋肩胛动脉

大圆肌

背阔肌

肱三头肌外侧头　　　　肱三头肌长头

图 2.3.18

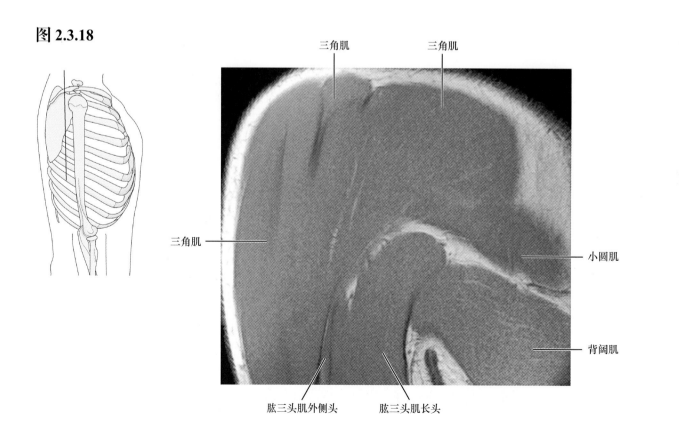

三角肌　　　　三角肌

三角肌

小圆肌

背阔肌

肱三头肌外侧头　　　　肱三头肌长头

图 2.3.19

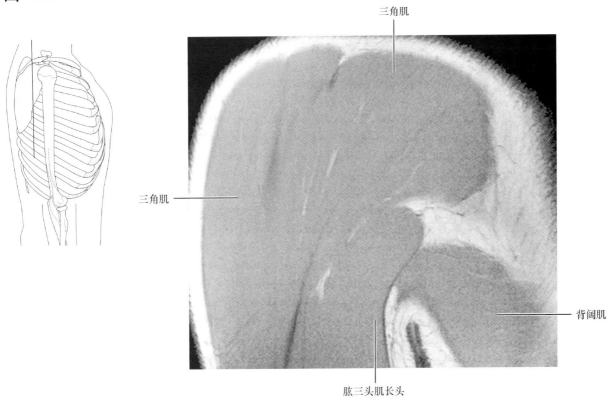

三角肌

三角肌

背阔肌

肱三头肌长头

图 2.3.20

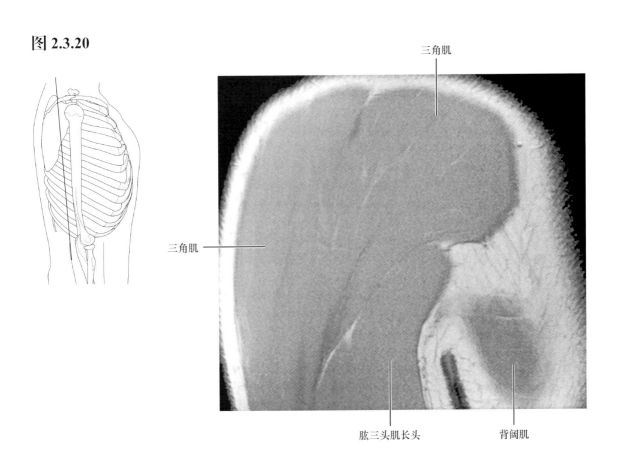

三角肌

三角肌

肱三头肌长头

背阔肌

第 **3** 章

肩关节造影 MRI

3.1　轴位

图 3.1.1

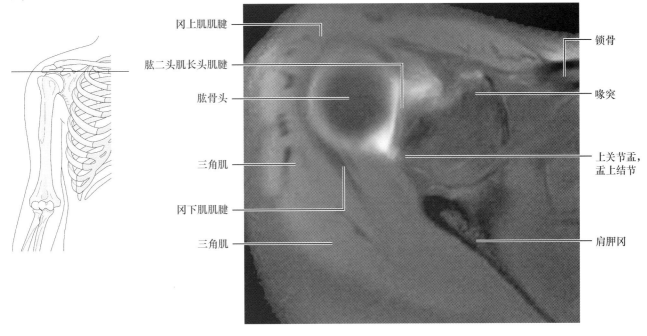

冈上肌肌腱

肱二头肌长头肌腱

肱骨头

三角肌

冈下肌肌腱

三角肌

锁骨

喙突

上关节盂，
盂上结节

肩胛冈

图 3.1.2

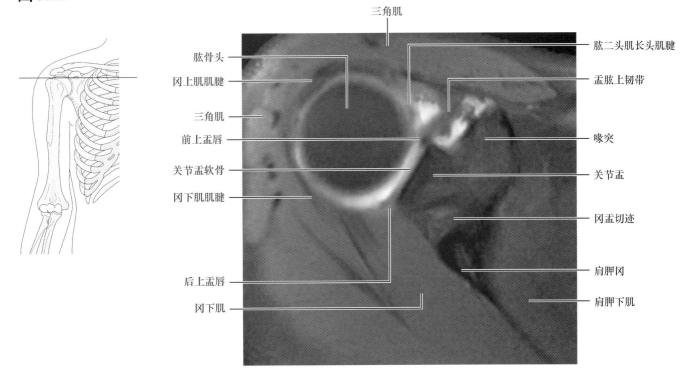

三角肌

肱骨头

冈上肌肌腱

三角肌

前上盂唇

关节盂软骨

冈下肌肌腱

后上盂唇

冈下肌

肱二头肌长头肌腱

盂肱上韧带

喙突

关节盂

冈盂切迹

肩胛冈

肩胛下肌

图 3.1.3

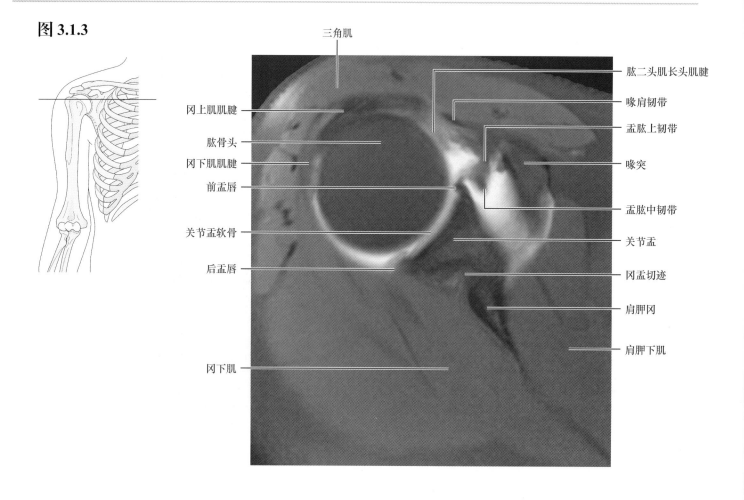

三角肌

冈上肌肌腱

肱骨头

冈下肌肌腱

前盂唇

关节盂软骨

后盂唇

冈下肌

肱二头肌长头肌腱

喙肩韧带

盂肱上韧带

喙突

盂肱中韧带

关节盂

冈盂切迹

肩胛冈

肩胛下肌

图 3.1.4

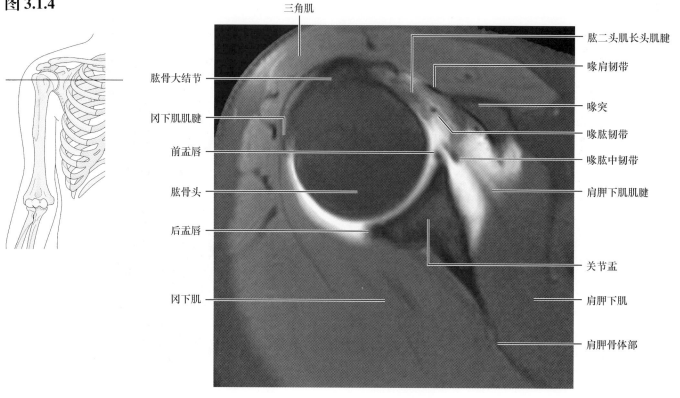

三角肌

肱骨大结节

冈下肌肌腱

前盂唇

肱骨头

后盂唇

冈下肌

肱二头肌长头肌腱

喙肩韧带

喙突

喙肱韧带

喙肱中韧带

肩胛下肌肌腱

关节盂

肩胛下肌

肩胛骨体部

图 3.1.5

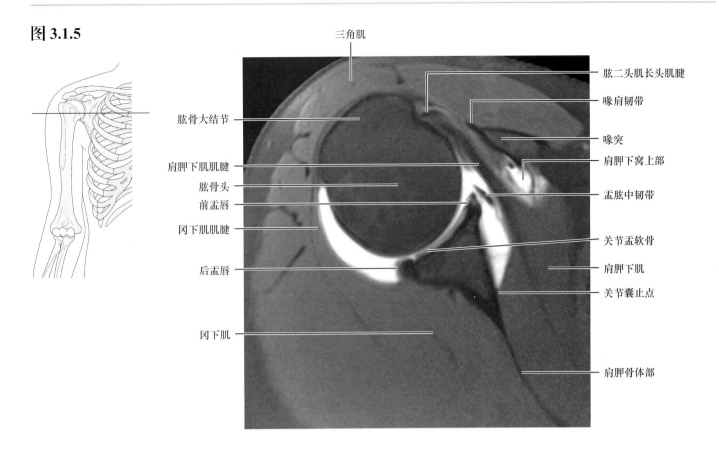

三角肌

肱骨大结节

肩胛下肌肌腱
肱骨头
前盂唇
冈下肌肌腱

后盂唇

冈下肌

肱二头肌长头肌腱
喙肩韧带
喙突
肩胛下窝上部
盂肱中韧带
关节盂软骨
肩胛下肌
关节囊止点

肩胛骨体部

图 3.1.6

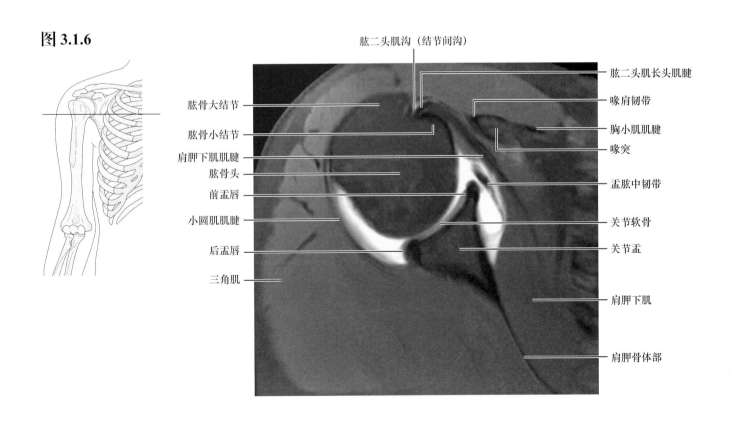

肱二头肌沟（结节间沟）

肱骨大结节
肱骨小结节
肩胛下肌肌腱
肱骨头
前盂唇
小圆肌肌腱
后盂唇
三角肌

肱二头肌长头肌腱
喙肩韧带
胸小肌肌腱
喙突
盂肱中韧带
关节软骨
关节盂
肩胛下肌

肩胛骨体部

图 **3.1.7**

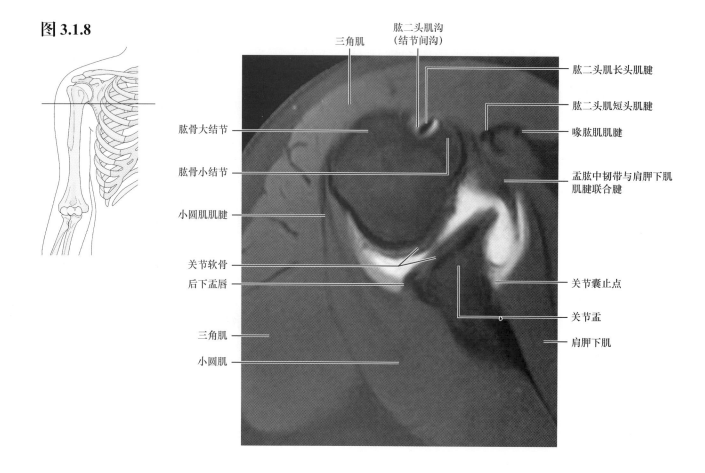

图 **3.1.8**

图 3.1.7 标注：

肱二头肌沟（结节间沟）

肱骨大结节
肱骨小结节
肩胛下肌肌腱
小圆肌肌腱
前盂唇
后盂唇
三角肌

肱二头肌长头肌腱
肱二头肌短头肌腱
喙肱肌肌腱
胸小肌肌腱
喙突
盂肱中韧带
关节盂
肩胛下肌
肩胛骨体部

图 3.1.8 标注：

三角肌
肱二头肌沟（结节间沟）

肱骨大结节
肱骨小结节
小圆肌肌腱
关节软骨
后下盂唇
三角肌
小圆肌

肱二头肌长头肌腱
肱二头肌短头肌腱
喙肱肌肌腱
盂肱中韧带与肩胛下肌肌腱联合腱
关节囊止点
关节盂
肩胛下肌

图 3.1.9

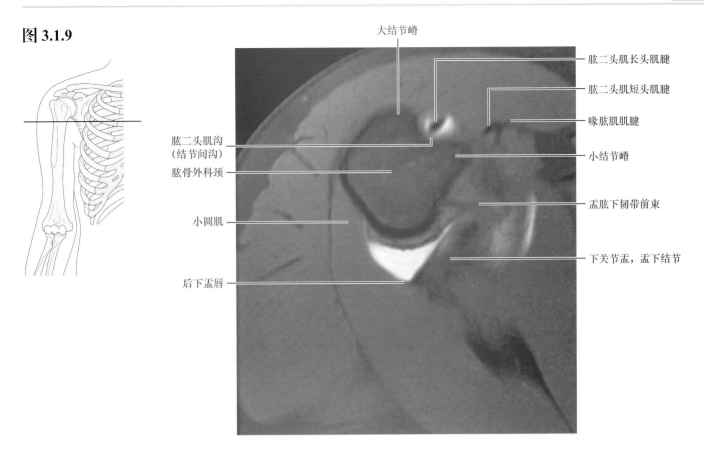

大结节嵴

肱二头肌长头肌腱

肱二头肌短头肌腱

喙肱肌肌腱

小结节嵴

盂肱下韧带前束

下关节盂，盂下结节

肱二头肌沟
（结节间沟）

肱骨外科颈

小圆肌

后下盂唇

图 3.1.10

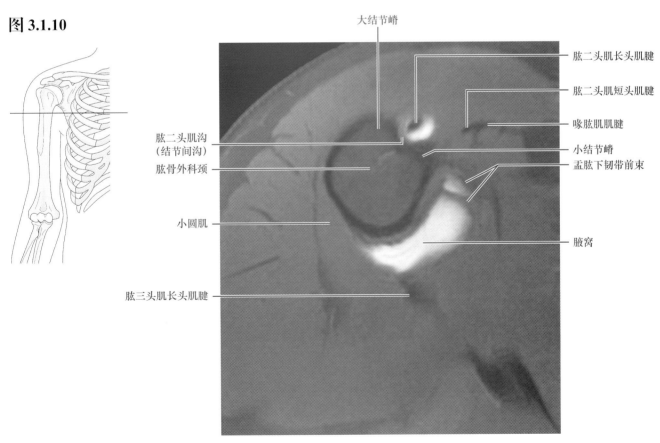

大结节嵴

肱二头肌长头肌腱

肱二头肌短头肌腱

喙肱肌肌腱

小结节嵴

盂肱下韧带前束

腋窝

肱二头肌沟
（结节间沟）

肱骨外科颈

小圆肌

肱三头肌长头肌腱

3.2 斜矢状位

图 3.2.1

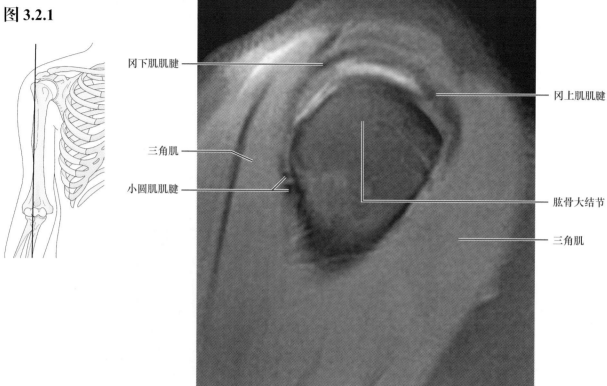

冈下肌肌腱

三角肌

小圆肌肌腱

冈上肌肌腱

肱骨大结节

三角肌

图 3.2.2

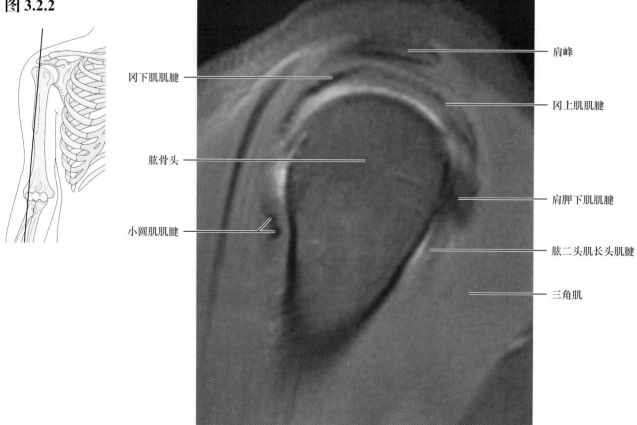

冈下肌肌腱

肱骨头

小圆肌肌腱

肩峰

冈上肌肌腱

肩胛下肌肌腱

肱二头肌长头肌腱

三角肌

图 3.2.3

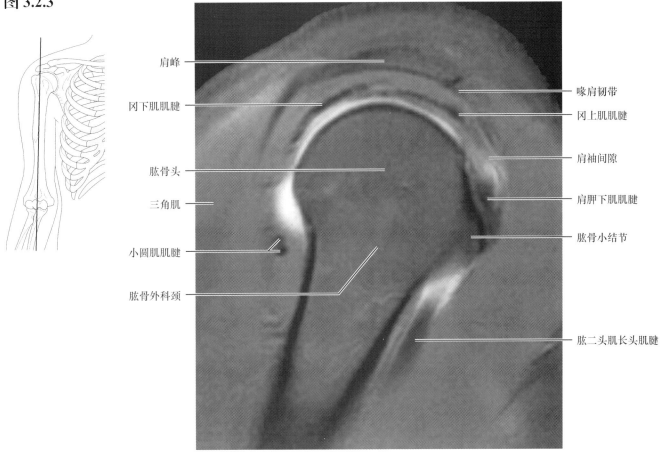

肩峰

冈下肌肌腱

肱骨头

三角肌

小圆肌肌腱

肱骨外科颈

喙肩韧带

冈上肌肌腱

肩袖间隙

肩胛下肌肌腱

肱骨小结节

肱二头肌长头肌腱

图 3.2.4

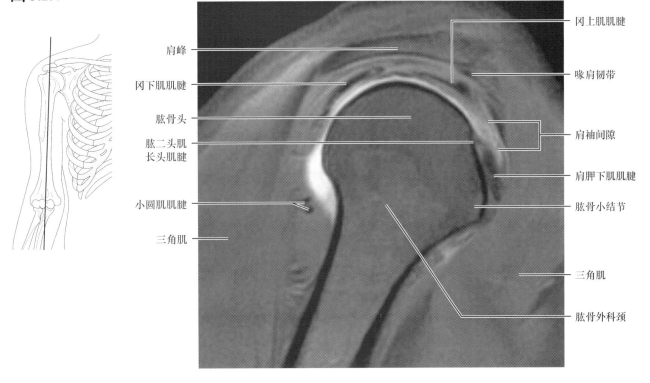

肩峰

冈下肌肌腱

肱骨头

肱二头肌
长头肌腱

小圆肌肌腱

三角肌

冈上肌肌腱

喙肩韧带

肩袖间隙

肩胛下肌肌腱

肱骨小结节

三角肌

肱骨外科颈

图 3.2.5

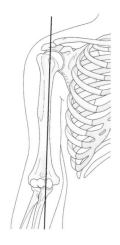

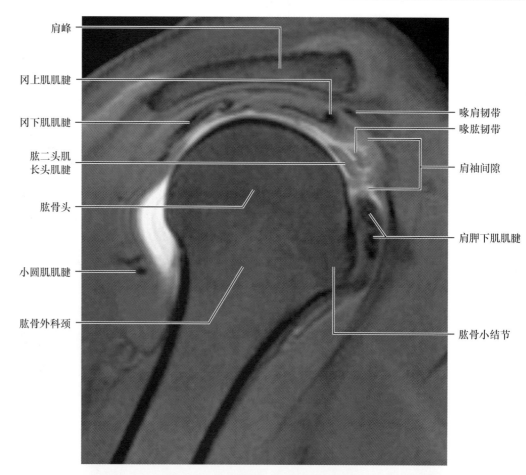

肩峰

冈上肌肌腱

冈下肌肌腱

肱二头肌
长头肌腱

肱骨头

小圆肌肌腱

肱骨外科颈

喙肩韧带

喙肱韧带

肩袖间隙

肩胛下肌肌腱

肱骨小结节

图 3.2.6

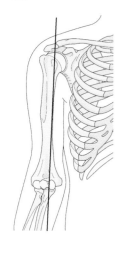

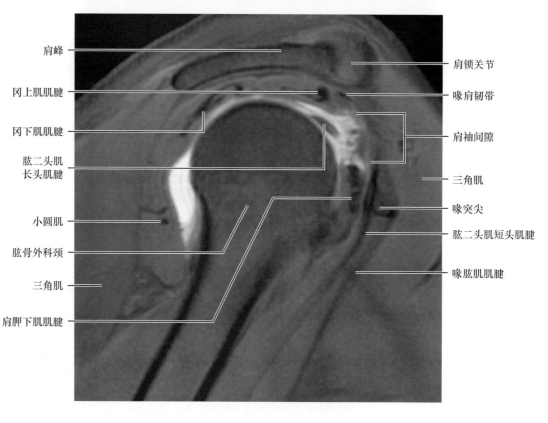

肩峰

冈上肌肌腱

冈下肌肌腱

肱二头肌
长头肌腱

小圆肌

肱骨外科颈

三角肌

肩胛下肌肌腱

肩锁关节

喙肩韧带

肩袖间隙

三角肌

喙突尖

肱二头肌短头肌腱

喙肱肌肌腱

图 3.2.7

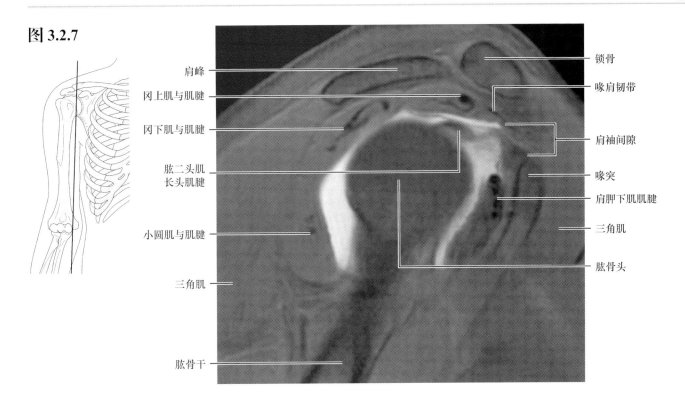

肩峰
冈上肌与肌腱
冈下肌与肌腱
肱二头肌
长头肌腱
小圆肌与肌腱
三角肌
肱骨干

锁骨
喙肩韧带
肩袖间隙
喙突
肩胛下肌肌腱
三角肌
肱骨头

图 3.2.8

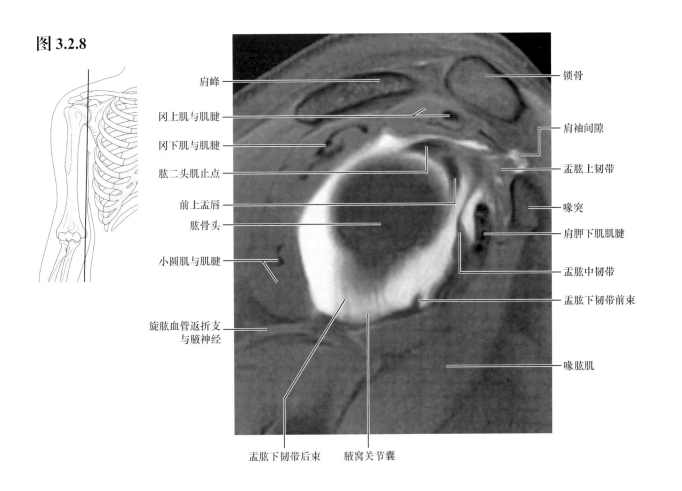

肩峰
冈上肌与肌腱
冈下肌与肌腱
肱二头肌止点
前上盂唇
肱骨头
小圆肌与肌腱
旋肱血管返折支
与腋神经

锁骨
肩袖间隙
盂肱上韧带
喙突
肩胛下肌肌腱
盂肱中韧带
盂肱下韧带前束
喙肱肌

盂肱下韧带后束   腋窝关节囊

图 3.2.9

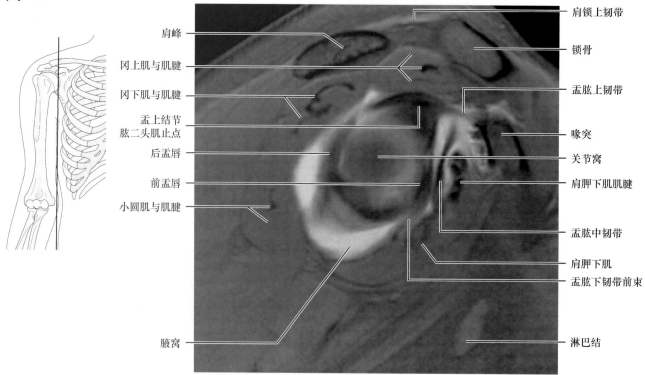

肩峰	肩锁上韧带
冈上肌与肌腱	锁骨
冈下肌与肌腱	盂肱上韧带
盂上结节 肱二头肌止点	喙突
后盂唇	关节窝
前盂唇	肩胛下肌肌腱
小圆肌与肌腱	盂肱中韧带
	肩胛下肌
	盂肱下韧带前束
腋窝	淋巴结

图 3.2.10

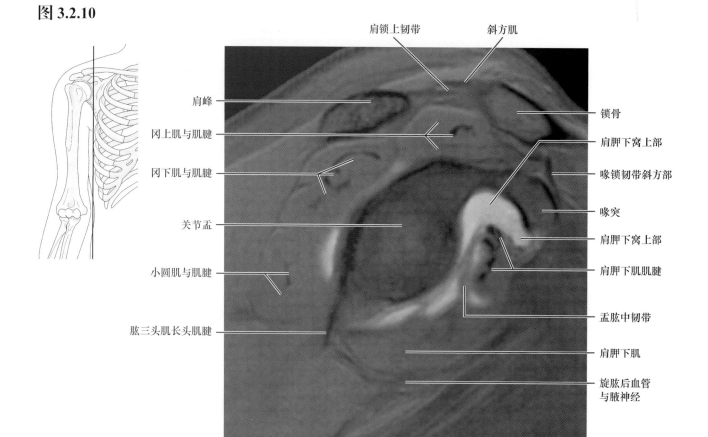

	肩锁上韧带　斜方肌	
肩峰		锁骨
冈上肌与肌腱		肩胛下窝上部
冈下肌与肌腱		喙锁韧带斜方部
关节盂		喙突
		肩胛下窝上部
小圆肌与肌腱		肩胛下肌肌腱
		盂肱中韧带
肱三头肌长头肌腱		肩胛下肌
		旋肱后血管与腋神经

图 3.2.11

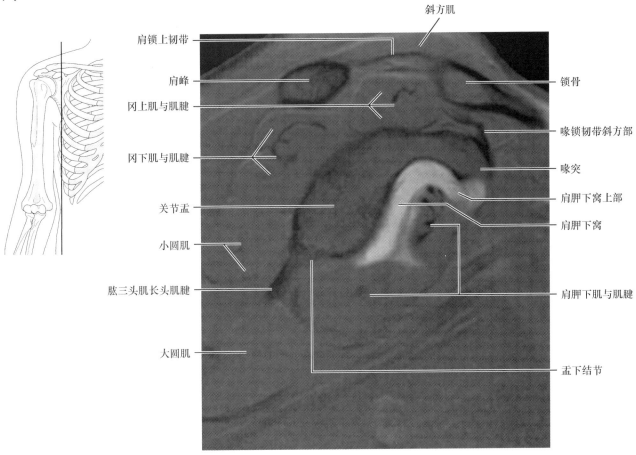

斜方肌

肩锁上韧带

肩峰

冈上肌与肌腱

冈下肌与肌腱

关节盂

小圆肌

肱三头肌长头肌腱

大圆肌

锁骨

喙锁韧带斜方部

喙突

肩胛下窝上部

肩胛下窝

肩胛下肌与肌腱

盂下结节

3.3 斜冠状位

图 3.3.1

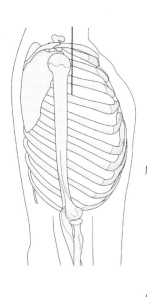

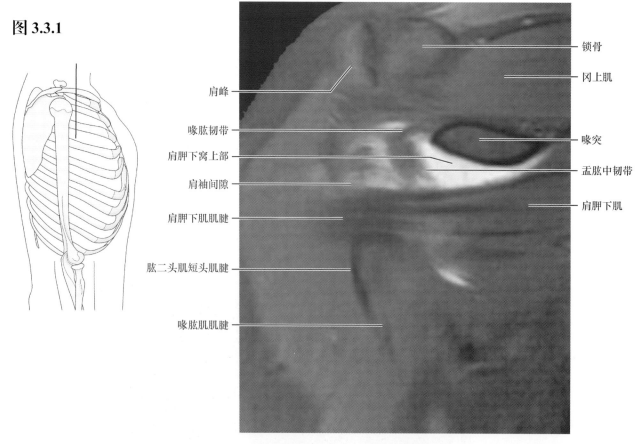

肩峰

喙肱韧带

肩胛下窝上部

肩袖间隙

肩胛下肌肌腱

肱二头肌短头肌腱

喙肱肌肌腱

锁骨

冈上肌

喙突

盂肱中韧带

肩胛下肌

图 3.3.2

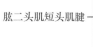

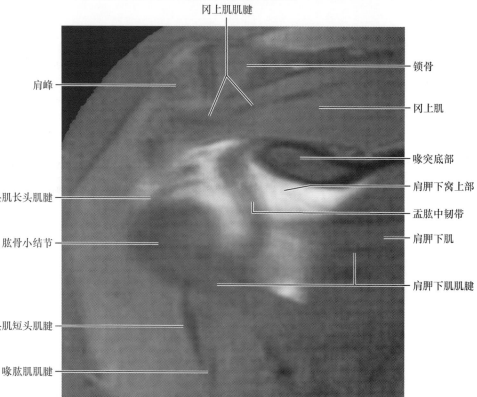

冈上肌肌腱

肩峰

肱二头肌长头肌腱

肱骨小结节

肱二头肌短头肌腱

喙肱肌肌腱

锁骨

冈上肌

喙突底部

肩胛下窝上部

盂肱中韧带

肩胛下肌

肩胛下肌肌腱

图 3.3.3

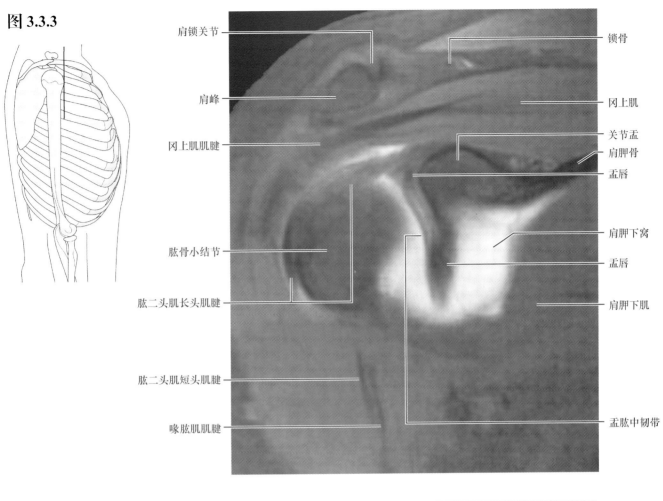

肩锁关节 — 锁骨

肩峰 — 冈上肌

冈上肌肌腱 — 关节盂
　　　　　　　　　肩胛骨
　　　　　　　　　盂唇

肱骨小结节 — 肩胛下窝
　　　　　　　　　盂唇

肱二头肌长头肌腱 — 肩胛下肌

肱二头肌短头肌腱

喙肱肌肌腱 — 盂肱中韧带

图 3.3.4

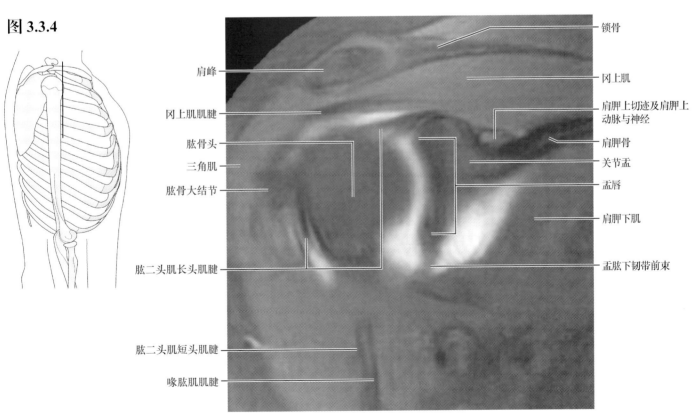

锁骨

肩峰 — 冈上肌

冈上肌肌腱 — 肩胛上切迹及肩胛上动脉与神经
　　　　　　　　　肩胛骨

肱骨头 — 关节盂
三角肌
肱骨大结节 — 盂唇

　　　　　　　　　肩胛下肌

肱二头肌长头肌腱 — 盂肱下韧带前束

肱二头肌短头肌腱

喙肱肌肌腱

图 3.3.5

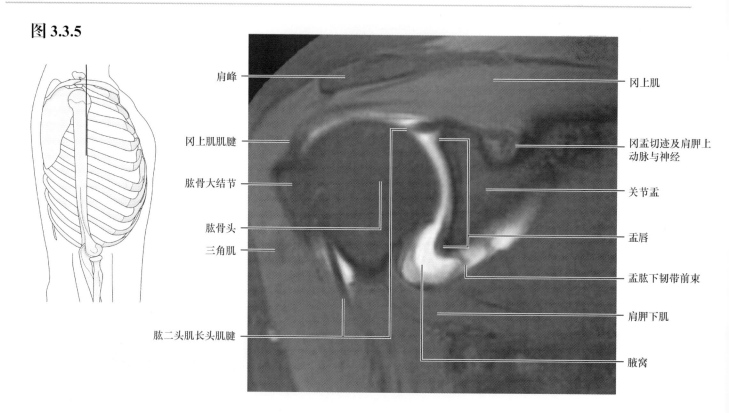

肩峰

冈上肌肌腱

肱骨大结节

肱骨头

三角肌

肱二头肌长头肌腱

冈上肌

冈盂切迹及肩胛上动脉与神经

关节盂

盂唇

盂肱下韧带前束

肩胛下肌

腋窝

图 3.3.6

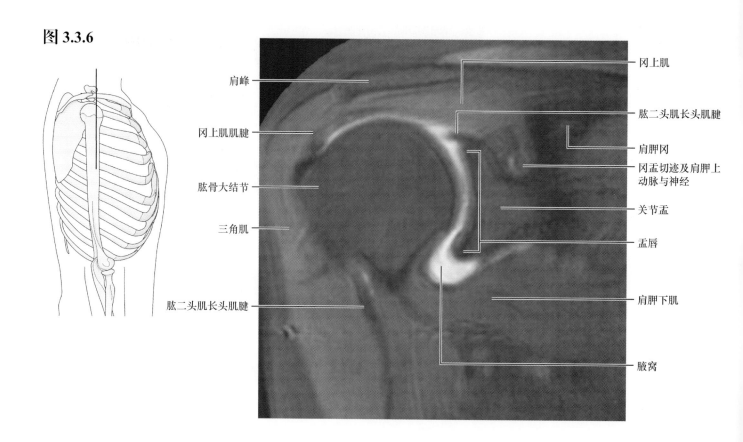

肩峰

冈上肌肌腱

肱骨大结节

三角肌

肱二头肌长头肌腱

冈上肌

肱二头肌长头肌腱

肩胛冈

冈盂切迹及肩胛上动脉与神经

关节盂

盂唇

肩胛下肌

腋窝

图 3.3.7

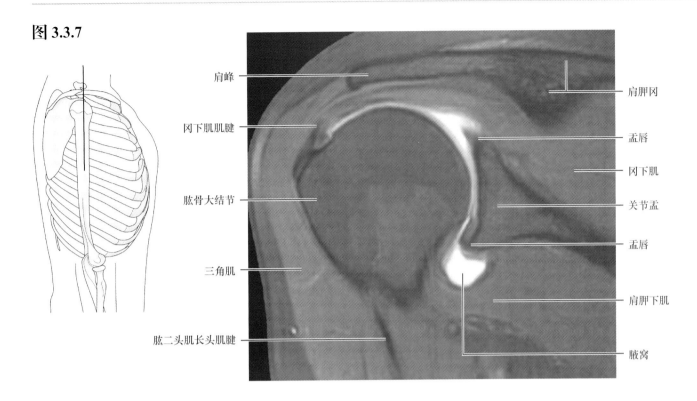

肩峰

冈下肌肌腱

肱骨大结节

三角肌

肱二头肌长头肌腱

肩胛冈

盂唇

冈下肌

关节盂

盂唇

肩胛下肌

腋窝

图 3.3.8

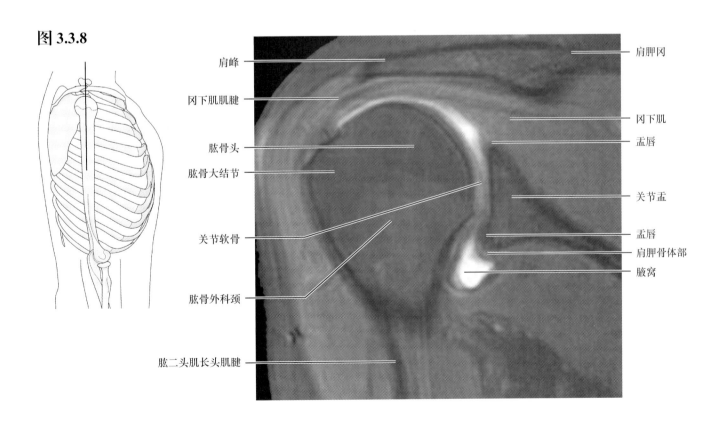

肩峰

冈下肌肌腱

肱骨头

肱骨大结节

关节软骨

肱骨外科颈

肱二头肌长头肌腱

肩胛冈

冈下肌

盂唇

关节盂

盂唇

肩胛骨体部

腋窝

图 3.3.9

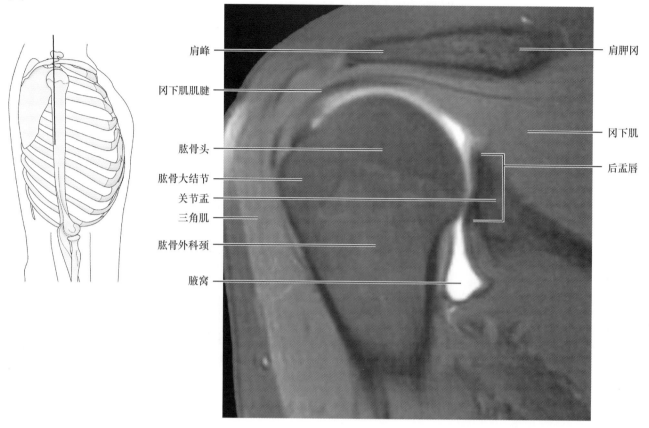

肩峰 —————
冈下肌肌腱 —————

肱骨头 —————
肱骨大结节 —————
关节盂 —————
三角肌 —————
肱骨外科颈 —————

腋窝 —————

————— 肩胛冈

————— 冈下肌

————— 后盂唇

图 3.3.10

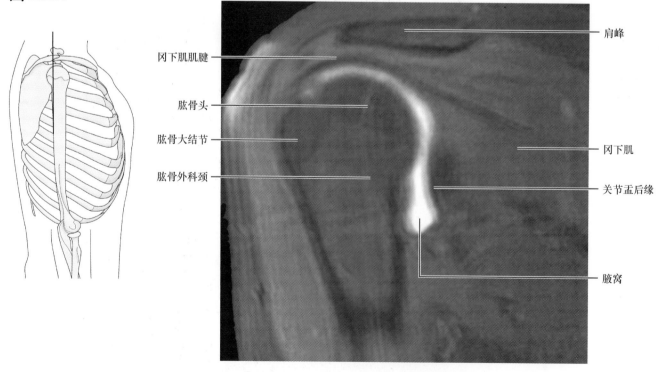

冈下肌肌腱 —————

肱骨头 —————

肱骨大结节 —————

肱骨外科颈 —————

————— 肩峰

————— 冈下肌

————— 关节盂后缘

————— 腋窝

图 3.3.11

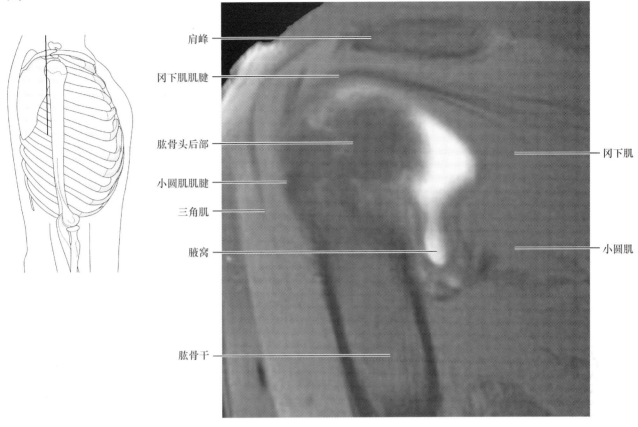

肩峰
冈下肌肌腱
肱骨头后部
小圆肌肌腱
三角肌
腋窝
肱骨干

冈下肌
小圆肌

图 3.3.12

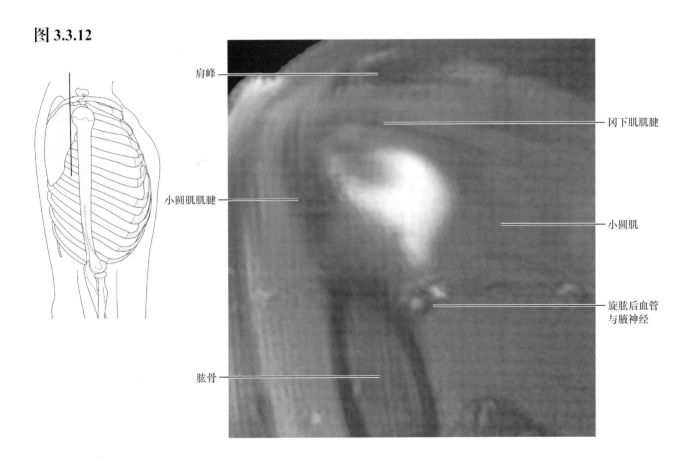

肩峰
小圆肌肌腱
肱骨

冈下肌肌腱
小圆肌
旋肱后血管与腋神经

3.4 外展与外旋位

图 3.4.1

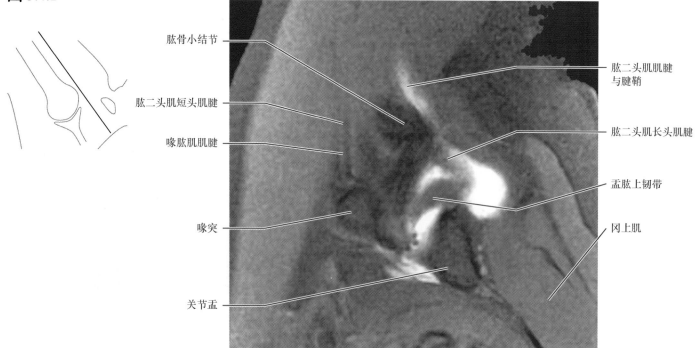

肱骨小结节

肱二头肌短头肌腱

喙肱肌肌腱

喙突

关节盂

肱二头肌肌腱
与腱鞘

肱二头肌长头肌腱

盂肱上韧带

冈上肌

图 3.4.2

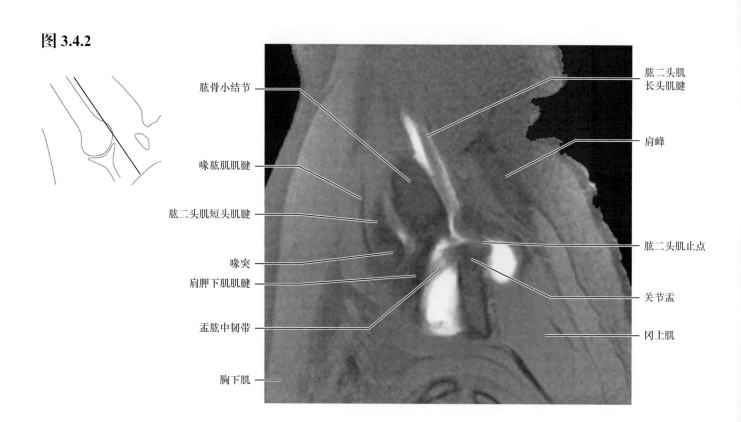

肱骨小结节

喙肱肌肌腱

肱二头肌短头肌腱

喙突

肩胛下肌肌腱

盂肱中韧带

胸下肌

肱二头肌
长头肌腱

肩峰

肱二头肌止点

关节盂

冈上肌

图 3.4.3

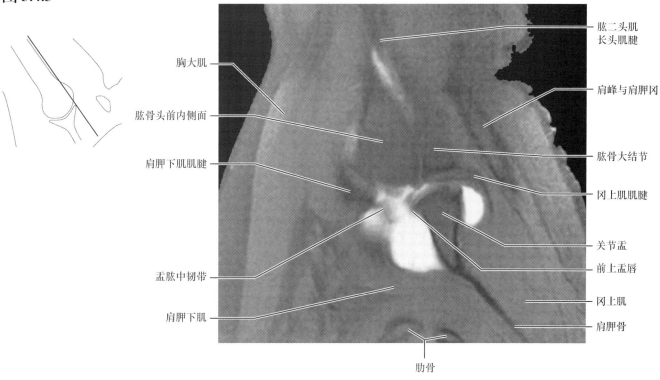

胸大肌
肱骨头前内侧面
肩胛下肌肌腱
盂肱中韧带
肩胛下肌

肱二头肌长头肌腱
肩峰与肩胛冈
肱骨大结节
冈上肌肌腱
关节盂
前上盂唇
冈上肌
肩胛骨

肋骨

图 3.4.4

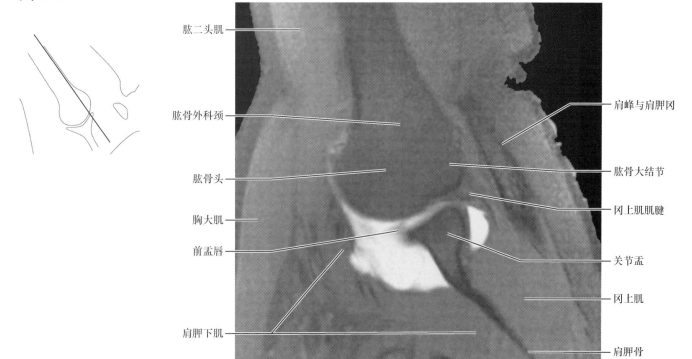

肱二头肌
肱骨外科颈
肱骨头
胸大肌
前盂唇
肩胛下肌

肩峰与肩胛冈
肱骨大结节
冈上肌肌腱
关节盂
冈上肌
肩胛骨

图 **3.4.5**

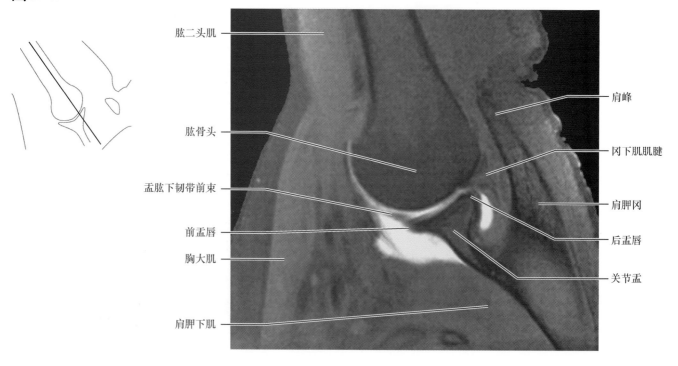

肱二头肌

肱骨头

盂肱下韧带前束

前盂唇

胸大肌

肩胛下肌

肩峰

冈下肌肌腱

肩胛冈

后盂唇

关节盂

图 **3.4.6**

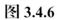

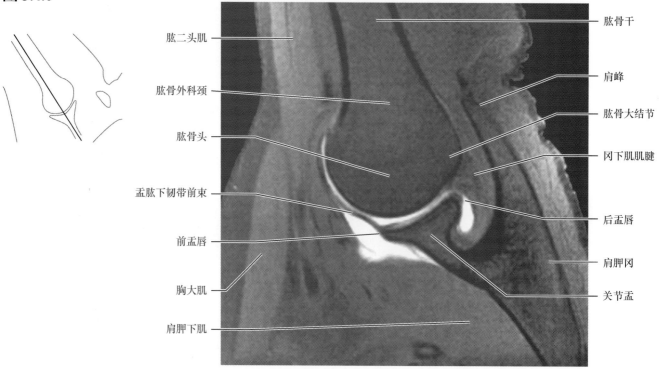

肱二头肌

肱骨外科颈

肱骨头

盂肱下韧带前束

前盂唇

胸大肌

肩胛下肌

肱骨干

肩峰

肱骨大结节

冈下肌肌腱

后盂唇

肩胛冈

关节盂

图 3.4.7

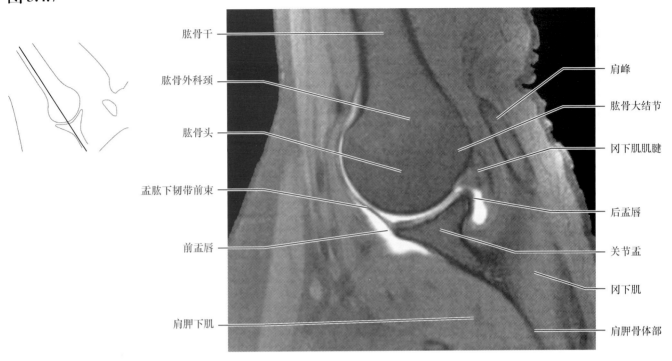

肱骨干

肱骨外科颈

肱骨头

盂肱下韧带前束

前盂唇

肩胛下肌

肩峰

肱骨大结节

冈下肌肌腱

后盂唇

关节盂

冈下肌

肩胛骨体部

图 3.4.8

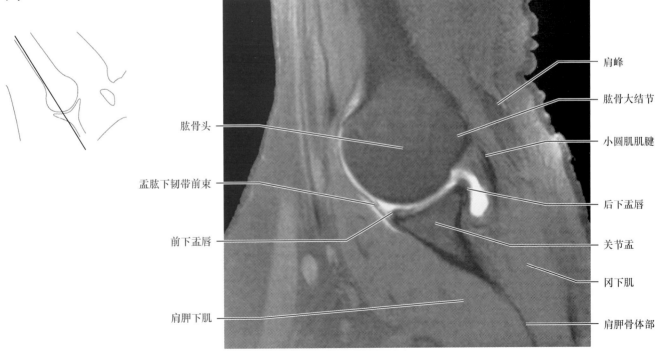

肱骨头

盂肱下韧带前束

前下盂唇

肩胛下肌

肩峰

肱骨大结节

小圆肌肌腱

后下盂唇

关节盂

冈下肌

肩胛骨体部

图 3.4.9

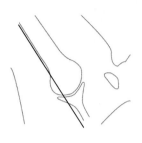

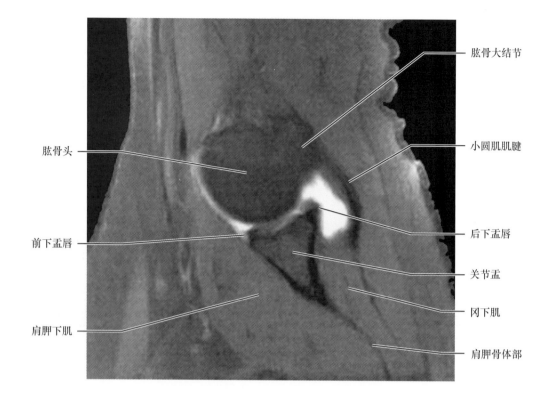

肱骨头 —— 肱骨大结节

前下盂唇 —— 小圆肌肌腱

肩胛下肌 —— 后下盂唇

关节盂

冈下肌

肩胛骨体部

图 3.4.10

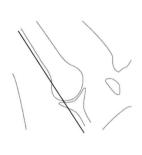

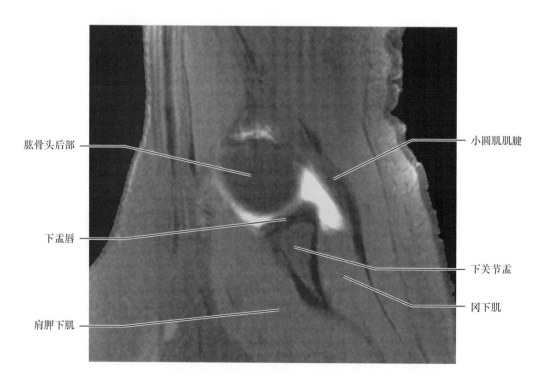

肱骨头后部 —— 小圆肌肌腱

下盂唇

肩胛下肌 —— 下关节盂

冈下肌

图 3.4.11

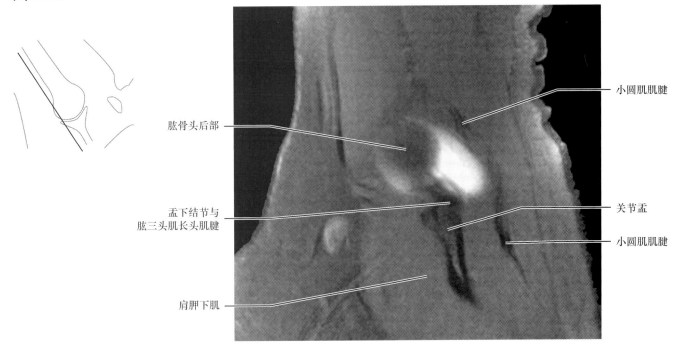

肱骨头后部

盂下结节与
肱三头肌长头肌腱

肩胛下肌

小圆肌肌腱

关节盂

小圆肌肌腱

第 **4** 章

上臂 MRI

表 4-1　上臂肌肉

肌肉	起点	止点	神经支配
喙肱肌	喙突	肱骨中部肱骨干	肌皮神经（C5、C6、C7）
肱二头肌	短头起于喙突；长头起于盂上结节；位于盂唇上部	止于桡骨粗隆，并且腱膜延伸至前臂尺侧筋膜	肌皮神经（C5、C6）
肱肌	肱骨前面的远侧半	冠状突与尺骨粗隆	肌皮神经（C5、C6）
肱三头肌	长头起于肩胛骨盂下结节；外侧头起于肱骨后面；内侧头起于桡神经沟下方的肱骨后表面和内、外肌间隔的背面	主要肌腱止于尺骨鹰嘴，在外侧越过肘肌至前臂背侧筋膜	桡神经（C6、C7、C8）

4.1 轴位

图 **4.1.1**

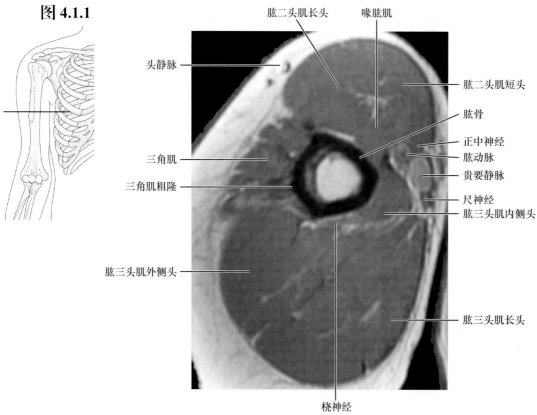

肱二头肌长头　喙肱肌

头静脉

三角肌

三角肌粗隆

肱三头肌外侧头

肱二头肌短头

肱骨

正中神经

肱动脉

贵要静脉

尺神经

肱三头肌内侧头

肱三头肌长头

桡神经

图 **4.1.2**

头静脉　肱二头肌长头　喙肱肌

肱肌

三角肌粗隆

三角肌

桡神经

肱深动脉

肱三头肌外侧头

肱二头肌短头

正中神经

肱动脉

贵要静脉

尺神经

肱骨

肱三头肌内侧头

肱三头肌长头

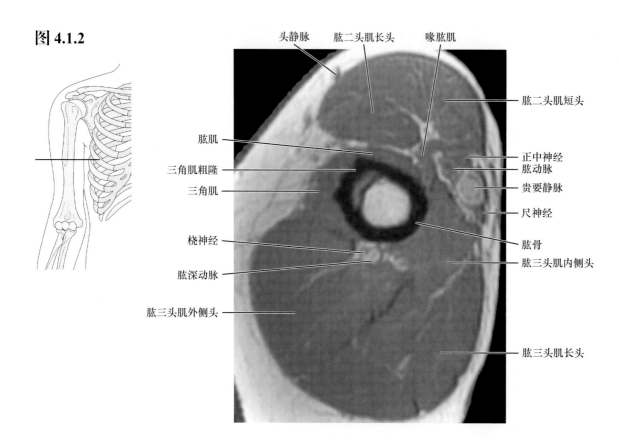

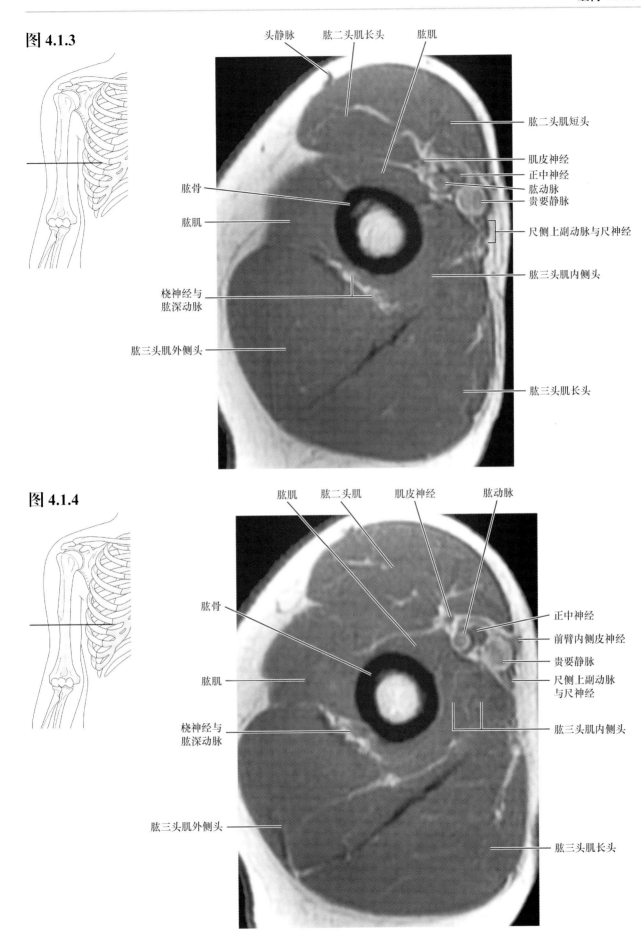

图 4.1.3

头静脉　肱二头肌长头　肱肌

肱二头肌短头
肌皮神经
正中神经
肱动脉
贵要静脉

肱骨

肱肌

尺侧上副动脉与尺神经

肱三头肌内侧头

桡神经与
肱深动脉

肱三头肌外侧头

肱三头肌长头

图 4.1.4

肱肌　肱二头肌　肌皮神经　肱动脉

正中神经
前臂内侧皮神经
贵要静脉
尺侧上副动脉
与尺神经

肱骨

肱肌

肱三头肌内侧头

桡神经与
肱深动脉

肱三头肌外侧头

肱三头肌长头

图 4.1.5

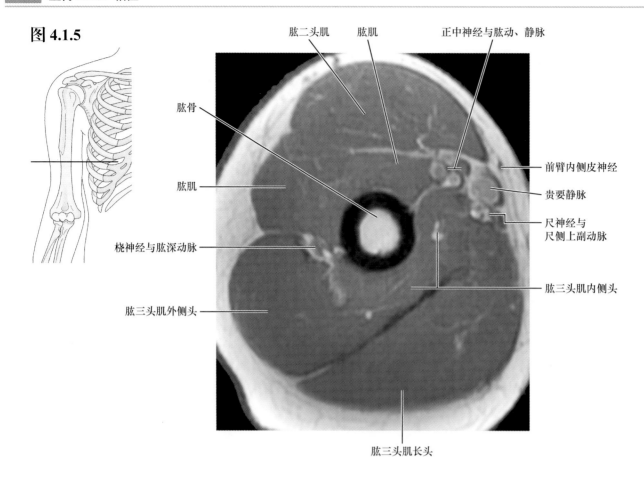

肱二头肌　肱肌　　　　正中神经与肱动、静脉

肱骨

肱肌

前臂内侧皮神经

贵要静脉

尺神经与
尺侧上副动脉

桡神经与肱深动脉

肱三头肌内侧头

肱三头肌外侧头

肱三头肌长头

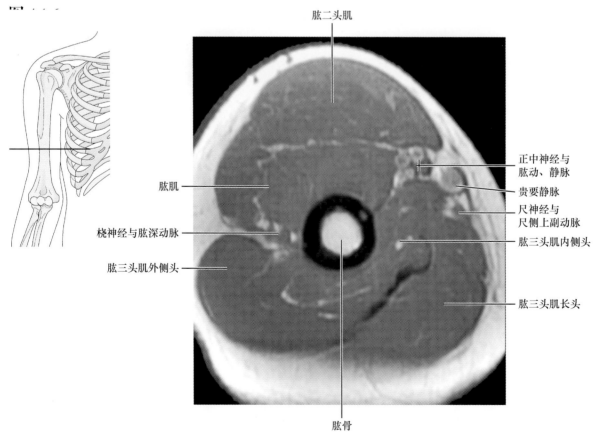

肱二头肌

肱肌

正中神经与
肱动、静脉

贵要静脉

尺神经与
尺侧上副动脉

桡神经与肱深动脉

肱三头肌内侧头

肱三头肌外侧头

肱三头肌长头

肱骨

图 4.1.7

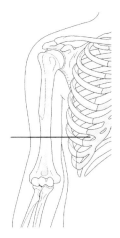

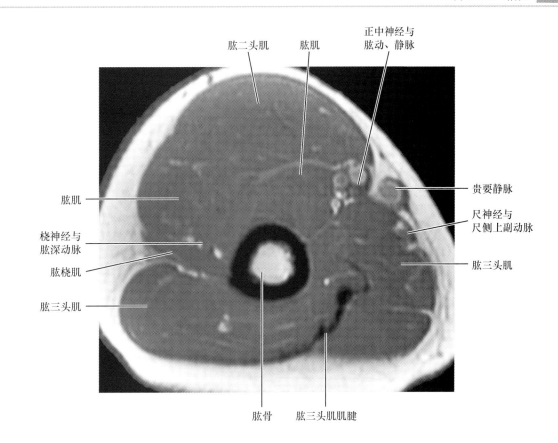

肱二头肌　　肱肌　　正中神经与肱动、静脉

肱肌

桡神经与肱深动脉

肱桡肌

肱三头肌

贵要静脉

尺神经与尺侧上副动脉

肱三头肌

肱骨　　肱三头肌肌腱

图 4.1.8

肱二头肌　　肱肌　　正中神经与肱动、静脉

肱肌

桡神经

桡侧腕长伸肌

贵要静脉

尺神经与尺侧上副动脉

肱骨

肱桡肌　　外上髁嵴　　肱三头肌

图 4.1.9

图 4.1.10

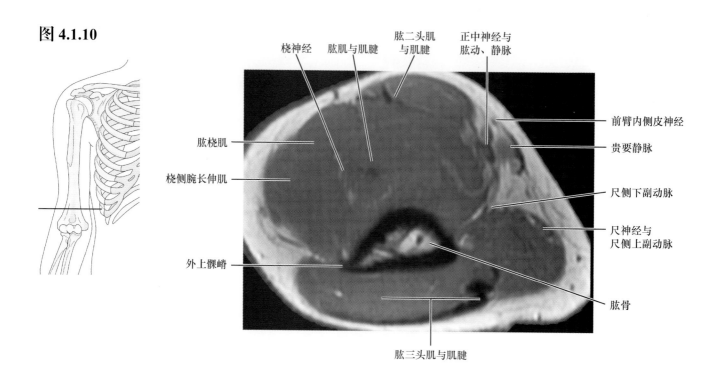

图 4.1.11

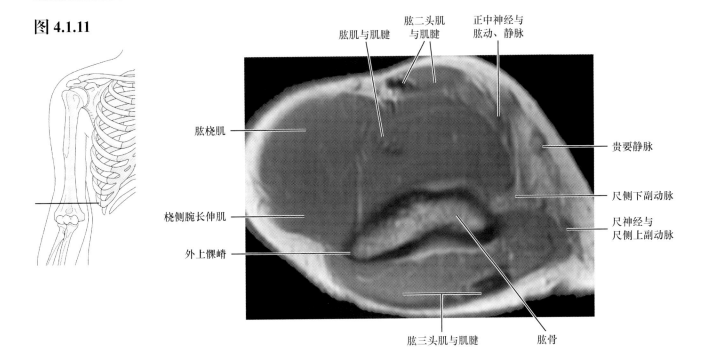

肱肌与肌腱

肱二头肌与肌腱

正中神经与肱动、静脉

肱桡肌

桡侧腕长伸肌

外上髁嵴

贵要静脉

尺侧下副动脉

尺神经与尺侧上副动脉

肱三头肌与肌腱

肱骨

4.2 矢状位

图 4.2.1

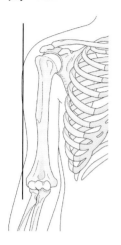

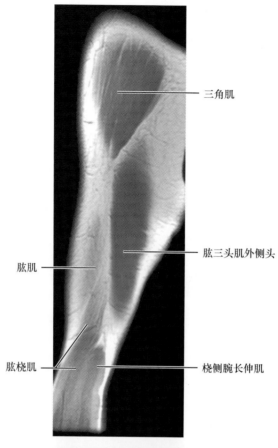

三角肌

肱三头肌外侧头

肱肌

肱桡肌

桡侧腕长伸肌

图 4.2.2

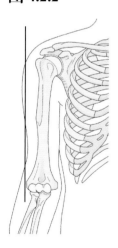

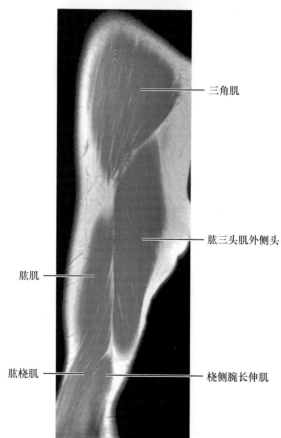

三角肌

肱三头肌外侧头

肱肌

肱桡肌

桡侧腕长伸肌

图 4.2.3

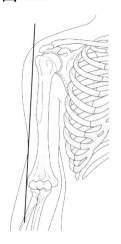

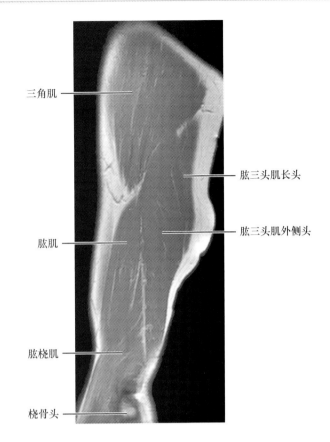

三角肌

肱三头肌长头

肱三头肌外侧头

肱肌

肱桡肌

桡骨头

图 4.2.4

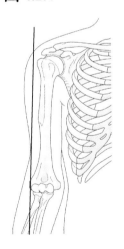

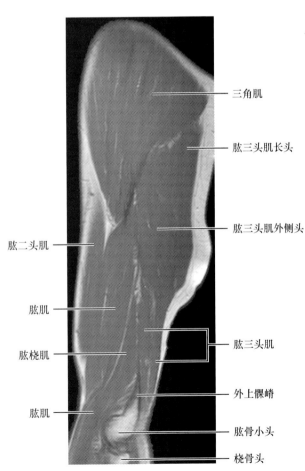

三角肌

肱三头肌长头

肱三头肌外侧头

肱二头肌

肱肌

肱三头肌

肱桡肌

外上髁嵴

肱骨小头

肱肌

桡骨头

图 4.2.5

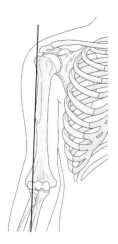

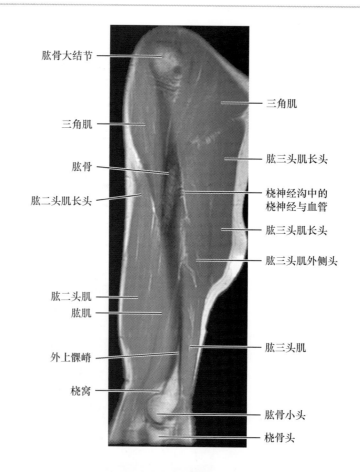

肱骨大结节

三角肌

三角肌

肱三头肌长头

肱骨

桡神经沟中的
桡神经与血管

肱二头肌长头

肱三头肌长头

肱三头肌外侧头

肱二头肌

肱肌

外上髁嵴

肱三头肌

桡窝

肱骨小头

桡骨头

图 4.2.6

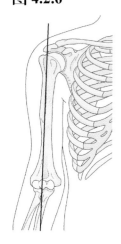

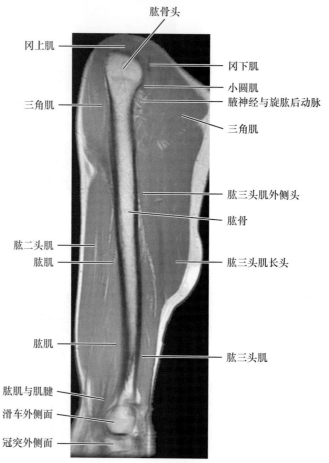

肱骨头

冈上肌

冈下肌

小圆肌

三角肌

腋神经与旋肱后动脉

三角肌

肱三头肌外侧头

肱骨

肱二头肌

肱肌

肱三头肌长头

肱肌

肱三头肌

肱肌与肌腱

滑车外侧面

冠突外侧面

图 4.2.7

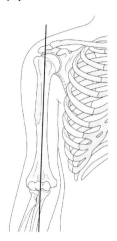

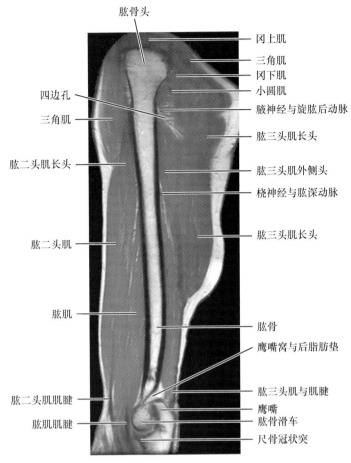

肱骨头

冈上肌
三角肌
冈下肌
小圆肌
腋神经与旋肱后动脉
肱三头肌长头
肱三头肌外侧头
桡神经与肱深动脉
肱三头肌长头

四边孔
三角肌

肱二头肌长头

肱二头肌

肱肌

肱骨
鹰嘴窝与后脂肪垫

肱三头肌与肌腱
鹰嘴
肱骨滑车
尺骨冠状突

肱二头肌肌腱
肱肌肌腱

图 4.2.8

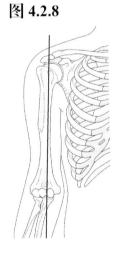

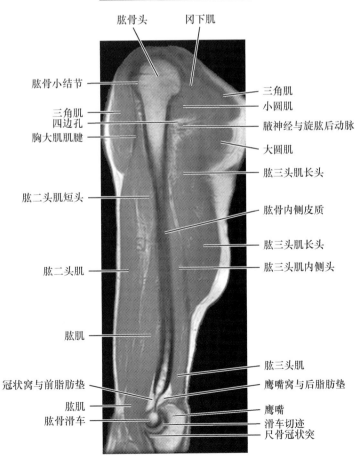

肱骨头　冈下肌

肱骨小结节

三角肌
小圆肌
腋神经与旋肱后动脉
大圆肌
肱三头肌长头

三角肌
四边孔
胸大肌肌腱

肱二头肌短头

肱骨内侧皮质

肱三头肌长头
肱三头肌内侧头

肱二头肌

肱肌

肱三头肌
鹰嘴窝与后脂肪垫

冠状窝与前脂肪垫
肱肌
肱骨滑车

鹰嘴
滑车切迹
尺骨冠状突

图 4.2.9

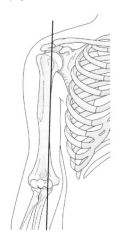

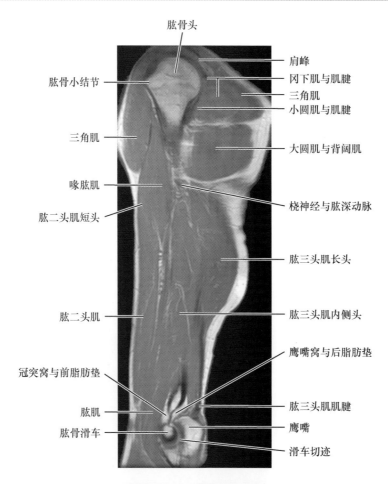

肱骨头

肱骨小结节 —— 肩峰

三角肌 —— 冈下肌与肌腱

喙肱肌 —— 三角肌

肱二头肌短头 —— 小圆肌与肌腱

肱二头肌 —— 大圆肌与背阔肌

冠突窝与前脂肪垫 —— 桡神经与肱深动脉

肱肌 —— 肱三头肌长头

肱骨滑车 —— 肱三头肌内侧头

鹰嘴窝与后脂肪垫

肱三头肌肌腱

鹰嘴

滑车切迹

图 4.2.10

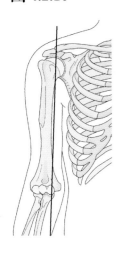

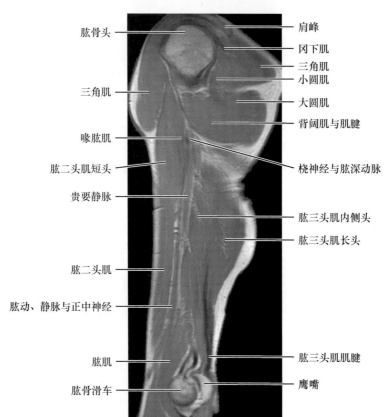

肱骨头 —— 肩峰

三角肌 —— 冈下肌

喙肱肌 —— 三角肌

肱二头肌短头 —— 小圆肌

贵要静脉 —— 大圆肌

背阔肌与肌腱

桡神经与肱深动脉

肱二头肌 —— 肱三头肌内侧头

肱动、静脉与正中神经 —— 肱三头肌长头

肱肌 —— 肱三头肌肌腱

肱骨滑车 —— 鹰嘴

图 4.2.11

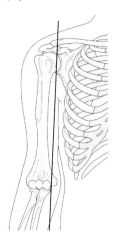

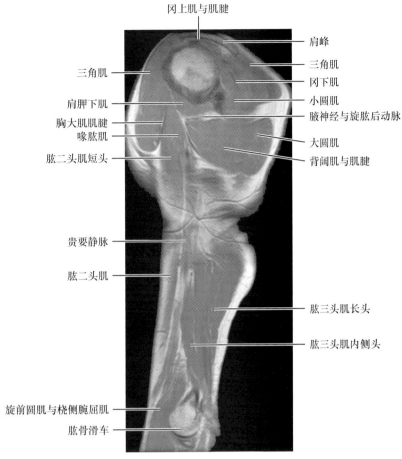

冈上肌与肌腱

三角肌
肩胛下肌
胸大肌肌腱
喙肱肌
肱二头肌短头

肩峰
三角肌
冈下肌
小圆肌
腋神经与旋肱后动脉
大圆肌
背阔肌与肌腱

贵要静脉

肱二头肌

肱三头肌长头

肱三头肌内侧头

旋前圆肌与桡侧腕屈肌
肱骨滑车

图 4.2.12

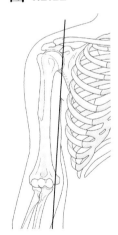

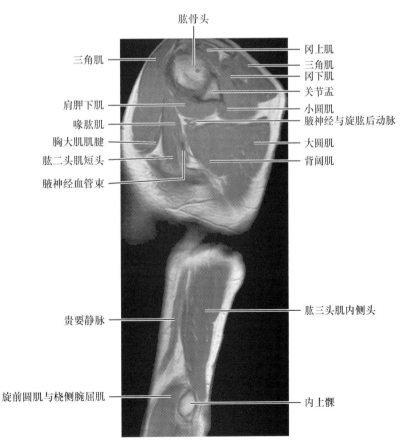

肱骨头

三角肌

冈上肌
三角肌
冈下肌
关节盂

肩胛下肌
喙肱肌
胸大肌肌腱
肱二头肌短头
腋神经血管束

小圆肌
腋神经与旋肱后动脉
大圆肌
背阔肌

贵要静脉

肱三头肌内侧头

旋前圆肌与桡侧腕屈肌

内上髁

图 4.2.13

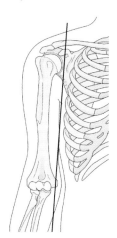

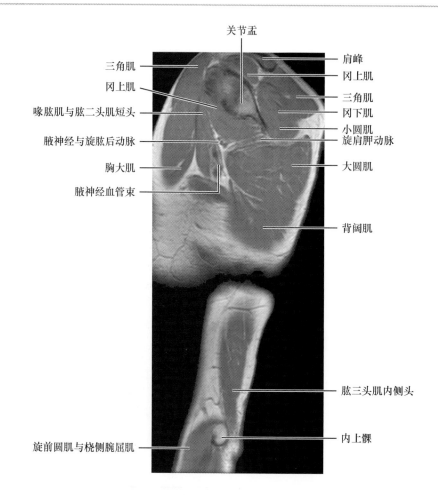

关节盂

三角肌

冈上肌

喙肱肌与肱二头肌短头

腋神经与旋肱后动脉

胸大肌

腋神经血管束

肩峰

冈上肌

三角肌

冈下肌

小圆肌

旋肩胛动脉

大圆肌

背阔肌

肱三头肌内侧头

内上髁

旋前圆肌与桡侧腕屈肌

4.3 冠状位

图 4.3.1

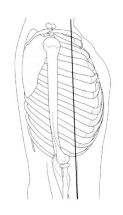

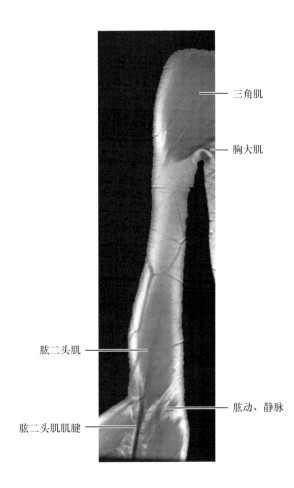

三角肌

胸大肌

肱二头肌

肱动、静脉

肱二头肌肌腱

图 4.3.2

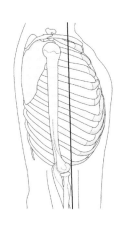

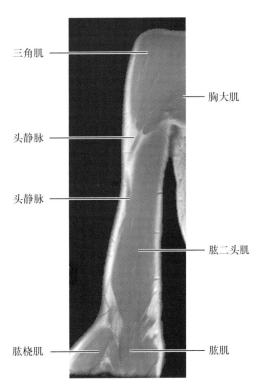

三角肌

胸大肌

头静脉

头静脉

肱二头肌

肱桡肌

肱肌

图 4.3.3

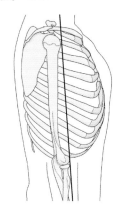

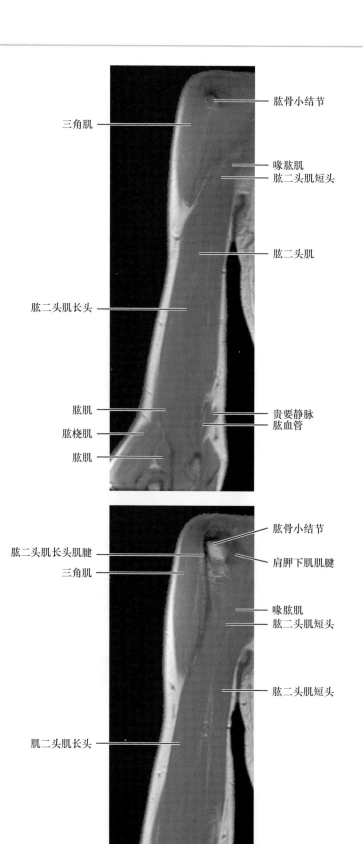

三角肌

肱骨小结节

喙肱肌
肱二头肌短头

肱二头肌

肱二头肌长头

肱肌

贵要静脉
肱血管

肱桡肌

肱肌

图 4.3.4

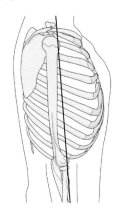

肱二头肌长头肌腱

肱骨小结节

三角肌

肩胛下肌肌腱

喙肱肌
肱二头肌短头

肱二头肌短头

肌二头肌长头

贵要静脉

肱桡肌

肱肌

内上髁

桡骨头

图 4.3.5

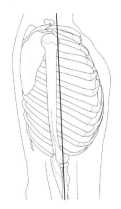

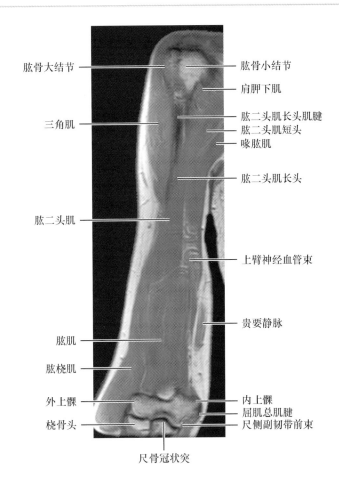

肱骨大结节 — 肱骨小结节
— 肩胛下肌
三角肌 — 肱二头肌长头肌腱
— 肱二头肌短头
— 喙肱肌
— 肱二头肌长头
肱二头肌 —
— 上臂神经血管束
— 贵要静脉
肱肌 —
肱桡肌 —
外上髁 — 内上髁
— 屈肌总肌腱
桡骨头 — 尺侧副韧带前束

尺骨冠状突

图 4.3.6

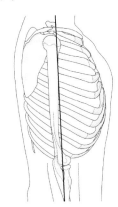

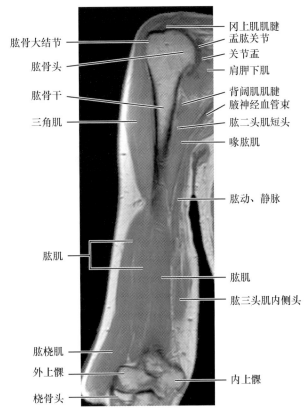

肱骨大结节 — 冈上肌肌腱
— 盂肱关节
肱骨头 — 关节盂
— 肩胛下肌
肱骨干 — 背阔肌肌腱
— 腋神经血管束
三角肌 — 肱二头肌短头
— 喙肱肌

— 肱动、静脉

肱肌 —

— 肱肌
— 肱三头肌内侧头

肱桡肌 —
外上髁 — 内上髁
桡骨头 —

图 **4.3.7**

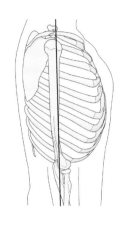

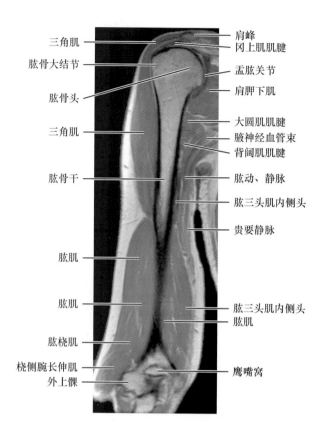

三角肌 — 肩峰
肱骨大结节 — 冈上肌肌腱
肱骨头 — 盂肱关节
三角肌 — 肩胛下肌
大圆肌肌腱
腋神经血管束
背阔肌肌腱
肱骨干 — 肱动、静脉
肱三头肌内侧头
贵要静脉
肱肌
肱肌 — 肱三头肌内侧头
肱肌
肱桡肌
桡侧腕长伸肌 — 鹰嘴窝
外上髁

图 **4.3.8**

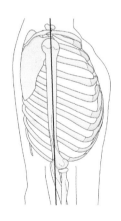

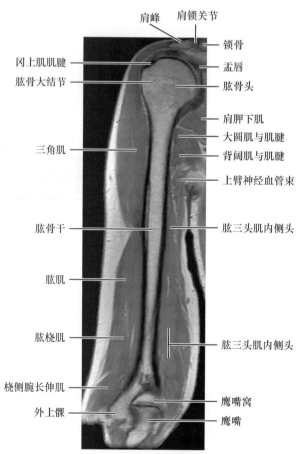

肩峰 肩锁关节
锁骨
冈上肌肌腱 — 盂唇
肱骨大结节 — 肱骨头
肩胛下肌
大圆肌与肌腱
三角肌 — 背阔肌与肌腱
上臂神经血管束
肱骨干 — 肱三头肌内侧头
肱肌
肱桡肌 — 肱三头肌内侧头
桡侧腕长伸肌 — 鹰嘴窝
外上髁 — 鹰嘴

图 4.3.9

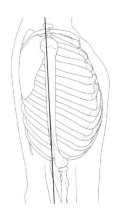

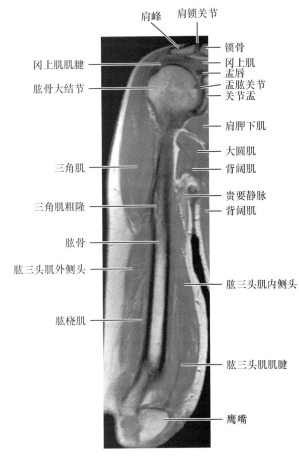

肩峰　肩锁关节
冈上肌肌腱
　　　　　　　锁骨
　　　　　　　冈上肌
　　　　　　　盂唇
肱骨大结节　　盂肱关节
　　　　　　　关节盂

　　　　　　　肩胛下肌

　　　　　　　大圆肌
三角肌　　　　背阔肌

　　　　　　　贵要静脉
三角肌粗隆　　背阔肌

肱骨

肱三头肌外侧头　　肱三头肌内侧头

肱桡肌

　　　　　　　肱三头肌肌腱

　　　　　　　鹰嘴

图 4.3.10

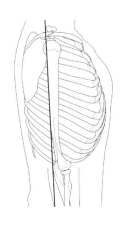

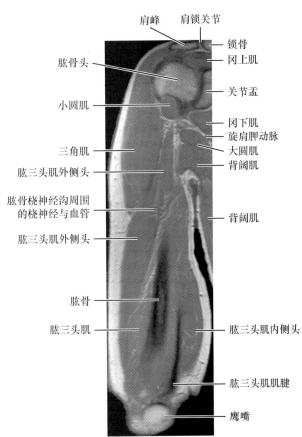

肩峰　肩锁关节
　　　　　　　锁骨
肱骨头　　　　冈上肌

　　　　　　　关节盂
小圆肌
　　　　　　　冈下肌
　　　　　　　旋肩胛动脉
三角肌　　　　大圆肌
肱三头肌外侧头　背阔肌

肱骨桡神经沟周围
的桡神经与血管　背阔肌

肱三头肌外侧头

肱骨

肱三头肌　　　肱三头肌内侧头

　　　　　　　肱三头肌肌腱

　　　　　　　鹰嘴

图 4.3.11

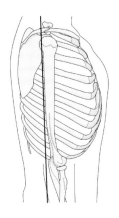

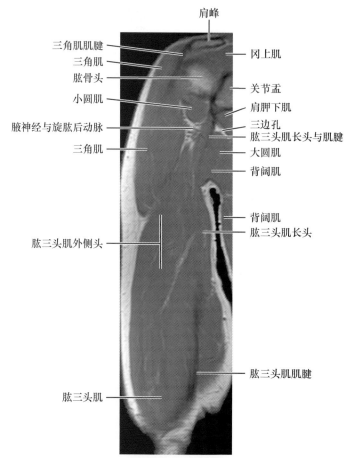

肩峰

三角肌肌腱
三角肌
肱骨头
小圆肌
腋神经与旋肱后动脉
三角肌

冈上肌
关节盂
肩胛下肌
三边孔
肱三头肌长头与肌腱
大圆肌
背阔肌

背阔肌
肱三头肌长头

肱三头肌外侧头

肱三头肌肌腱

肱三头肌

图 4.3.12

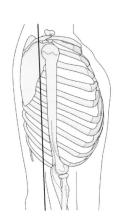

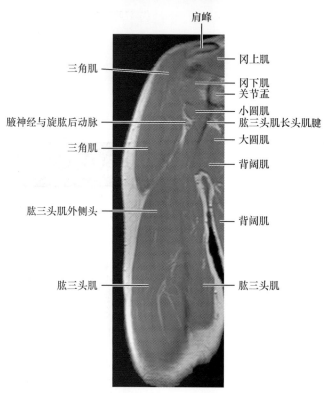

肩峰

三角肌
腋神经与旋肱后动脉
三角肌
肱三头肌外侧头
肱三头肌

冈上肌
冈下肌
关节盂
小圆肌
肱三头肌长头肌腱
大圆肌
背阔肌
背阔肌
肱三头肌

图 4.3.13

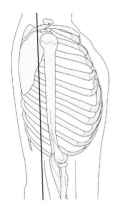

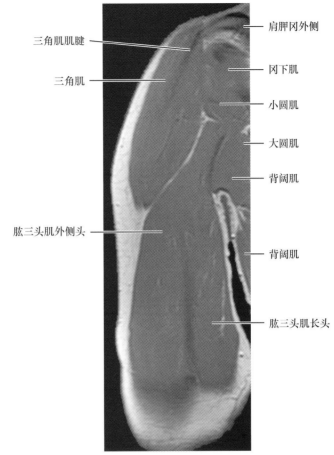

三角肌肌腱 —— 肩胛冈外侧

三角肌 —— 冈下肌

—— 小圆肌

—— 大圆肌

—— 背阔肌

—— 背阔肌

肱三头肌外侧头 —— 肱三头肌长头

图 4.3.14

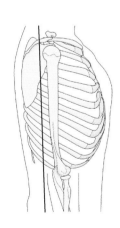

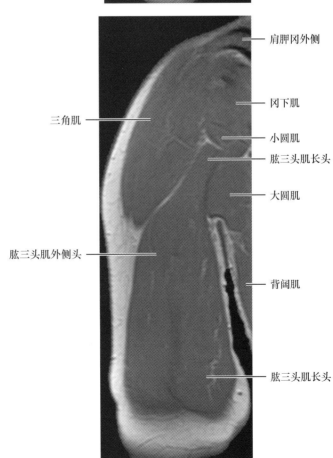

—— 肩胛冈外侧

三角肌 —— 冈下肌

—— 小圆肌

—— 肱三头肌长头

—— 大圆肌

肱三头肌外侧头 —— 背阔肌

—— 肱三头肌长头

图 4.3.15

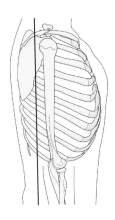

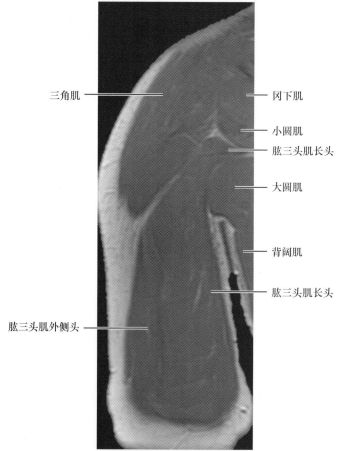

三角肌 —— | —— 冈下肌
| —— 小圆肌
| —— 肱三头肌长头
| —— 大圆肌
| —— 背阔肌
| —— 肱三头肌长头
肱三头肌外侧头 ——

图 4.3.16

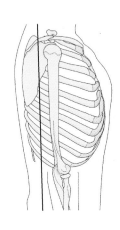

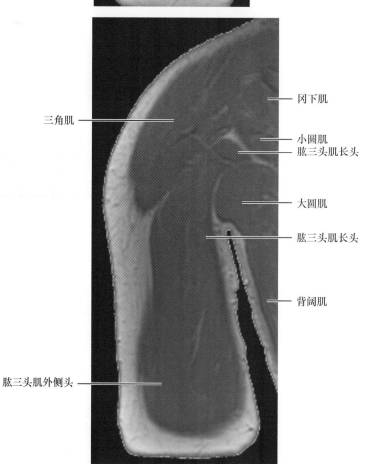

三角肌 —— | —— 冈下肌
| —— 小圆肌
| —— 肱三头肌长头
| —— 大圆肌
| —— 肱三头肌长头
| —— 背阔肌
肱三头肌外侧头 ——

图 4.3.17

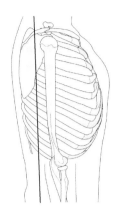

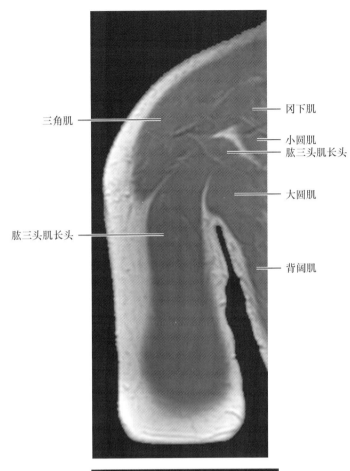

三角肌 —————— —————— 冈下肌

—————— 小圆肌
—————— 肱三头肌长头

—————— 大圆肌

肱三头肌长头 —————— —————— 背阔肌

图 4.3.18

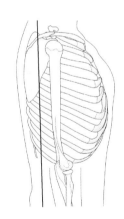

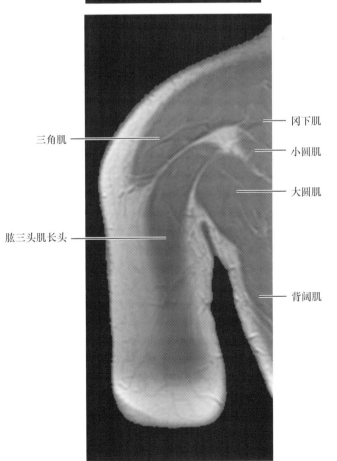

三角肌 —————— —————— 冈下肌

—————— 小圆肌

—————— 大圆肌

肱三头肌长头 —————— —————— 背阔肌

第 **5** 章

肘部 MRI

5.1 轴位

图 **5.1.1**

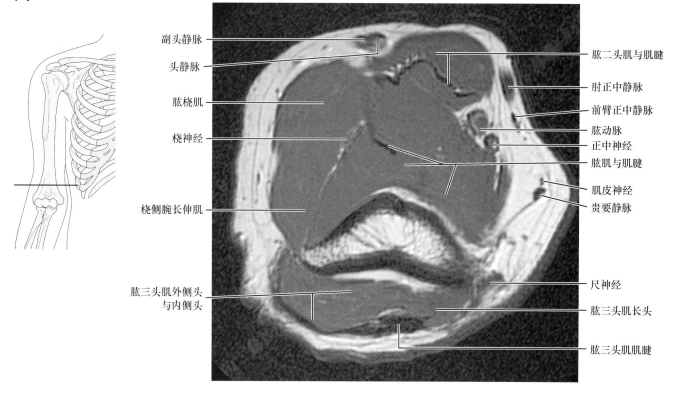

副头静脉
头静脉
肱桡肌
桡神经
桡侧腕长伸肌
肱三头肌外侧头
与内侧头

肱二头肌与肌腱
肘正中静脉
前臂正中静脉
肱动脉
正中神经
肱肌与肌腱
肌皮神经
贵要静脉
尺神经
肱三头肌长头
肱三头肌肌腱

图 **5.1.2**

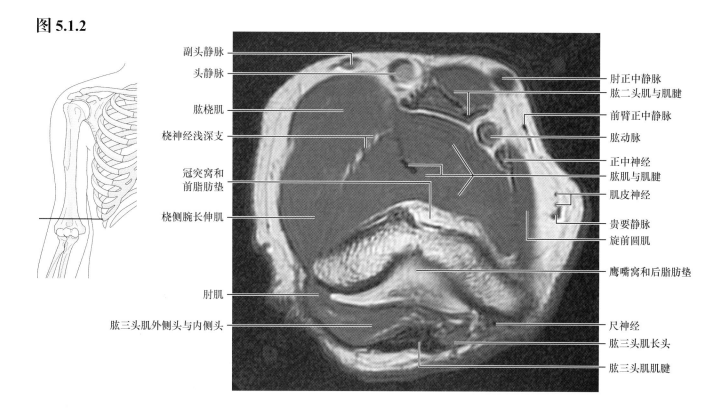

副头静脉
头静脉
肱桡肌
桡神经浅深支
冠突窝和
前脂肪垫
桡侧腕长伸肌
肘肌
肱三头肌外侧头与内侧头

肘正中静脉
肱二头肌与肌腱
前臂正中静脉
肱动脉
正中神经
肱肌与肌腱
肌皮神经
贵要静脉
旋前圆肌
鹰嘴窝和后脂肪垫
尺神经
肱三头肌长头
肱三头肌肌腱

图 5.1.3

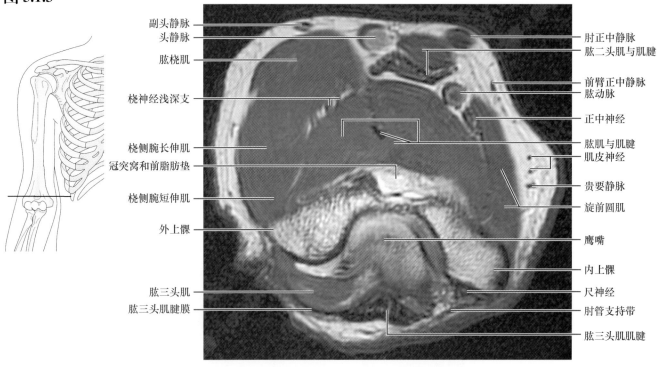

副头静脉
头静脉
肱桡肌
桡神经浅深支
桡侧腕长伸肌
冠突窝和前脂肪垫
桡侧腕短伸肌
外上髁
肱三头肌
肱三头肌腱膜

肘正中静脉
肱二头肌与肌腱
前臂正中静脉
肱动脉
正中神经
肱肌与肌腱
肌皮神经
贵要静脉
旋前圆肌
鹰嘴
内上髁
尺神经
肘管支持带
肱三头肌肌腱

图 5.1.4

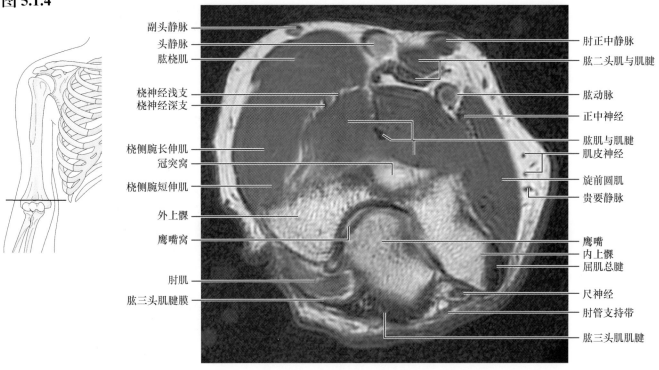

副头静脉
头静脉
肱桡肌
桡神经浅支
桡神经深支
桡侧腕长伸肌
冠突窝
桡侧腕短伸肌
外上髁
鹰嘴窝
肘肌
肱三头肌腱膜

肘正中静脉
肱二头肌与肌腱
肱动脉
正中神经
肱肌与肌腱
肌皮神经
旋前圆肌
贵要静脉
鹰嘴
内上髁
屈肌总腱
尺神经
肘管支持带
肱三头肌肌腱

图 5.1.5

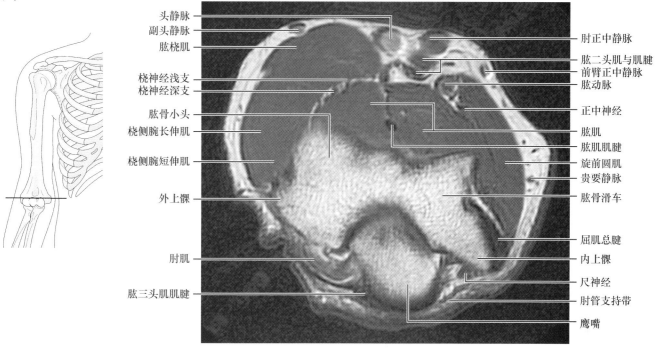

头静脉
副头静脉
肱桡肌
桡神经浅支
桡神经深支
肱骨小头
桡侧腕长伸肌
桡侧腕短伸肌
外上髁
肘肌
肱三头肌肌腱

肘正中静脉
肱二头肌与肌腱
前臂正中静脉
肱动脉
正中神经
肱肌
肱肌肌腱
旋前圆肌
贵要静脉
肱骨滑车
屈肌总腱
内上髁
尺神经
肘管支持带
鹰嘴

图 5.1.6

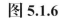

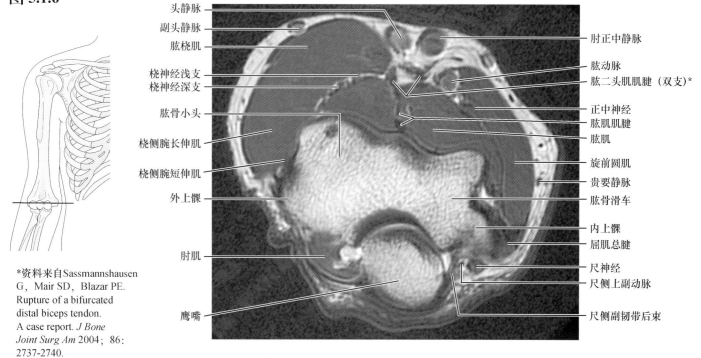

头静脉
副头静脉
肱桡肌
桡神经浅支
桡神经深支
肱骨小头
桡侧腕长伸肌
桡侧腕短伸肌
外上髁
肘肌
鹰嘴

肘正中静脉
肱动脉
肱二头肌肌腱（双支）*
正中神经
肱肌肌腱
肱肌
旋前圆肌
贵要静脉
肱骨滑车
内上髁
屈肌总腱
尺神经
尺侧上副动脉
尺侧副韧带后束

*资料来自Sassmannshausen G，Mair SD，Blazar PE. Rupture of a bifurcated distal biceps tendon. A case report. *J Bone Joint Surg Am* 2004；86：2737-2740.

图 5.1.7

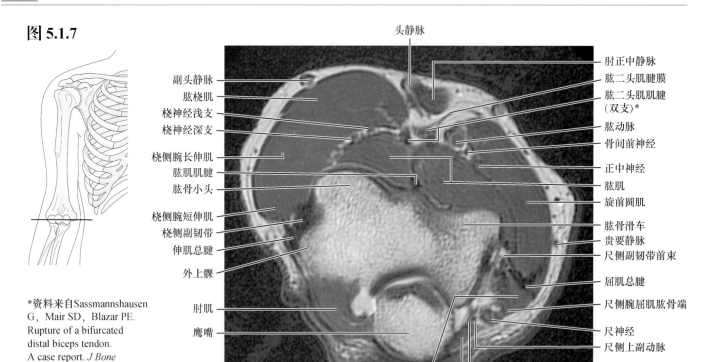

副头静脉
肱桡肌
桡神经浅支
桡神经深支
桡侧腕长伸肌
肱肌肌腱
肱骨小头
桡侧腕短伸肌
桡侧副韧带
伸肌总腱
外上髁
肘肌
鹰嘴

头静脉

肘正中静脉
肱二头肌腱膜
肱二头肌肌腱
（双支）*
肱动脉
骨间前神经
正中神经
肱肌
旋前圆肌
肱骨滑车
贵要静脉
尺侧副韧带前束
屈肌总腱
尺侧腕屈肌肱骨端
尺神经
尺侧上副动脉
尺侧副韧带后束
尺侧腕屈肌尺骨端

指浅屈肌

*资料来自Sassmannshausen
G，Mair SD，Blazar PE.
Rupture of a bifurcated
distal biceps tendon.
A case report. *J Bone
Joint Surg Am* 2004；86：
2737-2740.

图 5.1.8

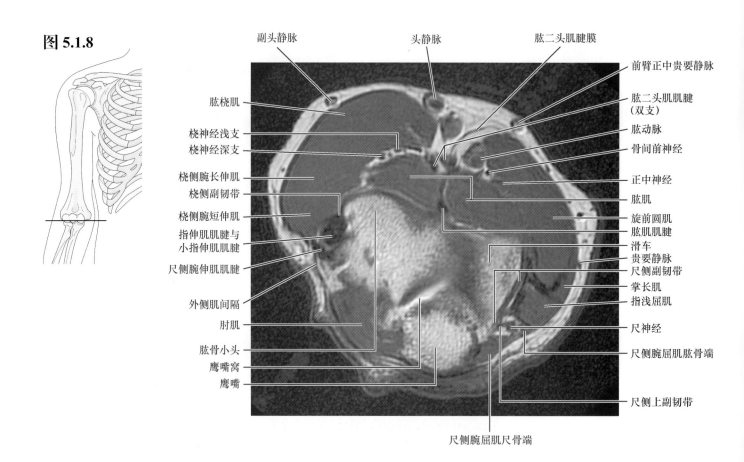

副头静脉
头静脉
肱二头肌腱膜

肱桡肌

桡神经浅支
桡神经深支
桡侧腕长伸肌
桡侧副韧带
桡侧腕短伸肌
指伸肌肌腱与
小指伸肌肌腱
尺侧腕伸肌肌腱
外侧肌间隔
肘肌
肱骨小头
鹰嘴窝
鹰嘴

前臂正中贵要静脉
肱二头肌肌腱
（双支）
肱动脉
骨间前神经
正中神经
肱肌
旋前圆肌
肱肌肌腱
滑车
贵要静脉
尺侧副韧带
掌长肌
指浅屈肌
尺神经
尺侧腕屈肌肱骨端
尺侧上副韧带

尺侧腕屈肌尺骨端

图 5.1.9

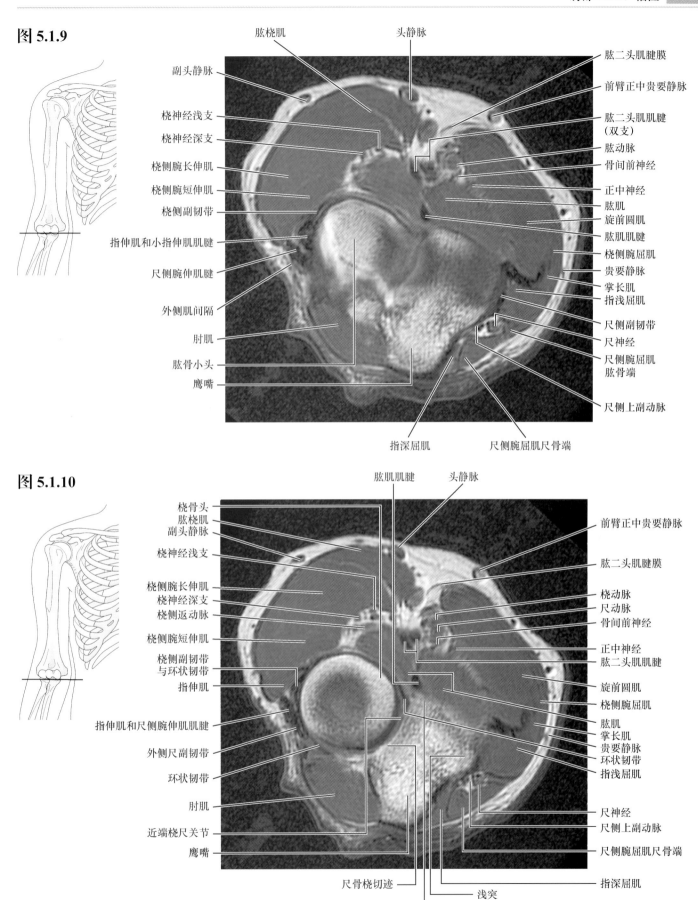

图 5.1.10

图 5.1.9 标注

左侧：肱桡肌　头静脉
副头静脉
桡神经浅支
桡神经深支
桡侧腕长伸肌
桡侧腕短伸肌
桡侧副韧带
指伸肌和小指伸肌肌腱
尺侧腕伸肌腱
外侧肌间隔
肘肌
肱骨小头
鹰嘴

右侧：肱二头肌腱膜
前臂正中贵要静脉
肱二头肌肌腱（双支）
肱动脉
骨间前神经
正中神经
肱肌
旋前圆肌
肱肌肌腱
桡侧腕屈肌
贵要静脉
掌长肌
指浅屈肌
尺侧副韧带
尺神经
尺侧腕屈肌肱骨端
尺侧上副动脉

底部：指深屈肌　尺侧腕屈肌尺骨端

图 5.1.10 标注

顶部：肱肌肌腱　头静脉

左侧：桡骨头
肱桡肌
副头静脉
桡神经浅支
桡侧腕长伸肌
桡神经深支
桡侧返动脉
桡侧腕短伸肌
桡侧副韧带与环状韧带
指伸肌
指伸肌和尺侧腕伸肌肌腱
外侧尺副韧带
环状韧带
肘肌
近端桡尺关节
鹰嘴

右侧：前臂正中贵要静脉
肱二头肌腱膜
桡动脉
尺动脉
骨间前神经
正中神经
肱二头肌肌腱
旋前圆肌
桡侧腕屈肌
肱肌
掌长肌
贵要静脉
环状韧带
指浅屈肌
尺神经
尺侧上副动脉
尺侧腕屈肌尺骨端

底部：尺骨桡切迹　浅突　指深屈肌
冠突

图 5.1.11

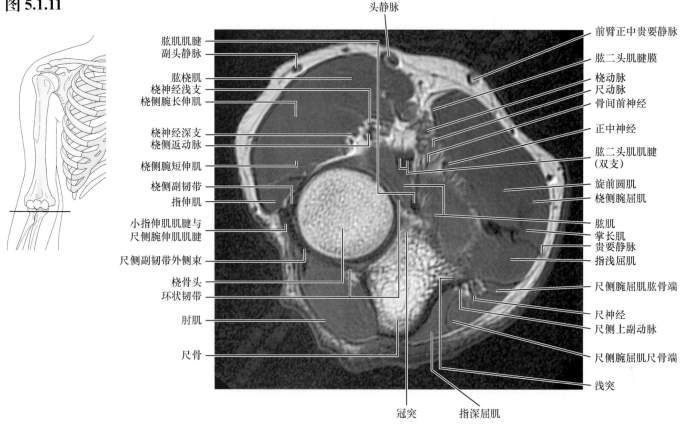

左侧标注（从上到下）：
肱肌肌腱
副头静脉
肱桡肌
桡神经浅支
桡侧腕长伸肌
桡神经深支
桡侧返动脉
桡侧腕短伸肌
桡侧副韧带
指伸肌
小指伸肌肌腱与
尺侧腕伸肌肌腱
尺侧副韧带外侧束
桡骨头
环状韧带
肘肌
尺骨

顶部标注：头静脉

右侧标注（从上到下）：
前臂正中贵要静脉
肱二头肌腱膜
桡动脉
尺动脉
骨间前神经
正中神经
肱二头肌肌腱（双支）
旋前圆肌
桡侧腕屈肌
肱肌
掌长肌
贵要静脉
指浅屈肌
尺侧腕屈肌肱骨端
尺神经
尺侧上副动脉
尺侧腕屈肌尺骨端
浅突

底部标注：冠突   指深屈肌

图 5.1.12

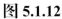

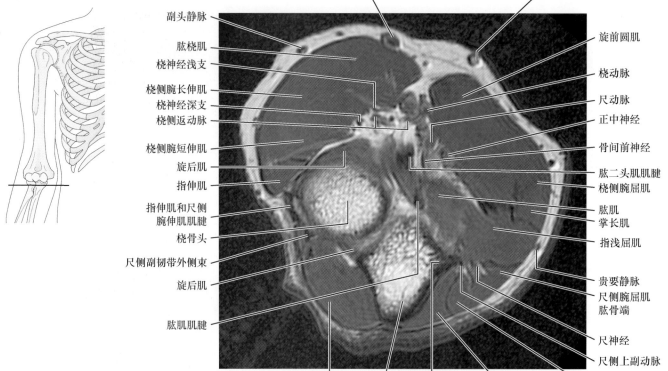

顶部标注：头静脉   前臂正中贵要静脉

左侧标注（从上到下）：
副头静脉
肱桡肌
桡神经浅支
桡侧腕长伸肌
桡神经深支
桡侧返动脉
桡侧腕短伸肌
旋后肌
指伸肌
指伸肌和尺侧
腕伸肌肌腱
桡骨头
尺侧副韧带外侧束
旋后肌
肱肌肌腱

右侧标注（从上到下）：
旋前圆肌
桡动脉
尺动脉
正中神经
骨间前神经
肱二头肌肌腱
桡侧腕屈肌
肱肌
掌长肌
指浅屈肌
贵要静脉
尺侧腕屈肌
肱骨端
尺神经
尺侧上副动脉

底部标注：肘肌   尺骨   浅突   指深屈肌   尺侧腕屈肌
尺骨端

图 5.1.13

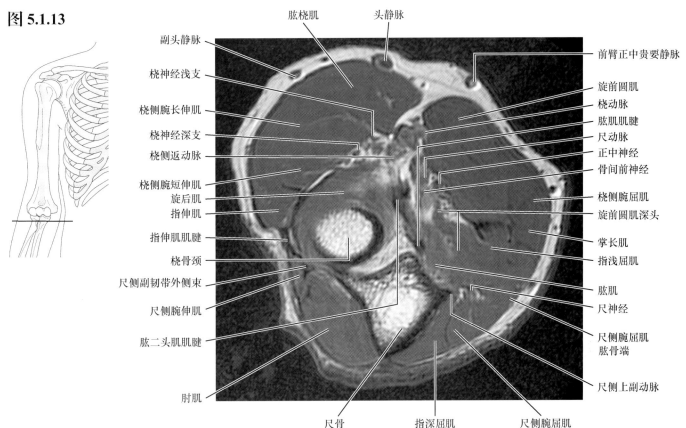

副头静脉
桡神经浅支
桡侧腕长伸肌
桡神经深支
桡侧返动脉
桡侧腕短伸肌
旋后肌
指伸肌
指伸肌肌腱
桡骨颈
尺侧副韧带外侧束
尺侧腕伸肌
肱二头肌肌腱

肘肌

肱桡肌　头静脉

前臂正中贵要静脉
旋前圆肌
桡动脉
肱肌肌腱
尺动脉
正中神经
骨间前神经
桡侧腕屈肌
旋前圆肌深头
掌长肌
指浅屈肌
肱肌
尺神经
尺侧腕屈肌肱骨端
尺侧上副动脉

尺骨　　指深屈肌　　尺侧腕屈肌尺骨端

图 5.1.14

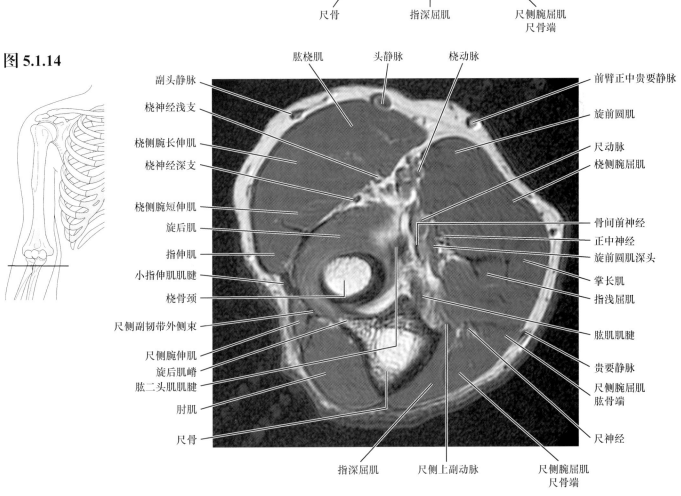

副头静脉
桡神经浅支
桡侧腕长伸肌
桡神经深支
桡侧腕短伸肌
旋后肌
指伸肌
小指伸肌肌腱
桡骨颈
尺侧副韧带外侧束
尺侧腕伸肌
旋后肌嵴
肱二头肌肌腱
肘肌
尺骨

肱桡肌　头静脉　桡动脉

前臂正中贵要静脉
旋前圆肌
尺动脉
桡侧腕屈肌
骨间前神经
正中神经
旋前圆肌深头
掌长肌
指浅屈肌
肱肌肌腱
贵要静脉
尺侧腕屈肌肱骨端
尺神经

指深屈肌　　尺侧上副动脉　　尺侧腕屈肌尺骨端

图 5.1.15

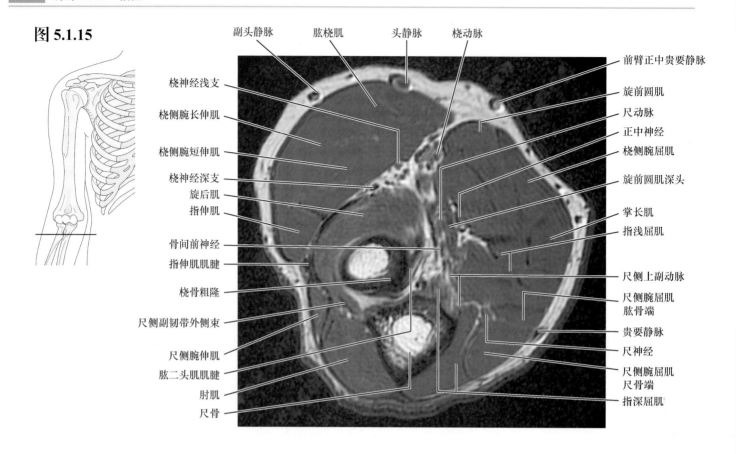

副头静脉　肱桡肌　头静脉　桡动脉
桡神经浅支
桡侧腕长伸肌
桡侧腕短伸肌
桡神经深支
旋后肌
指伸肌
骨间前神经
指伸肌肌腱
桡骨粗隆
尺侧副韧带外侧束
尺侧腕伸肌
肱二头肌肌腱
肘肌
尺骨

前臂正中贵要静脉
旋前圆肌
尺动脉
正中神经
桡侧腕屈肌
旋前圆肌深头
掌长肌
指浅屈肌
尺侧上副动脉
尺侧腕屈肌肱骨端
贵要静脉
尺神经
尺侧腕屈肌尺骨端
指深屈肌

图 5.1.16

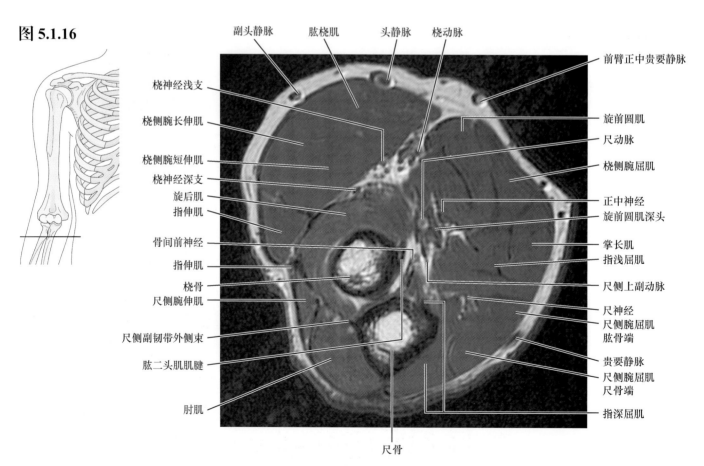

副头静脉　肱桡肌　头静脉　桡动脉
桡神经浅支
桡侧腕长伸肌
桡侧腕短伸肌
桡神经深支
旋后肌
指伸肌
骨间前神经
指伸肌
桡骨
尺侧腕伸肌
尺侧副韧带外侧束
肱二头肌肌腱
肘肌
尺骨

前臂正中贵要静脉
旋前圆肌
尺动脉
桡侧腕屈肌
正中神经
旋前圆肌深头
掌长肌
指浅屈肌
尺侧上副动脉
尺神经
尺侧腕屈肌肱骨端
贵要静脉
尺侧腕屈肌尺骨端
指深屈肌

图 5.1.17

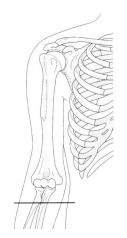

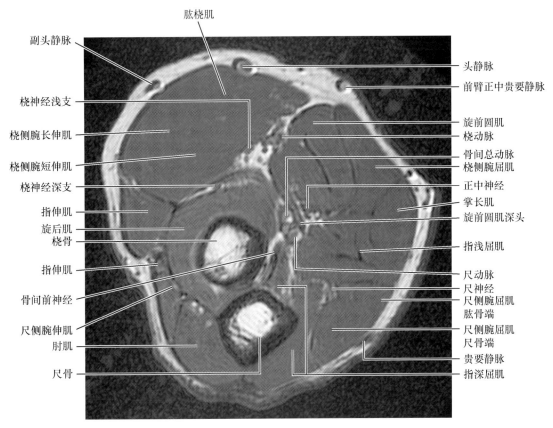

肱桡肌
副头静脉
头静脉
前臂正中贵要静脉
桡神经浅支
旋前圆肌
桡动脉
桡侧腕长伸肌
骨间总动脉
桡侧腕短伸肌
桡侧腕屈肌
桡神经深支
正中神经
指伸肌
掌长肌
旋后肌
旋前圆肌深头
桡骨
指浅屈肌
指伸肌
尺动脉
尺神经
骨间前神经
尺侧腕屈肌
肱骨端
尺侧腕伸肌
尺侧腕屈肌
肘肌
尺骨端
贵要静脉
尺骨
指深屈肌

图 5.1.18

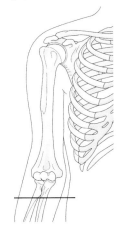

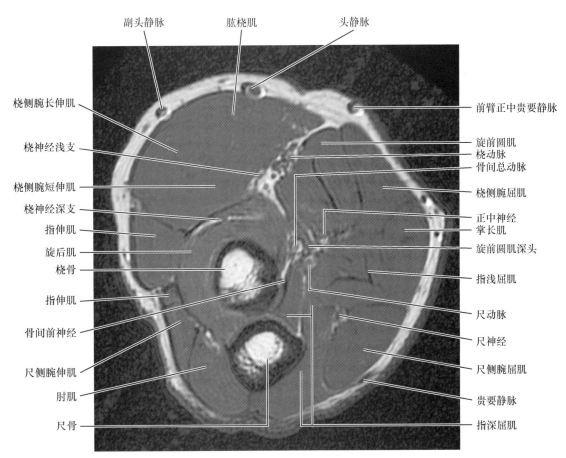

副头静脉
肱桡肌
头静脉
桡侧腕长伸肌
前臂正中贵要静脉
桡神经浅支
旋前圆肌
桡动脉
骨间总动脉
桡侧腕短伸肌
桡侧腕屈肌
桡神经深支
正中神经
指伸肌
掌长肌
旋后肌
旋前圆肌深头
桡骨
指浅屈肌
指伸肌
尺动脉
骨间前神经
尺神经
尺侧腕伸肌
尺侧腕屈肌
肘肌
贵要静脉
尺骨
指深屈肌

图 5.1.19

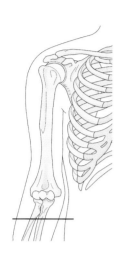

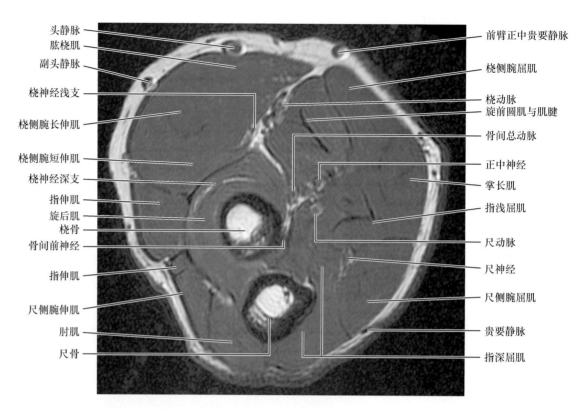

头静脉
肱桡肌
副头静脉
桡神经浅支
桡侧腕长伸肌
桡侧腕短伸肌
桡神经深支
指伸肌
旋后肌
桡骨
骨间前神经
指伸肌
尺侧腕伸肌
肘肌
尺骨

前臂正中贵要静脉
桡侧腕屈肌
桡动脉
旋前圆肌与肌腱
骨间总动脉
正中神经
掌长肌
指浅屈肌
尺动脉
尺神经
尺侧腕屈肌
贵要静脉
指深屈肌

图 5.1.20

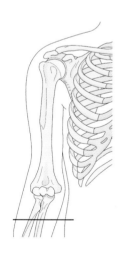

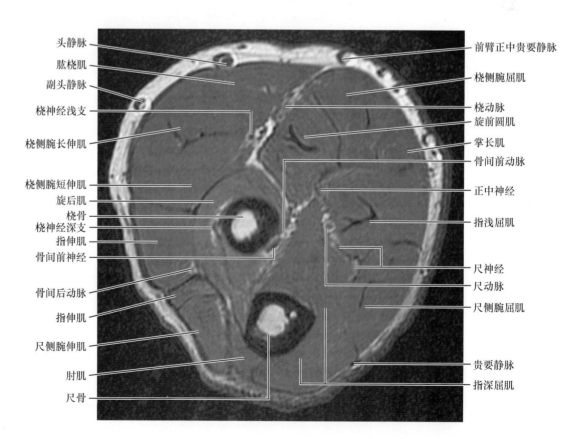

头静脉
肱桡肌
副头静脉
桡神经浅支
桡侧腕长伸肌
桡侧腕短伸肌
旋后肌
桡骨
桡神经深支
指伸肌
骨间前神经
骨间后动脉
指伸肌
尺侧腕伸肌
肘肌
尺骨

前臂正中贵要静脉
桡侧腕屈肌
桡动脉
旋前圆肌
掌长肌
骨间前动脉
正中神经
指浅屈肌
尺神经
尺动脉
尺侧腕屈肌
贵要静脉
指深屈肌

5.2 斜矢状位

图 5.2.1

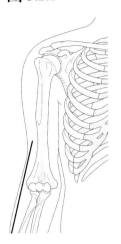
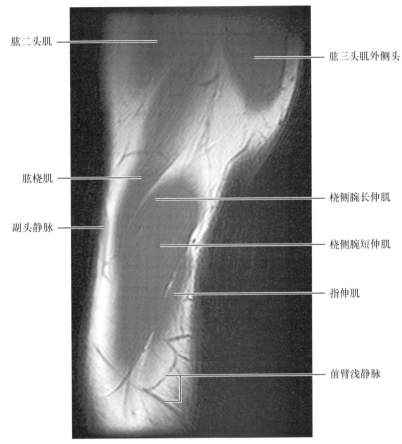

肱二头肌 ——
肱桡肌 ——
副头静脉 ——

—— 肱三头肌外侧头
—— 桡侧腕长伸肌
—— 桡侧腕短伸肌
—— 指伸肌
—— 前臂浅静脉

图 5.2.2

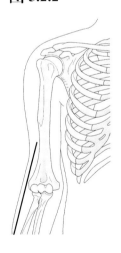
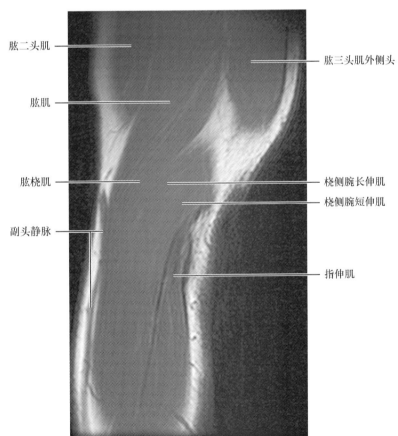

肱二头肌 ——
肱肌 ——
肱桡肌 ——
副头静脉 ——

—— 肱三头肌外侧头
—— 桡侧腕长伸肌
—— 桡侧腕短伸肌
—— 指伸肌

图 5.2.3

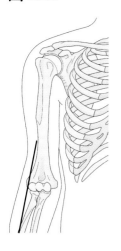

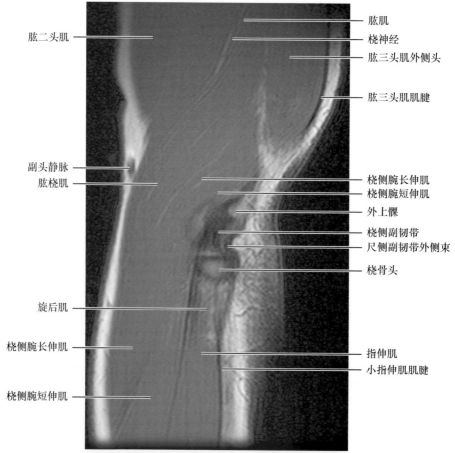

肱二头肌

副头静脉
肱桡肌

旋后肌

桡侧腕长伸肌

桡侧腕短伸肌

肱肌
桡神经
肱三头肌外侧头

肱三头肌肌腱

桡侧腕长伸肌
桡侧腕短伸肌
外上髁
桡侧副韧带
尺侧副韧带外侧束
桡骨头

指伸肌
小指伸肌肌腱

图 5.2.4

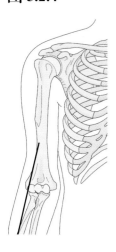

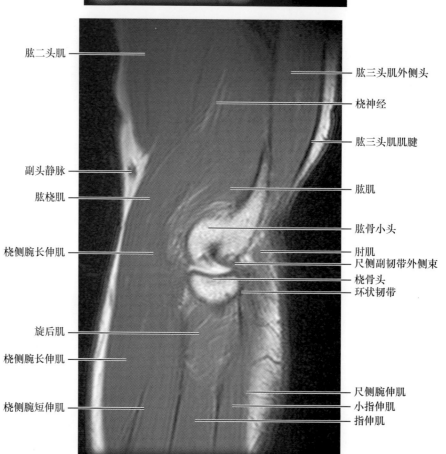

肱二头肌

副头静脉
肱桡肌

桡侧腕长伸肌

旋后肌

桡侧腕长伸肌

桡侧腕短伸肌

肱三头肌外侧头

桡神经

肱三头肌肌腱

肱肌

肱骨小头
肘肌
尺侧副韧带外侧束
桡骨头
环状韧带

尺侧腕伸肌
小指伸肌
指伸肌

图 5.2.5

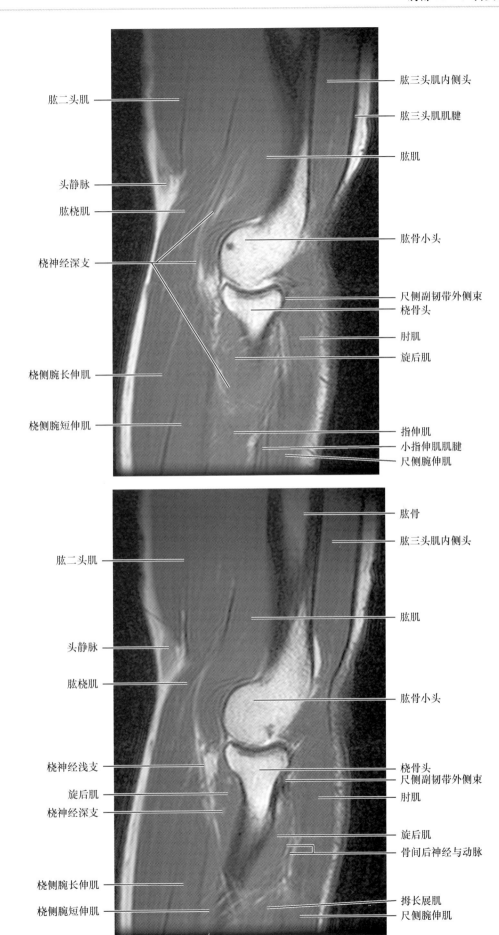

肱二头肌
头静脉
肱桡肌
桡神经深支
桡侧腕长伸肌
桡侧腕短伸肌

肱三头肌内侧头
肱三头肌肌腱
肱肌
肱骨小头
尺侧副韧带外侧束
桡骨头
肘肌
旋后肌
指伸肌
小指伸肌肌腱
尺侧腕伸肌

肱二头肌
头静脉
肱桡肌
桡神经浅支
旋后肌
桡神经深支
桡侧腕长伸肌
桡侧腕短伸肌

肱骨
肱三头肌内侧头
肱肌
肱骨小头
桡骨头
尺侧副韧带外侧束
肘肌
旋后肌
骨间后神经与动脉
拇长展肌
尺侧腕伸肌

图 5.2.7

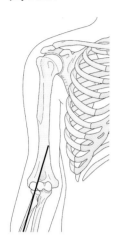

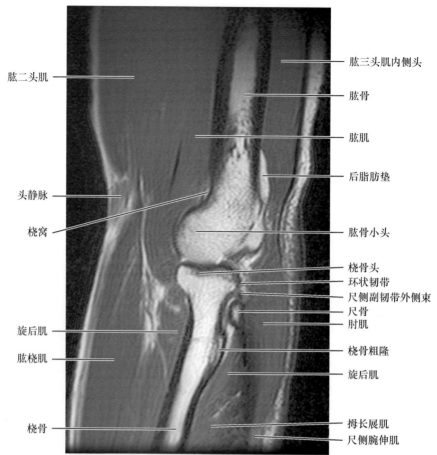

肱二头肌

头静脉

桡窝

旋后肌

肱桡肌

桡骨

肱三头肌内侧头

肱骨

肱肌

后脂肪垫

肱骨小头

桡骨头
环状韧带
尺侧副韧带外侧束
尺骨
肘肌

桡骨粗隆

旋后肌

拇长展肌
尺侧腕伸肌

图 5.2.8

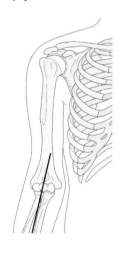

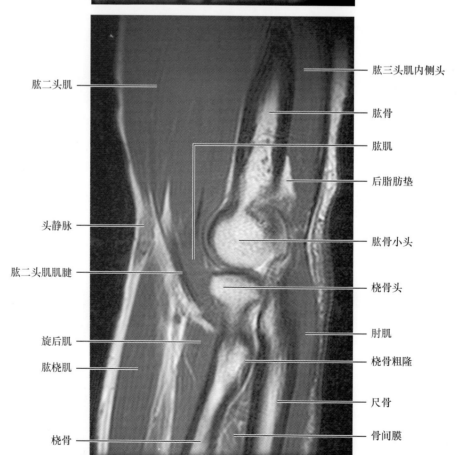

肱二头肌

头静脉

肱二头肌肌腱

旋后肌

肱桡肌

桡骨

肱三头肌内侧头

肱骨

肱肌

后脂肪垫

肱骨小头

桡骨头

肘肌

桡骨粗隆

尺骨

骨间膜

图 5.2.9

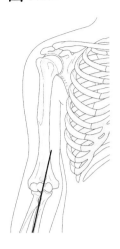

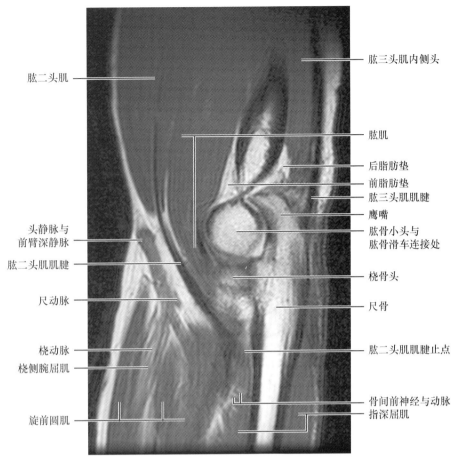

肱二头肌

肱三头肌内侧头

肱肌

后脂肪垫

前脂肪垫

肱三头肌肌腱

鹰嘴

肱骨小头与
肱骨滑车连接处

头静脉与
前臂深静脉

肱二头肌肌腱

桡骨头

尺动脉

尺骨

桡动脉

桡侧腕屈肌

肱二头肌肌腱止点

旋前圆肌

骨间前神经与动脉

指深屈肌

图 5.2.10

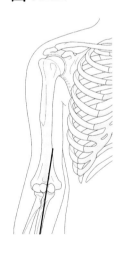

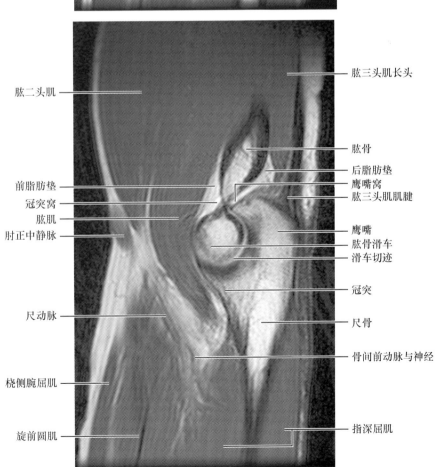

肱二头肌

肱三头肌长头

肱骨

后脂肪垫

前脂肪垫

鹰嘴窝

冠突窝

肱三头肌肌腱

肱肌

鹰嘴

肘正中静脉

肱骨滑车

滑车切迹

冠突

尺动脉

尺骨

桡侧腕屈肌

骨间前动脉与神经

旋前圆肌

指深屈肌

图 5.2.11

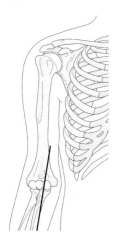

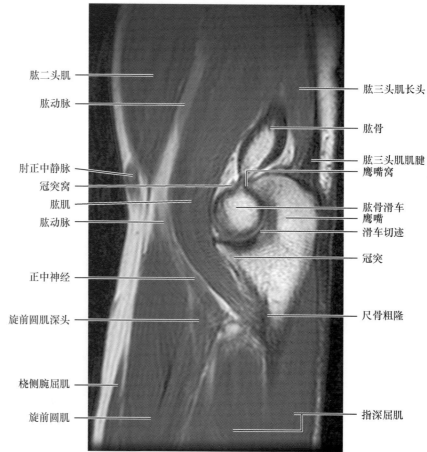

肱二头肌 —— 肱三头肌长头

肱动脉 —— 肱骨

肘正中静脉 —— 肱三头肌肌腱
鹰嘴窝

冠突窝 ——

肱肌 —— 肱骨滑车
鹰嘴

肱动脉 —— 滑车切迹

冠突

正中神经 ——

旋前圆肌深头 —— 尺骨粗隆

桡侧腕屈肌 ——

旋前圆肌 —— 指深屈肌

图 5.2.12

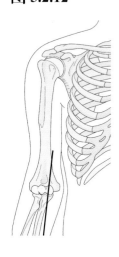

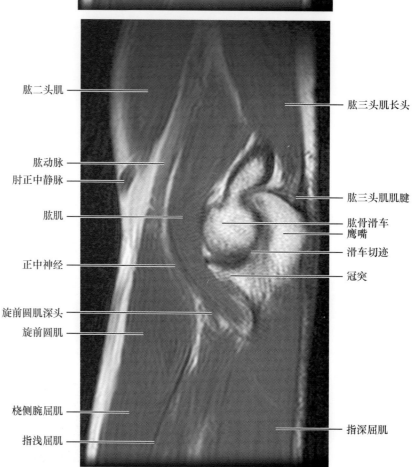

肱二头肌 —— 肱三头肌长头

肱动脉 ——

肘正中静脉 —— 肱三头肌肌腱

肱肌 —— 肱骨滑车
鹰嘴

正中神经 —— 滑车切迹

冠突

旋前圆肌深头 ——

旋前圆肌 ——

桡侧腕屈肌 —— 指深屈肌

指浅屈肌

图 5.2.13

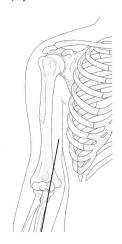

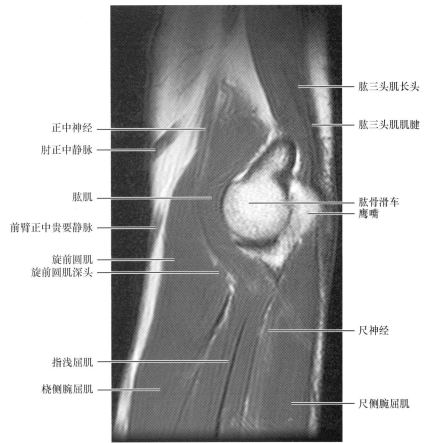

正中神经

肘正中静脉

肱肌

前臂正中贵要静脉

旋前圆肌

旋前圆肌深头

指浅屈肌

桡侧腕屈肌

肱三头肌长头

肱三头肌肌腱

肱骨滑车

鹰嘴

尺神经

尺侧腕屈肌

图 5.2.14

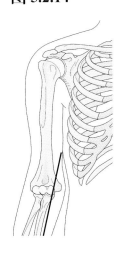

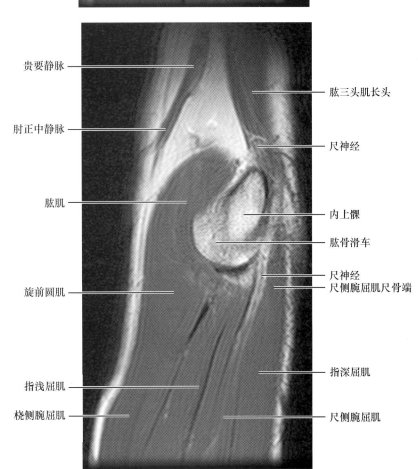

贵要静脉

肘正中静脉

肱肌

旋前圆肌

指浅屈肌

桡侧腕屈肌

肱三头肌长头

尺神经

内上髁

肱骨滑车

尺神经

尺侧腕屈肌尺骨端

指深屈肌

尺侧腕屈肌

图 5.2.15

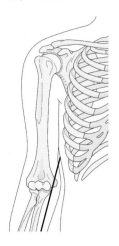

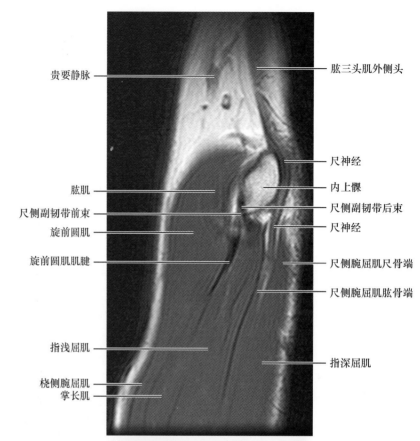

贵要静脉		肱三头肌外侧头
		尺神经
肱肌		内上髁
尺侧副韧带前束		尺侧副韧带后束
旋前圆肌		尺神经
旋前圆肌肌腱		尺侧腕屈肌尺骨端
		尺侧腕屈肌肱骨端
指浅屈肌		
桡侧腕屈肌		指深屈肌
掌长肌		

图 5.2.16

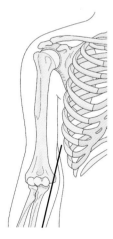

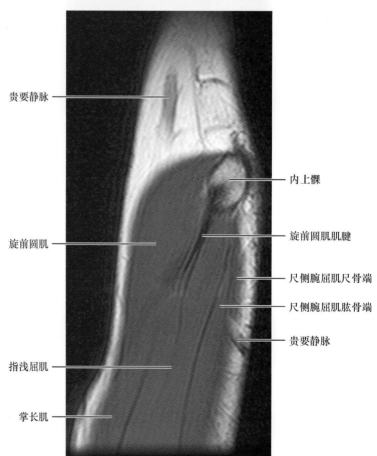

贵要静脉		
		内上髁
旋前圆肌		旋前圆肌肌腱
		尺侧腕屈肌尺骨端
		尺侧腕屈肌肱骨端
		贵要静脉
指浅屈肌		
掌长肌		

图 5.2.17

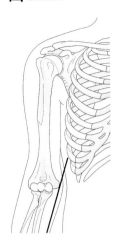

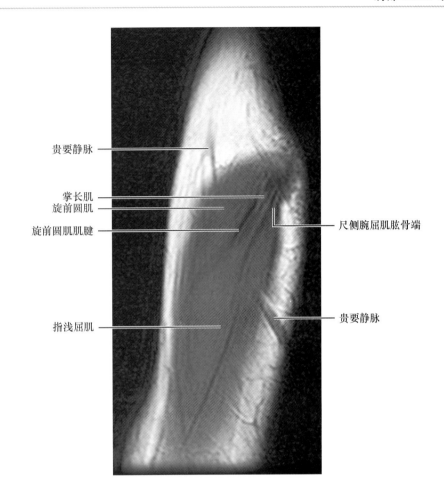

贵要静脉

掌长肌
旋前圆肌

旋前圆肌肌腱

尺侧腕屈肌肱骨端

指浅屈肌

贵要静脉

5.3 斜冠状位

图 5.3.1

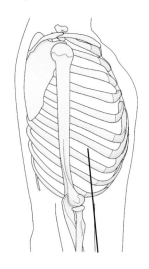

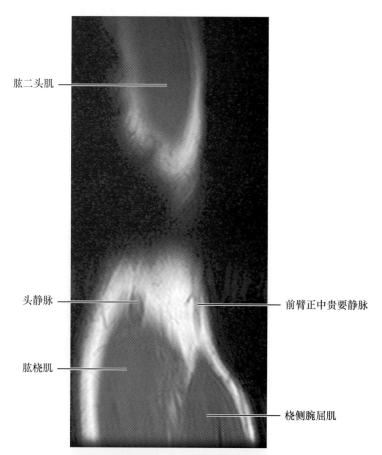

肱二头肌

头静脉 — — 前臂正中贵要静脉

肱桡肌

桡侧腕屈肌

图 5.3.2

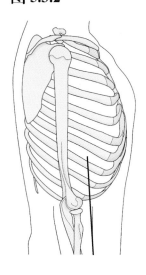

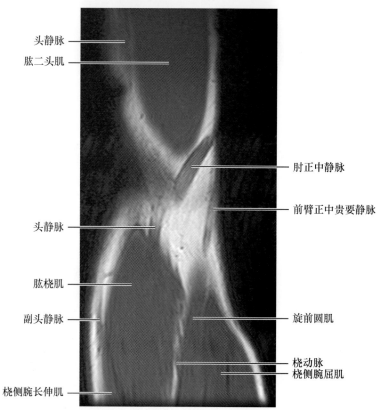

头静脉

肱二头肌

肘正中静脉

前臂正中贵要静脉

头静脉

肱桡肌

副头静脉

旋前圆肌

桡动脉
桡侧腕屈肌

桡侧腕长伸肌

图 5.3.3

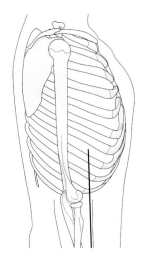

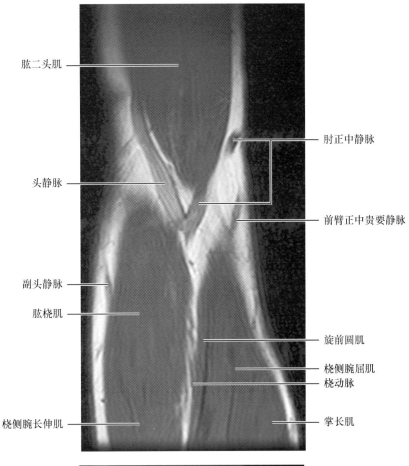

肱二头肌

头静脉

副头静脉

肱桡肌

桡侧腕长伸肌

肘正中静脉

前臂正中贵要静脉

旋前圆肌

桡侧腕屈肌

桡动脉

掌长肌

图 5.3.4

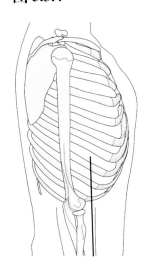

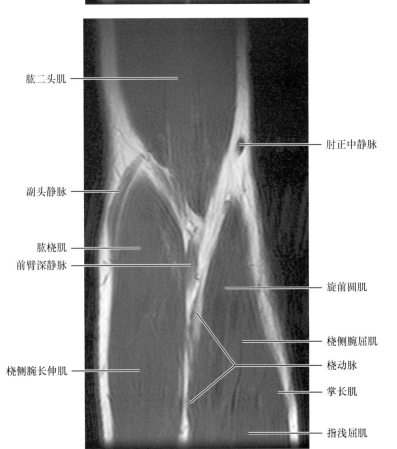

肱二头肌

副头静脉

肱桡肌

前臂深静脉

桡侧腕长伸肌

肘正中静脉

旋前圆肌

桡侧腕屈肌

桡动脉

掌长肌

指浅屈肌

图 **5.3.5**

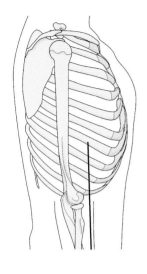

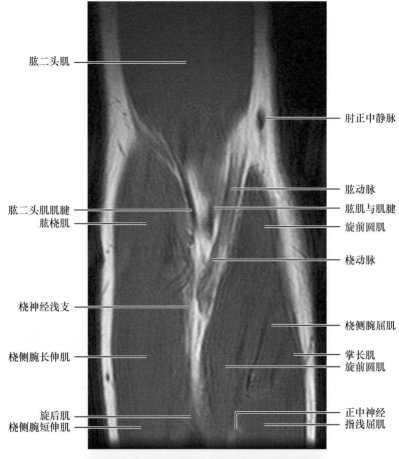

肱二头肌

肘正中静脉

肱动脉
肱肌与肌腱
旋前圆肌

桡动脉

肱二头肌肌腱
肱桡肌

桡神经浅支

桡侧腕屈肌

掌长肌
旋前圆肌

桡侧腕长伸肌

旋后肌
桡侧腕短伸肌

正中神经
指浅屈肌

图 **5.3.6**

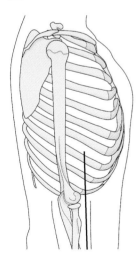

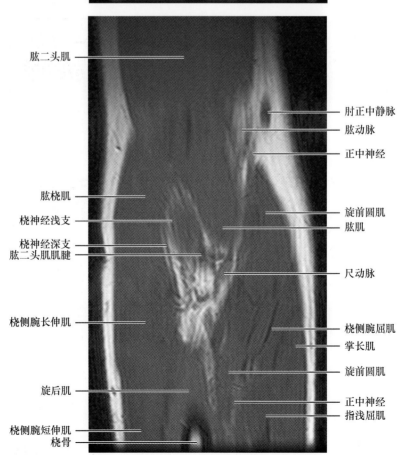

肱二头肌

肘正中静脉
肱动脉

正中神经

肱桡肌

桡神经浅支

旋前圆肌
肱肌

桡神经深支
肱二头肌肌腱

尺动脉

桡侧腕长伸肌

桡侧腕屈肌
掌长肌

旋前圆肌

旋后肌

正中神经
指浅屈肌

桡侧腕短伸肌
桡骨

图 5.3.7

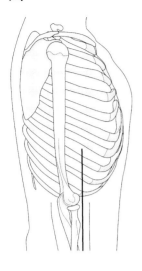

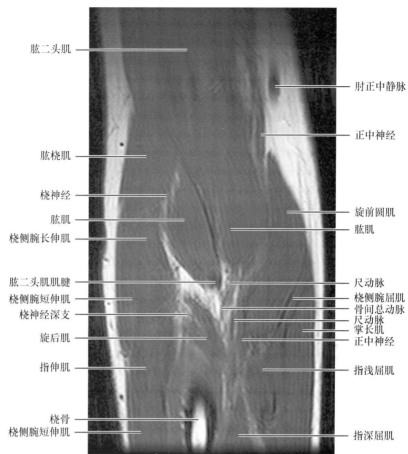

肱二头肌

肘正中静脉

正中神经

肱桡肌

桡神经

肱肌
桡侧腕长伸肌

旋前圆肌

肱肌

肱二头肌肌腱
桡侧腕短伸肌
桡神经深支
旋后肌

尺动脉
桡侧腕屈肌
骨间总动脉
尺动脉
掌长肌
正中神经

指伸肌

指浅屈肌

桡骨
桡侧腕短伸肌

指深屈肌

图 5.3.8

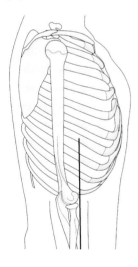

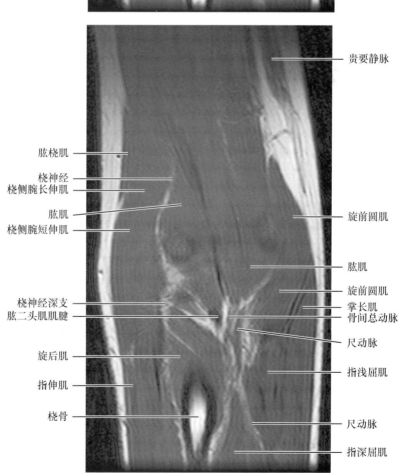

贵要静脉

肱桡肌

桡神经
桡侧腕长伸肌

肱肌
桡侧腕短伸肌

旋前圆肌

肱肌

旋前圆肌
掌长肌
骨间总动脉

桡神经深支
肱二头肌肌腱

尺动脉

旋后肌

指浅屈肌

指伸肌

桡骨

尺动脉

指深屈肌

图 5.3.9

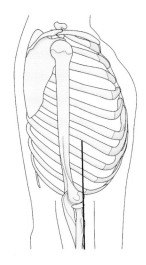

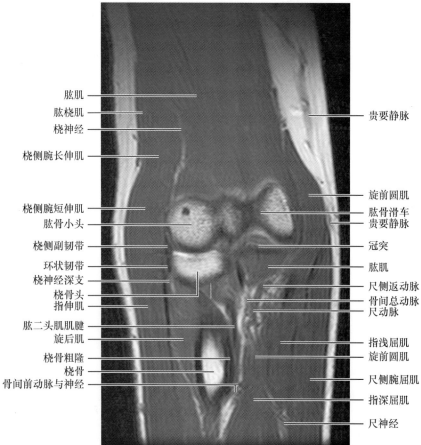

肱肌
肱桡肌
桡神经
桡侧腕长伸肌

桡侧腕短伸肌
肱骨小头
桡侧副韧带
环状韧带
桡神经深支
桡骨头
指伸肌
肱二头肌肌腱
旋后肌
桡骨粗隆
桡骨
骨间前动脉与神经

贵要静脉

旋前圆肌
肱骨滑车
贵要静脉
冠突
肱肌
尺侧返动脉
骨间总动脉
尺动脉
指浅屈肌
旋前圆肌
尺侧腕屈肌
指深屈肌
尺神经

图 5.3.10

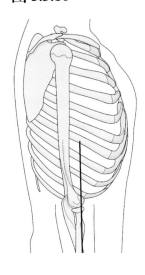

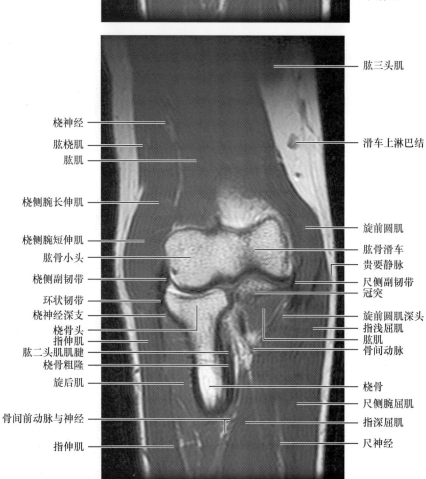

桡神经
肱桡肌
肱肌

桡侧腕长伸肌

桡侧腕短伸肌
肱骨小头
桡侧副韧带
环状韧带
桡神经深支
桡骨头
指伸肌
肱二头肌肌腱
桡骨粗隆
旋后肌

骨间前动脉与神经

指伸肌

肱三头肌

滑车上淋巴结

旋前圆肌
肱骨滑车
贵要静脉
尺侧副韧带
冠突
旋前圆肌深头
指浅屈肌
肱肌
骨间动脉
桡骨
尺侧腕屈肌
指深屈肌
尺神经

图 5.3.11

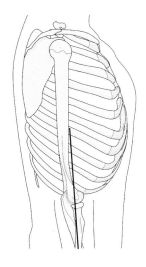

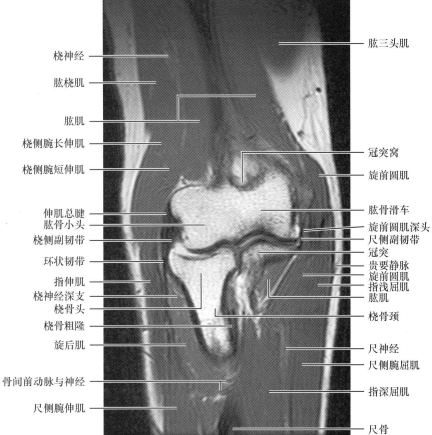

桡神经
肱桡肌
肱肌
桡侧腕长伸肌
桡侧腕短伸肌

肱三头肌

冠突窝
旋前圆肌

伸肌总腱
肱骨小头
桡侧副韧带
环状韧带
指伸肌
桡神经深支
桡骨头
桡骨粗隆
旋后肌

肱骨滑车
旋前圆肌深头
尺侧副韧带
冠突
贵要静脉
旋前圆肌
指浅屈肌
肱肌
桡骨颈

尺神经
尺侧腕屈肌
指深屈肌

骨间前动脉与神经
尺侧腕伸肌

尺骨

图 5.3.12

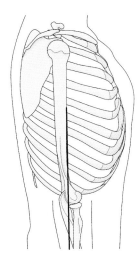

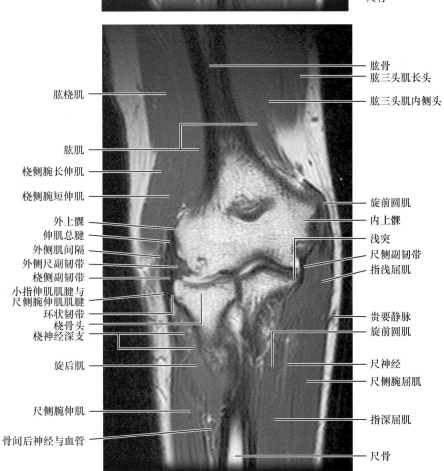

肱桡肌

肱骨
肱三头肌长头

肱三头肌内侧头

肱肌
桡侧腕长伸肌
桡侧腕短伸肌

旋前圆肌
内上髁

外上髁
伸肌总腱
外侧肌间隔
外侧尺副韧带
桡侧副韧带
小指伸肌肌腱与
尺侧腕伸肌肌腱
环状韧带
桡骨头
桡神经深支
旋后肌

浅突
尺侧副韧带
指浅屈肌

贵要静脉
旋前圆肌

尺神经
尺侧腕屈肌

尺侧腕伸肌

指深屈肌

骨间后神经与血管

尺骨

图 **5.3.13**

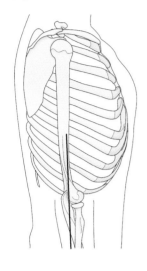

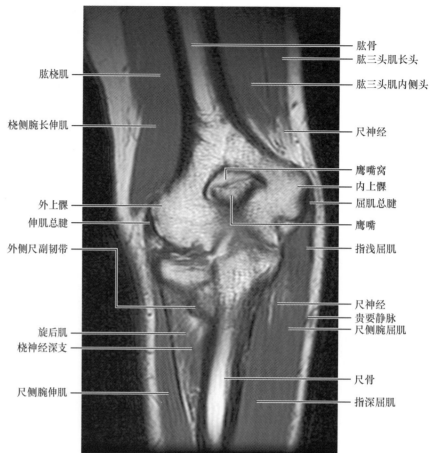

肱桡肌

桡侧腕长伸肌

外上髁

伸肌总腱

外侧尺副韧带

旋后肌

桡神经深支

尺侧腕伸肌

肱骨
肱三头肌长头
肱三头肌内侧头

尺神经

鹰嘴窝
内上髁
屈肌总腱
鹰嘴

指浅屈肌

尺神经
贵要静脉
尺侧腕屈肌

尺骨
指深屈肌

图 **5.3.14**

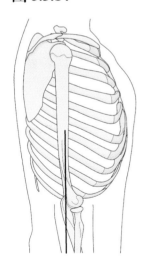

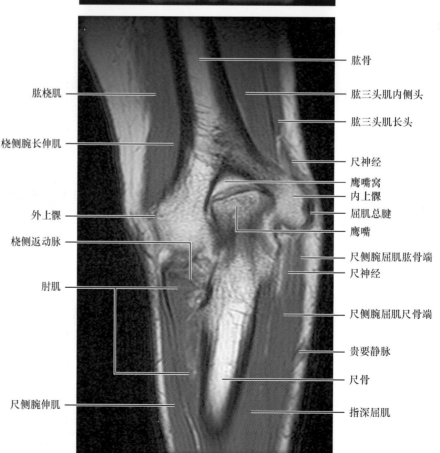

肱桡肌

桡侧腕长伸肌

外上髁

桡侧返动脉

肘肌

尺侧腕伸肌

肱骨

肱三头肌内侧头

肱三头肌长头

尺神经

鹰嘴窝
内上髁
屈肌总腱
鹰嘴

尺侧腕屈肌肱骨端
尺神经

尺侧腕屈肌尺骨端

贵要静脉

尺骨

指深屈肌

图 5.3.15

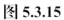

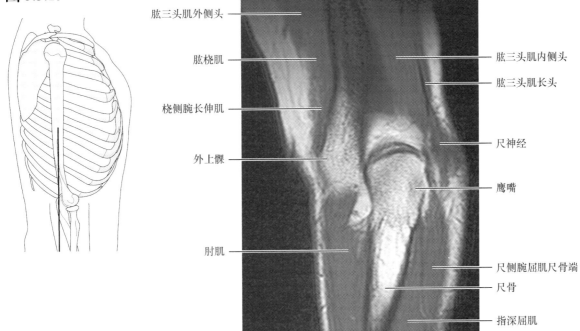

肱三头肌外侧头

肱桡肌

桡侧腕长伸肌

外上髁

肘肌

尺侧腕伸肌

肱三头肌内侧头

肱三头肌长头

尺神经

鹰嘴

尺侧腕屈肌尺骨端

尺骨

指深屈肌

图 5.3.16

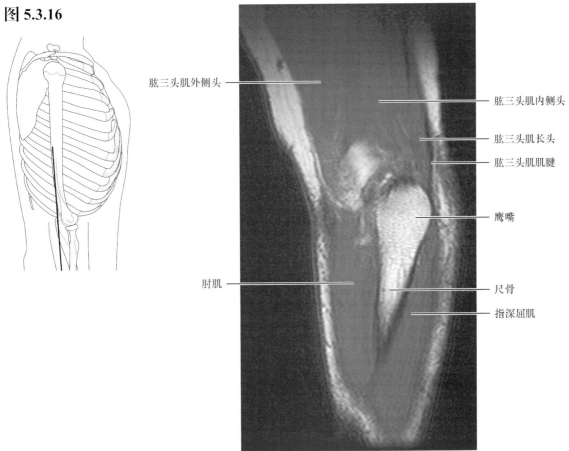

肱三头肌外侧头

肘肌

肱三头肌内侧头

肱三头肌长头

肱三头肌肌腱

鹰嘴

尺骨

指深屈肌

图 5.3.17

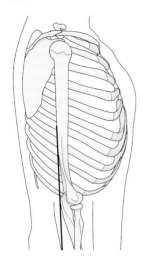

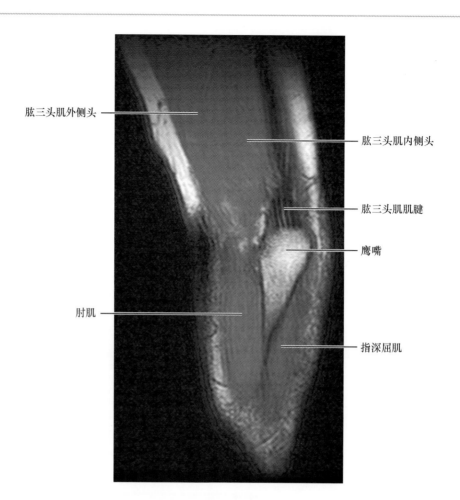

肱三头肌外侧头

肱三头肌内侧头

肱三头肌肌腱

鹰嘴

肘肌

指深屈肌

第 **6** 章

前臂 MRI

表 6-1　前臂肌肉

肌肉	起点	止点	神经支配
肘肌	外上髁的后方以及肘关节囊韧带附近	鹰嘴的桡侧和尺骨体附近	C7、C8、T1 进入肘肌的神经
肱桡肌	肱骨外上髁嵴的上 2/3 和外侧肌间隔的前面	桡骨茎突基底部的外侧面	桡神经（C5、C6、C7）
桡侧腕长伸肌	肱骨外上髁嵴的下 1/3，外侧肌间隔以及外上髁的伸肌肌腱	第 2 掌骨基底部的外侧面	桡神经（C5、C6、C7）
桡侧腕短伸肌	外上髁的伸肌总腱，肌间隔和肘关节的桡侧副韧带	第 3 掌骨基底部的背侧	桡神经或桡神经深支（骨间后神经）（C7、C8）
指伸肌	伸肌总腱	在近节指骨背侧和其基底部两侧形成指背腱膜，止于中节和远节指骨基底部	桡神经深支（骨间后神经）（C7、C8）
小指伸肌	肌间隔，表面筋膜和伸肌总腱	小指近节指骨基底部	桡神经深支（骨间后神经）（C7、C8）
尺侧腕伸肌	两个头：①肱骨外上髁的远端背侧；②尺骨近端 3/4 的背侧	第 5 掌骨基底部粗隆	桡神经深支（骨间后神经）（C7、C8）
旋后肌	外上髁的背侧，尺骨桡切迹和旋后肌嵴	桡骨外侧面，基于前后斜线之间	桡神经深支（骨间后神经）（C7、C8）
拇长展肌	尺骨中 1/3 近端的外侧缘，邻近的骨间膜和桡骨背侧，偶尔也会在肌间隔	第 1 掌骨基底部腹侧面的桡侧	桡神经深支（骨间后神经）（C7、C8）
拇短伸肌	桡骨背侧中 1/3 远端和骨间膜，偶尔也会在尺骨	拇指近节指骨基底部或掌指关节囊	桡神经深支（骨间后神经）（C7、C8）
拇长伸肌	邻近骨间膜的尺骨中 1/3 背侧	拇指远节指骨基底部	桡神经深支（骨间后神经）（C7、C8）
示指伸肌	尺骨背侧远端 1/3 的近侧端骨间膜	示指尺侧的指背腱膜以及近节基底部附近	桡神经深支（骨间后神经）（C7、C8）
旋前圆肌	两个头：①肱骨头（内上髁腹侧的上部分）；②尺骨头（冠突的内侧缘）	桡骨外侧面的中 1/3	正中神经（C6、C7）
桡侧腕屈肌	肱骨内上髁	第 2、3 掌骨基底部	正中神经（C6、C7）

（续表）

肌肉	起点	止点	神经支配
掌长肌	肱骨内上髁	屈肌支持带和掌腱膜	正中神经（C6、C7）
尺侧腕屈肌	两个头：①内上髁；②尺骨鹰嘴的内侧和尺骨背侧的上 2/3	主要在豌豆骨	尺神经（C7、C8）
指浅屈肌	两个头：①尺骨（内上髁的腹侧，尺侧副韧带，尺骨粗隆，冠突的内侧缘）；②桡骨：桡骨前斜线和桡骨斜线下方腹侧缘）	各指中节指骨体腹侧	正中神经（C7、C8、T1）
指伸屈肌	尺骨内、前方近侧 3/4 和骨间膜	第 2～5 远节指骨基底部	正中神经、骨间前神经（C8、T1）
拇长屈肌	桡骨腹侧，斜线和附近的骨间膜	拇指远节指骨基底部	正中神经、骨间前神经（C8、T1）
旋前方肌	尺骨远端 1/4 的内侧缘及腹侧	桡骨腹侧面的远端 1/4	正中神经、骨间前神经（C8、T1）

（续表）

6.1 轴位

图 6.1.1

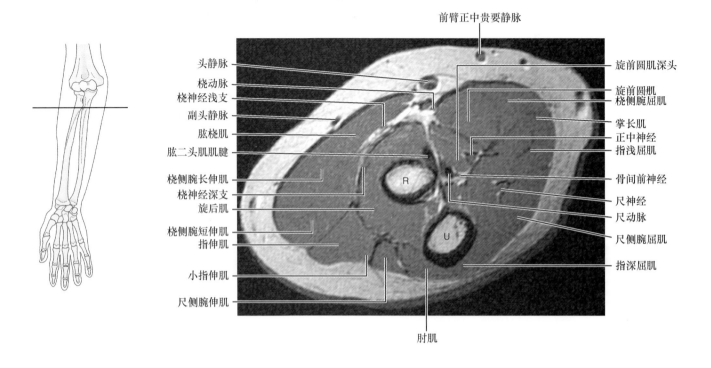

前臂正中贵要静脉

头静脉
桡动脉
桡神经浅支
副头静脉
肱桡肌
肱二头肌肌腱
桡侧腕长伸肌
桡神经深支
旋后肌
桡侧腕短伸肌
指伸肌
小指伸肌
尺侧腕伸肌
肘肌

旋前圆肌深头
旋前圆肌
桡侧腕屈肌
掌长肌
正中神经
指浅屈肌
骨间前神经
尺神经
尺动脉
尺侧腕屈肌
指深屈肌

图 6.1.2

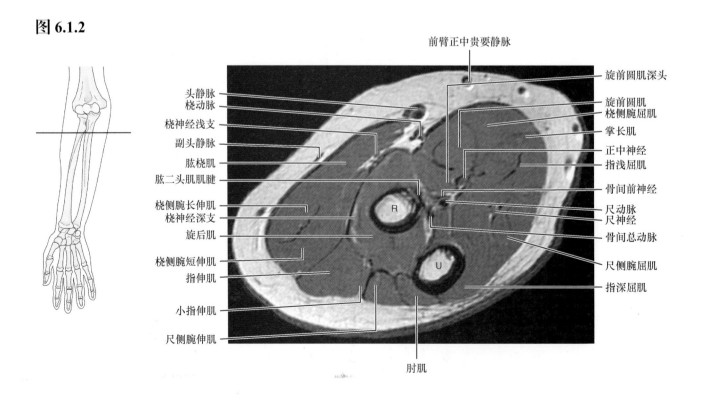

前臂正中贵要静脉

头静脉
桡动脉
桡神经浅支
副头静脉
肱桡肌
肱二头肌肌腱
桡侧腕长伸肌
桡神经深支
旋后肌
桡侧腕短伸肌
指伸肌
小指伸肌
尺侧腕伸肌
肘肌

旋前圆肌深头
旋前圆肌
桡侧腕屈肌
掌长肌
正中神经
指浅屈肌
骨间前神经
尺动脉
尺神经
骨间总动脉
尺侧腕屈肌
指深屈肌

图 6.1.3

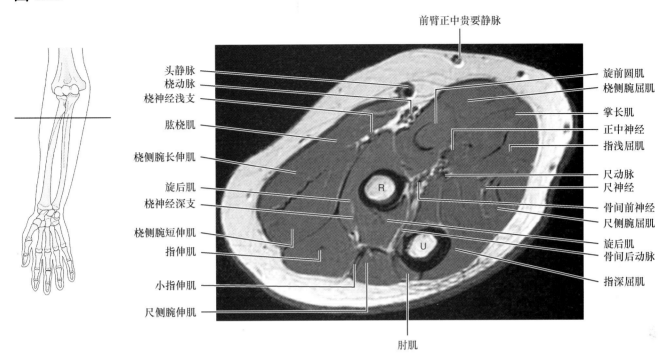

前臂正中贵要静脉

头静脉
桡动脉
桡神经浅支
肱桡肌
桡侧腕长伸肌
旋后肌
桡神经深支
桡侧腕短伸肌
指伸肌
小指伸肌
尺侧腕伸肌

旋前圆肌
桡侧腕屈肌
掌长肌
正中神经
指浅屈肌
尺动脉
尺神经
骨间前神经
尺侧腕屈肌
旋后肌
骨间后动脉
指深屈肌

肘肌

图 6.1.4

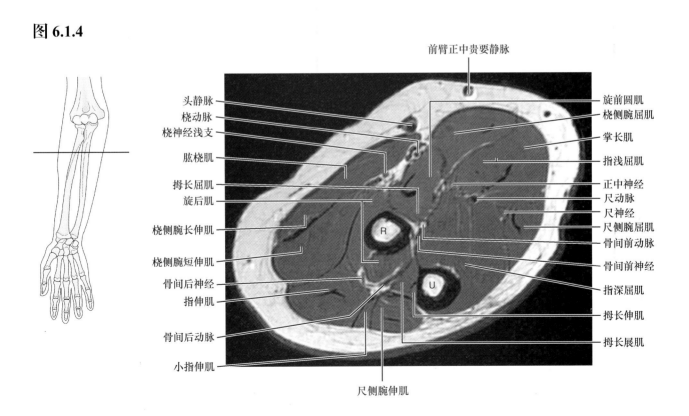

前臂正中贵要静脉

头静脉
桡动脉
桡神经浅支
肱桡肌
拇长屈肌
旋后肌
桡侧腕长伸肌
桡侧腕短伸肌
骨间后神经
指伸肌
骨间后动脉
小指伸肌

旋前圆肌
桡侧腕屈肌
掌长肌
指浅屈肌
正中神经
尺动脉
尺神经
尺侧腕屈肌
骨间前动脉
骨间前神经
指深屈肌
拇长伸肌
拇长展肌

尺侧腕伸肌

图 6.1.5

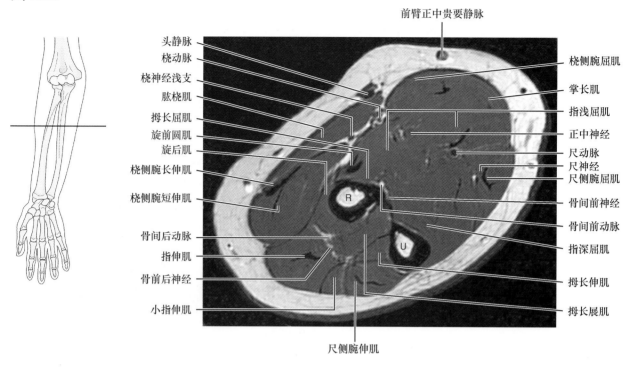

前臂正中贵要静脉

头静脉
桡动脉
桡神经浅支
肱桡肌
拇长屈肌
旋前圆肌
旋后肌
桡侧腕长伸肌
桡侧腕短伸肌

骨间后动脉
指伸肌
骨前后神经

小指伸肌

桡侧腕屈肌
掌长肌
指浅屈肌
正中神经
尺动脉
尺神经
尺侧腕屈肌
骨间前神经
骨间前动脉
指深屈肌
拇长伸肌
拇长展肌

尺侧腕伸肌

图 6.1.6

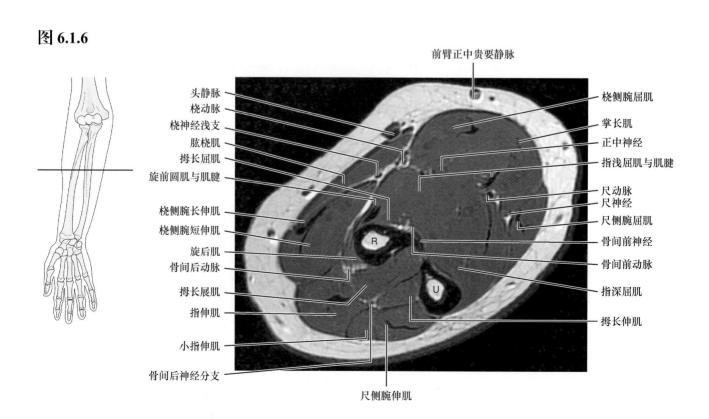

前臂正中贵要静脉

头静脉
桡动脉
桡神经浅支
肱桡肌
拇长屈肌
旋前圆肌与肌腱
桡侧腕长伸肌
桡侧腕短伸肌
旋后肌
骨间后动脉
拇长展肌
指伸肌
小指伸肌
骨间后神经分支

桡侧腕屈肌
掌长肌
正中神经
指浅屈肌与肌腱
尺动脉
尺神经
尺侧腕屈肌
骨间前神经
骨间前动脉
指深屈肌
拇长伸肌

尺侧腕伸肌

图 6.1.7

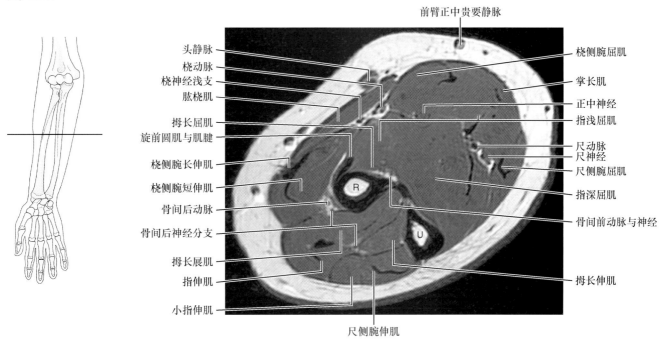

前臂正中贵要静脉

头静脉
桡动脉
桡神经浅支
肱桡肌
拇长屈肌
旋前圆肌与肌腱
桡侧腕长伸肌
桡侧腕短伸肌
骨间后动脉
骨间后神经分支
拇长展肌
指伸肌
小指伸肌

桡侧腕屈肌
掌长肌
正中神经
指浅屈肌
尺动脉
尺神经
尺侧腕屈肌
指深屈肌
骨间前动脉与神经
拇长伸肌

尺侧腕伸肌

图 6.1.8

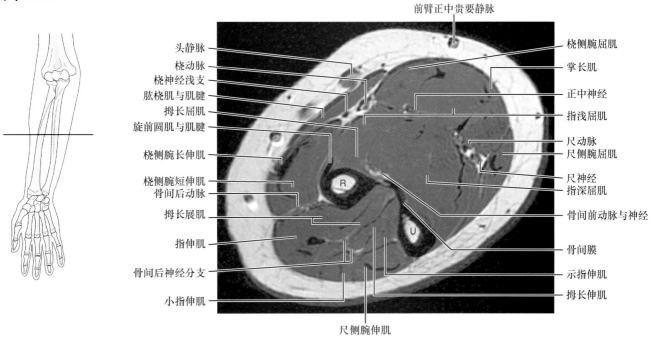

前臂正中贵要静脉

头静脉
桡动脉
桡神经浅支
肱桡肌与肌腱
拇长屈肌
旋前圆肌与肌腱
桡侧腕长伸肌
桡侧腕短伸肌
骨间后动脉
拇长展肌
指伸肌
骨间后神经分支
小指伸肌

桡侧腕屈肌
掌长肌
正中神经
指浅屈肌
尺动脉
尺侧腕屈肌
尺神经
指深屈肌
骨间前动脉与神经
骨间膜
示指伸肌
拇长伸肌

尺侧腕伸肌

图 6.1.9

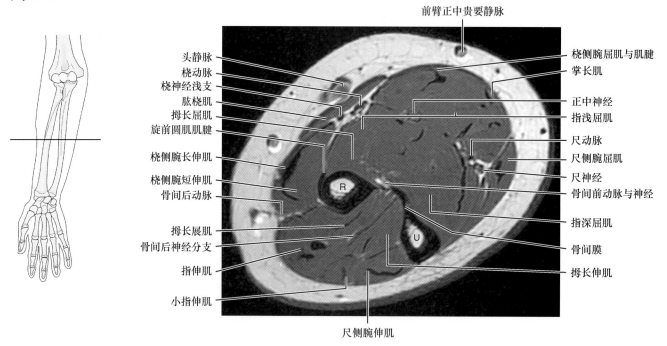

前臂正中贵要静脉

头静脉
桡动脉
桡神经浅支
肱桡肌
拇长屈肌
旋前圆肌肌腱
桡侧腕长伸肌
桡侧腕短伸肌
骨间后动脉
拇长展肌
骨间后神经分支
指伸肌
小指伸肌

桡侧腕屈肌与肌腱
掌长肌
正中神经
指浅屈肌
尺动脉
尺侧腕屈肌
尺神经
骨间前动脉与神经
指深屈肌
骨间膜
拇长伸肌

尺侧腕伸肌

图 6.1.10

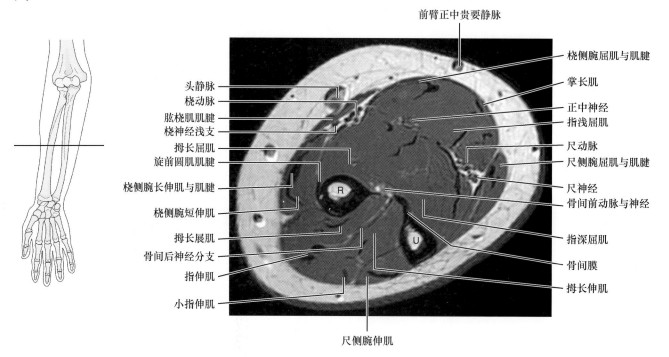

前臂正中贵要静脉

头静脉
桡动脉
肱桡肌肌腱
桡神经浅支
拇长屈肌
旋前圆肌肌腱
桡侧腕长伸肌与肌腱
桡侧腕短伸肌
拇长展肌
骨间后神经分支
指伸肌
小指伸肌

桡侧腕屈肌与肌腱
掌长肌
正中神经
指浅屈肌
尺动脉
尺侧腕屈肌与肌腱
尺神经
骨间前动脉与神经
指深屈肌
骨间膜
拇长伸肌

尺侧腕伸肌

图 6.1.11

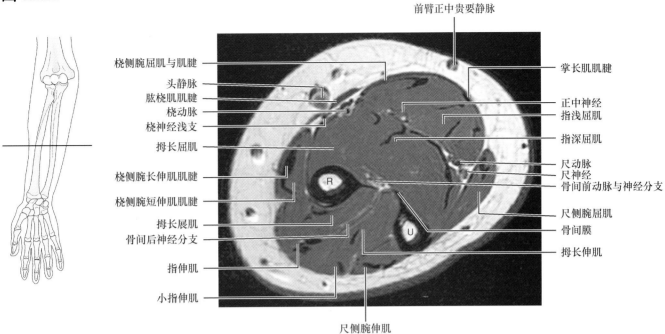

前臂正中贵要静脉

桡侧腕屈肌与肌腱
头静脉
肱桡肌肌腱
桡动脉
桡神经浅支
拇长屈肌
桡侧腕长伸肌肌腱
桡侧腕短伸肌肌腱
拇长展肌
骨间后神经分支
指伸肌
小指伸肌

掌长肌肌腱
正中神经
指浅屈肌
指深屈肌
尺动脉
尺神经
骨间前动脉与神经分支
尺侧腕屈肌
骨间膜
拇长伸肌

尺侧腕伸肌

图 6.1.12

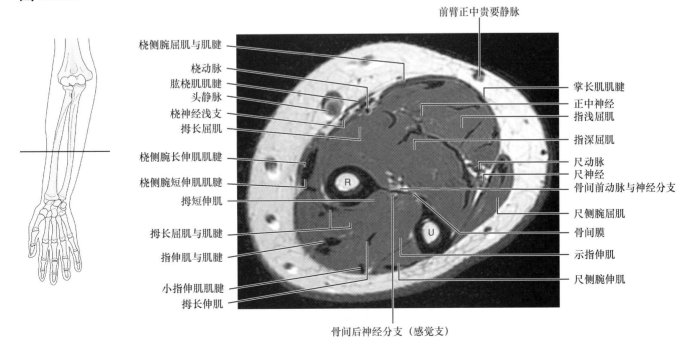

前臂正中贵要静脉

桡侧腕屈肌与肌腱
桡动脉
肱桡肌肌腱
头静脉
桡神经浅支
拇长屈肌
桡侧腕长伸肌肌腱
桡侧腕短伸肌肌腱
拇短伸肌
拇长屈肌与肌腱
指伸肌与肌腱
小指伸肌肌腱
拇长伸肌

掌长肌肌腱
正中神经
指浅屈肌
指深屈肌
尺动脉
尺神经
骨间前动脉与神经分支
尺侧腕屈肌
骨间膜
示指伸肌
尺侧腕伸肌

骨间后神经分支（感觉支）

图 6.1.13

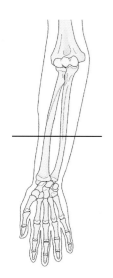

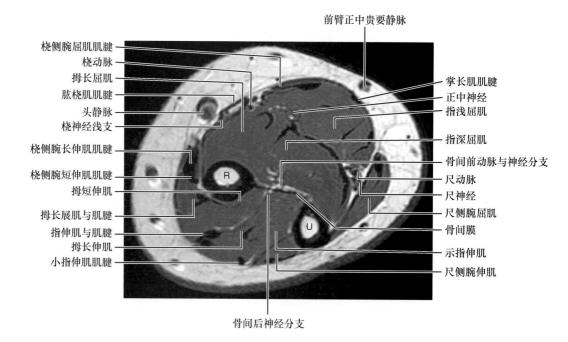

前臂正中贵要静脉

桡侧腕屈肌肌腱
桡动脉
拇长屈肌
肱桡肌肌腱
头静脉
桡神经浅支

桡侧腕长伸肌肌腱
桡侧腕短伸肌肌腱
拇短伸肌
拇长展肌与肌腱
指伸肌与肌腱
拇长伸肌
小指伸肌肌腱

掌长肌肌腱
正中神经
指浅屈肌
指深屈肌
骨间前动脉与神经分支
尺动脉
尺神经
尺侧腕屈肌
骨间膜
示指伸肌
尺侧腕伸肌

骨间后神经分支

图 6.1.14

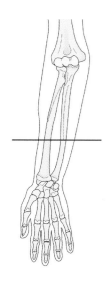

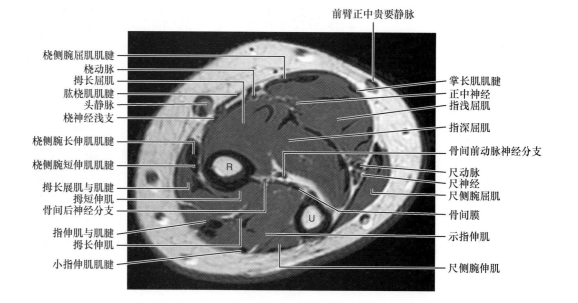

前臂正中贵要静脉

桡侧腕屈肌肌腱
桡动脉
拇长屈肌
肱桡肌肌腱
头静脉
桡神经浅支

桡侧腕长伸肌肌腱
桡侧腕短伸肌肌腱
拇长展肌与肌腱
拇短伸肌
骨间后神经分支
指伸肌与肌腱
拇长伸肌

小指伸肌肌腱

掌长肌肌腱
正中神经
指浅屈肌
指深屈肌
骨间前动脉神经分支
尺动脉
尺神经
尺侧腕屈肌
骨间膜
示指伸肌

尺侧腕伸肌

图 6.1.15

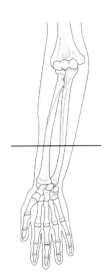

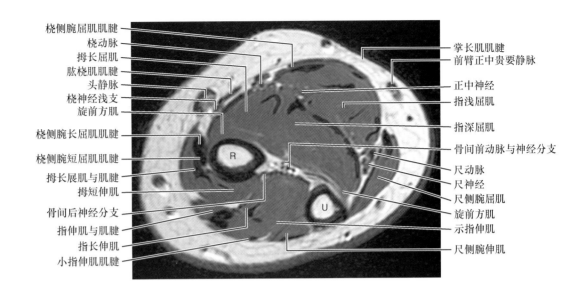

桡侧腕屈肌肌腱
桡动脉
拇长屈肌
肱桡肌肌腱
头静脉
桡神经浅支
旋前方肌
桡侧腕长屈肌肌腱
桡侧腕短屈肌肌腱
拇长展肌与肌腱
拇短伸肌
骨间后神经分支
指伸肌与肌腱
指长伸肌
小指伸肌肌腱

掌长肌肌腱
前臂正中贵要静脉
正中神经
指浅屈肌
指深屈肌
骨间前动脉与神经分支
尺动脉
尺神经
尺侧腕屈肌
旋前方肌
示指伸肌
尺侧腕伸肌

图 6.1.16

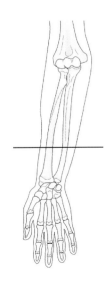

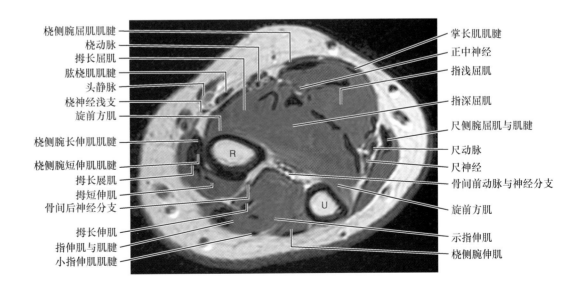

桡侧腕屈肌肌腱
桡动脉
拇长屈肌
肱桡肌肌腱
头静脉
桡神经浅支
旋前方肌
桡侧腕长伸肌肌腱
桡侧腕短伸肌肌腱
拇长展肌
拇短伸肌
骨间后神经分支
拇长伸肌
指伸肌与肌腱
小指伸肌肌腱

掌长肌肌腱
正中神经
指浅屈肌
指深屈肌
尺侧腕屈肌与肌腱
尺动脉
尺神经
骨间前动脉与神经分支
旋前方肌
示指伸肌
桡侧腕伸肌

图 6.1.17

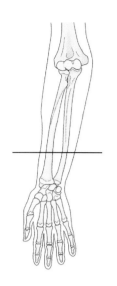

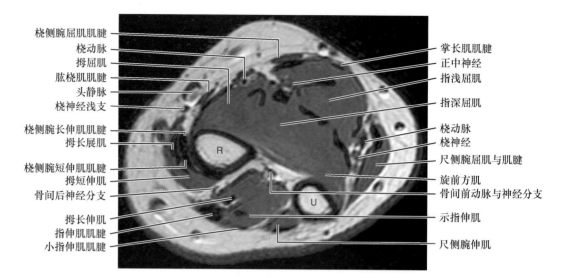

桡侧腕屈肌肌腱
桡动脉
拇屈肌
肱桡肌肌腱
头静脉
桡神经浅支
桡侧腕长伸肌肌腱
拇长展肌
桡侧腕短伸肌肌腱
拇短伸肌
骨间后神经分支
拇长伸肌
指伸肌肌腱
小指伸肌肌腱

掌长肌肌腱
正中神经
指浅屈肌
指深屈肌
桡动脉
桡神经
尺侧腕屈肌与肌腱
旋前方肌
骨间前动脉与神经分支
示指伸肌
尺侧腕伸肌

图 6.1.18

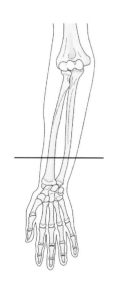

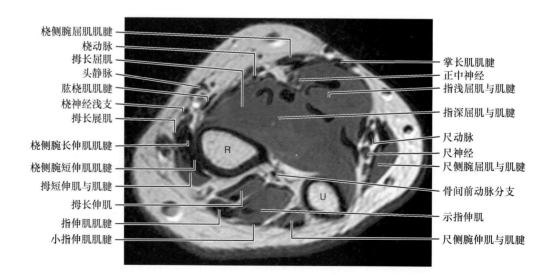

桡侧腕屈肌肌腱
桡动脉
拇长屈肌
头静脉
肱桡肌肌腱
桡神经浅支
拇长展肌
桡侧腕长伸肌肌腱
桡侧腕短伸肌肌腱
拇短伸肌与肌腱
拇长伸肌
指伸肌肌腱
小指伸肌肌腱

掌长肌肌腱
正中神经
指浅屈肌与肌腱
指深屈肌与肌腱
尺动脉
尺神经
尺侧腕屈肌与肌腱
骨间前动脉分支
示指伸肌
尺侧腕伸肌与肌腱

图 6.1.19

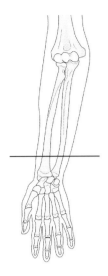

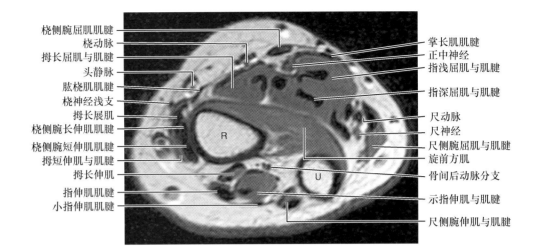

桡侧腕屈肌肌腱
桡动脉
拇长屈肌与肌腱
头静脉
肱桡肌肌腱
桡神经浅支
拇长展肌
桡侧腕长伸肌肌腱
桡侧腕短伸肌肌腱
拇短伸肌与肌腱
拇长伸肌
指伸肌肌腱
小指伸肌肌腱

掌长肌肌腱
正中神经
指浅屈肌与肌腱
指深屈肌与肌腱
尺动脉
尺神经
尺侧腕屈肌与肌腱
旋前方肌
骨间后动脉分支
示指伸肌与肌腱
尺侧腕伸肌与肌腱

R
U

图 6.1.20

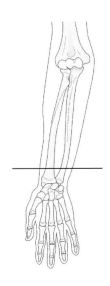

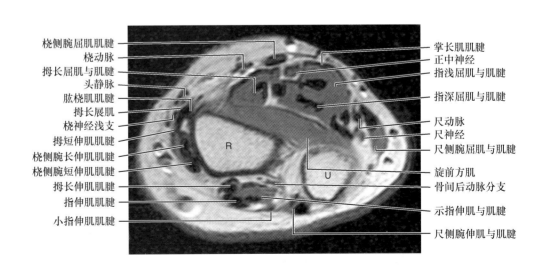

桡侧腕屈肌肌腱
桡动脉
拇长屈肌与肌腱
头静脉
肱桡肌肌腱
拇长展肌
桡神经浅支
拇短伸肌肌腱
桡侧腕长伸肌肌腱
桡侧腕短伸肌肌腱
拇长伸肌肌腱
指伸肌肌腱
小指伸肌肌腱

掌长肌肌腱
正中神经
指浅屈肌与肌腱
指深屈肌与肌腱
尺动脉
尺神经
尺侧腕屈肌与肌腱
旋前方肌
骨间后动脉分支
示指伸肌与肌腱
尺侧腕伸肌与肌腱

R
U

6.2　矢状位

图 6.2.1

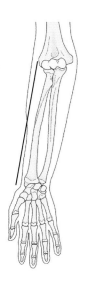

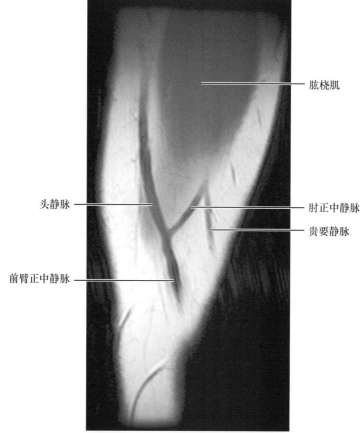

肱桡肌

头静脉 —————— 肘正中静脉

贵要静脉

前臂正中静脉 ——————

图 6.2.2

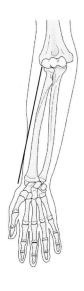

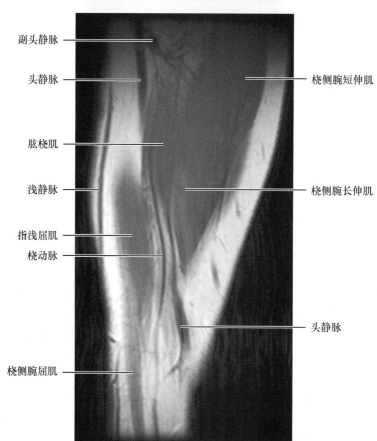

副头静脉 ——————

头静脉 —————— 桡侧腕短伸肌

肱桡肌 ——————

浅静脉 —————— 桡侧腕长伸肌

指浅屈肌 ——————

桡动脉 ——————

头静脉

桡侧腕屈肌 ——————

图 6.2.3

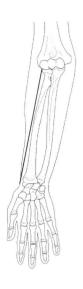

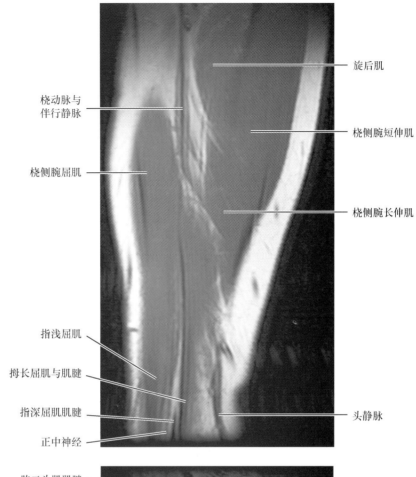

桡动脉与
伴行静脉

桡侧腕屈肌

指浅屈肌

拇长屈肌与肌腱

指深屈肌肌腱

正中神经

旋后肌

桡侧腕短伸肌

桡侧腕长伸肌

头静脉

图 6.2.4

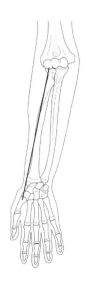

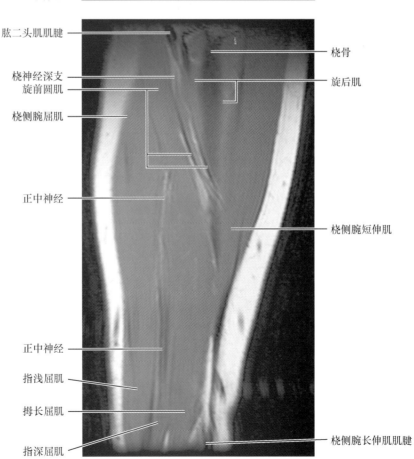

肱二头肌肌腱

桡神经深支

旋前圆肌

桡侧腕屈肌

正中神经

正中神经

指浅屈肌

拇长屈肌

指深屈肌

桡骨

旋后肌

桡侧腕短伸肌

桡侧腕长伸肌肌腱

图 6.2.5

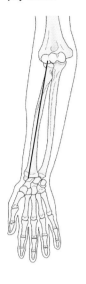

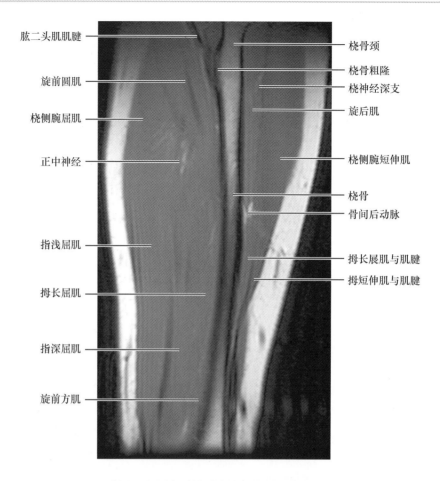

肱二头肌肌腱

旋前圆肌

桡侧腕屈肌

正中神经

指浅屈肌

拇长屈肌

指深屈肌

旋前方肌

桡骨颈

桡骨粗隆

桡神经深支

旋后肌

桡侧腕短伸肌

桡骨

骨间后动脉

拇长展肌与肌腱

拇短伸肌与肌腱

图 6.2.6

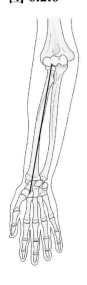

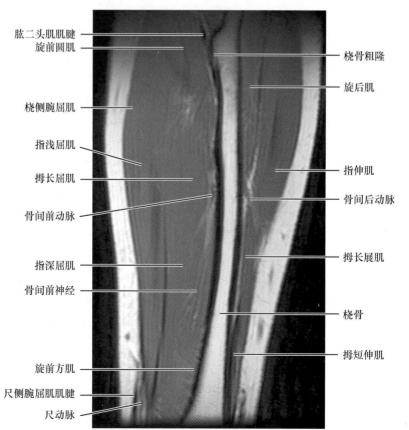

肱二头肌肌腱

旋前圆肌

桡侧腕屈肌

指浅屈肌

拇长屈肌

骨间前动脉

指深屈肌

骨间前神经

旋前方肌

尺侧腕屈肌肌腱

尺动脉

桡骨粗隆

旋后肌

指伸肌

骨间后动脉

拇长展肌

桡骨

拇短伸肌

图 **6.2.7**

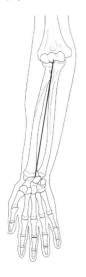

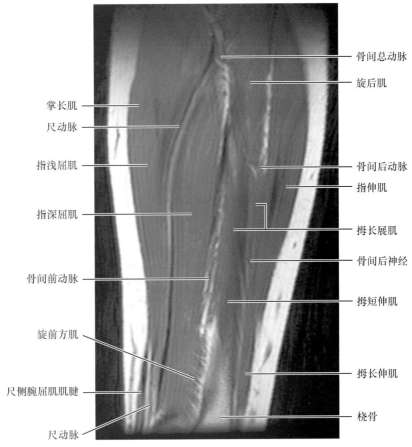

掌长肌
尺动脉
指浅屈肌
指深屈肌
骨间前动脉
旋前方肌
尺侧腕屈肌肌腱
尺动脉

骨间总动脉
旋后肌
骨间后动脉
指伸肌
拇长展肌
骨间后神经
拇短伸肌
拇长伸肌
桡骨

图 **6.2.8**

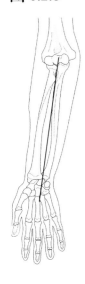

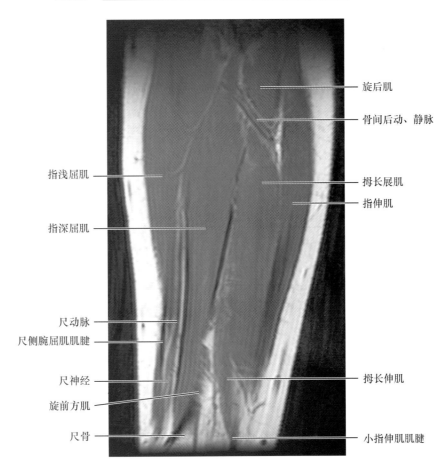

指浅屈肌
指深屈肌
尺动脉
尺侧腕屈肌肌腱
尺神经
旋前方肌
尺骨

旋后肌
骨间后动、静脉
拇长展肌
指伸肌
拇长伸肌
小指伸肌肌腱

图 **6.2.9**

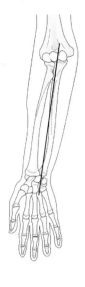

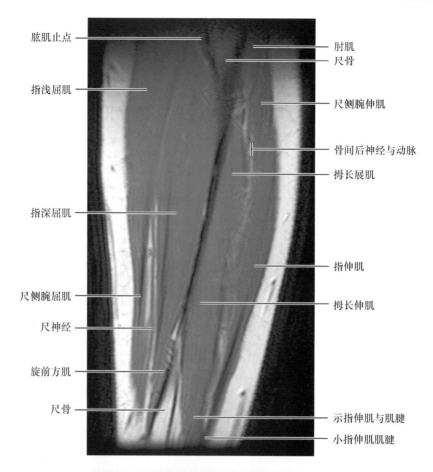

肱肌止点	肘肌
	尺骨
指浅屈肌	尺侧腕伸肌
	骨间后神经与动脉
	拇长展肌
指深屈肌	
	指伸肌
尺侧腕屈肌	拇长伸肌
尺神经	
旋前方肌	
尺骨	示指伸肌与肌腱
	小指伸肌肌腱

图 **6.2.10**

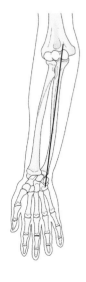

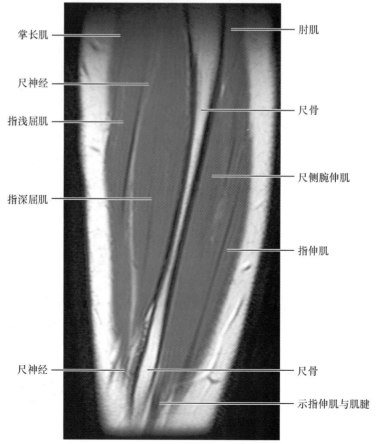

掌长肌	肘肌
尺神经	
指浅屈肌	尺骨
	尺侧腕伸肌
指深屈肌	
	指伸肌
尺神经	尺骨
	示指伸肌与肌腱

图 6.2.11

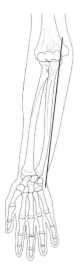

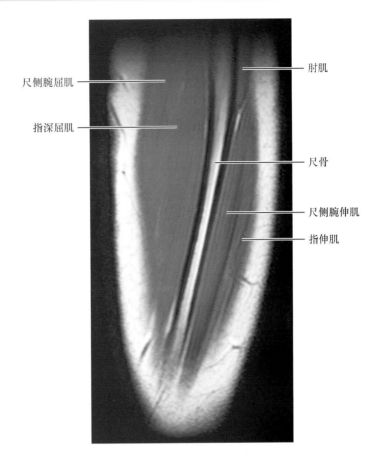

尺侧腕屈肌 —————— 肘肌

指深屈肌 —————— 尺骨

尺侧腕伸肌

指伸肌

图 6.2.12

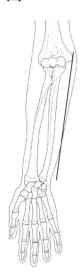

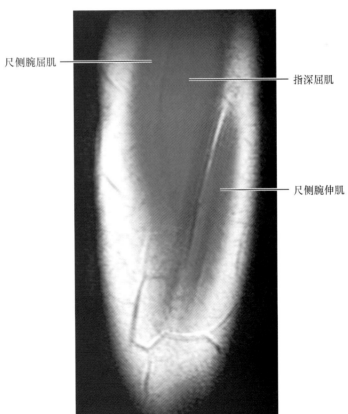

尺侧腕屈肌 —————— 指深屈肌

尺侧腕伸肌

6.3 冠状位

图 6.3.1

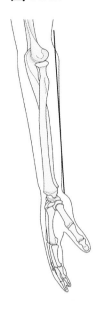

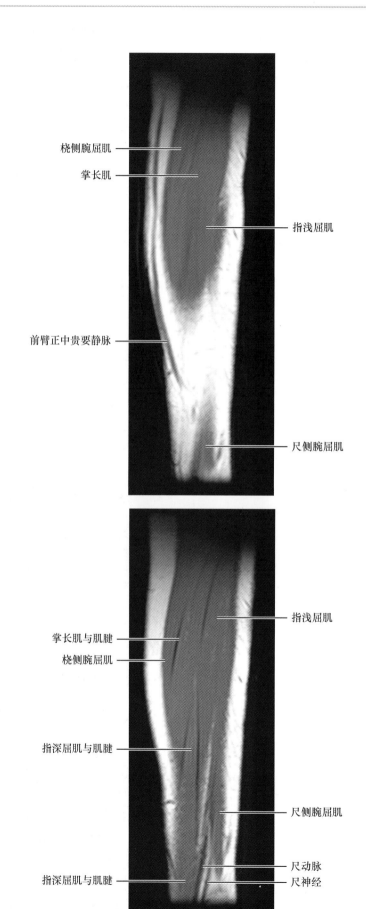

桡侧腕屈肌

掌长肌

指浅屈肌

前臂正中贵要静脉

尺侧腕屈肌

图 6.3.2

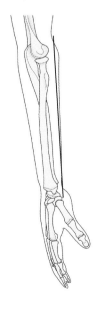

指浅屈肌

掌长肌与肌腱

桡侧腕屈肌

指深屈肌与肌腱

尺侧腕屈肌

尺动脉

尺神经

指深屈肌与肌腱

图 6.3.3

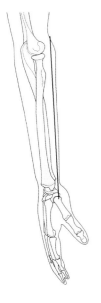

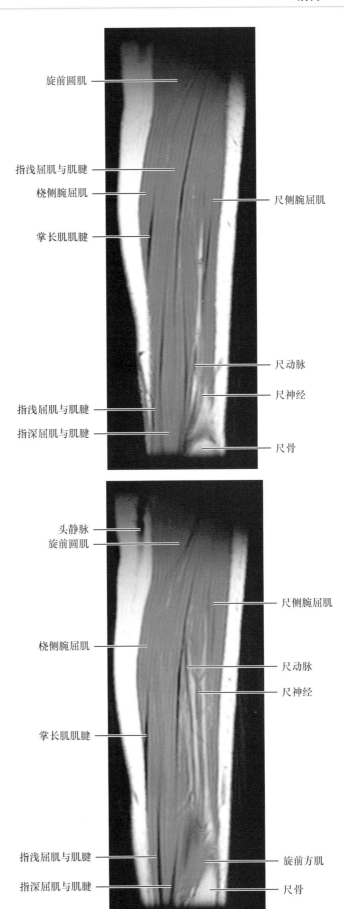

旋前圆肌

指浅屈肌与肌腱
桡侧腕屈肌

掌长肌肌腱

尺侧腕屈肌

尺动脉
尺神经

指浅屈肌与肌腱
指深屈肌与肌腱

尺骨

图 6.3.4

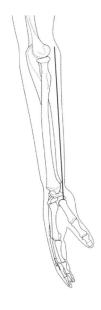

头静脉
旋前圆肌

桡侧腕屈肌

尺侧腕屈肌

尺动脉
尺神经

掌长肌肌腱

指浅屈肌与肌腱
指深屈肌与肌腱

旋前方肌
尺骨

图 6.3.5

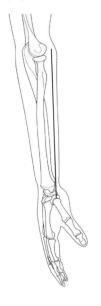

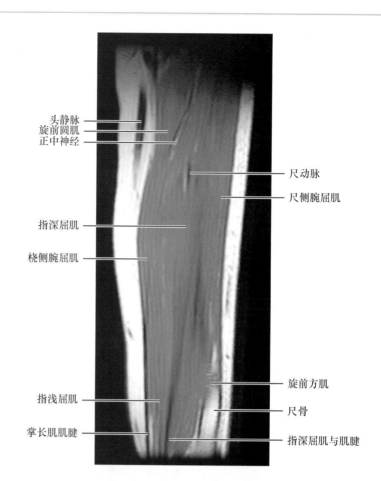

头静脉
旋前圆肌
正中神经

尺动脉
尺侧腕屈肌

指深屈肌

桡侧腕屈肌

旋前方肌

指浅屈肌

尺骨

掌长肌肌腱

指深屈肌与肌腱

图 6.3.6

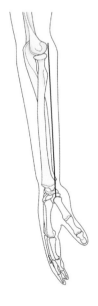

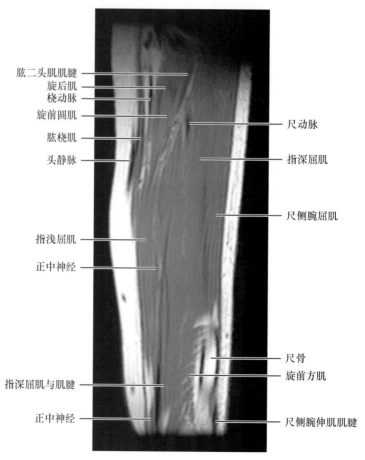

肱二头肌肌腱
旋后肌
桡动脉
旋前圆肌
肱桡肌
头静脉

尺动脉

指深屈肌

尺侧腕屈肌

指浅屈肌

正中神经

尺骨
旋前方肌

指深屈肌与肌腱

正中神经

尺侧腕伸肌肌腱

图 6.3.7

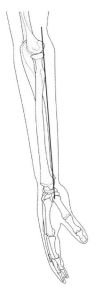

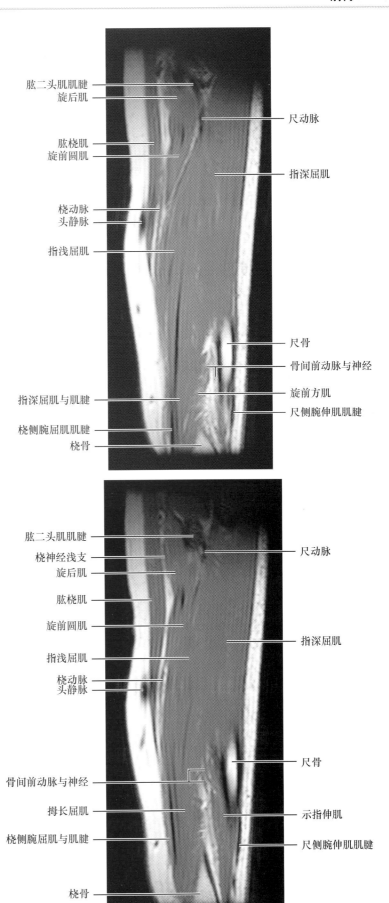

肱二头肌肌腱
旋后肌

尺动脉

肱桡肌
旋前圆肌

指深屈肌

桡动脉
头静脉

指浅屈肌

尺骨
骨间前动脉与神经
旋前方肌
尺侧腕伸肌肌腱

指深屈肌与肌腱

桡侧腕屈肌肌腱

桡骨

图 6.3.8

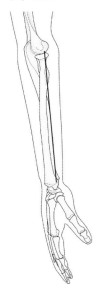

肱二头肌肌腱

尺动脉

桡神经浅支

旋后肌

肱桡肌

旋前圆肌

指深屈肌

指浅屈肌

桡动脉
头静脉

尺骨

骨间前动脉与神经

拇长屈肌

示指伸肌

桡侧腕屈肌与肌腱

尺侧腕伸肌肌腱

桡骨

图 6.3.9

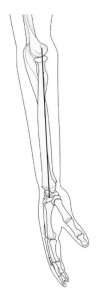

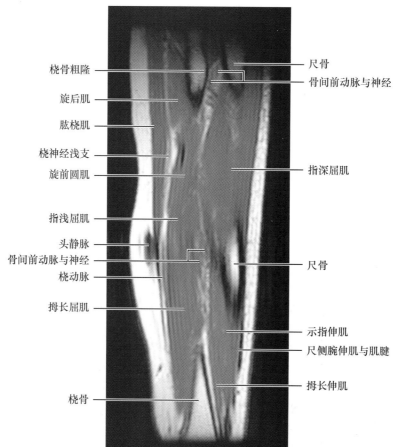

桡骨粗隆 —— 尺骨
—— 骨间前动脉与神经
旋后肌 ——
肱桡肌 ——
桡神经浅支 ——
旋前圆肌 —— —— 指深屈肌
指浅屈肌 ——
头静脉 ——
骨间前动脉与神经 —— —— 尺骨
桡动脉 ——
拇长屈肌 ——
—— 示指伸肌
—— 尺侧腕伸肌与肌腱
—— 拇长伸肌
桡骨 ——

图 6.3.10

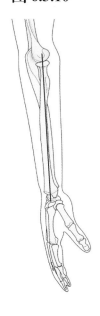

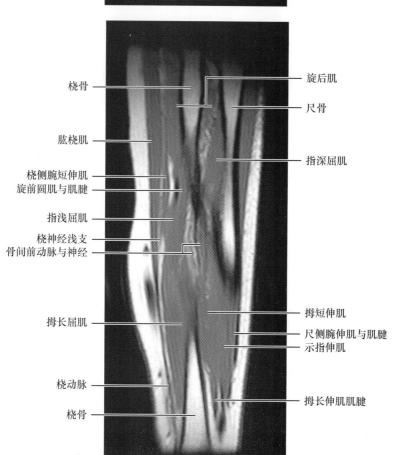

桡骨 —— 旋后肌
—— 尺骨
肱桡肌 ——
—— 指深屈肌
桡侧腕短伸肌 ——
旋前圆肌与肌腱 ——
指浅屈肌 ——
桡神经浅支 ——
骨间前动脉与神经 ——
—— 拇短伸肌
拇长屈肌 —— —— 尺侧腕伸肌与肌腱
—— 示指伸肌
桡动脉 ——
桡骨 —— —— 拇长伸肌肌腱

图 6.3.11

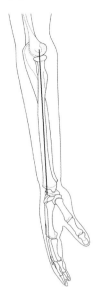

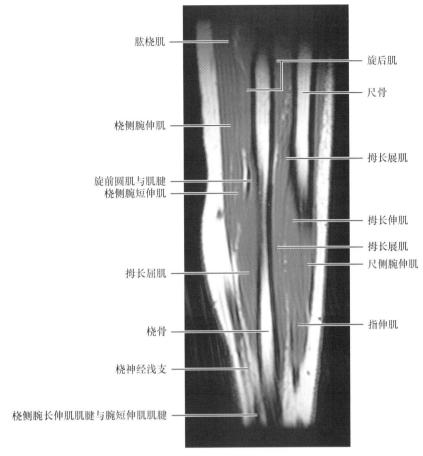

肱桡肌

旋后肌

尺骨

桡侧腕伸肌

拇长展肌

旋前圆肌与肌腱
桡侧腕短伸肌

拇长伸肌
拇长展肌
尺侧腕伸肌

拇长屈肌

桡骨

指伸肌

桡神经浅支

桡侧腕长伸肌肌腱与腕短伸肌肌腱

图 6.3.12

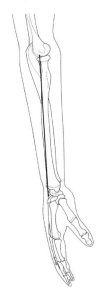

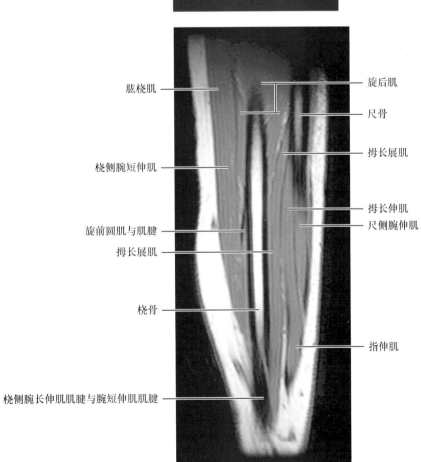

肱桡肌

旋后肌

尺骨

桡侧腕短伸肌

拇长展肌

旋前圆肌与肌腱
拇长展肌

拇长伸肌
尺侧腕伸肌

桡骨

指伸肌

桡侧腕长伸肌肌腱与腕短伸肌肌腱

图 **6.3.13**

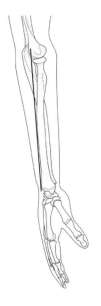

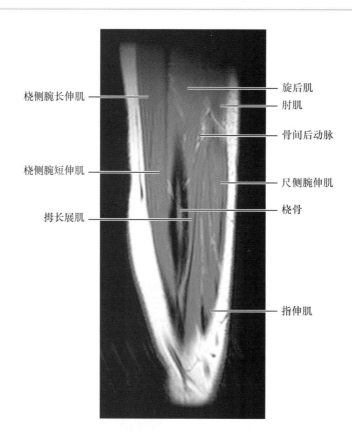

桡侧腕长伸肌 —————— 旋后肌

肘肌

骨间后动脉

桡侧腕短伸肌 —————— 尺侧腕伸肌

桡骨

拇长展肌 ——————

指伸肌

图 **6.3.14**

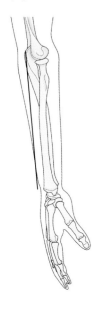

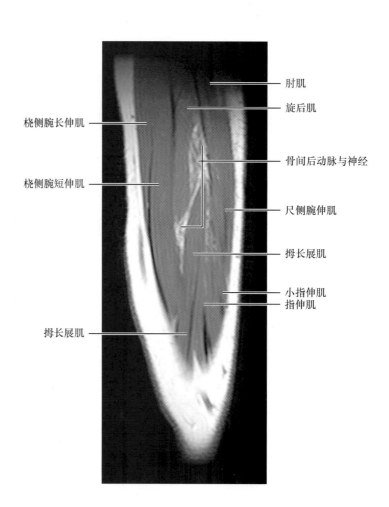

肘肌

旋后肌

桡侧腕长伸肌 ——————

骨间后动脉与神经

桡侧腕短伸肌 —————— 尺侧腕伸肌

拇长展肌

小指伸肌

指伸肌

拇长展肌 ——————

图 6.3.15

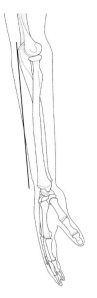

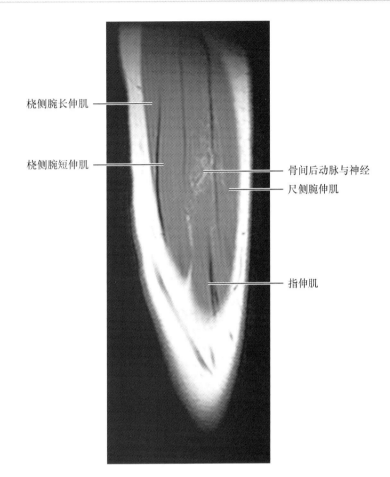

桡侧腕长伸肌 —

桡侧腕短伸肌 —

— 骨间后动脉与神经

— 尺侧腕伸肌

— 指伸肌

图 6.3.16

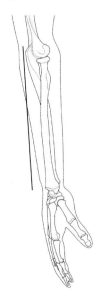

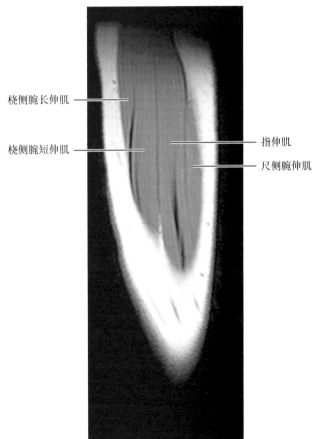

桡侧腕长伸肌 —

桡侧腕短伸肌 —

— 指伸肌

— 尺侧腕伸肌

第 **7** 章

腕部 MRI

7.1 轴位

图 7.1.1

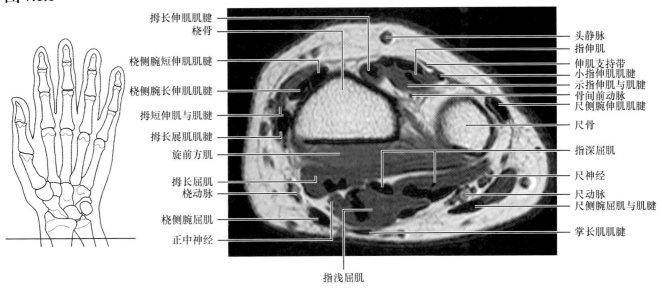

拇长伸肌肌腱
桡骨
桡侧腕短伸肌肌腱
桡侧腕长伸肌肌腱
拇短伸肌与肌腱
拇长展肌肌腱
旋前方肌
拇长屈肌
桡动脉
桡侧腕屈肌
正中神经

头静脉
指伸肌
伸肌支持带
小指伸肌肌腱
示指伸肌与肌腱
骨间前动脉
尺侧腕伸肌肌腱
尺骨
指深屈肌
尺神经
尺动脉
尺侧腕屈肌与肌腱
掌长肌肌腱

指浅屈肌

图 7.1.2

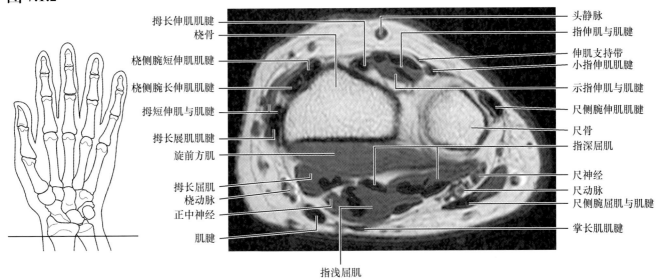

拇长伸肌肌腱
桡骨
桡侧腕短伸肌肌腱
桡侧腕长伸肌肌腱
拇短伸肌与肌腱
拇长展肌肌腱
旋前方肌
拇长屈肌
桡动脉
正中神经
肌腱

头静脉
指伸肌与肌腱
伸肌支持带
小指伸肌肌腱
示指伸肌与肌腱
尺侧腕伸肌肌腱
尺骨
指深屈肌
尺神经
尺动脉
尺侧腕屈肌与肌腱
掌长肌肌腱

指浅屈肌

图 7.1.3

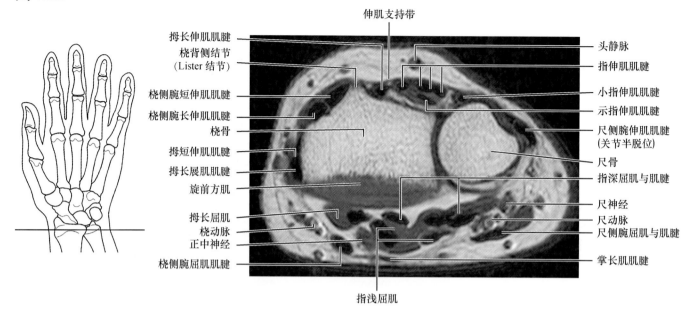

拇长伸肌肌腱
桡背侧结节（Lister 结节）
桡侧腕短伸肌肌腱
桡侧腕长伸肌肌腱
桡骨
拇短伸肌肌腱
拇长展肌肌腱
旋前方肌
拇长屈肌
桡动脉
正中神经
桡侧腕屈肌肌腱

伸肌支持带

头静脉
指伸肌肌腱
小指伸肌肌腱
示指伸肌肌腱
尺侧腕伸肌肌腱（关节半脱位）
尺骨
指深屈肌与肌腱
尺神经
尺动脉
尺侧腕屈肌与肌腱
掌长肌肌腱

指浅屈肌

图 7.1.4

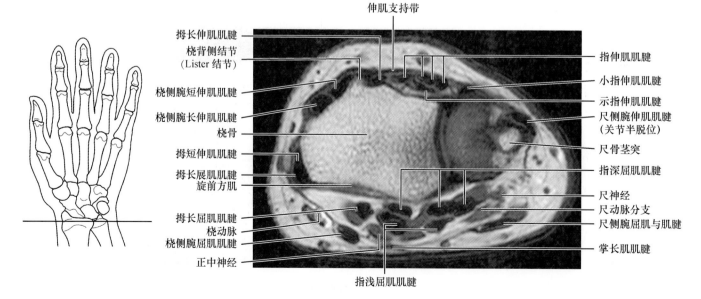

拇长伸肌肌腱
桡背侧结节（Lister 结节）
桡侧腕短伸肌肌腱
桡侧腕长伸肌肌腱
桡骨
拇短伸肌肌腱
拇长展肌肌腱
旋前方肌
拇长屈肌肌腱
桡动脉
桡侧腕屈肌肌腱
正中神经

伸肌支持带

指伸肌肌腱
小指伸肌肌腱
示指伸肌肌腱
尺侧腕伸肌肌腱（关节半脱位）
尺骨茎突
指深屈肌肌腱
尺神经
尺动脉分支
尺侧腕屈肌与肌腱
掌长肌肌腱

指浅屈肌肌腱

图 **7.1.5**

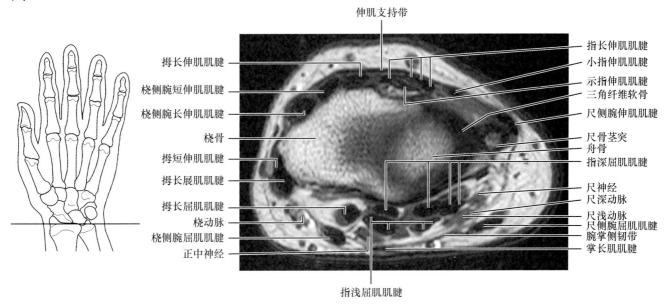

伸肌支持带

拇长伸肌肌腱
桡侧腕短伸肌肌腱
桡侧腕长伸肌肌腱
桡骨
拇短伸肌肌腱
拇长展肌肌腱
拇长屈肌肌腱
桡动脉
桡侧腕屈肌肌腱
正中神经

指长伸肌肌腱
小指伸肌肌腱
示指伸肌肌腱
三角纤维软骨
尺侧腕伸肌肌腱
尺骨茎突
舟骨
指深屈肌肌腱
尺神经
尺深动脉
尺浅动脉
尺侧腕屈肌肌腱
腕掌侧韧带
掌长肌肌腱

指浅屈肌肌腱

图 **7.1.6**

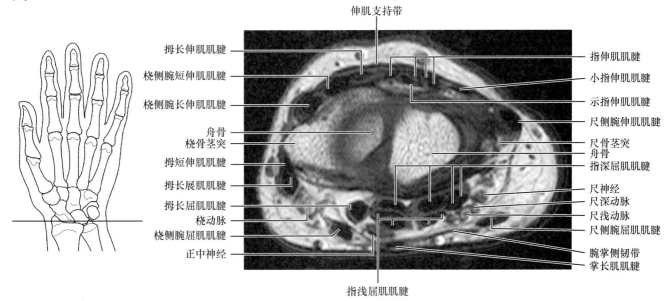

伸肌支持带

拇长伸肌肌腱
桡侧腕短伸肌肌腱
桡侧腕长伸肌肌腱
舟骨
桡骨茎突
拇短伸肌肌腱
拇长展肌肌腱
拇长屈肌肌腱
桡动脉
桡侧腕屈肌肌腱
正中神经

指伸肌肌腱
小指伸肌肌腱
示指伸肌肌腱
尺侧腕伸肌肌腱
尺骨茎突
舟骨
指深屈肌肌腱
尺神经
尺深动脉
尺浅动脉
尺侧腕屈肌肌腱
腕掌侧韧带
掌长肌肌腱

指浅屈肌肌腱

图 7.1.7

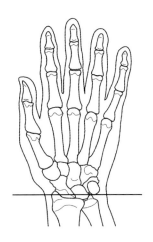

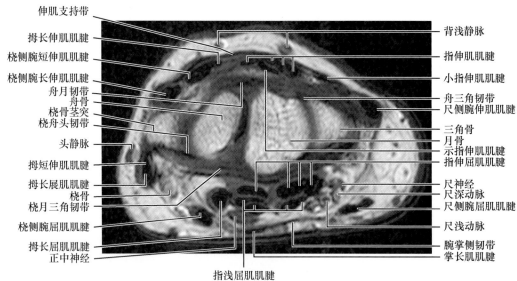

伸肌支持带
拇长伸肌肌腱
桡侧腕短伸肌肌腱
桡侧腕长伸肌肌腱
舟月韧带
舟骨
桡骨茎突
桡舟头韧带
头静脉
拇短伸肌肌腱
拇长展肌肌腱
桡骨
桡月三角韧带
桡侧腕屈肌肌腱
拇长屈肌肌腱
正中神经

指浅屈肌肌腱

背浅静脉
指伸肌肌腱
小指伸肌肌腱
舟三角韧带
尺侧腕伸肌肌腱
三角骨
月骨
示指伸肌肌腱
指伸屈肌肌腱
尺神经
尺深动脉
尺侧腕屈肌肌腱
尺浅动脉
腕掌侧韧带
掌长肌肌腱

图 7.1.8

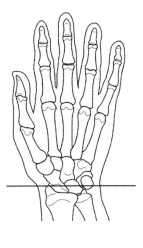

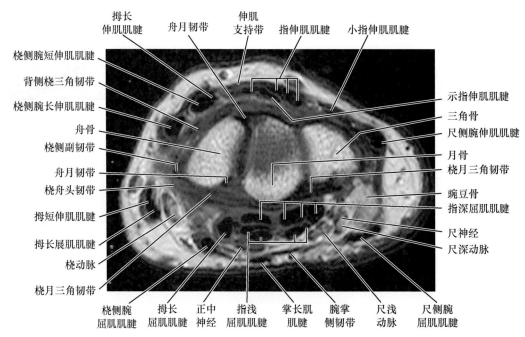

拇长伸肌肌腱
舟月韧带
伸肌支持带
指伸肌肌腱
小指伸肌肌腱

桡侧腕短伸肌肌腱
背侧桡三角韧带
桡侧腕长伸肌肌腱
舟骨
桡侧副韧带
舟月韧带
桡舟头韧带
拇短伸肌肌腱
拇长展肌肌腱
桡动脉
桡月三角韧带

示指伸肌肌腱
三角骨
尺侧腕伸肌肌腱
月骨
桡月三角韧带
豌豆骨
指深屈肌肌腱
尺神经
尺深动脉

桡侧腕屈肌肌腱
拇长屈肌肌腱
正中神经
指浅屈肌肌腱
掌长肌肌腱
腕掌侧韧带
尺浅动脉
尺侧腕屈肌肌腱

图 7.1.9

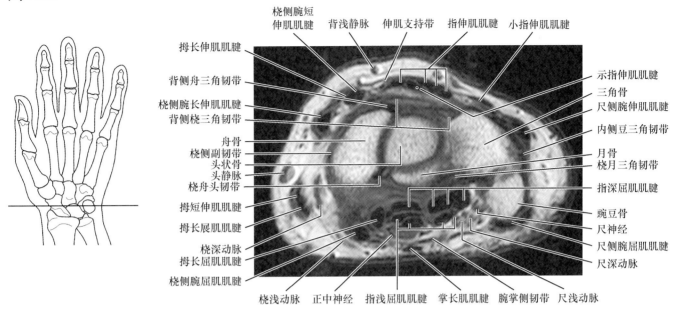

拇长伸肌肌腱 — 桡侧腕短伸肌肌腱 — 背浅静脉 — 伸肌支持带 — 指伸肌肌腱 — 小指伸肌肌腱

背侧舟三角韧带
桡侧腕长伸肌肌腱
背侧桡三角韧带
舟骨
桡侧副韧带
头状骨
头静脉
桡舟头韧带
拇短伸肌肌腱
拇长展肌肌腱
桡深动脉
拇长屈肌肌腱
桡侧腕屈肌肌腱

示指伸肌肌腱
三角骨
尺侧腕伸肌肌腱
内侧豆三角韧带
月骨
桡月三角韧带
指深屈肌肌腱
豌豆骨
尺神经
尺侧腕屈肌肌腱
尺深动脉

桡浅动脉 — 正中神经 — 指浅屈肌肌腱 — 掌长肌肌腱 — 腕掌侧韧带 — 尺浅动脉

图 7.1.10

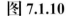

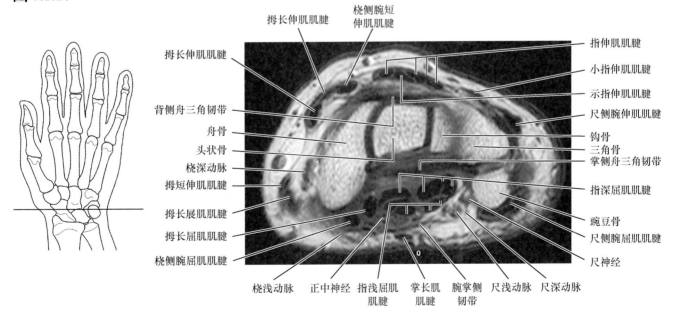

拇长伸肌肌腱 — 桡侧腕短伸肌肌腱

拇长伸肌肌腱
背侧舟三角韧带
舟骨
头状骨
桡深动脉
拇短伸肌肌腱
拇长展肌肌腱
拇长屈肌肌腱
桡侧腕屈肌肌腱

指伸肌肌腱
小指伸肌肌腱
示指伸肌肌腱
尺侧腕伸肌肌腱
钩骨
三角骨
掌侧舟三角韧带
指深屈肌肌腱
豌豆骨
尺侧腕屈肌肌腱
尺神经

桡浅动脉 — 正中神经 — 指浅屈肌肌腱 — 掌长肌肌腱 — 腕掌侧韧带 — 尺浅动脉 — 尺深动脉

图 7.1.11

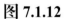

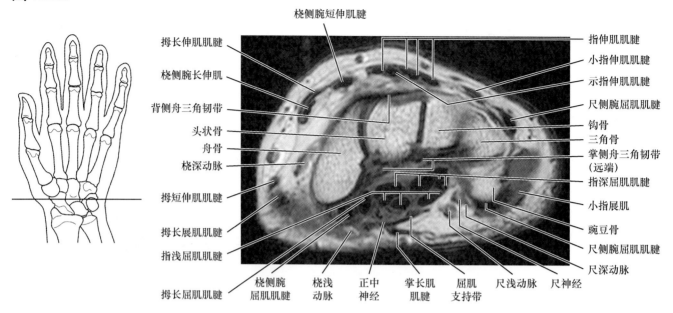

拇长伸肌肌腱
桡侧腕长伸肌
背侧舟三角韧带
头状骨
舟骨
桡深动脉
拇短伸肌肌腱
拇长展肌肌腱
指浅屈肌肌腱
拇长屈肌肌腱

桡侧腕短伸肌肌腱

指伸肌肌腱
小指伸肌肌腱
示指伸肌肌腱
尺侧腕屈肌肌腱
钩骨
三角骨
掌侧舟三角韧带（远端）
指深屈肌肌腱
小指展肌
豌豆骨
尺侧腕屈肌肌腱
尺深动脉

桡侧腕屈肌肌腱　桡浅动脉　正中神经　掌长肌肌腱　屈肌支持带　尺浅动脉　尺神经

图 7.1.12

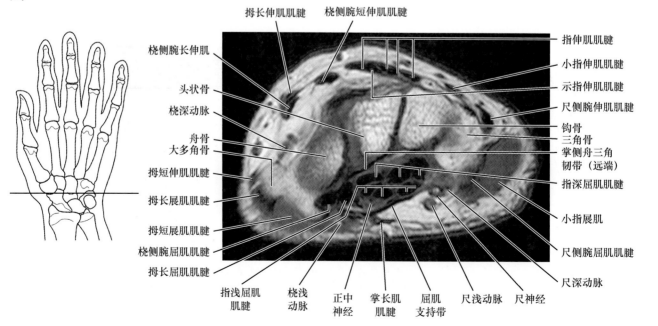

拇长伸肌肌腱　桡侧腕短伸肌肌腱

桡侧腕长伸肌
头状骨
桡深动脉
舟骨
大多角骨
拇短伸肌肌腱
拇长展肌肌腱
拇短展肌肌腱
桡侧腕屈肌肌腱
拇长屈肌肌腱

指伸肌肌腱
小指伸肌肌腱
示指伸肌肌腱
尺侧腕伸肌肌腱
钩骨
三角骨
掌侧舟三角韧带（远端）
指深屈肌肌腱
小指展肌
尺侧腕屈肌肌腱
尺深动脉

指浅屈肌肌腱　桡浅动脉　正中神经　掌长肌肌腱　屈肌支持带　尺浅动脉　尺神经

图 7.1.13

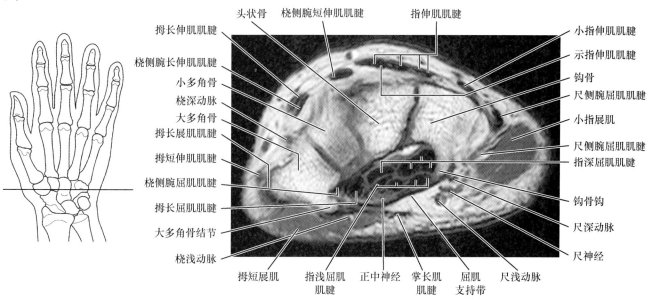

拇长伸肌肌腱
桡侧腕长伸肌肌腱
小多角骨
桡深动脉
大多角骨
拇长展肌肌腱
拇短伸肌肌腱
桡侧腕屈肌肌腱
拇长屈肌肌腱
大多角骨结节
桡浅动脉

头状骨　桡侧腕短伸肌肌腱　指伸肌肌腱

小指伸肌肌腱
示指伸肌肌腱
钩骨
尺侧腕屈肌肌腱
小指展肌
尺侧腕屈肌肌腱
指深屈肌肌腱
钩骨钩
尺深动脉
尺神经

拇短展肌　指浅屈肌肌腱　正中神经　掌长肌肌腱　屈肌支持带　尺浅动脉

图 7.1.14

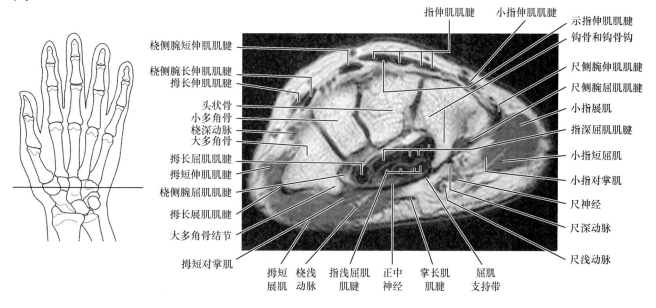

桡侧腕短伸肌肌腱
桡侧腕长伸肌肌腱
拇长伸肌肌腱
头状骨
小多角骨
桡深动脉
大多角骨
拇长屈肌肌腱
拇短伸肌肌腱
桡侧腕屈肌肌腱
拇长展肌肌腱
大多角骨结节
拇短对掌肌

指伸肌肌腱　小指伸肌肌腱

示指伸肌肌腱
钩骨和钩骨钩
尺侧腕伸肌肌腱
尺侧腕屈肌肌腱
小指展肌
指深屈肌肌腱
小指短屈肌
小指对掌肌
尺神经
尺深动脉
尺浅动脉

拇短展肌　桡浅动脉　指浅屈肌肌腱　正中神经　掌长肌肌腱　屈肌支持带

图 7.1.15

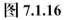

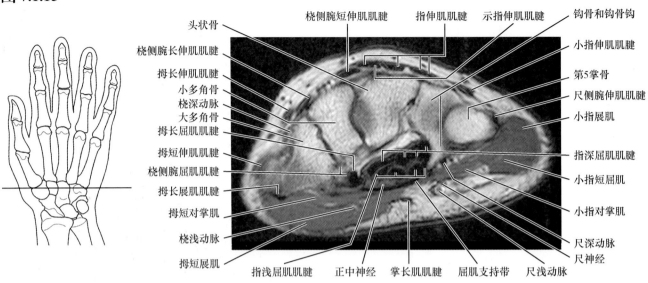

头状骨
桡侧腕长伸肌肌腱
拇长伸肌肌腱
小多角骨
桡深动脉
大多角骨
拇长屈肌肌腱
拇短伸肌肌腱
桡侧腕屈肌肌腱
拇长展肌肌腱
拇短对掌肌
桡浅动脉
拇短展肌

桡侧腕短伸肌肌腱　指伸肌肌腱　示指伸肌肌腱　钩骨和钩骨钩

小指伸肌肌腱
第5掌骨
尺侧腕伸肌肌腱
小指展肌
指深屈肌肌腱
小指短屈肌
小指对掌肌
尺深动脉
尺神经

指浅屈肌肌腱　正中神经　掌长肌肌腱　屈肌支持带　尺浅动脉

图 7.1.16

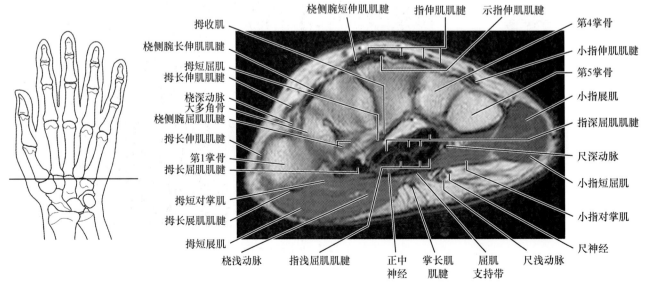

拇收肌
桡侧腕长伸肌肌腱
拇短屈肌
拇长伸肌肌腱
桡深动脉
大多角骨
桡侧腕屈肌肌腱
拇长伸肌肌腱
第1掌骨
拇长屈肌肌腱
拇短对掌肌
拇长展肌肌腱
拇短展肌

桡侧腕短伸肌肌腱　指伸肌肌腱　示指伸肌肌腱

第4掌骨
小指伸肌肌腱
第5掌骨
小指展肌
指深屈肌肌腱
尺深动脉
小指短屈肌
小指对掌肌
尺神经

桡浅动脉　指浅屈肌肌腱　正中神经　掌长肌肌腱　屈肌支持带　尺浅动脉

图 7.1.17

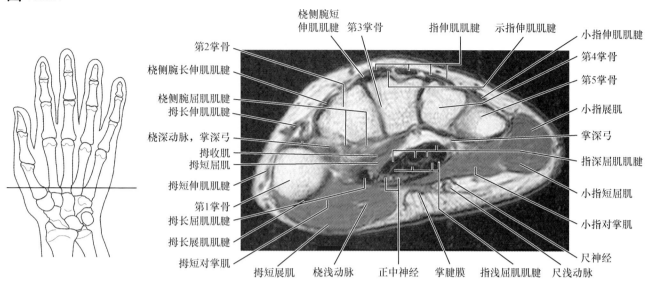

图 7.1.18

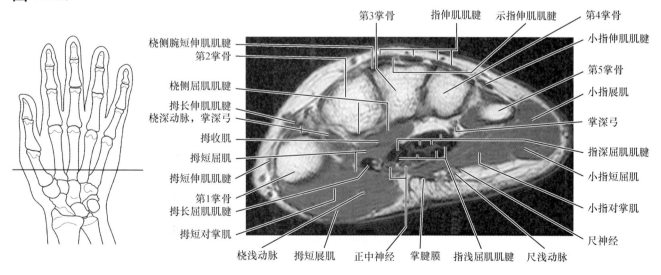

7.2 矢状位

图 7.2.1

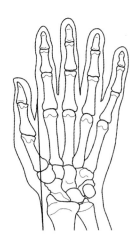

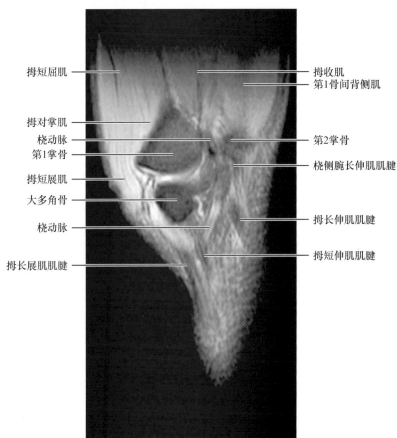

拇短屈肌	拇收肌
	第1骨间背侧肌
拇对掌肌	
桡动脉	第2掌骨
第1掌骨	桡侧腕长伸肌肌腱
拇短展肌	
大多角骨	拇长伸肌肌腱
桡动脉	
	拇短伸肌肌腱
拇长展肌肌腱	

图 7.2.2

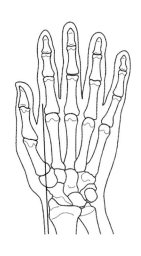

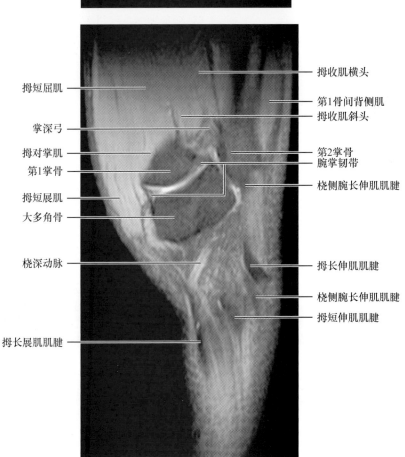

	拇收肌横头
拇短屈肌	第1骨间背侧肌
	拇收肌斜头
掌深弓	
拇对掌肌	第2掌骨
第1掌骨	腕掌韧带
	桡侧腕长伸肌肌腱
拇短展肌	
大多角骨	
桡深动脉	拇长伸肌肌腱
	桡侧腕长伸肌肌腱
	拇短伸肌肌腱
拇长展肌肌腱	

图 7.2.3

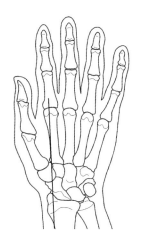

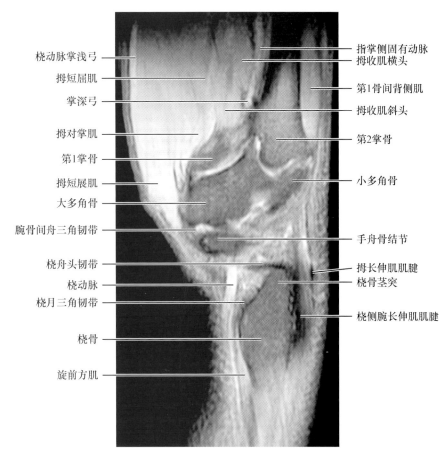

桡动脉掌浅弓
拇短屈肌
掌深弓
拇对掌肌
第1掌骨
拇短展肌
大多角骨
腕骨间舟三角韧带
桡舟头韧带
桡动脉
桡月三角韧带
桡骨
旋前方肌

指掌侧固有动脉
拇收肌横头
第1骨间背侧肌
拇收肌斜头
第2掌骨
小多角骨
手舟骨结节
拇长伸肌肌腱
桡骨茎突
桡侧腕长伸肌肌腱

图 7.2.4

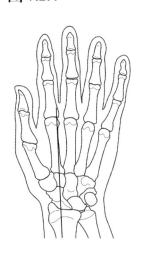

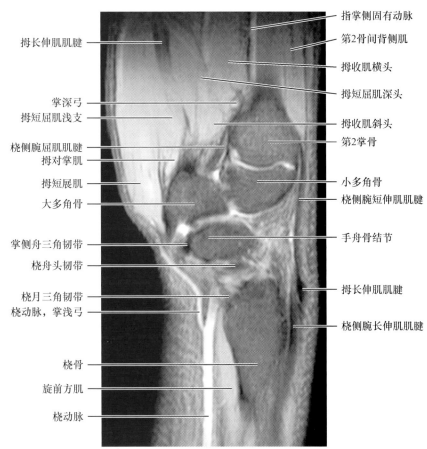

拇长伸肌肌腱
掌深弓
拇短屈肌浅支
桡侧腕屈肌肌腱
拇对掌肌
拇短展肌
大多角骨
掌侧舟三角韧带
桡舟头韧带
桡月三角韧带
桡动脉，掌浅弓
桡骨
旋前方肌
桡动脉

指掌侧固有动脉
第2骨间背侧肌
拇收肌横头
拇短屈肌深头
拇收肌斜头
第2掌骨
小多角骨
桡侧腕短伸肌肌腱
手舟骨结节
拇长伸肌肌腱
桡侧腕长伸肌肌腱

图 7.2.5

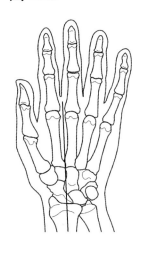

指掌侧固有动脉
第2骨间背侧肌
拇收肌横头

掌深弓

拇短屈肌浅支
拇长屈肌肌腱
拇对掌肌

拇短展肌

大多角骨

屈肌支持带
掌侧舟三角韧带

桡舟头韧带

旋前方肌副桡侧腕束（变异）

桡月三角韧带

桡侧腕屈肌肌腱

桡骨

旋前方肌
拇长屈肌

拇收肌斜头
拇短屈肌深头

第2掌骨

小多角骨

桡侧腕短伸肌肌腱

手舟骨结节

拇长伸肌肌腱

拇短伸肌肌腱

图 7.2.6

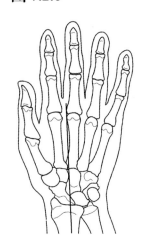

掌深弓

拇短屈肌浅支
拇长屈肌肌腱
拇对掌肌

拇短展肌

屈肌支持带

掌侧舟三角韧带远端

掌侧舟三角韧带近端

桡舟头韧带

桡月三角韧带

旋前方肌副桡侧腕束（变异）

正中神经
桡骨

拇长屈肌

旋前方肌

第2骨间背侧肌
拇收肌横头

指伸肌肌腱
第3掌骨

拇收肌斜头
拇短屈肌深头

第2掌骨

小多角骨

腕间头多角韧带

头状骨

背侧舟三角韧带

舟骨

背侧桡三角韧带

伸肌支持带

拇长伸肌肌腱

拇短伸肌

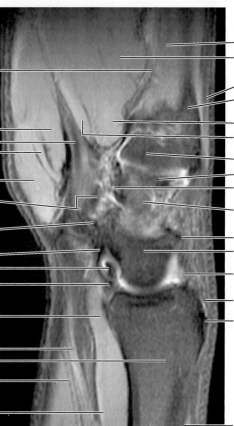

图 7.2.7

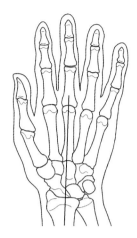

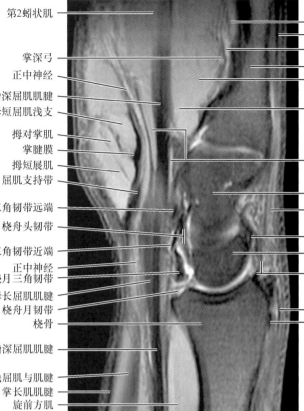

左侧标注	右侧标注
第2蚓状肌	第2骨间背侧肌
	指伸肌肌腱
	掌静脉
掌深弓	第3掌骨
正中神经	拇收肌横头
指深屈肌肌腱	
拇短屈肌浅支	拇收肌斜头
拇对掌肌	
掌腱膜	拇短屈肌深头
拇短展肌	
屈肌支持带	头状骨
掌侧舟三角韧带远端	指伸肌肌腱
桡舟头韧带	
掌侧舟三角韧带近端	背侧舟三角韧带
正中神经	手舟骨
桡月三角韧带	背侧桡三角韧带
拇长屈肌肌腱	
桡舟月韧带	伸肌支持带
桡骨	拇长伸肌肌腱
指深屈肌肌腱	
指浅屈肌与肌腱	
掌长肌肌腱	
旋前方肌	

图 7.2.8

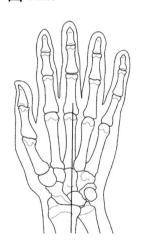

左侧标注	右侧标注
第2蚓状肌	第2骨间背侧肌
掌深弓	第3掌骨
	拇收肌横头
指深屈肌肌腱	指伸肌肌腱
正中神经	拇收肌斜头
拇短屈肌	
掌腱膜	腕掌韧带
拇对掌肌	
拇短展肌	
掌侧舟三角韧带远端	头状骨
屈肌支持带	
正中神经	示指伸肌肌腱
桡舟头韧带	背侧舟三角韧带
掌侧舟三角韧带远端	手舟骨
掌长肌肌腱	背侧桡三角韧带
桡月三角韧带	伸肌支持带
腕间舟月韧带	
桡骨	Lister结节
指深屈肌肌腱	
指浅屈肌与肌腱	
旋前方肌	拇长伸肌肌腱

图 7.2.9

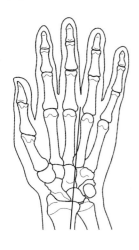

第3蚓状肌

掌深弓

正中神经

指浅屈肌肌腱

掌腱膜

拇短展肌

掌侧舟三角韧带远端

掌长肌肌腱

屈肌支持带

掌侧舟三角韧带近端

月骨

桡月三角韧带

腕间舟月韧带

桡骨

指浅屈肌与肌腱

指深屈肌与肌腱

旋前方肌

第3骨间背侧肌

拇收肌横头

第3掌骨

第4掌骨

拇收肌斜头

指伸肌肌腱

头状骨

背侧舟三角韧带

背侧桡三角韧带

伸肌支持带

示指伸肌

拇长伸肌

图 7.2.10

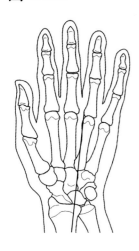

第3蚓状肌

掌深弓

掌浅弓

掌腱膜

拇短展肌

指浅屈肌肌腱

指深屈肌肌腱

掌侧舟三角韧带远端

掌侧舟三角韧带近端

屈肌支持带

桡月三角韧带

短桡月韧带

桡骨

指浅屈肌与肌腱

指深屈肌与肌腱

旋前方肌

第3骨间背侧肌

第2骨间掌侧肌

第4掌骨

腕掌韧带

钩骨

腕间头钩韧带

头状骨

背侧舟三角韧带

伸肌支持带

背侧桡三角韧带

月骨

指伸肌肌腱

示指伸肌

图 7.2.11

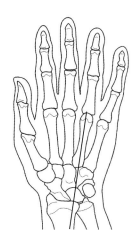

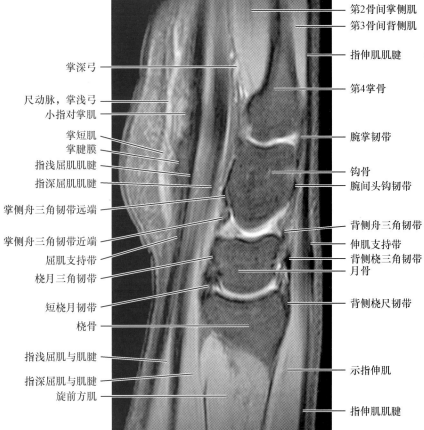

第2骨间掌侧肌
第3骨间背侧肌
指伸肌肌腱
第4掌骨
腕掌韧带
钩骨
腕间头钩韧带
背侧舟三角韧带
伸肌支持带
背侧桡三角韧带
月骨
背侧桡尺韧带
示指伸肌
指伸肌肌腱

掌深弓
尺动脉，掌浅弓
小指对掌肌
掌短肌
掌腱膜
指浅屈肌肌腱
指深屈肌肌腱
掌侧舟三角韧带远端
掌侧舟三角韧带近端
屈肌支持带
桡月三角韧带
短桡月韧带
桡骨
指浅屈肌与肌腱
指深屈肌与肌腱
旋前方肌

图 7.2.12

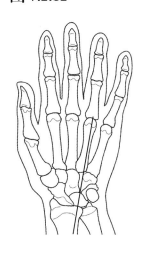

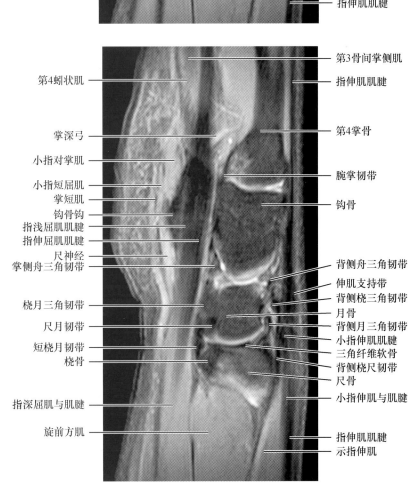

第3骨间掌侧肌
指伸肌肌腱
第4掌骨
腕掌韧带
钩骨
背侧舟三角韧带
伸肌支持带
背侧桡三角韧带
月骨
背侧月三角韧带
小指伸肌肌腱
三角纤维软骨
背侧桡尺韧带
尺骨
小指伸肌与肌腱
指伸肌肌腱
示指伸肌

第4蚓状肌
掌深弓
小指对掌肌
小指短屈肌
掌短肌
钩骨钩
指浅屈肌肌腱
指伸屈肌肌腱
尺神经
掌侧舟三角韧带
桡月三角韧带
尺月韧带
短桡月韧带
桡骨
指深屈肌与肌腱
旋前方肌

图 7.2.13

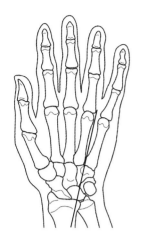

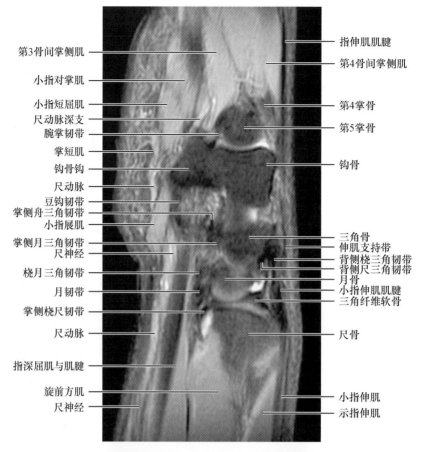

第3骨间掌侧肌

小指对掌肌

小指短屈肌

尺动脉深支

腕掌韧带

掌短肌

钩骨钩

尺动脉

豆钩韧带

掌侧舟三角韧带

小指展肌

掌侧月三角韧带

尺神经

桡月三角韧带

月韧带

掌侧桡尺韧带

尺动脉

指深屈肌与肌腱

旋前方肌

尺神经

指伸肌肌腱

第4骨间掌侧肌

第4掌骨

第5掌骨

钩骨

三角骨

伸肌支持带

背侧桡三角韧带

背侧尺三角韧带

月骨

小指伸肌肌腱

三角纤维软骨

尺骨

小指伸肌

示指伸肌

图 7.2.14

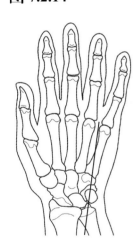

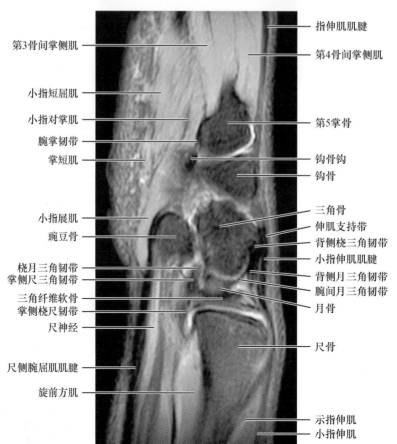

第3骨间掌侧肌

小指短屈肌

小指对掌肌

腕掌韧带

掌短肌

小指展肌

豌豆骨

桡月三角韧带

掌侧尺三角韧带

三角纤维软骨

掌侧桡尺韧带

尺神经

尺侧腕屈肌肌腱

旋前方肌

指伸肌肌腱

第4骨间掌侧肌

第5掌骨

钩骨钩

钩骨

三角骨

伸肌支持带

背侧桡三角韧带

小指伸肌肌腱

背侧月三角韧带

腕间月三角韧带

月骨

尺骨

示指伸肌

小指伸肌

图 **7.2.15**

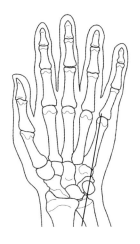

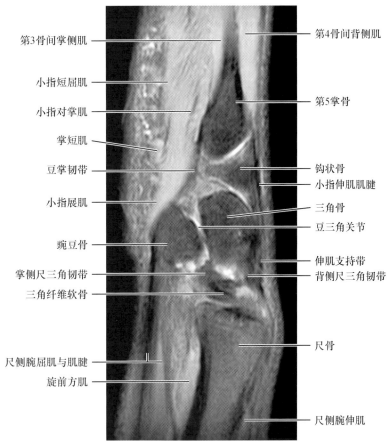

第3骨间掌侧肌 —— 第4骨间背侧肌

小指短屈肌 —— 第5掌骨

小指对掌肌

掌短肌

豆掌韧带 —— 钩状骨
—— 小指伸肌肌腱

小指展肌 —— 三角骨
—— 豆三角关节

豌豆骨

掌侧尺三角韧带 —— 伸肌支持带
—— 背侧尺三角韧带

三角纤维软骨

尺骨

尺侧腕屈肌与肌腱

旋前方肌

—— 尺侧腕伸肌

图 **7.2.16**

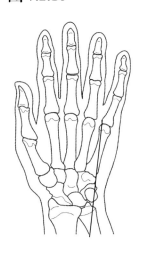

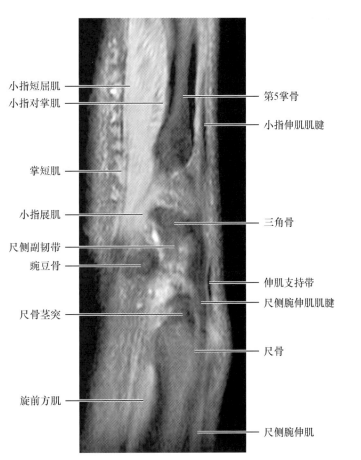

小指短屈肌 —— 第5掌骨
小指对掌肌
—— 小指伸肌肌腱

掌短肌

小指展肌 —— 三角骨

尺侧副韧带
豌豆骨

—— 伸肌支持带
—— 尺侧腕伸肌肌腱
尺骨茎突

—— 尺骨

旋前方肌

—— 尺侧腕伸肌

图 7.2.17

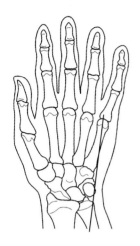

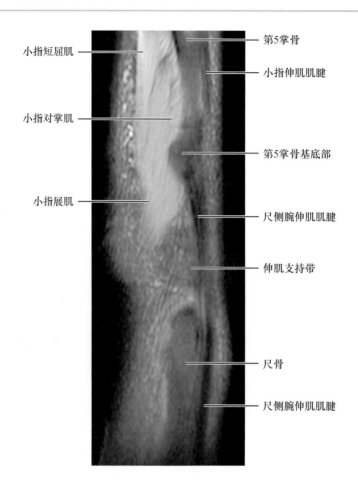

小指短屈肌 —— 第5掌骨

小指对掌肌 —— 小指伸肌肌腱

小指展肌 —— 第5掌骨基底部

尺侧腕伸肌肌腱

伸肌支持带

尺骨

尺侧腕伸肌肌腱

7.3 冠状位

图 7.3.1

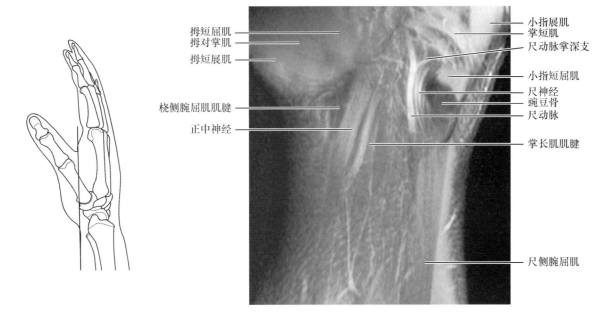

拇短屈肌
拇对掌肌
拇短展肌

桡侧腕屈肌肌腱

正中神经

小指展肌
掌短肌
尺动脉掌深支

小指短屈肌
尺神经
豌豆骨
尺动脉

掌长肌肌腱

尺侧腕屈肌

图 7.3.2

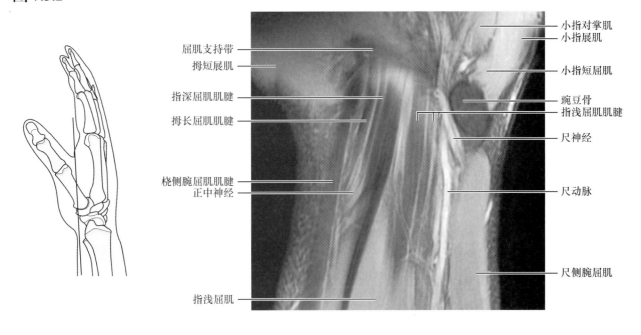

屈肌支持带
拇短展肌

指深屈肌肌腱

拇长屈肌肌腱

桡侧腕屈肌肌腱
正中神经

指浅屈肌

小指对掌肌
小指展肌

小指短屈肌

豌豆骨
指浅屈肌肌腱

尺神经

尺动脉

尺侧腕屈肌

图 7.3.3

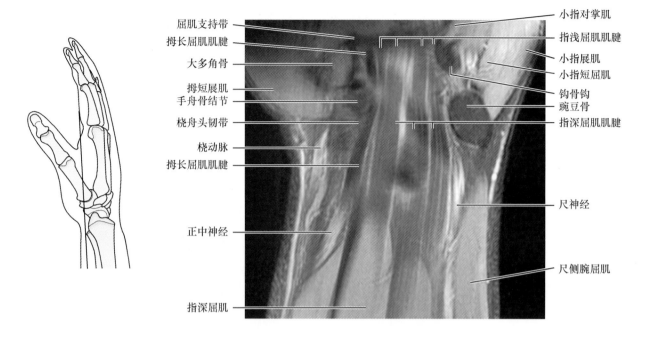

屈肌支持带
拇长屈肌肌腱
大多角骨
拇短展肌
手舟骨结节
桡舟头韧带
桡动脉
拇长屈肌肌腱
正中神经
指深屈肌

小指对掌肌
指浅屈肌肌腱
小指展肌
小指短屈肌
钩骨钩
豌豆骨
指深屈肌肌腱
尺神经
尺侧腕屈肌

图 7.3.4

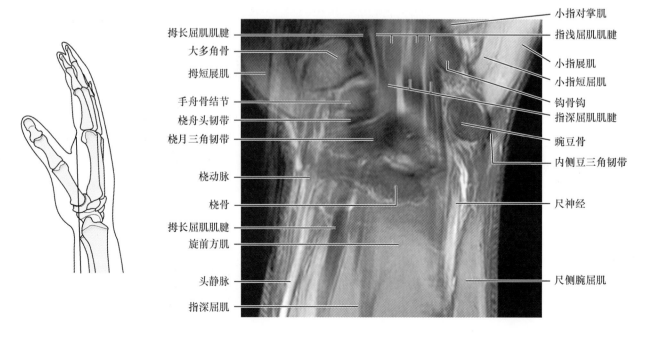

拇长屈肌肌腱
大多角骨
拇短展肌
手舟骨结节
桡舟头韧带
桡月三角韧带
桡动脉
桡骨
拇长屈肌肌腱
旋前方肌
头静脉
指深屈肌

小指对掌肌
指浅屈肌肌腱
小指展肌
小指短屈肌
钩骨钩
指深屈肌肌腱
豌豆骨
内侧豆三角韧带
尺神经
尺侧腕屈肌

图 7.3.5

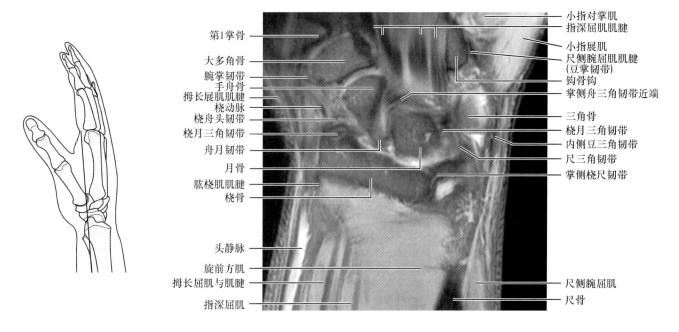

第1掌骨
大多角骨
腕掌韧带
手舟骨
拇长展肌肌腱
桡动脉
桡舟头韧带
桡月三角韧带
舟月韧带
月骨
肱桡肌肌腱
桡骨

头静脉
旋前方肌
拇长屈肌与肌腱
指深屈肌

小指对掌肌
指深屈肌肌腱
小指展肌
尺侧腕屈肌肌腱
（豆掌韧带）
钩骨钩
掌侧舟三角韧带近端
三角骨
桡月三角韧带
内侧豆三角韧带
尺三角韧带
掌侧桡尺韧带

尺侧腕屈肌
尺骨

图 7.3.6

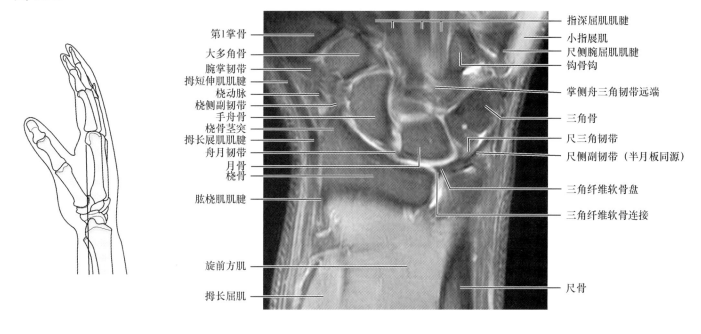

第1掌骨
大多角骨
腕掌韧带
拇短伸肌肌腱
桡动脉
桡侧副韧带
手舟骨
桡骨茎突
拇长展肌肌腱
舟月韧带
月骨
桡骨
肱桡肌肌腱

旋前方肌
拇长屈肌

指深屈肌肌腱
小指展肌
尺侧腕屈肌肌腱
钩骨钩
掌侧舟三角韧带远端
三角骨
尺三角韧带
尺侧副韧带（半月板同源）
三角纤维软骨盘
三角纤维软骨连接

尺骨

图 **7.3.7**

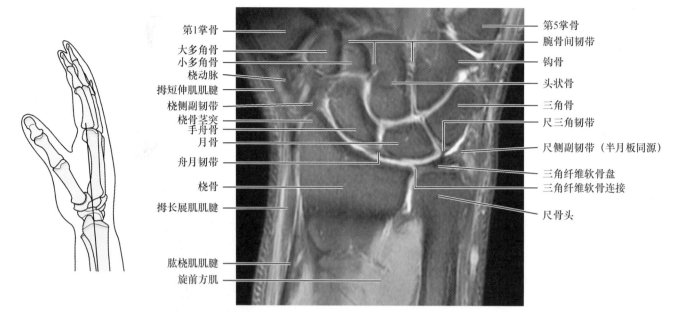

第1掌骨
大多角骨
小多角骨
桡动脉
拇短伸肌肌腱
桡侧副韧带
桡骨茎突
手舟骨
月骨
舟月韧带
桡骨
拇长展肌肌腱
肱桡肌肌腱
旋前方肌

第5掌骨
腕骨间韧带
钩骨
头状骨
三角骨
尺三角韧带
尺侧副韧带（半月板同源）
三角纤维软骨盘
三角纤维软骨连接
尺骨头

图 **7.3.8**

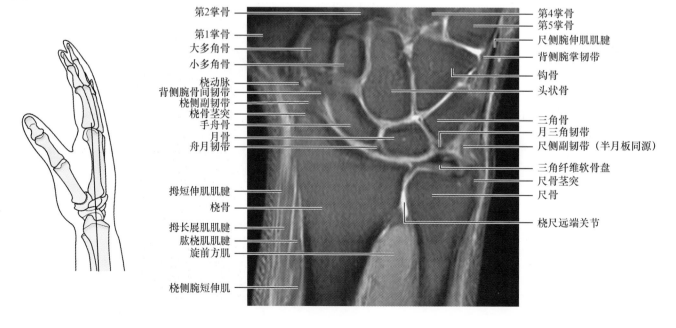

第2掌骨
第1掌骨
大多角骨
小多角骨
桡动脉
背侧腕骨间韧带
桡侧副韧带
桡骨茎突
手舟骨
月骨
舟月韧带
拇短伸肌肌腱
桡骨
拇长展肌肌腱
肱桡肌肌腱
旋前方肌
桡侧腕短伸肌

第4掌骨
第5掌骨
尺侧腕伸肌肌腱
背侧腕掌韧带
钩骨
头状骨
三角骨
月三角韧带
尺侧副韧带（半月板同源）
三角纤维软骨盘
尺骨茎突
尺骨
桡尺远端关节

图 7.3.9

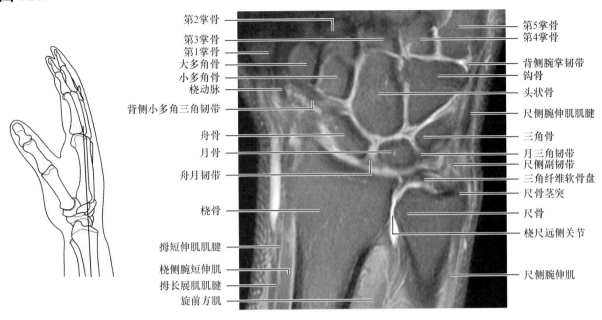

第2掌骨
第3掌骨
第1掌骨
大多角骨
小多角骨
桡动脉
背侧小多角三角韧带
舟骨
月骨
舟月韧带
桡骨
拇短伸肌肌腱
桡侧腕短伸肌
拇长展肌肌腱
旋前方肌

第5掌骨
第4掌骨
背侧腕掌韧带
钩骨
头状骨
尺侧腕伸肌肌腱
三角骨
月三角韧带
尺侧副韧带
三角纤维软骨盘
尺骨茎突
尺骨
桡尺远侧关节
尺侧腕伸肌

图 7.3.10

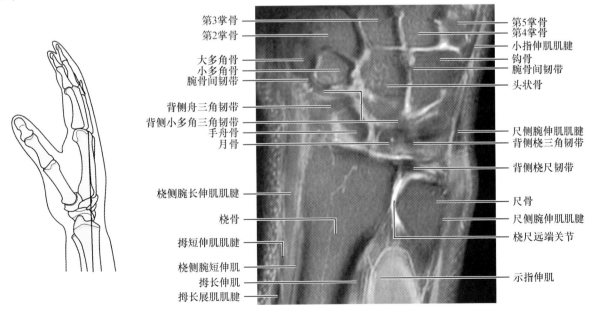

第3掌骨
第2掌骨
大多角骨
小多角骨
腕骨间韧带
背侧舟三角韧带
背侧小多角三角韧带
手舟骨
月骨
桡侧腕长伸肌肌腱
桡骨
拇短伸肌肌腱
桡侧腕短伸肌
拇长伸肌
拇长展肌肌腱

第5掌骨
第4掌骨
小指伸肌肌腱
钩骨
腕骨间韧带
头状骨
尺侧腕伸肌肌腱
背侧桡三角韧带
背侧桡尺韧带
尺骨
尺侧腕伸肌肌腱
桡尺远端关节
示指伸肌

图 **7.3.11**

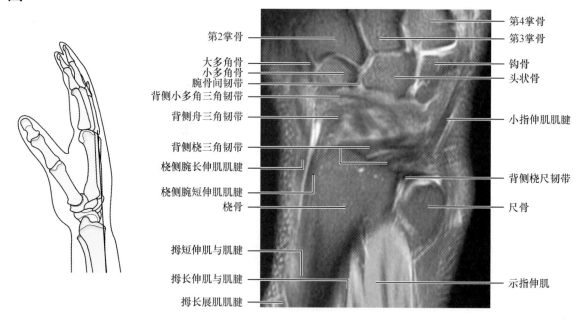

第2掌骨

大多角骨
小多角骨
腕骨间韧带
背侧小多角三角韧带

背侧舟三角韧带

背侧桡三角韧带

桡侧腕长伸肌肌腱

桡侧腕短伸肌肌腱

桡骨

拇短伸肌与肌腱

拇长伸肌与肌腱

拇长展肌肌腱

第4掌骨
第3掌骨

钩骨
头状骨

小指伸肌肌腱

背侧桡尺韧带

尺骨

示指伸肌

图 **7.3.12**

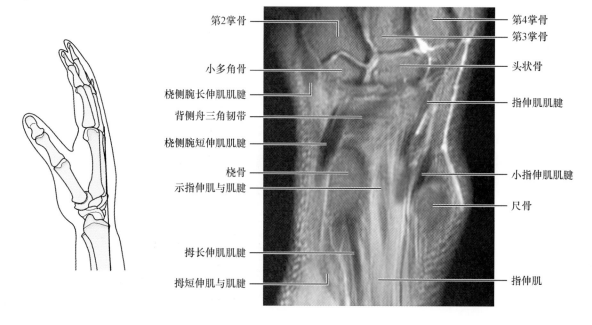

第2掌骨

小多角骨

桡侧腕长伸肌肌腱

背侧舟三角韧带

桡侧腕短伸肌肌腱

桡骨
示指伸肌与肌腱

拇长伸肌肌腱

拇短伸肌与肌腱

第4掌骨
第3掌骨

头状骨

指伸肌肌腱

小指伸肌肌腱

尺骨

指伸肌

图 7.3.13

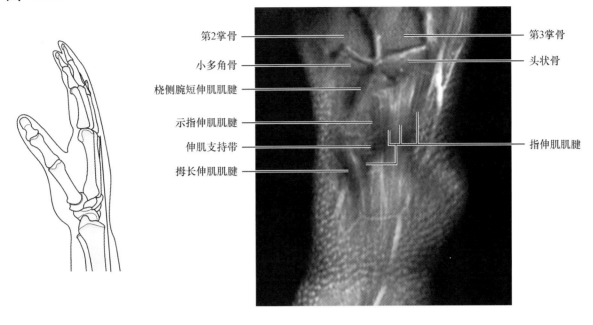

第2掌骨 ——————————— 第3掌骨

小多角骨 ——————————— 头状骨

桡侧腕短伸肌肌腱 ————

示指伸肌肌腱 —————

伸肌支持带 ————————— 指伸肌肌腱

拇长伸肌肌腱 ————

第 **8** 章

手部 MRI

表 8-1　手部肌肉

肌肉	起点	止点	神经支配
掌短肌	掌腱膜的尺侧	手掌尺侧缘皮肤的深部	尺神经的浅支（C8、T1）
拇短展肌	屈肌支持带和大多角骨（偶尔也有舟骨）的掌侧	拇指近节指骨基底部的桡侧	正中神经的返支（C8、T1）
拇对掌肌	屈肌支持带和大多角骨结节的掌侧	第1掌骨体的掌侧面外侧部	正中神经的返支（C8、T1）
拇短屈肌	浅头：大多角骨，屈肌支持带旁邻近部分及桡侧腕屈肌腱鞘；深头：小多角骨和头状骨	浅头：拇指近节指骨基底部的前外侧；深头：进入浅头的一个肌腱	正中神经的返支和尺神经的深支（C8、T1）
拇短收肌	腕骨头：屈肌支持带，头状骨和第2、3掌骨基底部；掌骨头：第3掌骨的掌侧和第2、3、4掌指关节	拇指近节指骨基底部前面的尺侧	正中神经的返支（C8、T1）
小指展肌	豌豆骨的远侧半，豆钩韧带，尺侧腕屈肌肌腱和屈肌支持带	两个肌腱：①小指近节指骨基底部的尺侧；②小指伸肌肌腱	尺神经的掌深支（C8、T1）
小指短屈肌	钩骨钩和邻近的屈肌支持带	小指近节指骨基底部尺侧	尺神经的深支或浅支（C8、T1）
小指对掌肌	钩骨钩的远侧缘和邻近的屈肌支持带	第5掌骨体的内侧面和第5掌骨头	尺神经的掌深支（C8、T1）
蚓状肌	两条外侧蚓状肌：第1、2指深屈肌肌腱的桡、掌侧；两条内侧蚓状肌：第2、3和第3、4指屈肌肌腱的毗邻缘	近节指骨背侧指伸肌肌腱的桡侧缘	正中神经支配外侧的2或3条蚓状肌；尺神经掌深支支配内侧的1条或2条蚓状肌
骨间肌	骨间掌侧肌：第1、2、4、5掌骨体的前缘，其中第一条靠近基底部，其他几条起自掌骨体的3/4；骨间背侧肌：各掌骨的相对缘	止于相应指骨的轴侧面的腱膜上。第1骨间掌侧肌常为拇短屈肌或拇收肌的一部分。第1骨间背侧肌常止于近节指骨。其他3条止于伸肌腱膜和近节指骨	尺神经的掌深支（C8、T1）

8.1 轴位

图 8.1.1

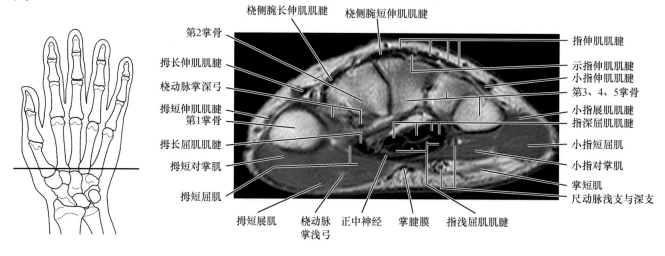

图 8.1.2

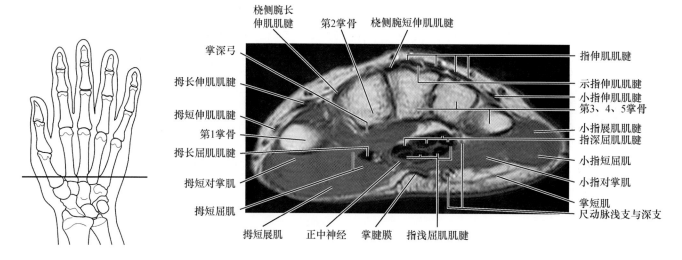

图 8.1.3

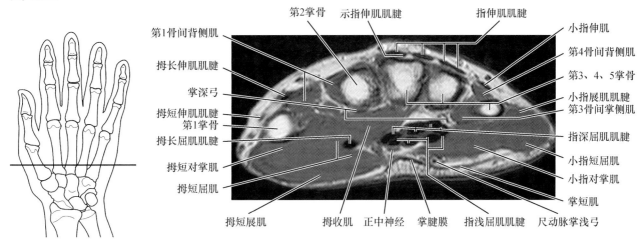

第2掌骨　示指伸肌肌腱　指伸肌肌腱

第1骨间背侧肌
拇长伸肌肌腱
掌深弓
拇短伸肌肌腱
第1掌骨
拇长屈肌肌腱
拇短对掌肌
拇短屈肌

小指伸肌
第4骨间背侧肌
第3、4、5掌骨
小指展肌肌腱
第3骨间掌侧肌
指深屈肌肌腱
小指短屈肌
小指对掌肌
掌短肌

拇短展肌　　拇收肌　　正中神经　掌腱膜　指浅屈肌肌腱　尺动脉掌浅弓

图 8.1.4

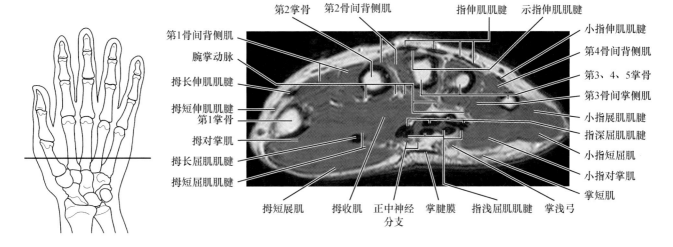

第2掌骨　第2骨间背侧肌　　指伸肌肌腱　示指伸肌肌腱

第1骨间背侧肌
腕掌动脉
拇长伸肌肌腱
拇短伸肌肌腱
第1掌骨
拇对掌肌
拇长屈肌肌腱
拇短屈肌肌腱

小指伸肌肌腱
第4骨间背侧肌
第3、4、5掌骨
第3骨间掌侧肌
小指展肌肌腱
指深屈肌肌腱
小指短屈肌
小指对掌肌
掌短肌

拇短展肌　　拇收肌　　正中神经　掌腱膜　指浅屈肌肌腱　掌浅弓
　　　　　　　　　　　　分支

图 8.1.5

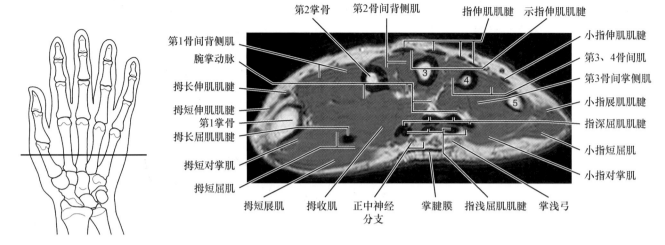

第2掌骨　第2骨间背侧肌　指伸肌肌腱　示指伸肌肌腱

第1骨间背侧肌
腕掌动脉
拇长伸肌肌腱
拇短伸肌肌腱
第1掌骨
拇长屈肌肌腱
拇短对掌肌
拇短屈肌

小指伸肌肌腱
第3、4骨间肌
第3骨间掌侧肌
小指展肌肌腱
指深屈肌肌腱
小指短屈肌
小指对掌肌

拇短展肌　拇收肌　正中神经分支　掌腱膜　指浅屈肌肌腱　掌浅弓

图 8.1.6

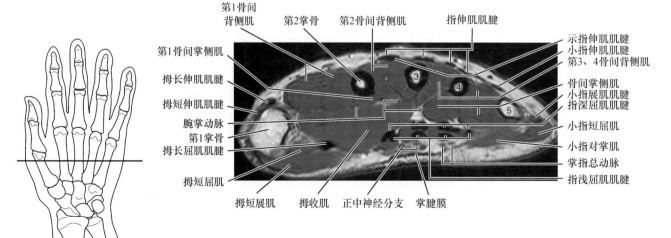

第1骨间背侧肌　第2掌骨　第2骨间背侧肌　指伸肌肌腱

第1骨间掌侧肌
拇长伸肌肌腱
拇短伸肌肌腱
腕掌动脉
第1掌骨
拇长屈肌肌腱
拇短屈肌

示指伸肌肌腱
小指伸肌肌腱
第3、4骨间背侧肌
骨间掌侧肌
小指展肌肌腱
指深屈肌肌腱
小指短屈肌
小指对掌肌
掌指总动脉
指浅屈肌肌腱

拇短展肌　拇收肌　正中神经分支　掌腱膜

图 8.1.7

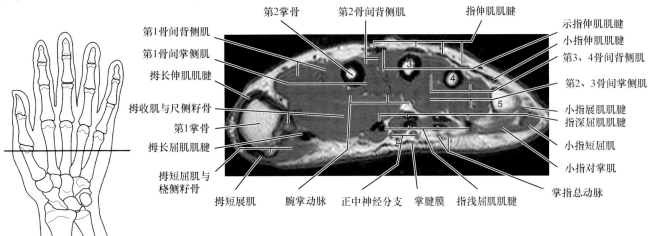

第2掌骨　第2骨间背侧肌　指伸肌肌腱

第1骨间背侧肌
第1骨间掌侧肌
拇长伸肌肌腱
拇收肌与尺侧籽骨
第1掌骨
拇长屈肌肌腱
拇短屈肌与桡侧籽骨
拇短展肌　腕掌动脉　正中神经分支　掌腱膜　指浅屈肌肌腱

示指伸肌肌腱
小指伸肌肌腱
第3、4骨间背侧肌
第2、3骨间掌侧肌
小指展肌肌腱
指深屈肌肌腱
小指短屈肌
小指对掌肌
掌指总动脉

图 8.1.8

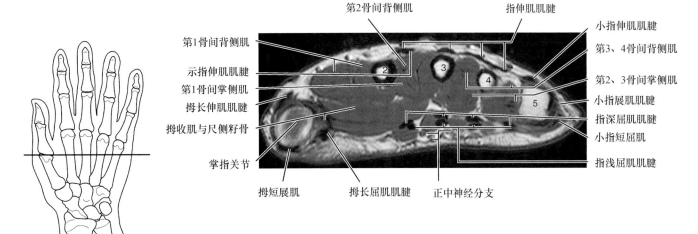

第2骨间背侧肌　指伸肌肌腱

第1骨间背侧肌
示指伸肌肌腱
第1骨间掌侧肌
拇长伸肌肌腱
拇收肌与尺侧籽骨
掌指关节
拇短展肌　拇长屈肌肌腱　正中神经分支

小指伸肌肌腱
第3、4骨间背侧肌
第2、3骨间掌侧肌
小指展肌肌腱
指深屈肌肌腱
小指短屈肌
指浅屈肌肌腱

图 8.1.9

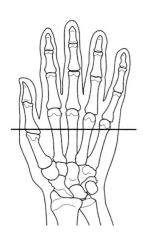

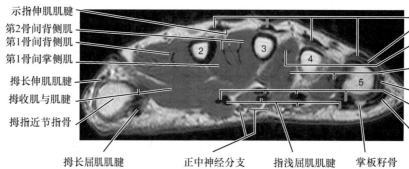

示指伸肌肌腱
第2骨间背侧肌
第1骨间背侧肌
第1骨间掌侧肌
拇长伸肌肌腱
拇收肌与肌腱
拇指近节指骨

指伸肌肌腱
小指伸肌肌腱
第3、4骨间背侧肌
第2、3骨间掌侧肌
小指展肌
指伸屈肌肌腱
小指短屈肌

拇长屈肌肌腱　　　正中神经分支　　　指浅屈肌肌腱　　　掌板籽骨

图 8.1.10

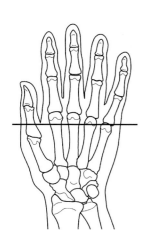

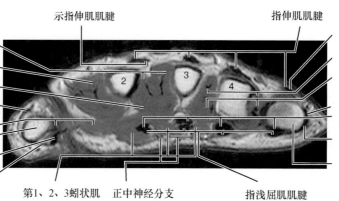

示指伸肌肌腱
指伸肌肌腱

第2骨间背侧肌
第1骨间背侧肌
第1骨间掌侧肌
拇长伸肌肌腱
拇收肌与肌腱
拇指近节指骨
拇长屈肌肌腱
A1滑车

小指伸肌肌腱
第3、4骨间背侧肌
第2、3骨间掌侧肌
小指展肌肌腱
指深屈肌肌腱
小指短屈肌
第5近节指骨

第1、2、3蚓状肌　　　正中神经分支　　　指浅屈肌肌腱

图 8.1.11

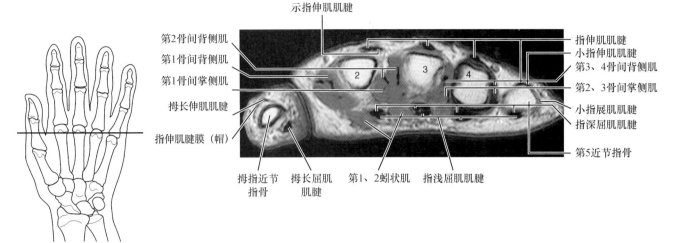

示指伸肌肌腱

第2骨间背侧肌
第1骨间背侧肌
第1骨间掌侧肌
拇长伸肌肌腱
指伸肌腱膜（帽）

指伸肌肌腱
小指伸肌肌腱
第3、4骨间背侧肌
第2、3骨间掌侧肌
小指展肌肌腱
指深屈肌肌腱
第5近节指骨

拇指近节
指骨
拇长屈肌
肌腱
第1、2蚓状肌
指浅屈肌肌腱

图 8.1.12

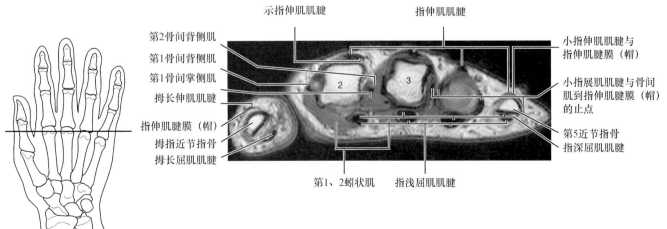

示指伸肌肌腱

指伸肌肌腱

第2骨间背侧肌
第1骨间背侧肌
第1骨间掌侧肌
拇长伸肌肌腱
指伸肌腱膜（帽）
拇指近节指骨
拇长屈肌肌腱

小指伸肌肌腱与
指伸肌腱膜（帽）

小指展肌肌腱与骨间
肌到指伸肌腱膜（帽）
的止点

第5近节指骨
指深屈肌肌腱

第1、2蚓状肌
指浅屈肌肌腱

图 8.1.13

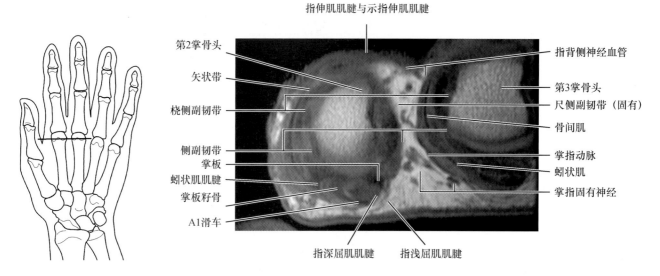

指伸肌肌腱与示指伸肌肌腱

第2掌骨头

矢状带

桡侧副韧带

侧副韧带

掌板

蚓状肌肌腱

掌板籽骨

A1滑车

指深屈肌肌腱　　指浅屈肌肌腱

指背侧神经血管

第3掌骨头

尺侧副韧带（固有）

骨间肌

掌指动脉

蚓状肌

掌指固有神经

图 8.1.14

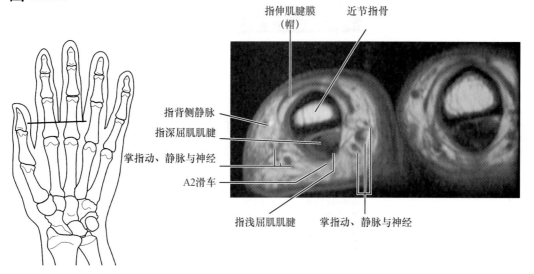

指伸肌腱膜　　近节指骨
（帽）

指背侧静脉

指深屈肌肌腱

掌指动、静脉与神经

A2滑车

指浅屈肌肌腱　　掌指动、静脉与神经

8.2 矢状位

图 8.2.1

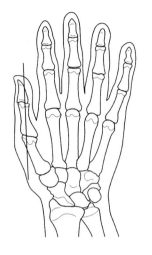

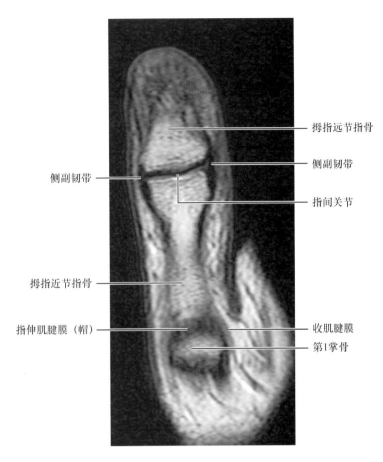

侧副韧带

拇指近节指骨

指伸肌腱膜（帽）

拇指远节指骨

侧副韧带

指间关节

收肌腱膜

第1掌骨

图 8.2.2

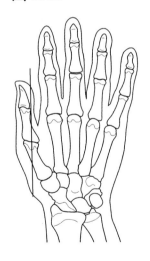

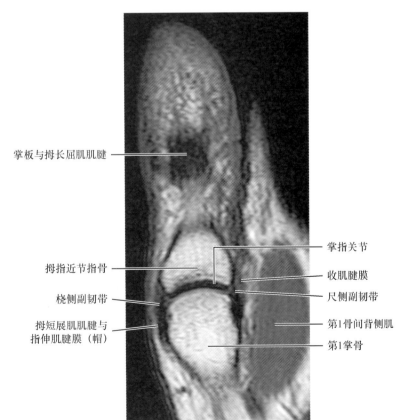

掌板与拇长屈肌肌腱

拇指近节指骨

桡侧副韧带

拇短展肌肌腱与
指伸肌腱膜（帽）

掌指关节

收肌腱膜

尺侧副韧带

第1骨间背侧肌

第1掌骨

图 8.2.3

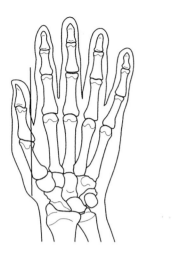

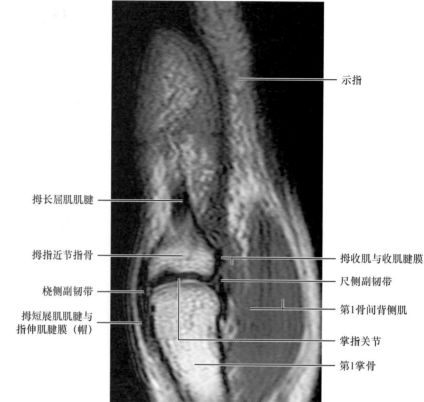

拇长屈肌肌腱

拇指近节指骨

桡侧副韧带

拇短展肌肌腱与
指伸肌腱膜（帽）

示指

拇收肌与收肌腱膜

尺侧副韧带

第1骨间背侧肌

掌指关节

第1掌骨

图 8.2.4

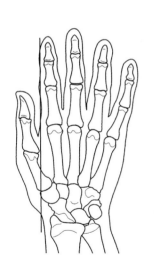

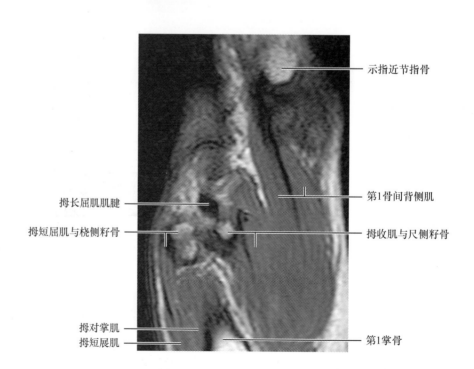

拇长屈肌肌腱

拇短屈肌与桡侧籽骨

拇对掌肌
拇短展肌

示指近节指骨

第1骨间背侧肌

拇收肌与尺侧籽骨

第1掌骨

图 8.2.5

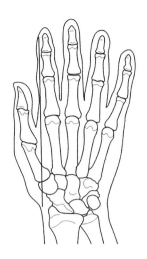

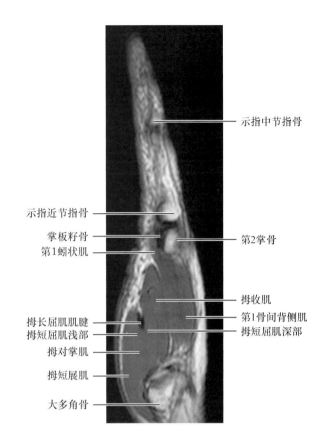

示指中节指骨

示指近节指骨
掌板籽骨
第1蚓状肌

第2掌骨

拇收肌
第1骨间背侧肌
拇短屈肌深部

拇长屈肌肌腱
拇短屈肌浅部
拇对掌肌

拇短展肌

大多角骨

图 8.2.6

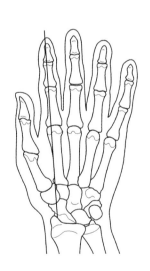

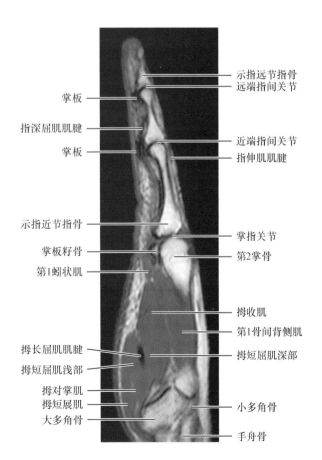

示指远节指骨
远端指间关节

掌板

指深屈肌肌腱

掌板

近端指间关节
指伸肌肌腱

示指近节指骨

掌指关节

掌板籽骨

第2掌骨

第1蚓状肌

拇收肌
第1骨间背侧肌

拇长屈肌肌腱
拇短屈肌浅部

拇短屈肌深部

拇对掌肌
拇短展肌
大多角骨

小多角骨

手舟骨

图 8.2.7

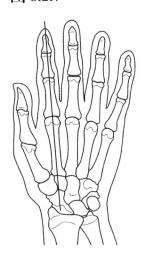

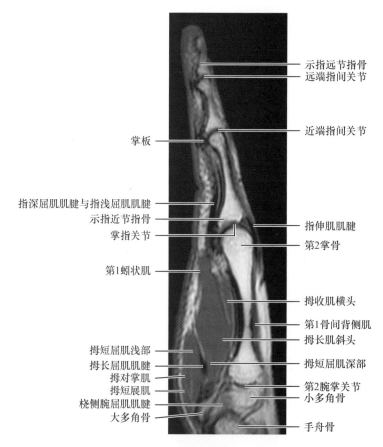

示指远节指骨
远端指间关节

近端指间关节

掌板

指深屈肌肌腱与指浅屈肌肌腱
示指近节指骨
掌指关节

指伸肌肌腱
第2掌骨

第1蚓状肌

拇收肌横头
第1骨间背侧肌
拇长肌斜头

拇短屈肌浅部
拇长屈肌肌腱
拇对掌肌
拇短展肌
桡侧腕屈肌肌腱
大多角骨

拇短屈肌深部

第2腕掌关节
小多角骨

手舟骨

图 8.2.8

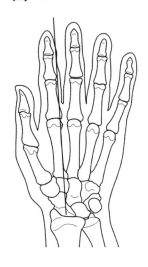

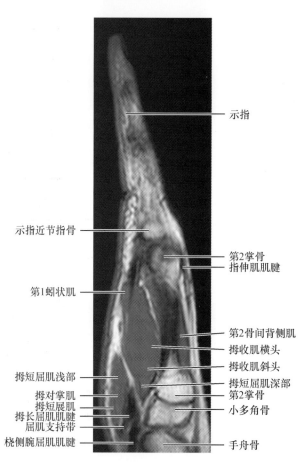

示指

示指近节指骨

第2掌骨
指伸肌肌腱

第1蚓状肌

第2骨间背侧肌
拇收肌横头
拇收肌斜头

拇短屈肌浅部
拇对掌肌
拇短展肌
拇长屈肌肌腱
屈肌支持带
桡侧腕屈肌肌腱

拇短屈肌深部
第2掌骨
小多角骨

手舟骨

图 8.2.9

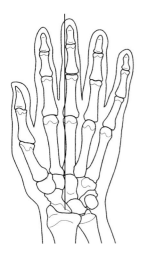

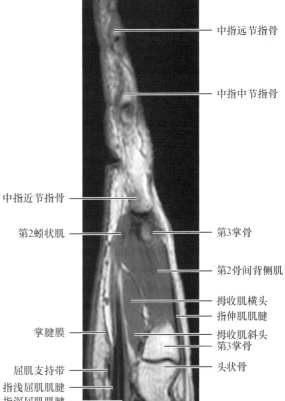

中指近节指骨

第2蚓状肌

掌腱膜

屈肌支持带
指浅屈肌肌腱
指深屈肌肌腱

中指远节指骨

中指中节指骨

第3掌骨

第2骨间背侧肌

拇收肌横头
指伸肌肌腱
拇收肌斜头
第3掌骨
头状骨

图 8.2.10

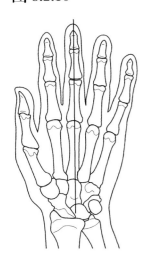

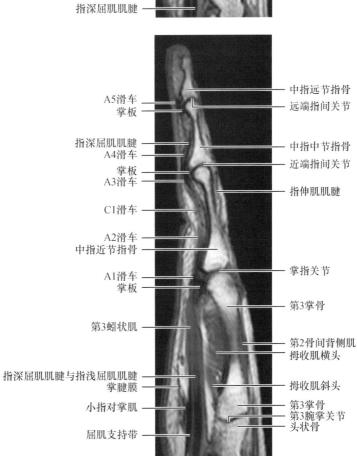

A5滑车
掌板

指深屈肌肌腱
A4滑车
掌板
A3滑车

C1滑车

A2滑车
中指近节指骨

A1滑车
掌板

第3蚓状肌

指深屈肌肌腱与指浅屈肌肌腱
掌腱膜

小指对掌肌

屈肌支持带

中指远节指骨
远端指间关节

中指中节指骨
近端指间关节

指伸肌肌腱

掌指关节

第3掌骨

第2骨间背侧肌
拇收肌横头

拇收肌斜头

第3掌骨
第3腕掌关节
头状骨

图 8.2.11

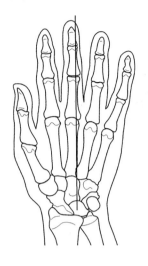

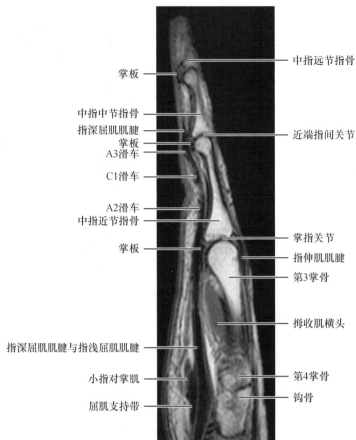

掌板 —— 中指远节指骨

中指中节指骨 ——
指深屈肌肌腱 ——
掌板 —— 近端指间关节
A3滑车 ——
C1滑车 ——

A2滑车 ——
中指近节指骨 ——
掌指关节
掌板 —— 指伸肌肌腱
第3掌骨

拇收肌横头

指深屈肌肌腱与指浅屈肌肌腱 ——
小指对掌肌 —— 第4掌骨
钩骨
屈肌支持带 ——

图 8.2.12

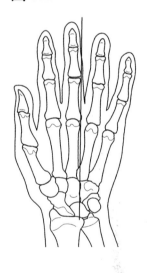

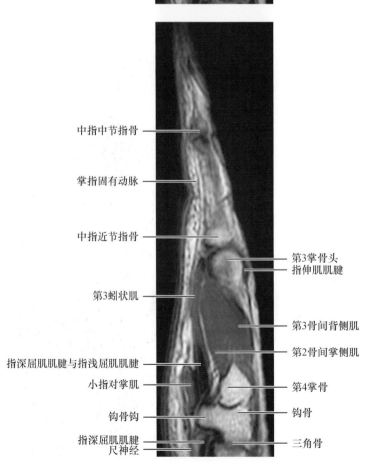

中指中节指骨 ——

掌指固有动脉 ——

中指近节指骨 ——
第3掌骨头
指伸肌肌腱

第3蚓状肌 ——

第3骨间背侧肌

第2骨间掌侧肌

指深屈肌肌腱与指浅屈肌肌腱 ——
小指对掌肌 —— 第4掌骨

钩骨钩 —— 钩骨

指深屈肌肌腱 ——
尺神经 —— 三角骨

图 8.2.13

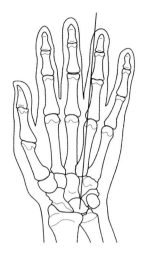

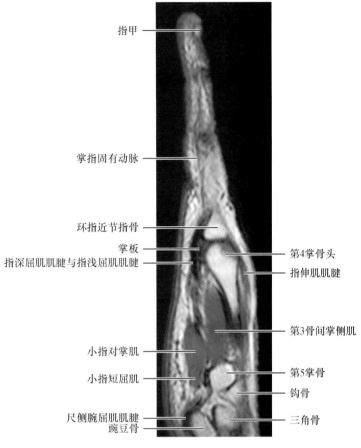

指甲

掌指固有动脉

环指近节指骨
掌板
指深屈肌肌腱与指浅屈肌肌腱

第4掌骨头
指伸肌肌腱

第3骨间掌侧肌

小指对掌肌

小指短屈肌

第5掌骨
钩骨

尺侧腕屈肌肌腱
豌豆骨

三角骨

图 8.2.14

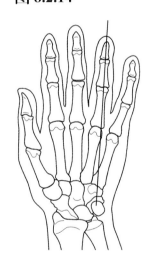

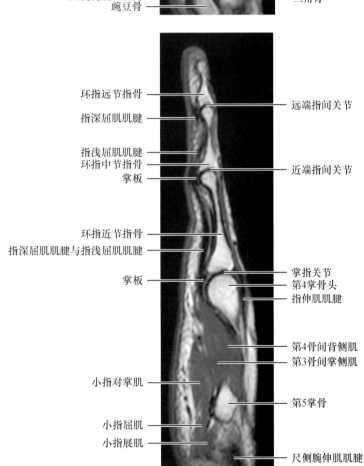

环指远节指骨
指深屈肌肌腱

远端指间关节

指浅屈肌肌腱
环指中节指骨
掌板

近端指间关节

环指近节指骨
指深屈肌肌腱与指浅屈肌肌腱

掌板

掌指关节
第4掌骨头
指伸肌肌腱

第4骨间背侧肌
第3骨间掌侧肌

小指对掌肌

第5掌骨

小指屈肌

小指展肌

尺侧腕伸肌肌腱

图 8.2.15

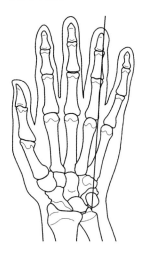

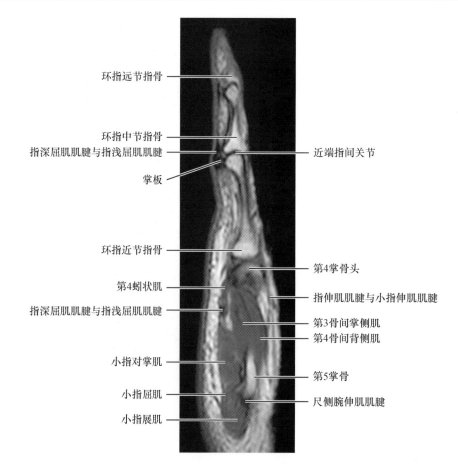

环指远节指骨

环指中节指骨
指深屈肌肌腱与指浅屈肌肌腱
掌板

近端指间关节

环指近节指骨

第4蚓状肌
指深屈肌肌腱与指浅屈肌肌腱

第4掌骨头
指伸肌肌腱与小指伸肌肌腱
第3骨间掌侧肌
第4骨间背侧肌

小指对掌肌

第5掌骨

小指屈肌
尺侧腕伸肌肌腱

小指展肌

图 8.2.16

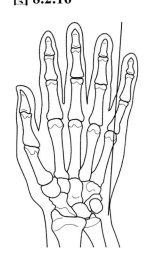

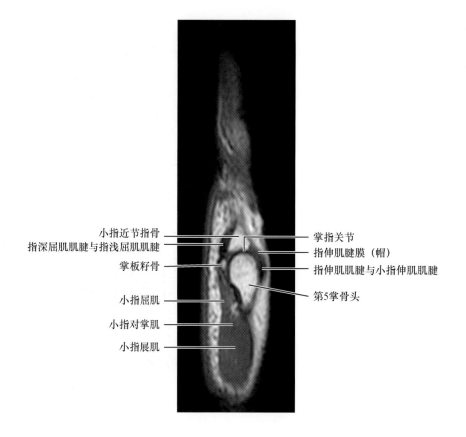

小指近节指骨
指深屈肌肌腱与指浅屈肌肌腱
掌板籽骨

掌指关节
指伸肌肌腱膜（帽）
指伸肌肌腱与小指伸肌肌腱

小指屈肌

第5掌骨头

小指对掌肌

小指展肌

图 8.2.17

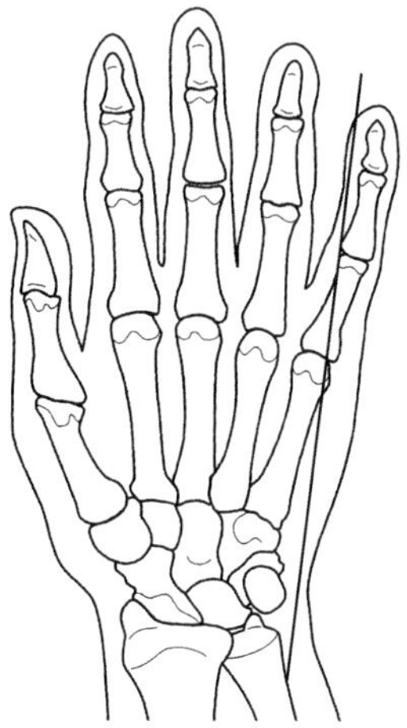

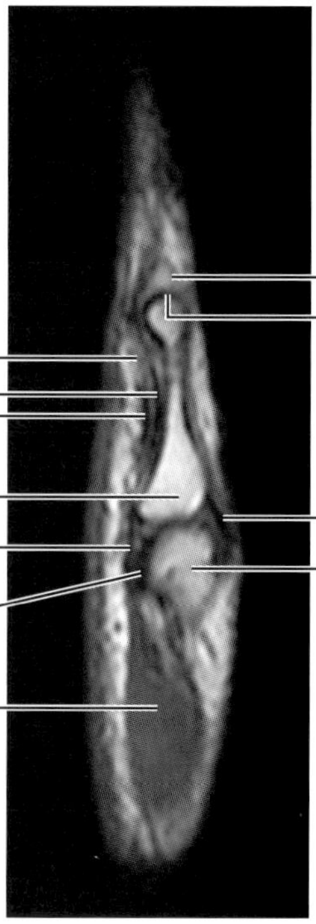

小指中节指骨
近端指间关节

掌板
指深屈肌肌腱
指浅屈肌肌腱

小指近节指骨

指深屈肌肌腱与指浅屈肌肌腱

掌板

小指展肌

指伸肌腱膜（帽）

第5掌骨头

图 8.2.18

掌板

指深屈肌肌腱与指浅屈肌肌腱
掌板

小指近节指骨

小指展肌

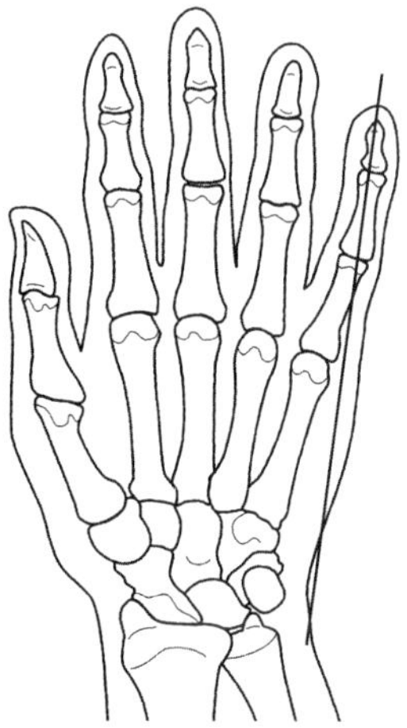

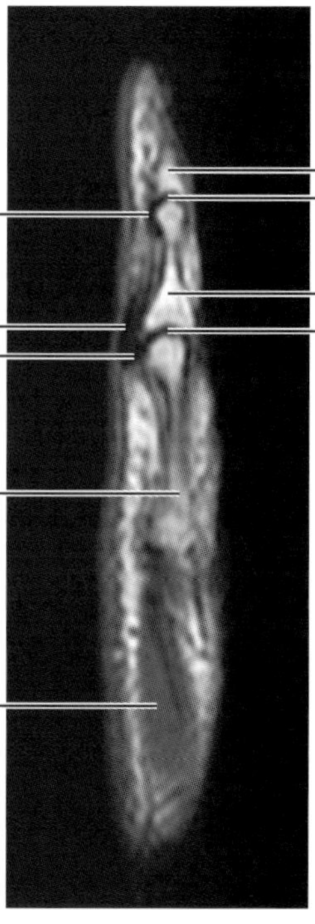

小指远节指骨
远端指间关节

小指中节指骨
近端指间关节

8.3 冠状位

图 8.3.1

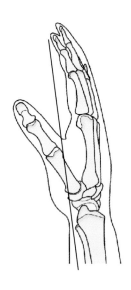

拇短屈肌
拇短展肌
拇长屈肌肌腱
第1掌骨基底部
拇长展肌肌腱
大多角骨
桡侧腕屈肌肌腱
正中神经

掌腱膜
掌短肌
尺动脉掌浅弓
指浅屈肌肌腱
豌豆骨
屈肌支持带
掌长肌肌腱

图 8.3.2

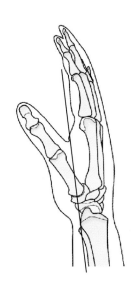

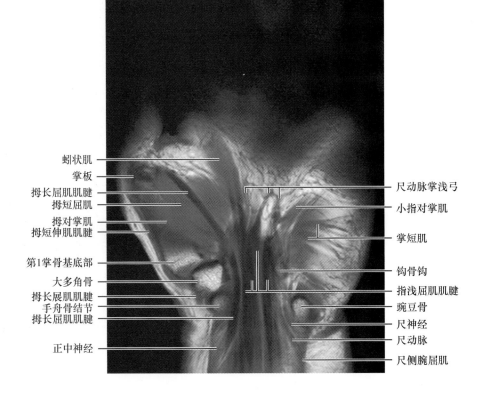

蚓状肌
掌板
拇长屈肌肌腱
拇短屈肌
拇对掌肌
拇短伸肌肌腱
第1掌骨基底部
大多角骨
拇长展肌肌腱
手舟骨结节
拇长屈肌肌腱
正中神经

尺动脉掌浅弓
小指对掌肌
掌短肌
钩骨钩
指浅屈肌肌腱
豌豆骨
尺神经
尺动脉
尺侧腕屈肌

图 8.3.3

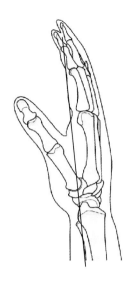

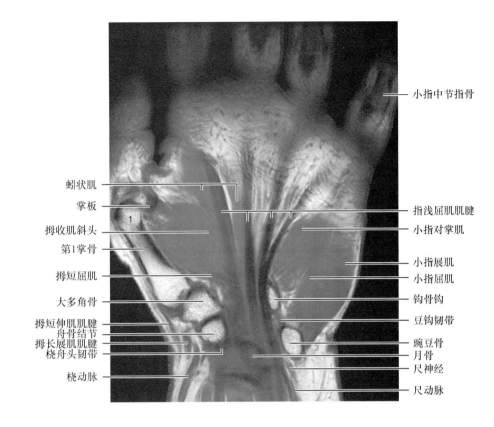

蚓状肌

掌板

拇收肌斜头

第1掌骨

拇短屈肌

大多角骨

拇短伸肌肌腱
舟骨结节
拇长展肌肌腱
桡舟头韧带

桡动脉

小指中节指骨

指浅屈肌肌腱

小指对掌肌

小指展肌

小指屈肌

钩骨钩

豆钩韧带

豌豆骨

月骨

尺神经

尺动脉

图 8.3.4

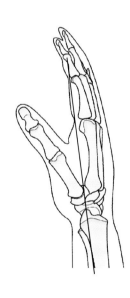

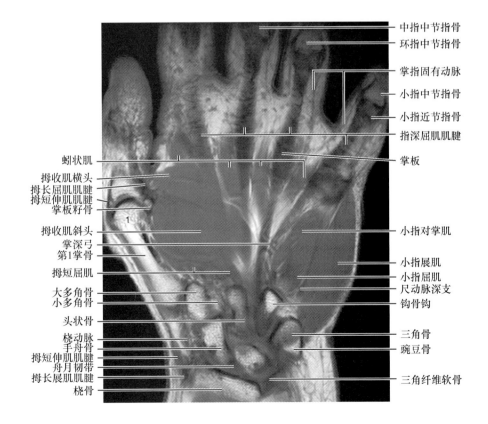

蚓状肌

拇收肌横头
拇长屈肌肌腱
拇短伸肌肌腱
掌板籽骨

拇收肌斜头
掌深弓
第1掌骨

拇短屈肌

大多角骨
小多角骨

头状骨

桡动脉
手舟骨
拇短伸肌肌腱
舟月韧带
拇长展肌肌腱

桡骨

中指中节指骨
环指中节指骨

掌指固有动脉

小指中节指骨

小指近节指骨

指深屈肌肌腱

掌板

小指对掌肌

小指展肌

小指屈肌

尺动脉深支

钩骨钩

三角骨

豌豆骨

三角纤维软骨

图 8.3.5

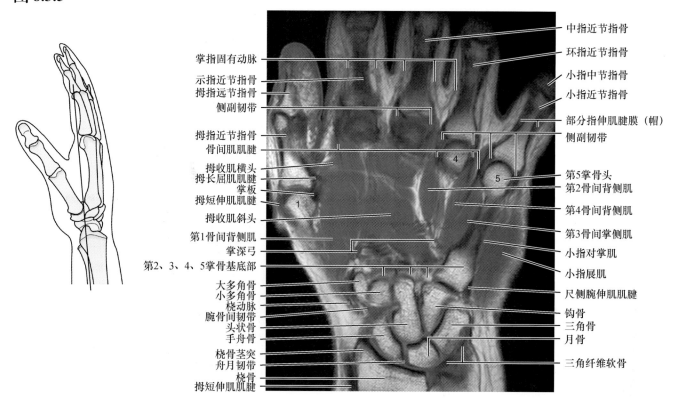

掌指固有动脉 — 中指近节指骨
示指近节指骨 — 环指近节指骨
拇指远节指骨 — 小指中节指骨
侧副韧带 — 小指近节指骨
拇指近节指骨 — 部分指伸肌腱膜（帽）
骨间肌肌腱 — 侧副韧带
拇收肌横头 — 第5掌骨头
拇长屈肌肌腱 — 第2骨间背侧肌
掌板 — 第4骨间背侧肌
拇短伸肌肌腱 — 第3骨间掌侧肌
拇收肌斜头 — 小指对掌肌
第1骨间背侧肌 — 小指展肌
掌深弓 — 尺侧腕伸肌肌腱
第2、3、4、5掌骨基底部 — 钩骨
大多角骨 — 三角骨
小多角骨 — 月骨
桡动脉 — 三角纤维软骨
腕骨间韧带
头状骨
手舟骨
桡骨茎突
舟月韧带
桡骨
拇短伸肌肌腱

图 8.3.6

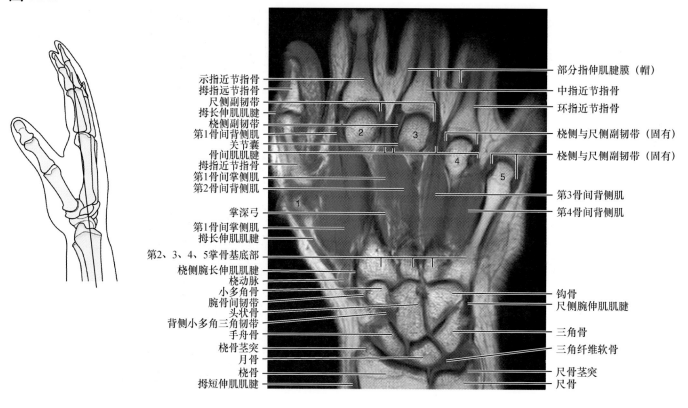

示指近节指骨 — 部分指伸肌腱膜（帽）
拇指远节指骨 — 中指近节指骨
尺侧副韧带 — 环指近节指骨
拇长伸肌肌腱 — 桡侧与尺侧副韧带（固有）
桡侧副韧带 — 桡侧与尺侧副韧带（固有）
第1骨间背侧肌
关节囊
骨间肌肌腱
拇指近节指骨
第1骨间掌侧肌 — 第3骨间背侧肌
第2骨间背侧肌 — 第4骨间背侧肌
掌深弓
第1骨间掌侧肌
拇长伸肌肌腱
第2、3、4、5掌骨基底部
桡侧腕长伸肌肌腱
桡动脉 — 钩骨
小多角骨 — 尺侧腕伸肌肌腱
腕骨间韧带
头状骨
背侧小多角三角韧带 — 三角骨
手舟骨 — 三角纤维软骨
桡骨茎突
月骨 — 尺骨茎突
桡骨 — 尺骨
拇短伸肌肌腱

图 8.3.7

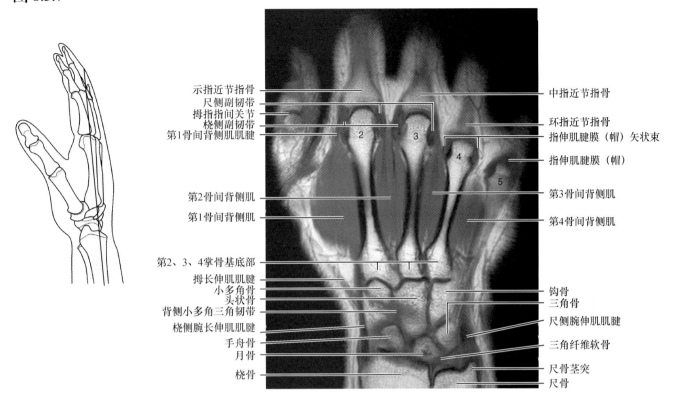

示指近节指骨
尺侧副韧带
拇指指间关节
桡侧副韧带
第1骨间背侧肌肌腱

中指近节指骨
环指近节指骨
指伸肌腱膜（帽）矢状束
指伸肌腱膜（帽）

第2骨间背侧肌
第1骨间背侧肌

第3骨间背侧肌
第4骨间背侧肌

第2、3、4掌骨基底部
拇长伸肌肌腱
小多角骨
头状骨
背侧小多角三角韧带
桡侧腕长伸肌肌腱
手舟骨
月骨
桡骨

钩骨
三角骨
尺侧腕伸肌肌腱
三角纤维软骨
尺骨茎突
尺骨

图 8.3.8

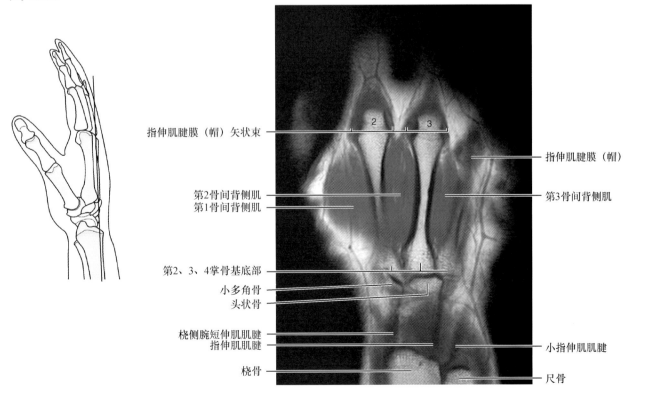

指伸肌腱膜（帽）矢状束

指伸肌腱膜（帽）

第2骨间背侧肌
第1骨间背侧肌

第3骨间背侧肌

第2、3、4掌骨基底部
小多角骨
头状骨

桡侧腕短伸肌肌腱
指伸肌肌腱
桡骨

小指伸肌肌腱
尺骨

图 8.3.9

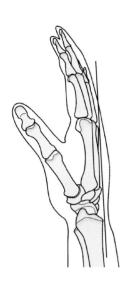

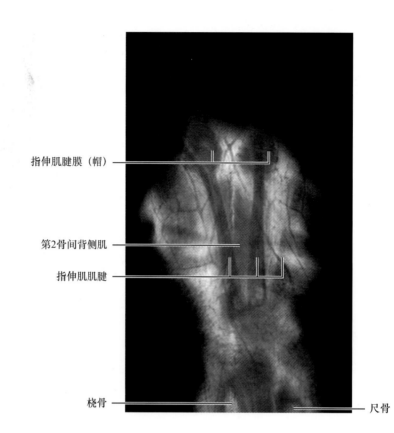

指伸肌腱膜（帽）

第2骨间背侧肌

指伸肌肌腱

桡骨

尺骨

第二部分

下 肢

第 **9** 章

髋部 MRI

表 9-1　髋部肌肉

肌肉	起点	止点	神经支配
闭孔内肌	闭孔旁耻骨支的盆侧，坐骨的盆侧介于闭孔和坐骨大切迹之间，闭孔内筋膜的深面，围绕闭孔血管和神经的纤维弓，闭孔膜的盆腔面（下部除外）	股骨大转子的内侧，股骨转子窝的前方	腰骶干和第 1、2 骶神经
闭孔外肌	耻骨支和坐骨支的外侧面和闭孔膜的外侧面，围绕闭孔膜	股骨转子窝	闭孔神经
上孖肌	坐骨棘的外侧面和坐骨小切迹边缘	与闭孔内肌肌腱汇合后止于大转子内侧面，转子窝前方	支配闭孔内肌或股方肌的一个神经小分支
下孖肌	坐骨结节内侧的上部，骶结节韧带，坐骨小切迹边缘	与闭孔内肌肌腱汇合或与其伴行，在闭孔内肌下方止于大转子	支配股方肌的一个神经小分支
股方肌	坐骨结节外侧缘的上部	止于大转子的下、后角	腰骶神经干和第 1 骶神经
腰大肌	T12～L5 椎体和椎间盘，L1～L4 椎体，腰椎横突的腹侧	止于股骨小转子	L1（最常见）和 L2、L3、L4
髂肌	髂嵴、髂腰韧带、髂窝、骶髂前韧带、骶骨翼和髂骨腹侧两前棘之间 *	位于腰大肌外侧缘（腹股沟韧带上方），止于股骨小转子远侧，其外侧部起于髂骨腹侧的部分附着于股直肌肌腱和髋关节囊	股神经和 L1、L2、L3、L4
阔筋膜张肌	髂前上棘和髂嵴外侧唇的前部	肌纤维平行向远侧走行，汇合成肌腱，在大腿远端 1/3 加入髂胫束	臀上神经
臀中肌	髂嵴腹侧 3/4 以及介于前后臀线之间的髂骨外侧面和其包被的筋膜	股骨大转子的后上角和外侧面	臀上神经（L4、L5、S1）

* 译者注：即髂前上棘、髂前下棘之间

（续表）

肌肉	起点	止点	神经支配
梨状肌	S2、S3、S4 腹侧面的外侧，坐骨大切迹的后缘和骶结节韧带的近骶骨侧	股骨大转子上部的前、内侧面	S1 或 S2 或二者之间的神经襻
臀大肌	髂嵴外侧唇的后 1/5，后臀线以后的髂骨，髂后上棘和骶骨边缘之间的外侧部分，骶结节韧带背侧	进入髂胫束、股骨臀肌粗隆、股外侧肌肌腱的起点部分	来自骶丛的臀下神经（分开的两支或是合成一支）
臀小肌	髂骨外侧，介于前后臀线之间，臀小肌和臀中肌间隔前上部，髂嵴和髂关节囊	股骨大转子的前部	臀上神经中支支配阔筋膜张肌的一个分支
股二头肌长头	坐骨结节后缘的内侧面和骶结节韧带	通过肌腱到达股骨外侧髁	坐骨神经的胫骨部
半腱肌	坐骨结节远侧缘和附于其上的总腱以及股二头肌长头	近端通过三角肌腱膜到达胫骨内侧面的近侧，在股薄肌止点的后方和远侧	坐骨神经或直接来源于腰骶丛的两根神经：来自于 S1 和 S2 以及 L5 和 S1
半膜肌	坐骨结节后缘的外侧面	胫骨内侧髁的后方	坐骨神经

9.1 轴位

图 9.1.1

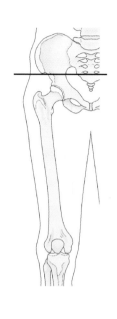

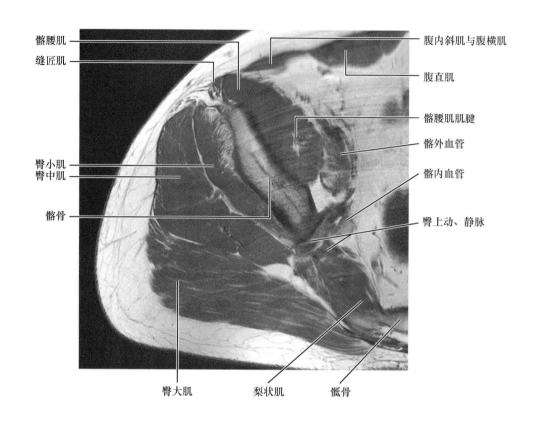

髂腰肌
缝匠肌

腹内斜肌与腹横肌
腹直肌

髂腰肌肌腱
髂外血管

臀小肌
臀中肌

髂内血管

髂骨

臀上动、静脉

臀大肌　　　梨状肌　　　骶骨

图 9.1.2

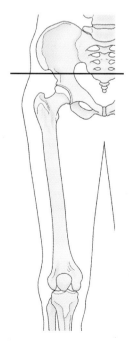

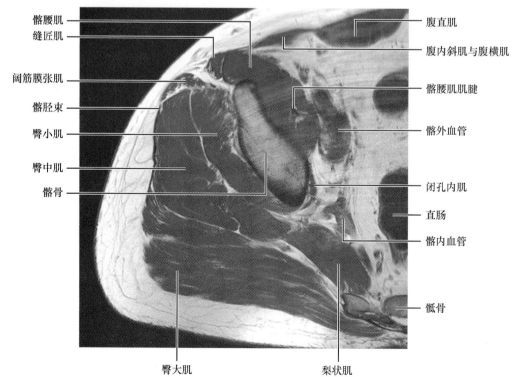

髂腰肌
缝匠肌

腹直肌

阔筋膜张肌

腹内斜肌与腹横肌

髂胫束

髂腰肌肌腱

臀小肌

髂外血管

臀中肌

髂骨

闭孔内肌

直肠

髂内血管

骶骨

臀大肌　　　　　梨状肌

图 9.1.3

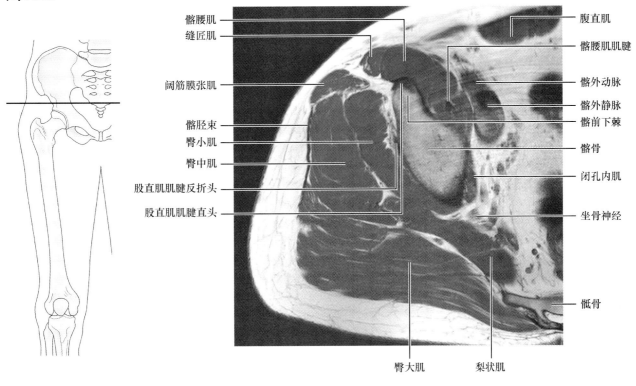

髂腰肌
缝匠肌
阔筋膜张肌
髂胫束
臀小肌
臀中肌
股直肌肌腱反折头
股直肌肌腱直头

腹直肌
髂腰肌肌腱
髂外动脉
髂外静脉
髂前下棘
髂骨
闭孔内肌
坐骨神经

骶骨

臀大肌　梨状肌

图 9.1.4

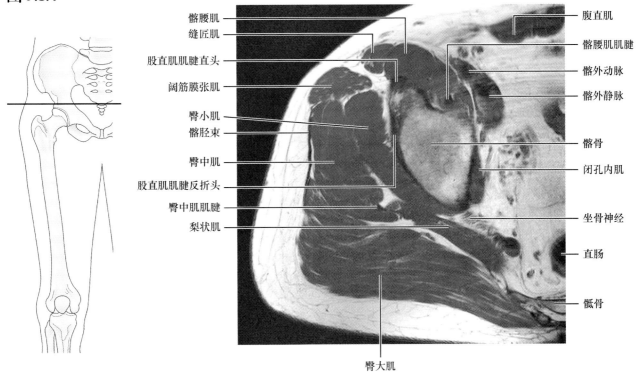

髂腰肌
缝匠肌
股直肌肌腱直头
阔筋膜张肌
臀小肌
髂胫束
臀中肌
股直肌肌腱反折头
臀中肌肌腱
梨状肌

腹直肌
髂腰肌肌腱
髂外动脉
髂外静脉
髂骨
闭孔内肌
坐骨神经
直肠
骶骨

臀大肌

图 9.1.5

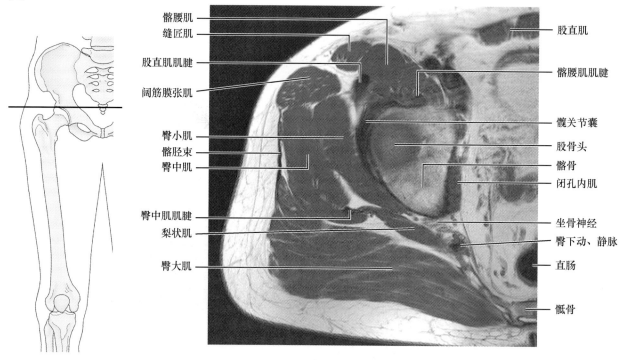

髂腰肌
缝匠肌
股直肌肌腱
阔筋膜张肌
臀小肌
髂胫束
臀中肌
臀中肌肌腱
梨状肌
臀大肌

股直肌
髂腰肌肌腱
髋关节囊
股骨头
髂骨
闭孔内肌
坐骨神经
臀下动、静脉
直肠
骶骨

图 9.1.6

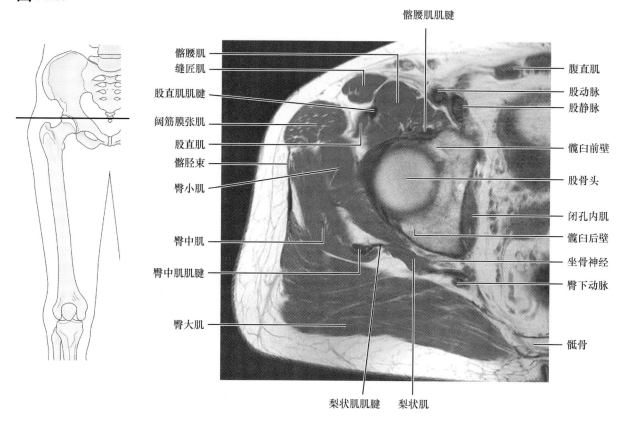

髂腰肌肌腱

髂腰肌
缝匠肌
股直肌肌腱
阔筋膜张肌
股直肌
髂胫束
臀小肌
臀中肌
臀中肌肌腱
臀大肌

腹直肌
股动脉
股静脉
髋臼前壁
股骨头
闭孔内肌
髋臼后壁
坐骨神经
臀下动脉
骶骨

梨状肌肌腱   梨状肌

图 9.1.7

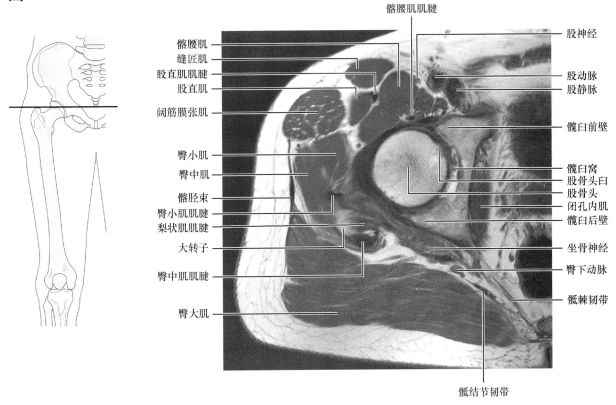

髂腰肌肌腱

髂腰肌
缝匠肌
股直肌肌腱
股直肌
阔筋膜张肌

臀小肌
臀中肌

髂胫束
臀小肌肌腱
梨状肌肌腱
大转子

臀中肌肌腱

臀大肌

股神经

股动脉
股静脉

髋臼前壁

髋臼窝
股骨头臼
股骨头
闭孔内肌
髋臼后壁

坐骨神经
臀下动脉

骶棘韧带

骶结节韧带

图 9.1.8

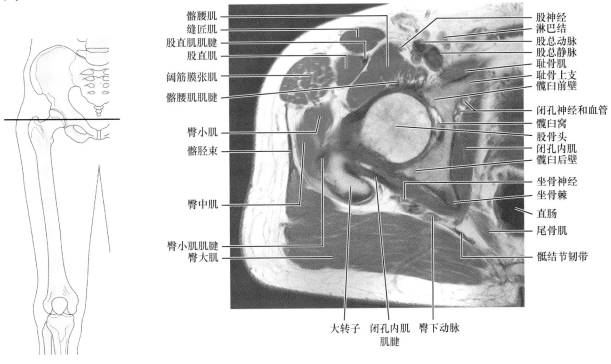

髂腰肌
缝匠肌
股直肌肌腱
股直肌
阔筋膜张肌
髂腰肌肌腱

臀小肌
髂胫束

臀中肌

臀小肌肌腱
臀大肌

股神经
淋巴结
股总动脉
股总静脉
耻骨肌
耻骨上支
髋臼前壁

闭孔神经和血管
髋臼窝
股骨头
闭孔内肌
髋臼后壁

坐骨神经
坐骨棘
直肠
尾骨肌

骶结节韧带

大转子　闭孔内肌　臀下动脉
　　　　　肌腱

图 9.1.9

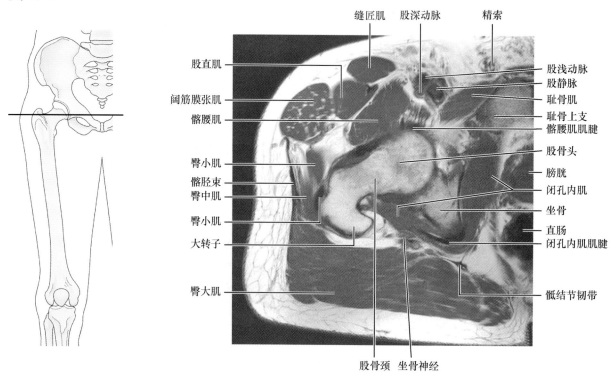

缝匠肌　股深动脉　精索

股直肌

阔筋膜张肌

髂腰肌

臀小肌

髂胫束

臀中肌

臀小肌

大转子

臀大肌

股浅动脉

股静脉

耻骨肌

耻骨上支

髂腰肌肌腱

股骨头

膀胱

闭孔内肌

坐骨

直肠

闭孔内肌肌腱

骶结节韧带

股骨颈　坐骨神经

图 9.1.10

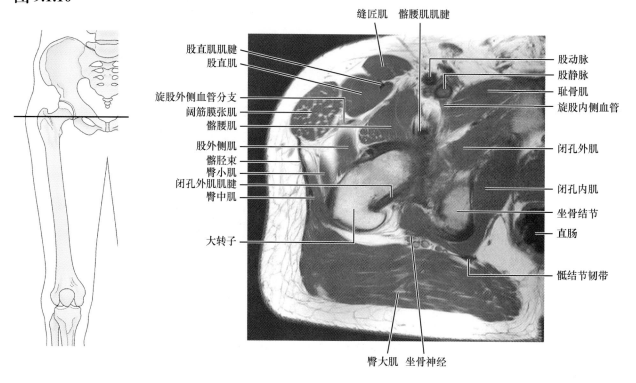

缝匠肌　髂腰肌肌腱

股直肌肌腱

股直肌

旋股外侧血管分支

阔筋膜张肌

髂腰肌

股外侧肌

髂胫束

臀小肌

闭孔外肌肌腱

臀中肌

大转子

股动脉

股静脉

耻骨肌

旋股内侧血管

闭孔外肌

闭孔内肌

坐骨结节

直肠

骶结节韧带

臀大肌　坐骨神经

图 9.1.11

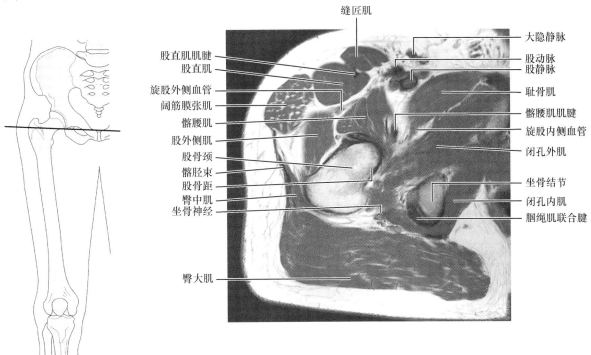

缝匠肌
股直肌肌腱
股直肌
旋股外侧血管
阔筋膜张肌
髂腰肌
股外侧肌
股骨颈
髂胫束
股骨距
臀中肌
坐骨神经
臀大肌
大隐静脉
股动脉
股静脉
耻骨肌
髂腰肌肌腱
旋股内侧血管
闭孔外肌
坐骨结节
闭孔内肌
腘绳肌联合腱

图 9.1.12

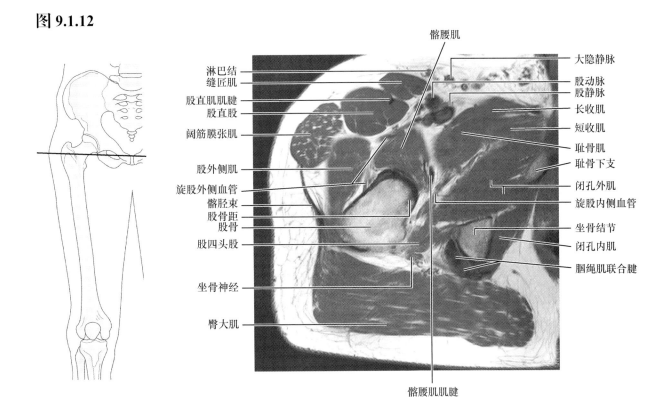

髂腰肌
淋巴结
缝匠肌
股直肌肌腱
股直股
阔筋膜张肌
股外侧肌
旋股外侧血管
髂胫束
股骨距
股骨
股四头股
坐骨神经
臀大肌
髂腰肌肌腱
大隐静脉
股动脉
股静脉
长收肌
短收肌
耻骨肌
耻骨下支
闭孔外肌
旋股内侧血管
坐骨结节
闭孔内肌
腘绳肌联合腱

图 9.1.13

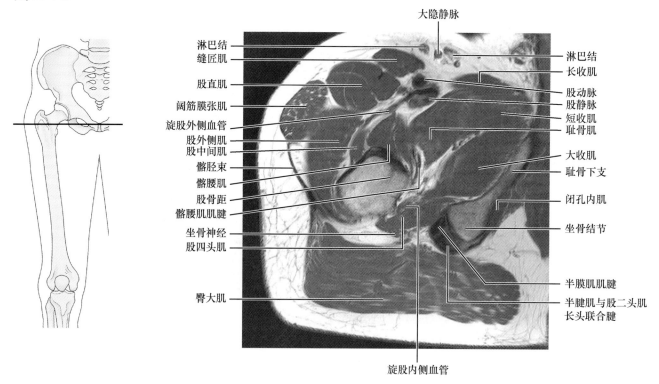

淋巴结　缝匠肌　股直肌　阔筋膜张肌　旋股外侧血管　股外侧肌　股中间肌　髂胫束　髂腰肌　股骨距　髂腰肌肌腱　坐骨神经　股四头肌　臀大肌

大隐静脉

淋巴结　长收肌　股动脉　股静脉　短收肌　耻骨肌　大收肌　耻骨下支　闭孔内肌　坐骨结节　半膜肌肌腱　半腱肌与股二头肌长头联合腱

旋股内侧血管

图 9.1.14

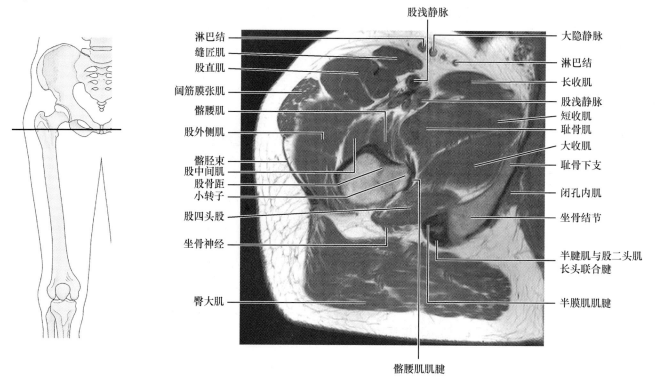

淋巴结　缝匠肌　股直肌　阔筋膜张肌　髂腰肌　股外侧肌　髂胫束　股中间肌　股骨距　小转子　股四头股　坐骨神经　臀大肌

股浅静脉

大隐静脉　淋巴结　长收肌　股浅静脉　短收肌　耻骨肌　大收肌　耻骨下支　闭孔内肌　坐骨结节　半腱肌与股二头肌长头联合腱　半膜肌肌腱

髂腰肌肌腱

图 9.1.15

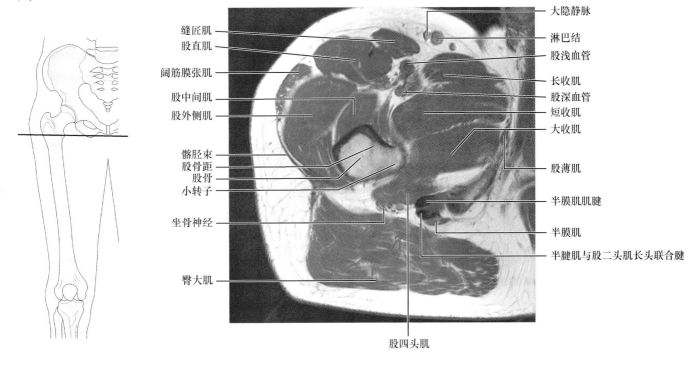

缝匠肌
股直肌
阔筋膜张肌
股中间肌
股外侧肌
髂胫束
股骨距
股骨
小转子
坐骨神经
臀大肌

大隐静脉
淋巴结
股浅血管
长收肌
股深血管
短收肌
大收肌
股薄肌
半膜肌肌腱
半膜肌
半腱肌与股二头肌长头联合腱

股四头肌

图 9.1.16

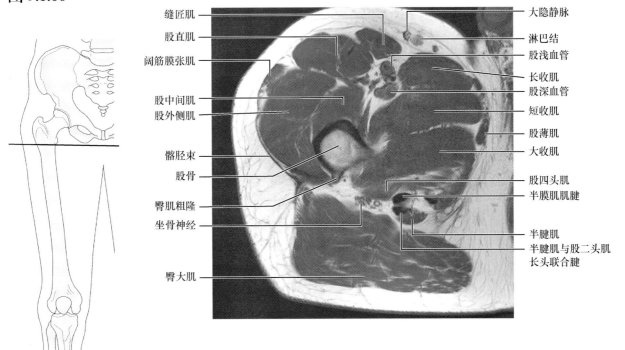

缝匠肌
股直肌
阔筋膜张肌
股中间肌
股外侧肌
髂胫束
股骨
臀肌粗隆
坐骨神经
臀大肌

大隐静脉
淋巴结
股浅血管
长收肌
股深血管
短收肌
股薄肌
大收肌
股四头肌
半膜肌肌腱
半腱肌
半腱肌与股二头肌
长头联合腱

图 9.1.17

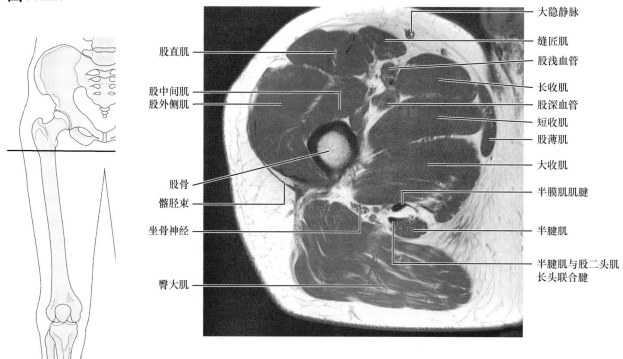

股直肌 — 大隐静脉 — 缝匠肌 — 股浅血管 — 长收肌 — 股深血管 — 短收肌 — 股薄肌 — 大收肌 — 半膜肌肌腱 — 半腱肌 — 半腱肌与股二头肌长头联合腱

股中间肌 股外侧肌

股骨

髂胫束

坐骨神经

臀大肌

图 9.1.18

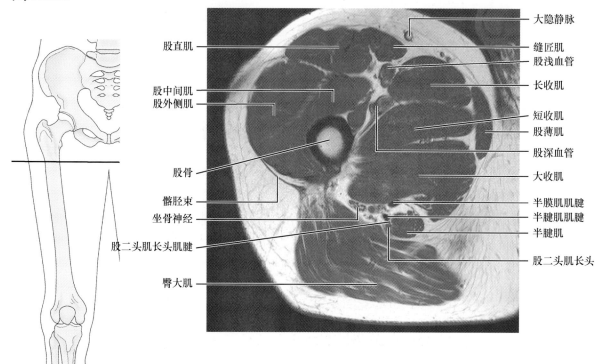

股直肌 — 大隐静脉 — 缝匠肌 — 股浅血管 — 长收肌 — 短收肌 — 股薄肌 — 股深血管 — 大收肌 — 半膜肌肌腱 — 半腱肌肌腱 — 半腱肌 — 股二头肌长头

股中间肌 股外侧肌

股骨

髂胫束

坐骨神经

股二头肌长头肌腱

臀大肌

9.2 矢状位

图 9.2.1

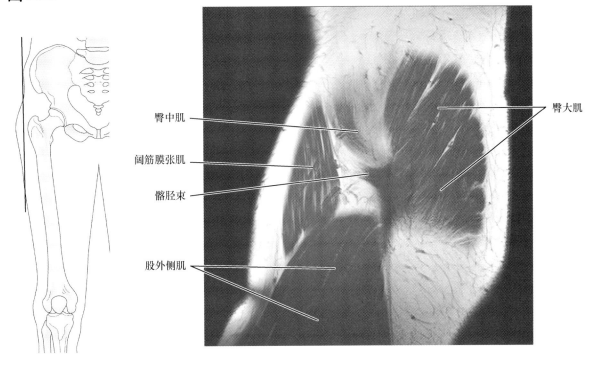

臀中肌

阔筋膜张肌

髂胫束

股外侧肌

臀大肌

图 9.2.2

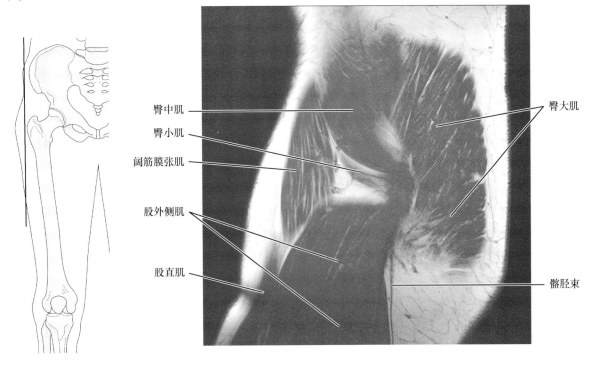

臀中肌

臀小肌

阔筋膜张肌

股外侧肌

股直肌

臀大肌

髂胫束

图 9.2.3

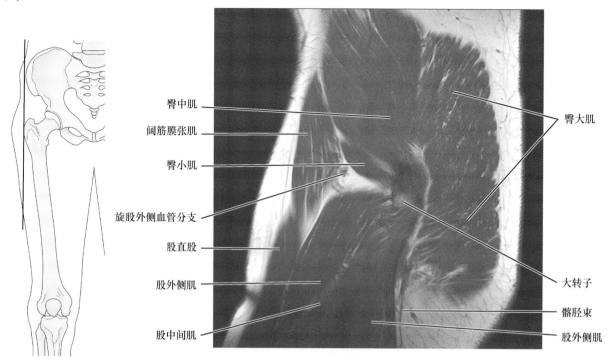

臀中肌
阔筋膜张肌
臀小肌
旋股外侧血管分支
股直股
股外侧肌
股中间肌

臀大肌
大转子
髂胫束
股外侧肌

图 9.2.4

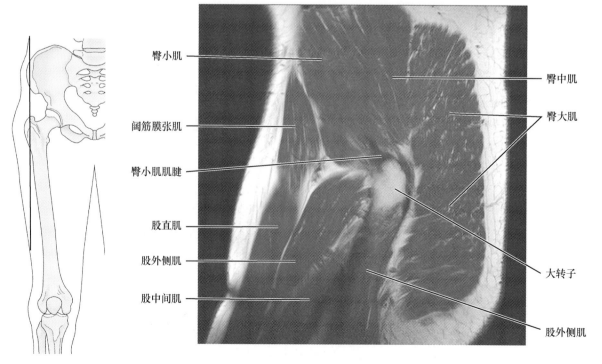

臀小肌
阔筋膜张肌
臀小肌肌腱
股直肌
股外侧肌
股中间肌

臀中肌
臀大肌
大转子
股外侧肌

图 9.2.5

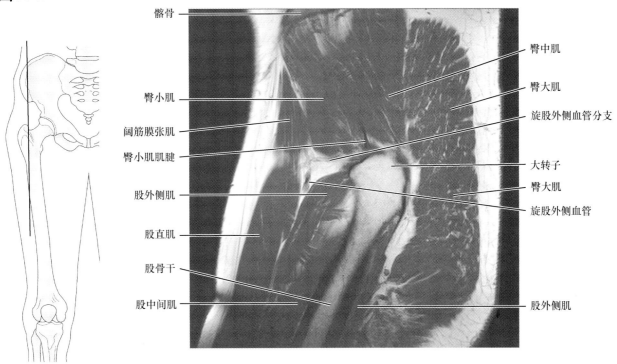

髂骨

臀小肌

阔筋膜张肌

臀小肌肌腱

股外侧肌

股直肌

股骨干

股中间肌

臀中肌

臀大肌

旋股外侧血管分支

大转子

臀大肌

旋股外侧血管

股外侧肌

图 9.2.6

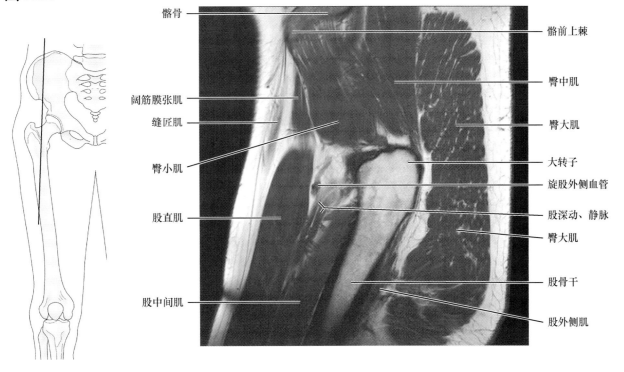

髂骨

阔筋膜张肌

缝匠肌

臀小肌

股直肌

股中间肌

髂前上棘

臀中肌

臀大肌

大转子

旋股外侧血管

股深动、静脉

臀大肌

股骨干

股外侧肌

图 9.2.7

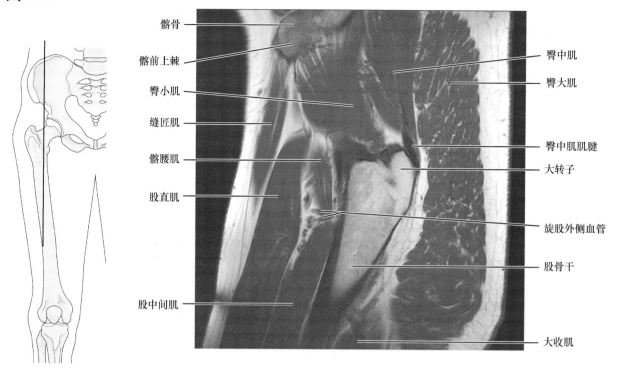

髂骨
髂前上棘
臀小肌
缝匠肌
髂腰肌
股直肌
股中间肌

臀中肌
臀大肌
臀中肌肌腱
大转子
旋股外侧血管
股骨干
大收肌

图 9.2.8

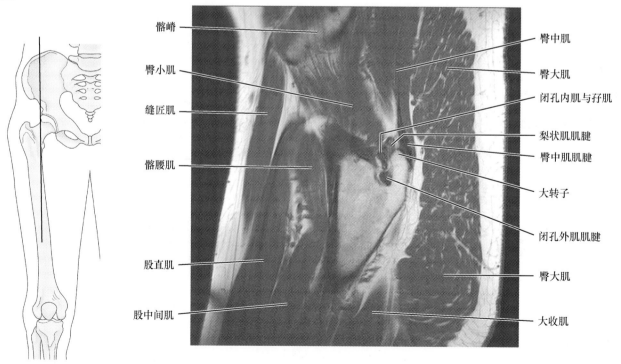

髂嵴
臀小肌
缝匠肌
髂腰肌
股直肌
股中间肌

臀中肌
臀大肌
闭孔内肌与孖肌
梨状肌肌腱
臀中肌肌腱
大转子
闭孔外肌肌腱
臀大肌
大收肌

图 9.2.9

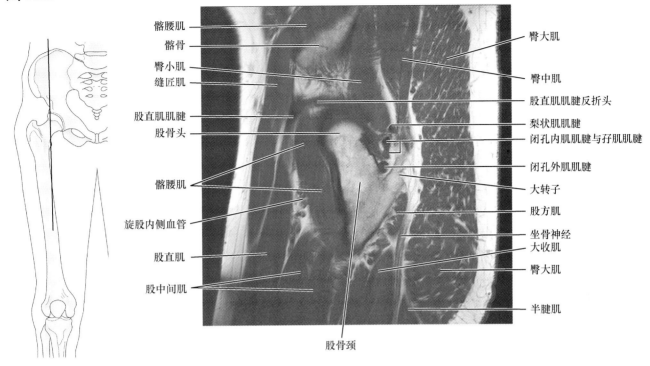

髂腰肌
髂骨
臀小肌
缝匠肌
股直肌肌腱
股骨头
髂腰肌
旋股内侧血管
股直肌
股中间肌

臀大肌
臀中肌
股直肌肌腱反折头
梨状肌肌腱
闭孔内肌肌腱与孖肌肌腱
闭孔外肌肌腱
大转子
股方肌
坐骨神经
大收肌
臀大肌
半腱肌

股骨颈

图 9.2.10

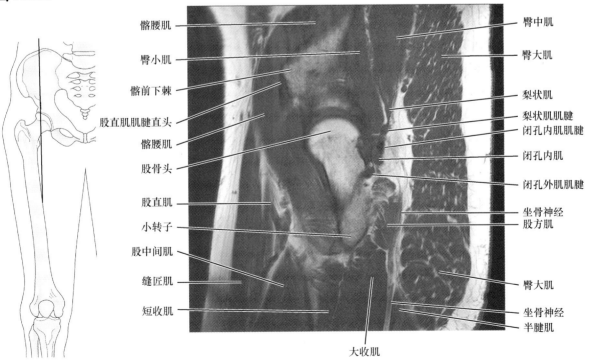

髂腰肌
臀小肌
髂前下棘
股直肌肌腱直头
髂腰肌
股骨头
股直肌
小转子
股中间肌
缝匠肌
短收肌

臀中肌
臀大肌
梨状肌
梨状肌肌腱
闭孔内肌肌腱
闭孔内肌
闭孔外肌肌腱
坐骨神经
股方肌
臀大肌
坐骨神经
半腱肌

大收肌

图 9.2.11

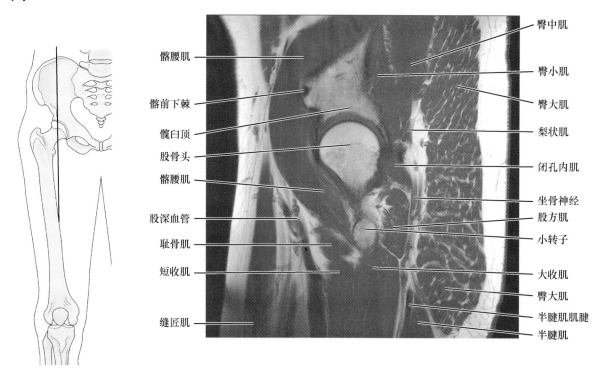

髂腰肌
髂前下棘
髋臼顶
股骨头
髂腰肌
股深血管
耻骨肌
短收肌
缝匠肌

臀中肌
臀小肌
臀大肌
梨状肌
闭孔内肌
坐骨神经
股方肌
小转子
大收肌
臀大肌
半腱肌肌腱
半腱肌

图 9.2.12

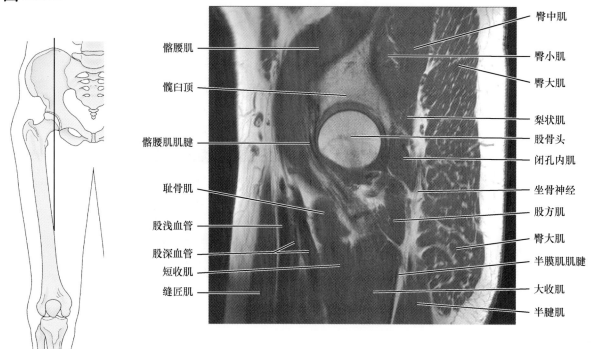

髂腰肌
髋臼顶
髂腰肌肌腱
耻骨肌
股浅血管
股深血管
短收肌
缝匠肌

臀中肌
臀小肌
臀大肌
梨状肌
股骨头
闭孔内肌
坐骨神经
股方肌
臀大肌
半膜肌肌腱
大收肌
半腱肌

图 9.2.13

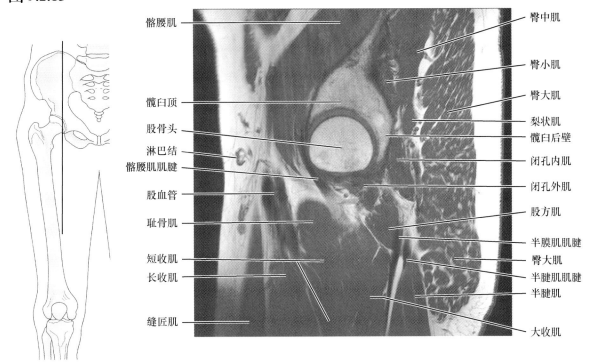

髂腰肌 — 臀中肌
髋臼顶 — 臀小肌
股骨头 — 臀大肌
淋巴结 — 梨状肌
髂腰肌肌腱 — 髋臼后壁
股血管 — 闭孔内肌
耻骨肌 — 闭孔外肌
短收肌 — 股方肌
长收肌 — 半膜肌肌腱
缝匠肌 — 臀大肌
半腱肌肌腱
半腱肌
大收肌

图 9.2.14

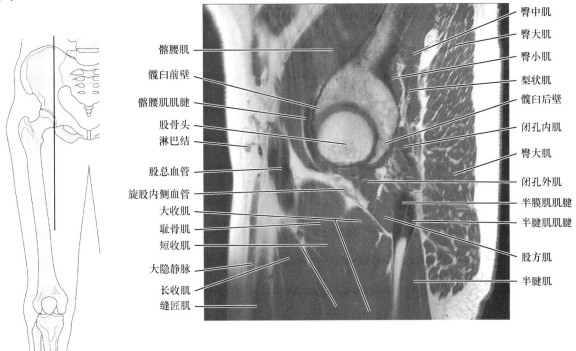

髂腰肌 — 臀中肌
髋臼前壁 — 臀大肌
髂腰肌肌腱 — 臀小肌
股骨头 — 梨状肌
淋巴结 — 髋臼后壁
股总血管 — 闭孔内肌
旋股内侧血管 — 臀大肌
大收肌 — 闭孔外肌
耻骨肌 — 半膜肌肌腱
短收肌 — 半腱肌肌腱
大隐静脉 — 股方肌
长收肌 — 半腱肌
缝匠肌

图 9.2.15

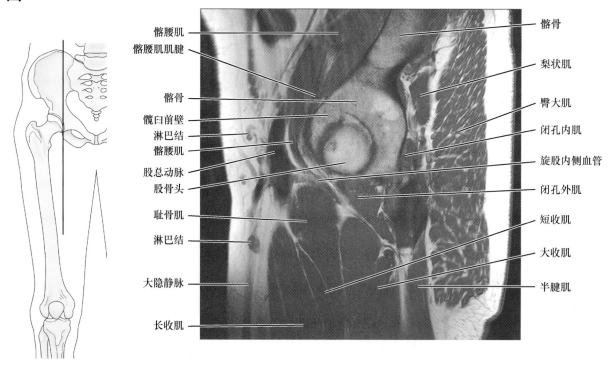

髂腰肌
髂腰肌肌腱
髂骨
髋臼前壁
淋巴结
髂腰肌
股总动脉
股骨头
耻骨肌
淋巴结
大隐静脉
长收肌

髂骨
梨状肌
臀大肌
闭孔内肌
旋股内侧血管
闭孔外肌
短收肌
大收肌
半腱肌

图 9.2.16

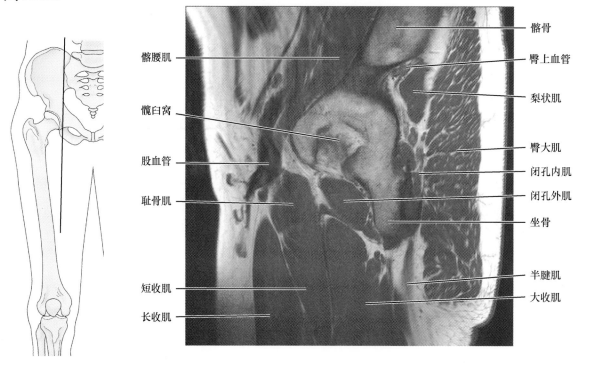

髂腰肌
髋臼窝
股血管
耻骨肌
短收肌
长收肌

髂骨
臀上血管
梨状肌
臀大肌
闭孔内肌
闭孔外肌
坐骨
半腱肌
大收肌

图 9.2.17

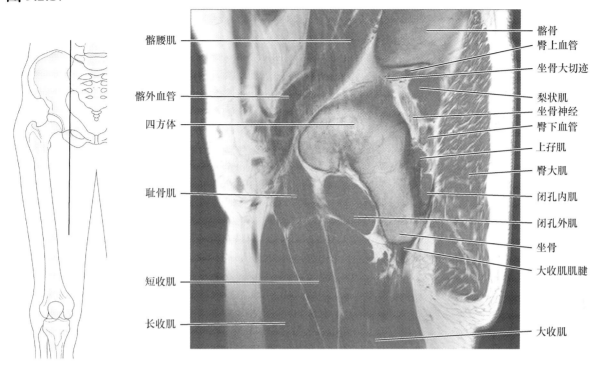

髂腰肌
髂外血管
四方体
耻骨肌
短收肌
长收肌

髂骨
臀上血管
坐骨大切迹
梨状肌
坐骨神经
臀下血管
上孖肌
臀大肌
闭孔内肌
闭孔外肌
坐骨
大收肌肌腱
大收肌

图 9.2.18

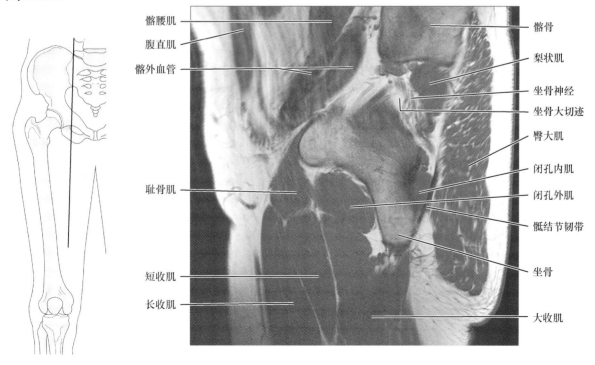

髂腰肌
腹直肌
髂外血管
耻骨肌
短收肌
长收肌

髂骨
梨状肌
坐骨神经
坐骨大切迹
臀大肌
闭孔内肌
闭孔外肌
骶结节韧带
坐骨
大收肌

图 9.2.19

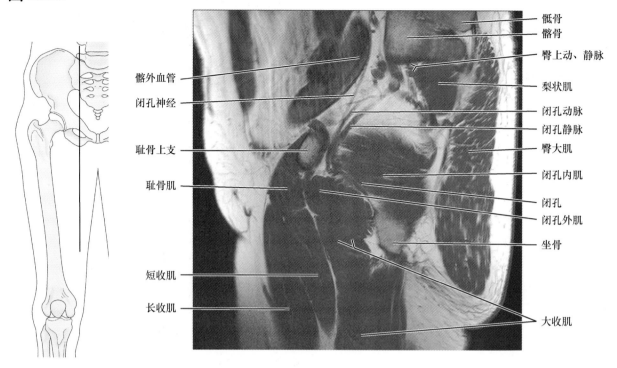

骶骨
髂骨
臀上动、静脉
梨状肌
闭孔动脉
闭孔静脉
臀大肌
闭孔内肌
闭孔
闭孔外肌
坐骨
大收肌

髂外血管
闭孔神经
耻骨上支
耻骨肌
短收肌
长收肌

9.3 冠状位

图 9.3.1

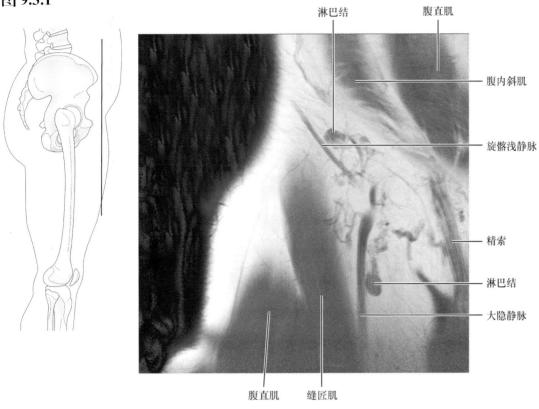

淋巴结　腹直肌

腹内斜肌

旋髂浅静脉

精索

淋巴结

大隐静脉

腹直肌　缝匠肌

图 9.3.2

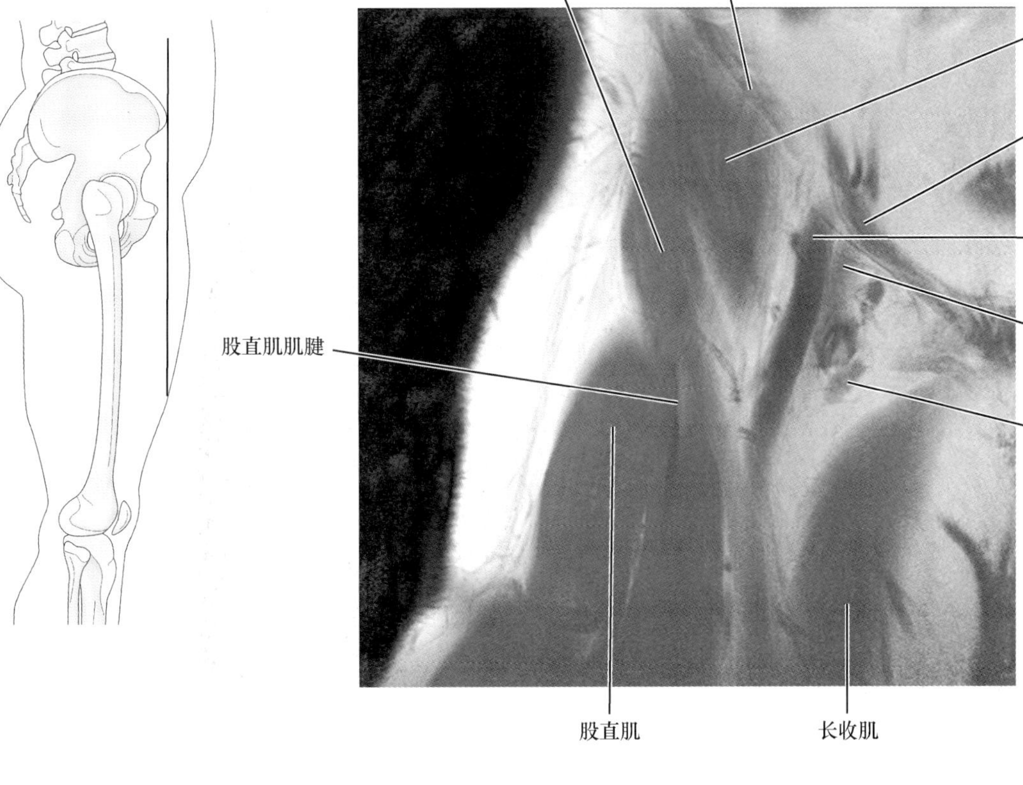

缝匠肌　腹股沟韧带

髂腰肌

精索

股总动脉

股总静脉

股直肌肌腱

淋巴结

股直肌　长收肌

图 **9.3.3**

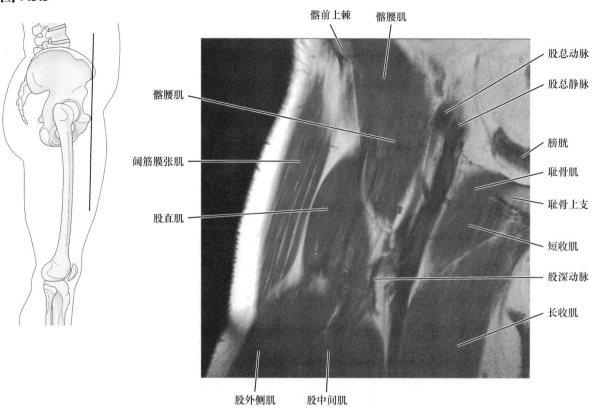

髂前上棘　髂腰肌

髂腰肌

阔筋膜张肌

股直肌

股总动脉

股总静脉

膀胱

耻骨肌

耻骨上支

短收肌

股深动脉

长收肌

股外侧肌　股中间肌

图 **9.3.4**

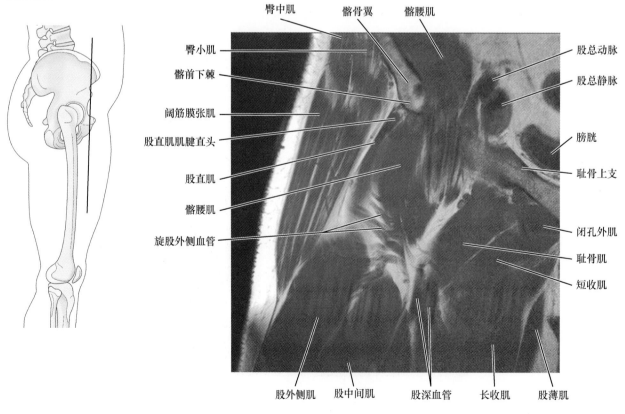

臀中肌　髂骨翼　髂腰肌

臀小肌

髂前下棘

阔筋膜张肌

股直肌肌腱直头

股直肌

髂腰肌

旋股外侧血管

股总动脉

股总静脉

膀胱

耻骨上支

闭孔外肌

耻骨肌

短收肌

股外侧肌　股中间肌　股深血管　长收肌　股薄肌

图 9.3.5

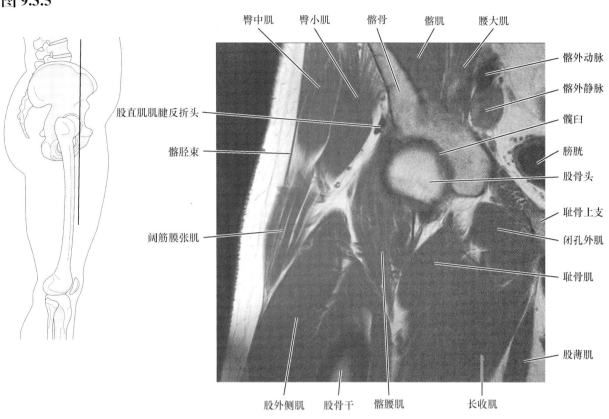

臀中肌　臀小肌　髂骨　髂肌　腰大肌

髂外动脉
髂外静脉
髋臼
膀胱
股骨头
耻骨上支
闭孔外肌
耻骨肌

股直肌肌腱反折头
髂胫束

阔筋膜张肌

股薄肌

股外侧肌　股骨干　髂腰肌　长收肌

图 9.3.6

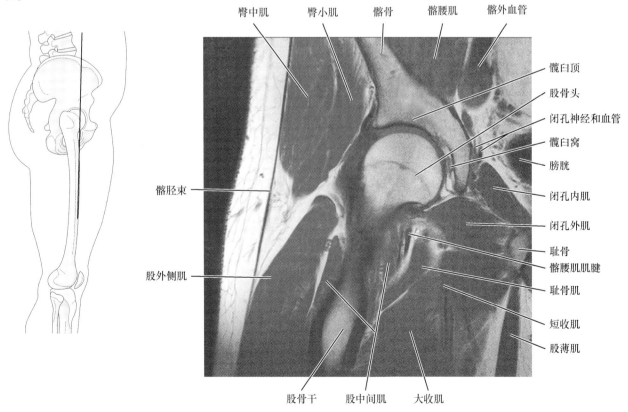

臀中肌　臀小肌　髂骨　髂腰肌　髂外血管

髋臼顶
股骨头
闭孔神经和血管
髋臼窝
膀胱
闭孔内肌
闭孔外肌
耻骨
髂腰肌肌腱
耻骨肌
短收肌
股薄肌

髂胫束

股外侧肌

股骨干　股中间肌　大收肌

图 9.3.7

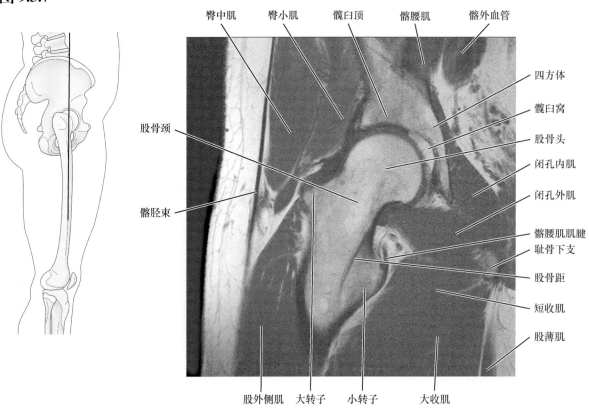

臀中肌　臀小肌　髋臼顶　髂腰肌　髂外血管

四方体

髋臼窝

股骨头

闭孔内肌

闭孔外肌

髂腰肌肌腱

耻骨下支

股骨距

短收肌

股薄肌

股骨颈

髂胫束

股外侧肌　大转子　小转子　大收肌

图 9.3.8

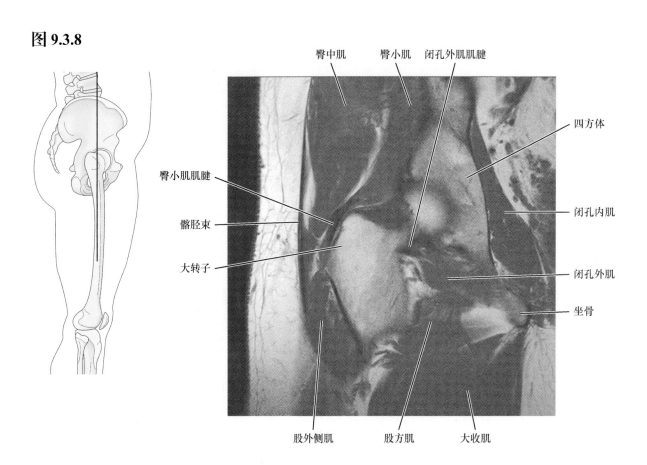

臀中肌　臀小肌　闭孔外肌肌腱

四方体

闭孔内肌

闭孔外肌

坐骨

臀小肌肌腱

髂胫束

大转子

股外侧肌　股方肌　大收肌

图 **9.3.9**

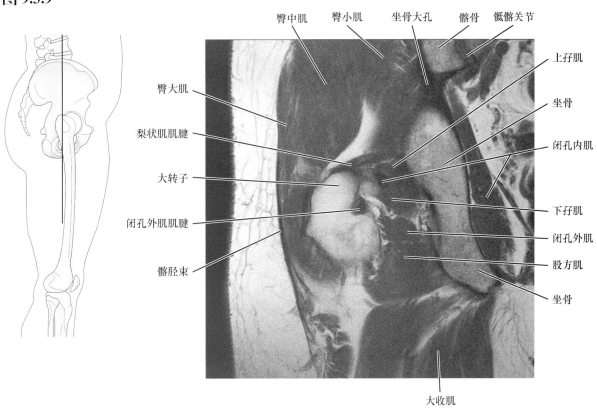

臀中肌　臀小肌　坐骨大孔　髂骨　骶髂关节

臀大肌

梨状肌肌腱

大转子

闭孔外肌肌腱

髂胫束

上孖肌

坐骨

闭孔内肌

下孖肌

闭孔外肌

股方肌

坐骨

大收肌

图 **9.3.10**

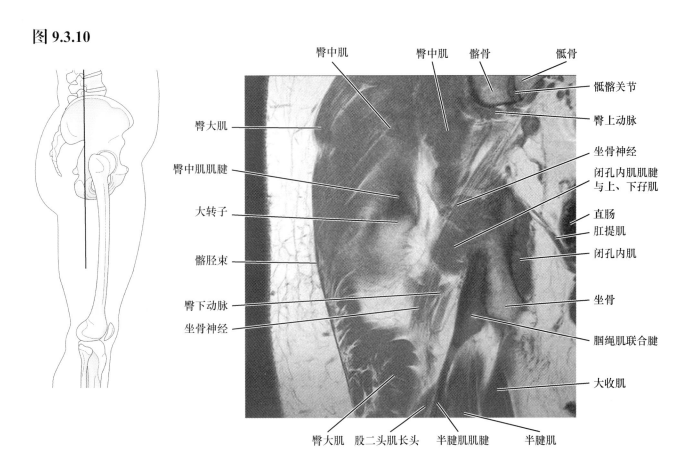

臀中肌　臀中肌　髂骨　骶骨

臀大肌

臀中肌肌腱

大转子

髂胫束

臀下动脉

坐骨神经

骶髂关节

臀上动脉

坐骨神经

闭孔内肌肌腱
与上、下孖肌

直肠
肛提肌

闭孔内肌

坐骨

腘绳肌联合腱

大收肌

臀大肌　股二头肌长头　半腱肌肌腱　半腱肌

图 9.3.11

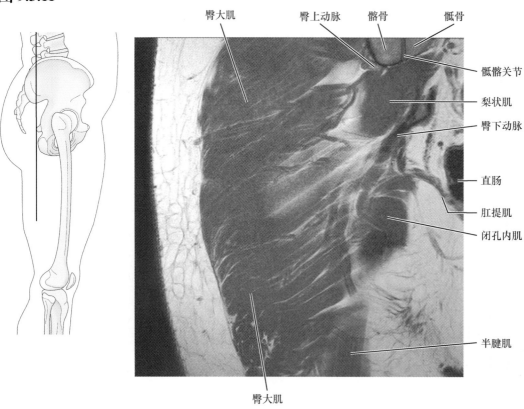

臀大肌　　臀上动脉　　髂骨　　骶骨

骶髂关节

梨状肌

臀下动脉

直肠

肛提肌

闭孔内肌

半腱肌

臀大肌

图 9.3.12

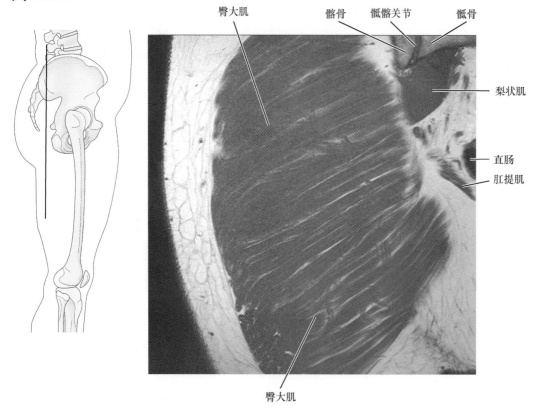

臀大肌　　髂骨　骶髂关节　骶骨

梨状肌

直肠

肛提肌

臀大肌

图 9.3.13

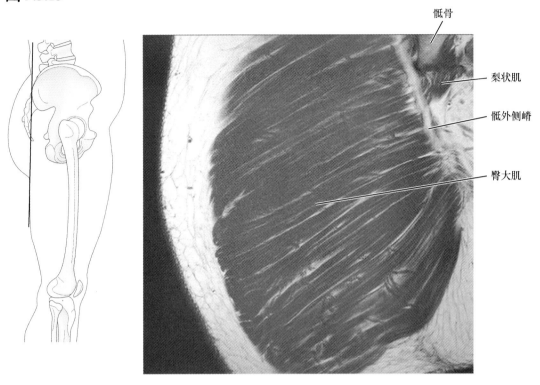

骶骨

梨状肌

骶外侧嵴

臀大肌

第 10 章

髋关节造影 MRI

10.1 轴位

图 10.1.1

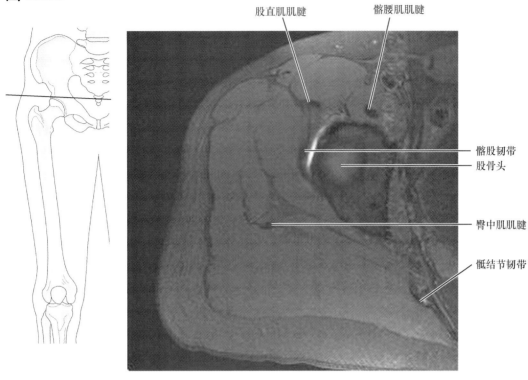

股直肌肌腱　髂腰肌肌腱

髂股韧带
股骨头

臀中肌肌腱

骶结节韧带

图 10.1.2

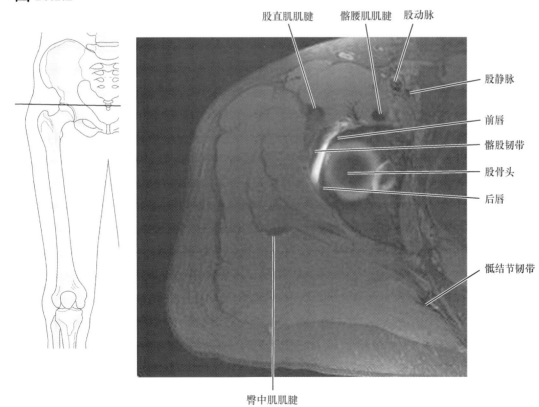

股直肌肌腱　髂腰肌肌腱　股动脉

股静脉

前唇
髂股韧带
股骨头
后唇

骶结节韧带

臀中肌肌腱

图 10.1.3

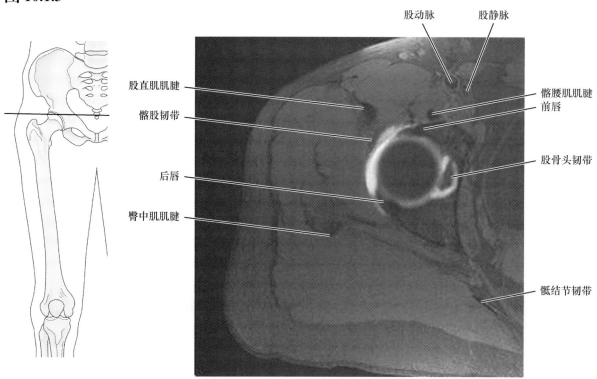

股动脉　股静脉
股直肌肌腱
髂股韧带
后唇
臀中肌肌腱
髂腰肌肌腱
前唇
股骨头韧带
骶结节韧带

图 10.1.4

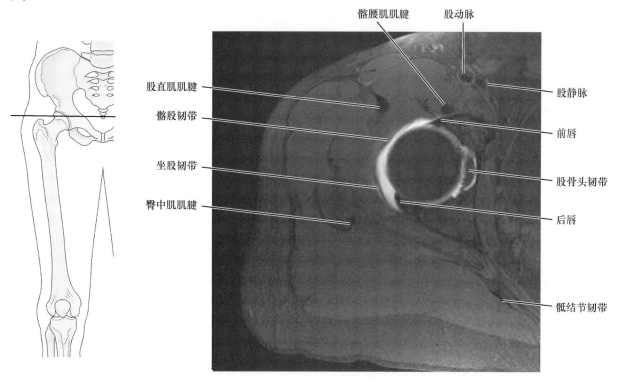

髂腰肌肌腱　股动脉
股直肌肌腱
髂股韧带
坐股韧带
臀中肌肌腱
股静脉
前唇
股骨头韧带
后唇
骶结节韧带

图 10.1.5

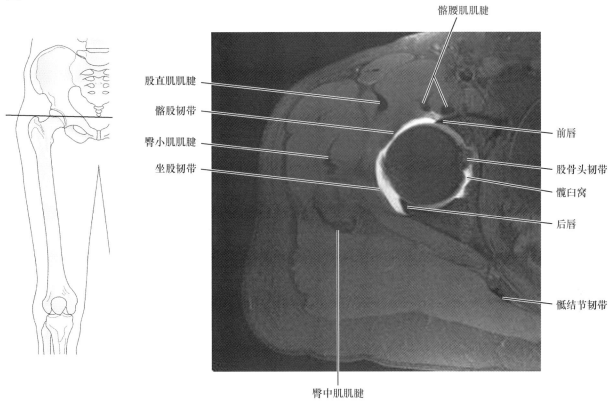

髂腰肌肌腱

股直肌肌腱
髂股韧带
臀小肌肌腱
坐股韧带

前唇
股骨头韧带
髋臼窝
后唇

骶结节韧带

臀中肌肌腱

图 10.1.6

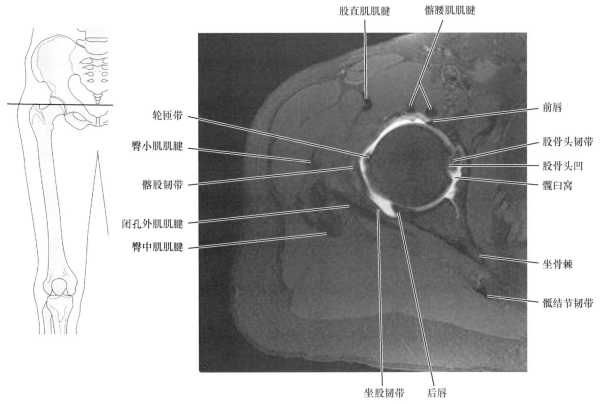

股直肌肌腱　髂腰肌肌腱

轮匝带
臀小肌肌腱
髂股韧带
闭孔外肌肌腱
臀中肌肌腱

前唇
股骨头韧带
股骨头凹
髋臼窝

坐骨棘

骶结节韧带

坐股韧带　后唇

图 10.1.7

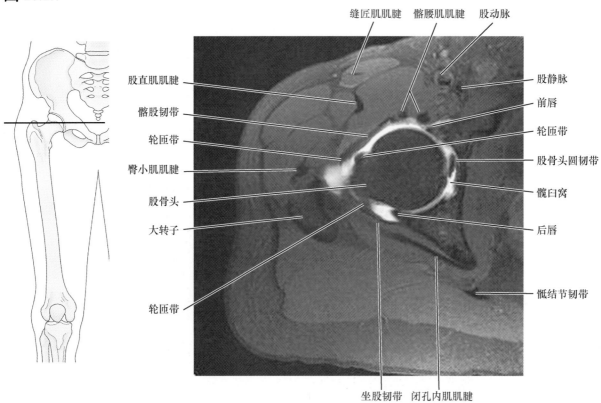

缝匠肌肌腱　髂腰肌肌腱　股动脉

股直肌肌腱

髂股韧带

轮匝带

臀小肌肌腱

股骨头

大转子

轮匝带

股静脉

前唇

轮匝带

股骨头圆韧带

髋臼窝

后唇

骶结节韧带

坐股韧带　闭孔内肌肌腱

图 10.1.8

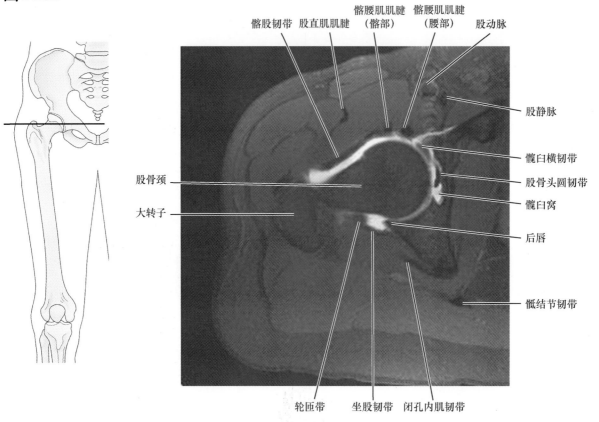

髂股韧带　股直肌肌腱　髂腰肌肌腱（髂部）　髂腰肌肌腱（腰部）　股动脉

股静脉

股骨颈

大转子

髋臼横韧带

股骨头圆韧带

髋臼窝

后唇

骶结节韧带

轮匝带　坐股韧带　闭孔内肌韧带

图 10.1.9

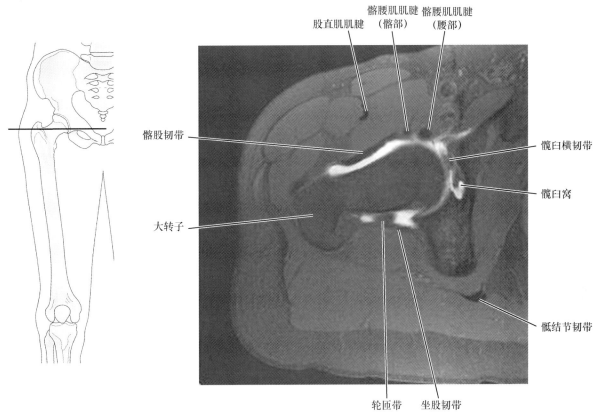

股直肌肌腱
髂腰肌肌腱（髂部）
髂腰肌肌腱（腰部）
髂股韧带
大转子
髋臼横韧带
髋臼窝
骶结节韧带
轮匝带
坐股韧带

图 10.1.10

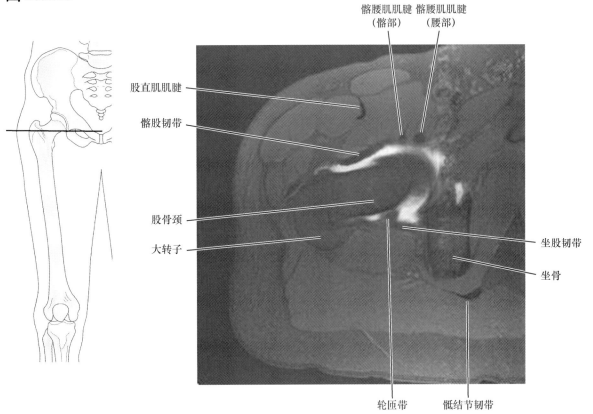

髂腰肌肌腱（髂部）
髂腰肌肌腱（腰部）
股直肌肌腱
髂股韧带
股骨颈
大转子
坐股韧带
坐骨
轮匝带
骶结节韧带

图 10.1.11

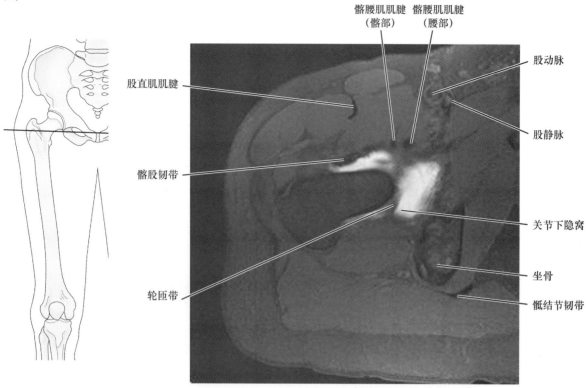

髂腰肌肌腱（髂部）　髂腰肌肌腱（腰部）

股直肌肌腱

髂股韧带

轮匝带

股动脉

股静脉

关节下隐窝

坐骨

骶结节韧带

图 10.1.12

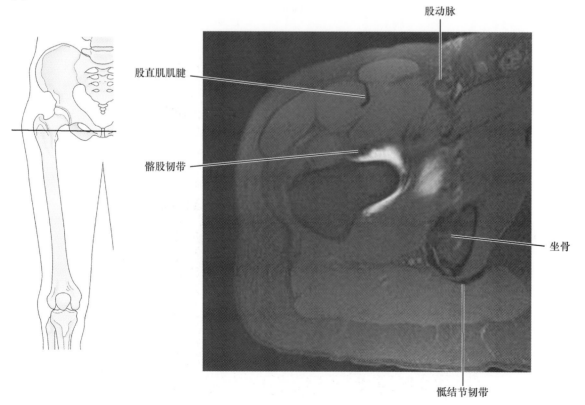

股动脉

股直肌肌腱

髂股韧带

坐骨

骶结节韧带

10.2 矢状位

图 **10.2.1**

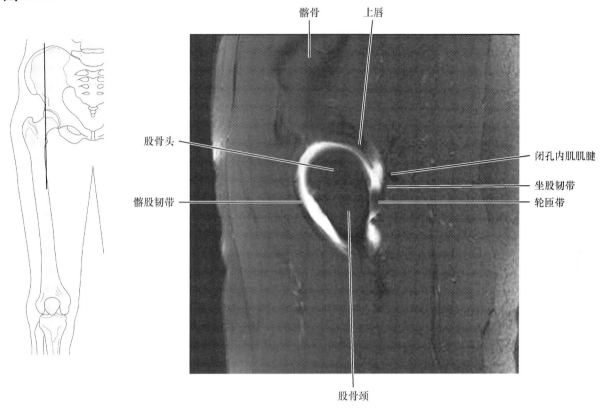

髂骨　上唇　股骨头　闭孔内肌肌腱　坐股韧带　轮匝带　髂股韧带　股骨颈

图 **10.2.2**

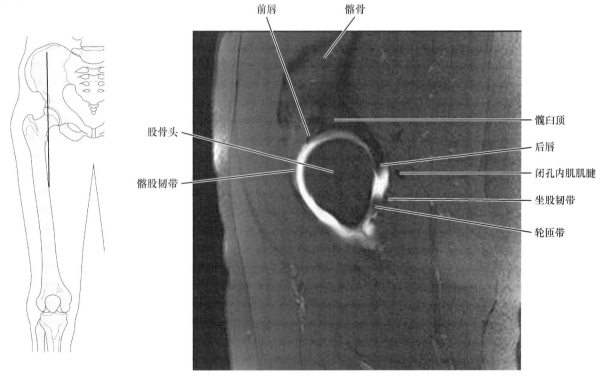

前唇　髂骨　股骨头　髂股韧带　髋臼顶　后唇　闭孔内肌肌腱　坐股韧带　轮匝带

图 10.2.3

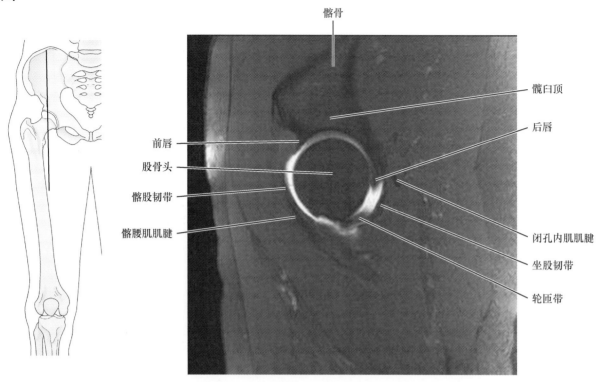

髂骨

髋臼顶

后唇

前唇

股骨头

髂股韧带

髂腰肌肌腱

闭孔内肌肌腱

坐股韧带

轮匝带

图 10.2.4

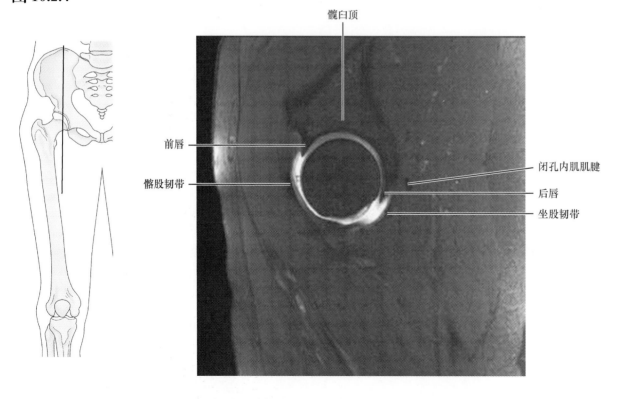

髋臼顶

前唇

髂股韧带

闭孔内肌肌腱

后唇

坐股韧带

图 10.2.5

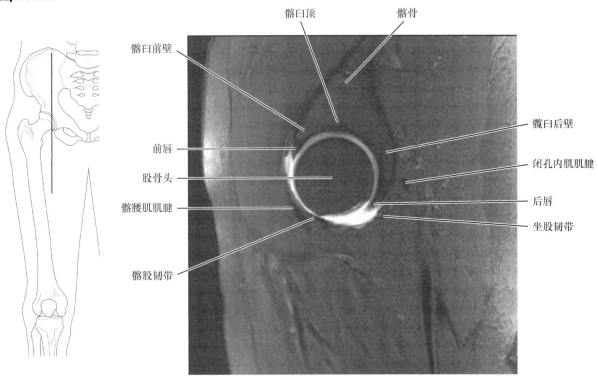

髋臼顶　　髂骨

髂臼前壁

前唇

股骨头

髂腰肌肌腱

髂股韧带

髋臼后壁

闭孔内肌肌腱

后唇

坐股韧带

图 10.2.6

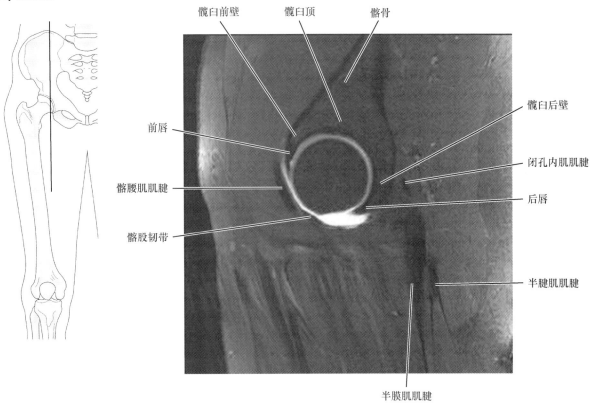

髋臼前壁　　髋臼顶　　髂骨

前唇

髂腰肌肌腱

髂股韧带

髋臼后壁

闭孔内肌肌腱

后唇

半腱肌肌腱

半膜肌肌腱

图 10.2.7

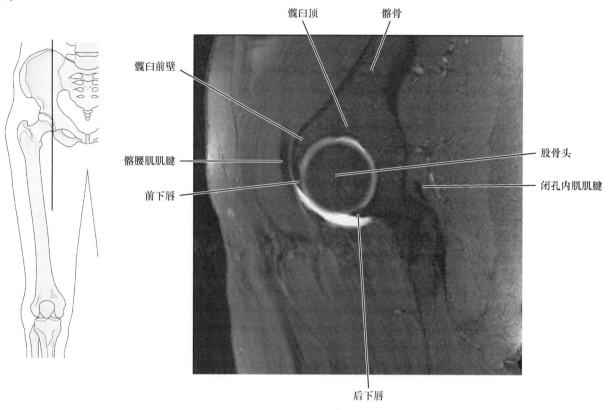

髋臼顶　髂骨

髋臼前壁

髂腰肌肌腱

前下唇

股骨头

闭孔内肌肌腱

后下唇

图 10.2.8

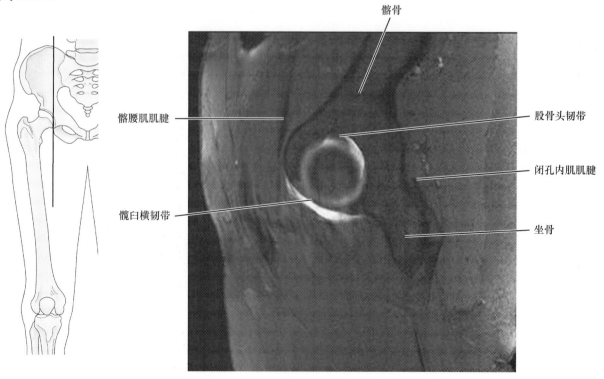

髂骨

髂腰肌肌腱

股骨头韧带

闭孔内肌肌腱

髋臼横韧带

坐骨

图 10.2.9

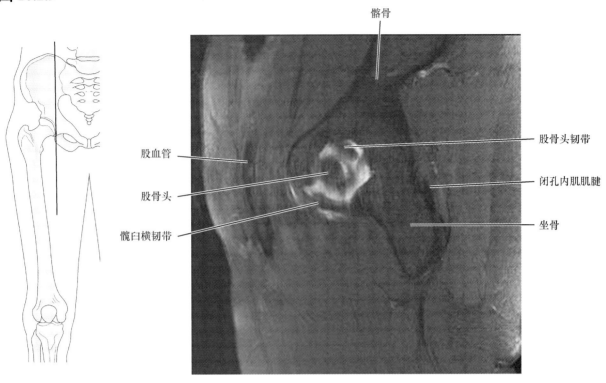

髂骨

股血管

股骨头

髋臼横韧带

股骨头韧带

闭孔内肌肌腱

坐骨

图 10.2.10

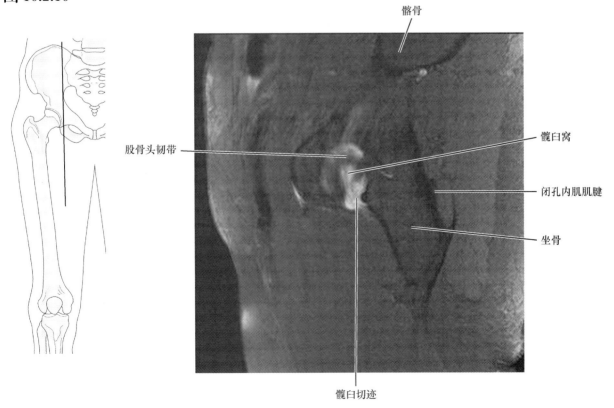

髂骨

股骨头韧带

髋臼窝

闭孔内肌肌腱

坐骨

髋臼切迹

10.3 冠状位

图 10.3.1

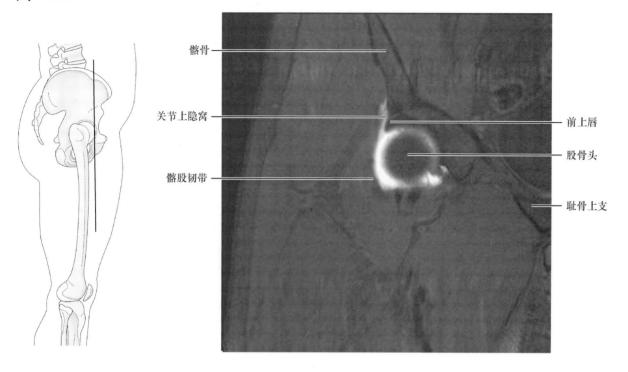

髂骨

关节上隐窝

髂股韧带

前上唇

股骨头

耻骨上支

图 10.3.2

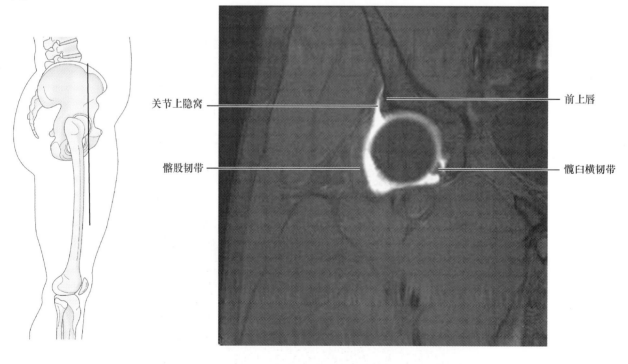

关节上隐窝

髂股韧带

前上唇

髋臼横韧带

图 10.3.3

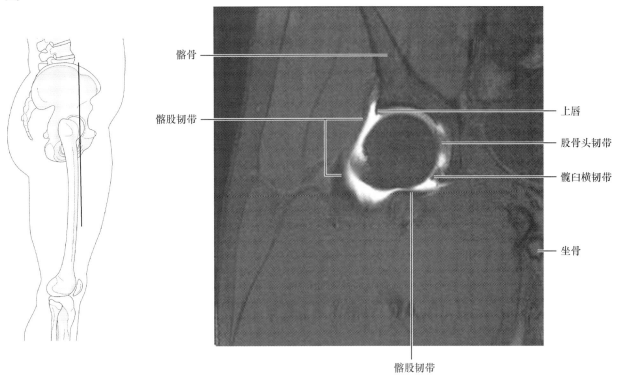

髂骨

髂股韧带

上唇

股骨头韧带

髋臼横韧带

坐骨

髂股韧带

图 10.3.4

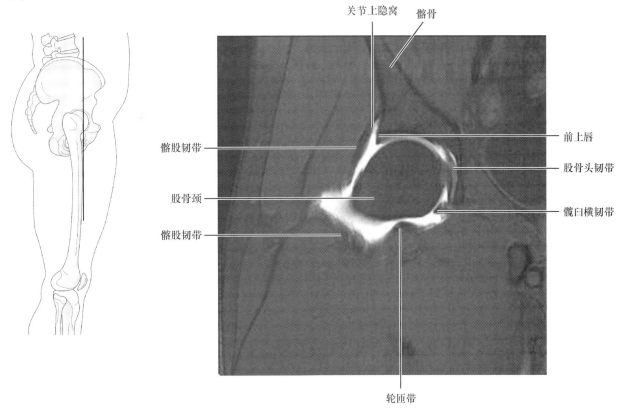

关节上隐窝　　髂骨

髂股韧带

股骨颈

髂股韧带

前上唇

股骨头韧带

髋臼横韧带

轮匝带

图 10.3.5

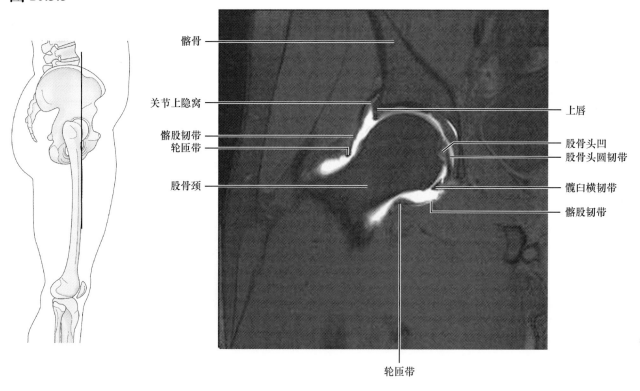

髂骨

关节上隐窝

髂股韧带
轮匝带

股骨颈

上唇

股骨头凹
股骨头圆韧带

髋臼横韧带

髂股韧带

轮匝带

图 10.3.6

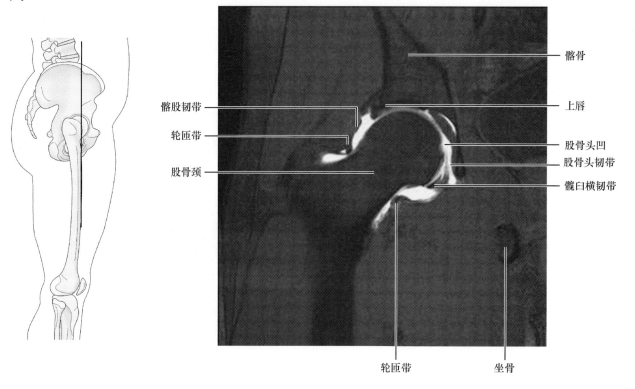

髂股韧带

轮匝带

股骨颈

髂骨

上唇

股骨头凹
股骨头韧带

髋臼横韧带

轮匝带   坐骨

图 10.3.7

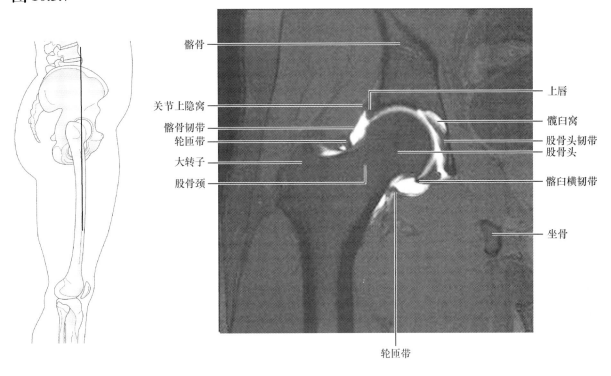

髂骨

关节上隐窝
髂骨韧带
轮匝带
大转子
股骨颈

上唇
髋臼窝
股骨头韧带
股骨头
髋臼横韧带

坐骨

轮匝带

图 10.3.8

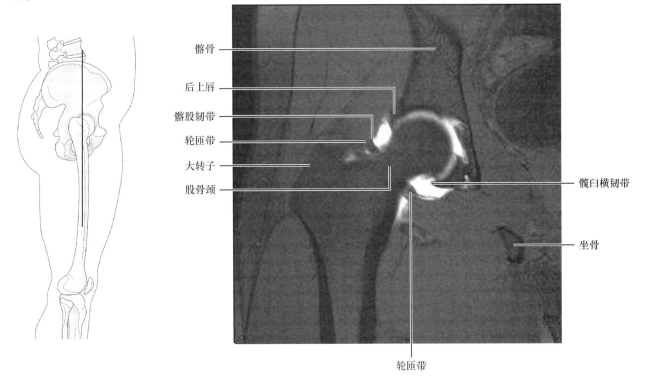

髂骨

后上唇
髂股韧带
轮匝带
大转子
股骨颈

髋臼横韧带

坐骨

轮匝带

图 **10.3.9**

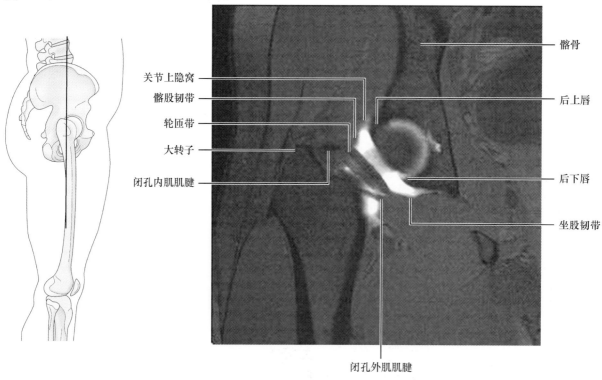

关节上隐窝
髂股韧带
轮匝带
大转子
闭孔内肌肌腱

髂骨
后上唇
后下唇
坐股韧带

闭孔外肌肌腱

图 **10.3.10**

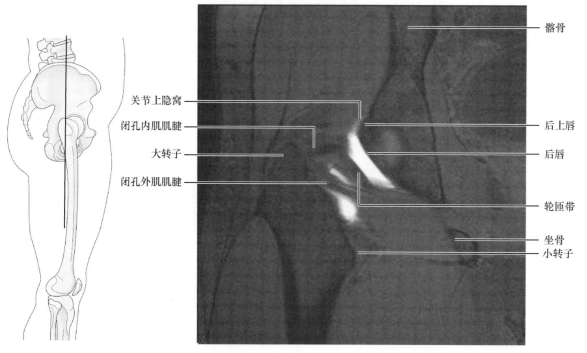

关节上隐窝
闭孔内肌肌腱
大转子
闭孔外肌肌腱

髂骨
后上唇
后唇
轮匝带
坐骨
小转子

第 11 章

股部 MRI

表 11-1　股部肌肉

肌肉	起点	止点	神经支配
缝匠肌	髂前上棘和下方邻近区域	胫骨内侧面；邻近胫骨粗隆和相邻筋膜	股神经
股直肌	直头起自髂前上棘，反折头起自髋臼缘的后上面	通过髌韧带到胫骨粗隆	股神经
股外侧肌	沿着大转子前下缘的股骨干，在臀肌粗隆上方及粗线的上半部分	髌骨的上缘，胫骨外侧髁和小腿筋膜的前面	股神经
股内侧肌	粗线的内侧唇和转子间线的远侧半，收肌止点的腱膜	髌骨的上缘和内侧缘的上 2/3，胫骨内髁以及骨中间肌、骨外侧肌、股直肌肌腱一起形成包围小腿的深筋膜，通过髌韧带止于胫骨粗隆的前方	股神经
股中间肌	粗线外侧缘的远侧半及其外侧分叉，股骨干的前外侧部	止于髌骨的上缘深面，股外侧肌的腱膜，内侧和外侧止于股内侧肌和股外侧肌的肌腱，也止于髌韧带和股骨粗隆	股神经
股薄肌	耻骨下支的内侧缘和坐骨下支的耻骨端	通过肌腱延伸至胫骨内侧髁的下部	闭孔神经的前支
耻骨肌	耻骨肌线、耻骨筋膜、闭孔沟的前缘，耻骨韧带	小转子的后方，耻骨肌线的上半部	股神经，副闭孔神经和（或）闭孔神经
长收肌	耻骨结节至耻骨联合	粗线的中 1/3	闭孔神经的前支，偶尔有股神经的分支
短收肌	耻骨下支外侧面的中部	耻骨肌线远侧 2/3 和粗线的上 1/3	闭孔神经的前支或后支
大收肌	耻骨下支	通过起自粗线远侧 3/4 的肌腱止于粗线上部和臀肌粗隆；并止于内上髁嵴远端的收肌结节	闭孔神经的后支和坐骨神经的分支
股二头肌	股骨粗线的外侧唇，从骨干的中部到粗线的分叉处，外上髁嵴的近端 2/3 及外侧肌间隔	腓骨头尖端的前面，部分到胫骨外侧髁，止于小腿筋膜	坐骨神经的腓神经

11.1 轴位

图 11.1.1

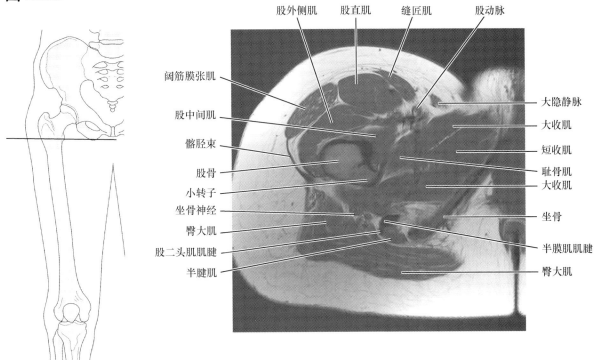

股外侧肌　股直肌　缝匠肌　股动脉

阔筋膜张肌

股中间肌

髂胫束

股骨

小转子

坐骨神经

臀大肌

股二头肌肌腱

半腱肌

大隐静脉

大收肌

短收肌

耻骨肌

大收肌

坐骨

半膜肌肌腱

臀大肌

图 11.1.2

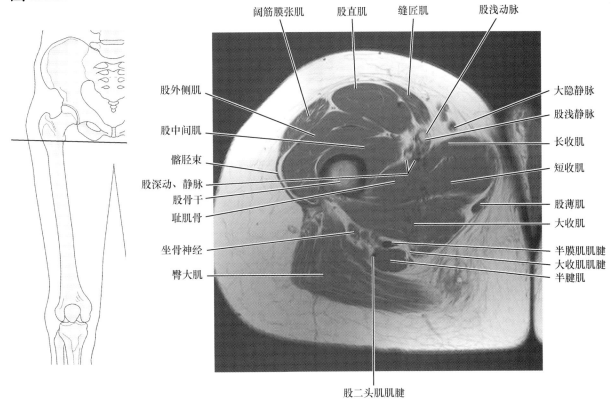

阔筋膜张肌　股直肌　缝匠肌　股浅动脉

股外侧肌

股中间肌

髂胫束

股深动、静脉

股骨干

耻肌骨

坐骨神经

臀大肌

大隐静脉

股浅静脉

长收肌

短收肌

股薄肌

大收肌

半膜肌肌腱

大收肌肌腱

半腱肌

股二头肌肌腱

图 11.1.3

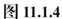

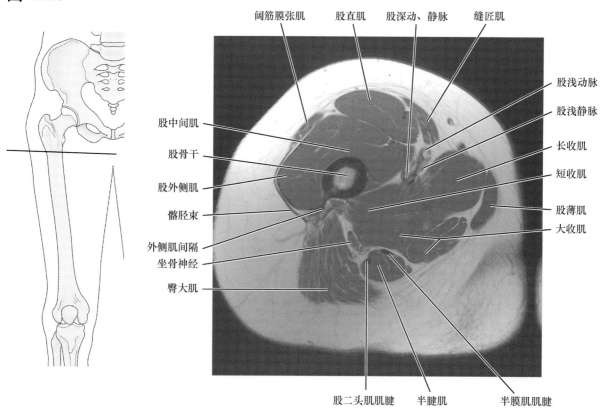

阔筋膜张肌	股直肌	股深动、静脉	缝匠肌

股中间肌
股骨干
股外侧肌
髂胫束
外侧肌间隔
坐骨神经
臀大肌

股浅动脉
股浅静脉
长收肌
短收肌
股薄肌
大收肌

股二头肌肌腱　半腱肌　半膜肌肌腱

图 11.1.4

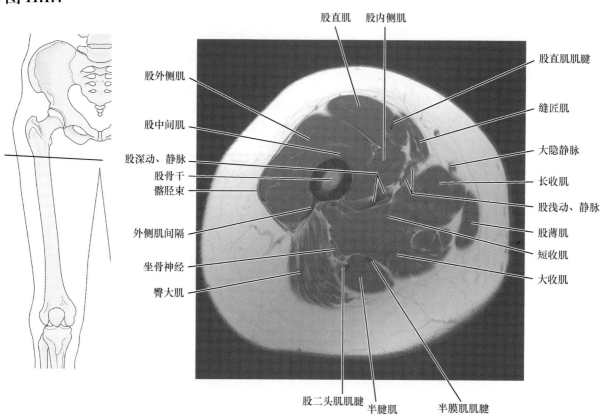

股直肌　股内侧肌

股外侧肌
股中间肌
股深动、静脉
股骨干
髂胫束
外侧肌间隔
坐骨神经
臀大肌

股直肌肌腱
缝匠肌
大隐静脉
长收肌
股浅动、静脉
股薄肌
短收肌
大收肌

股二头肌肌腱　半腱肌　半膜肌肌腱

图 11.1.5

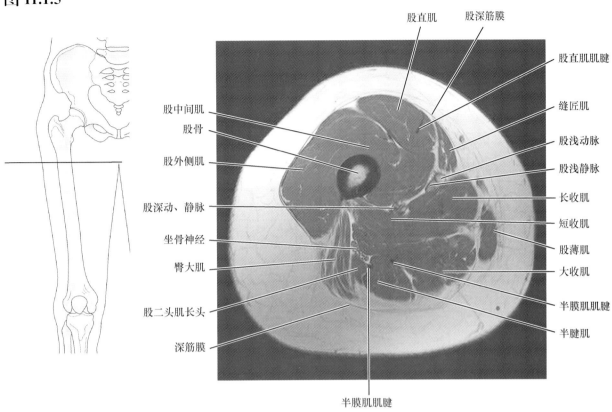

股直肌　股深筋膜

股直肌肌腱

缝匠肌

股浅动脉

股浅静脉

长收肌

短收肌

股薄肌

大收肌

半膜肌肌腱

半腱肌

股中间肌

股骨

股外侧肌

股深动、静脉

坐骨神经

臀大肌

股二头肌长头

深筋膜

半膜肌肌腱

图 11.1.6

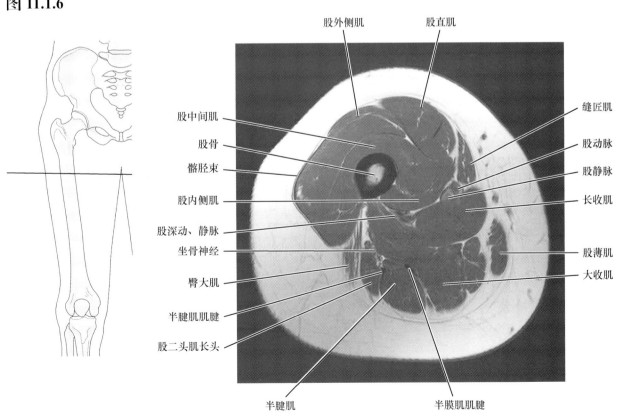

股外侧肌　股直肌

缝匠肌

股动脉

股静脉

长收肌

股薄肌

大收肌

股中间肌

股骨

髂胫束

股内侧肌

股深动、静脉

坐骨神经

臀大肌

半腱肌肌腱

股二头肌长头

半腱肌　半膜肌肌腱

图 11.1.7

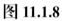

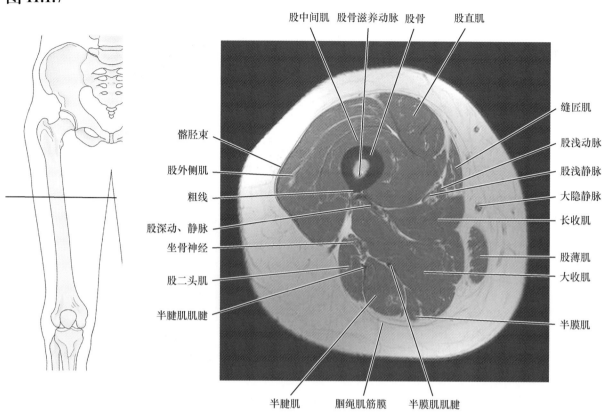

股中间肌　股骨滋养动脉　股骨　　股直肌

髂胫束
股外侧肌
粗线
股深动、静脉
坐骨神经
股二头肌
半腱肌肌腱

缝匠肌
股浅动脉
股浅静脉
大隐静脉
长收肌
股薄肌
大收肌
半膜肌

半腱肌　　腘绳肌筋膜　　半膜肌肌腱

图 11.1.8

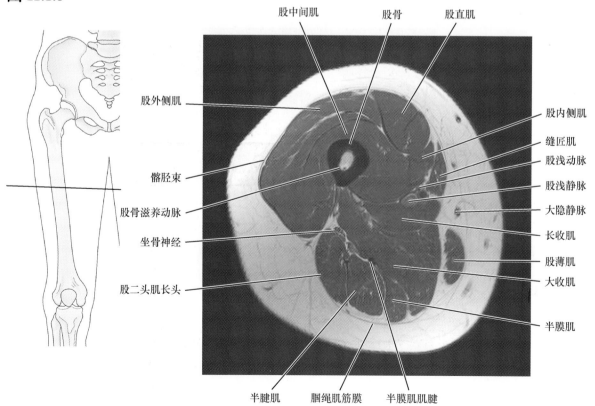

股中间肌　　　　股骨　　　股直肌

股外侧肌
髂胫束
股骨滋养动脉
坐骨神经
股二头肌长头

股内侧肌
缝匠肌
股浅动脉
股浅静脉
大隐静脉
长收肌
股薄肌
大收肌
半膜肌

半腱肌　　腘绳肌筋膜　　半膜肌肌腱

图 11.1.9

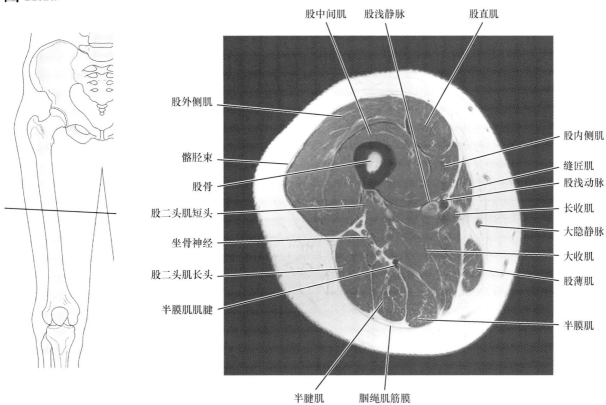

股中间肌　股浅静脉　股直肌

股外侧肌

髂胫束

股骨

股二头肌短头

坐骨神经

股二头肌长头

半膜肌肌腱

股内侧肌
缝匠肌
股浅动脉
长收肌
大隐静脉
大收肌
股薄肌
半膜肌

半腱肌　腘绳肌筋膜

图 11.1.10

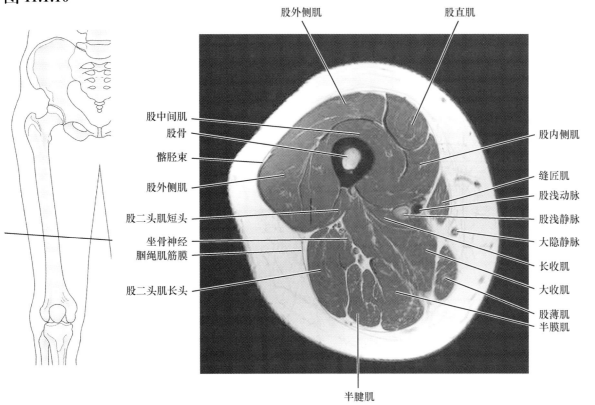

股外侧肌　股直肌

股中间肌
股骨
髂胫束
股外侧肌
股二头肌短头
坐骨神经
腘绳肌筋膜
股二头肌长头

股内侧肌
缝匠肌
股浅动脉
股浅静脉
大隐静脉
长收肌
大收肌
股薄肌
半膜肌

半腱肌

图 11.1.11

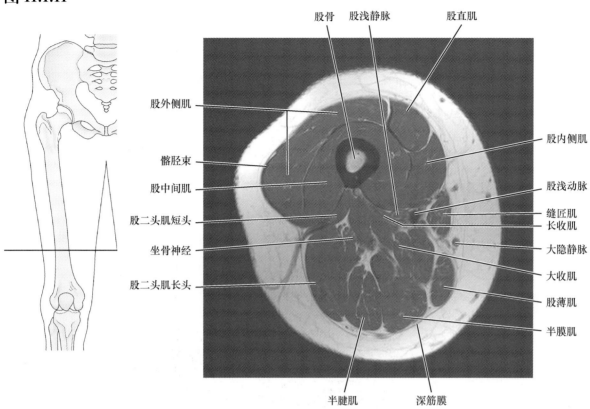

股骨　股浅静脉　　股直肌

股外侧肌
髂胫束
股中间肌
股二头肌短头
坐骨神经
股二头肌长头

股内侧肌
股浅动脉
缝匠肌
长收肌
大隐静脉
大收肌
股薄肌
半膜肌

半腱肌　　深筋膜

图 11.1.12

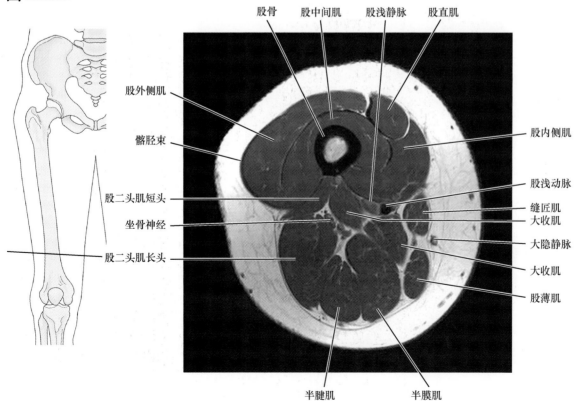

股骨　股中间肌　股浅静脉　股直肌

股外侧肌
髂胫束
股二头肌短头
坐骨神经
股二头肌长头

股内侧肌
股浅动脉
缝匠肌
大收肌
大隐静脉
大收肌
股薄肌

半腱肌　　半膜肌

图 11.1.13

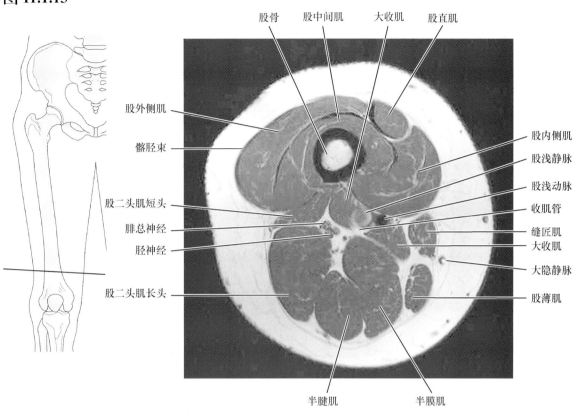

股骨　股中间肌　大收肌　股直肌

股外侧肌

髂胫束

股二头肌短头

腓总神经

胫神经

股二头肌长头

股内侧肌

股浅静脉

股浅动脉

收肌管

缝匠肌

大收肌

大隐静脉

股薄肌

半腱肌　半膜肌

图 11.1.14

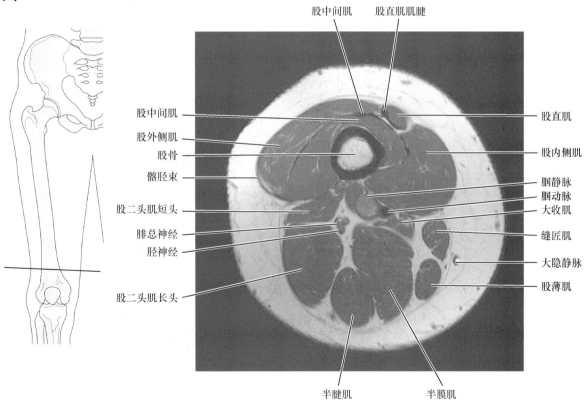

股中间肌　股直肌肌腱

股中间肌

股外侧肌

股骨

髂胫束

股二头肌短头

腓总神经

胫神经

股二头肌长头

股直肌

股内侧肌

腘静脉

腘动脉

大收肌

缝匠肌

大隐静脉

股薄肌

半腱肌　半膜肌

图 11.1.15

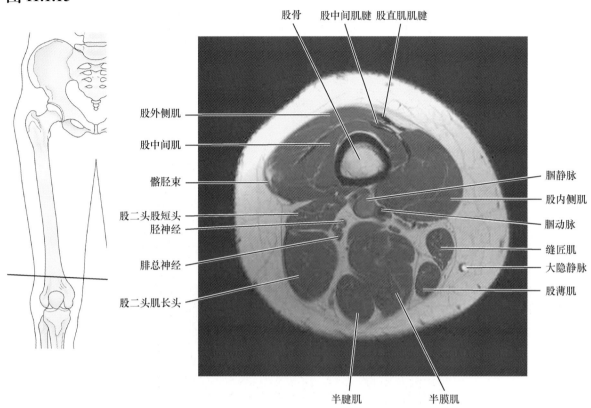

股骨　股中间肌腱　股直肌肌腱

股外侧肌

股中间肌

髂胫束

股二头股短头
胫神经

腓总神经

股二头肌长头

腘静脉

股内侧肌

腘动脉

缝匠肌

大隐静脉

股薄肌

半腱肌　　半膜肌

图 11.1.16

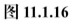

股骨　股直肌肌腱

股中间肌

髂胫束

股外侧肌

股二头肌短头

胫神经

腓总神经

股二头肌长头

股中间肌肌腱

股内侧肌

腘静脉
腘动脉

缝匠肌
大隐静脉

股薄肌

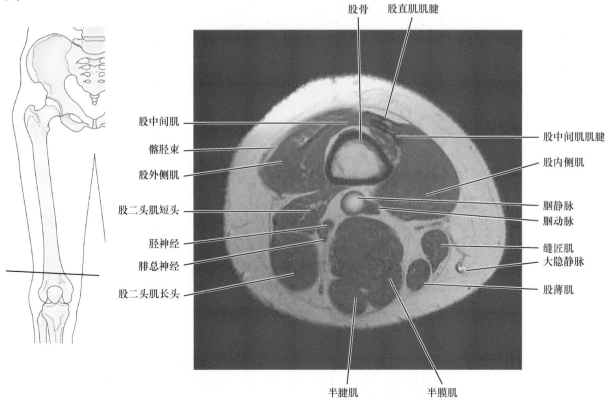

半腱肌　　半膜肌

11.2 矢状位

图 11.2.1

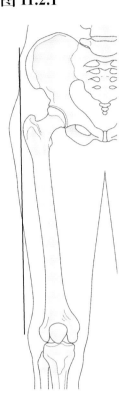

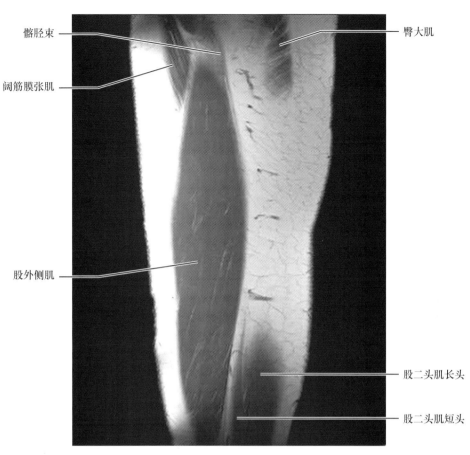

髂胫束

阔筋膜张肌

臀大肌

股外侧肌

股二头肌长头

股二头肌短头

图 11.2.2

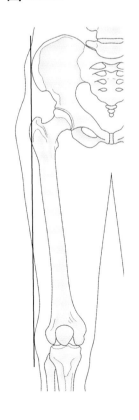

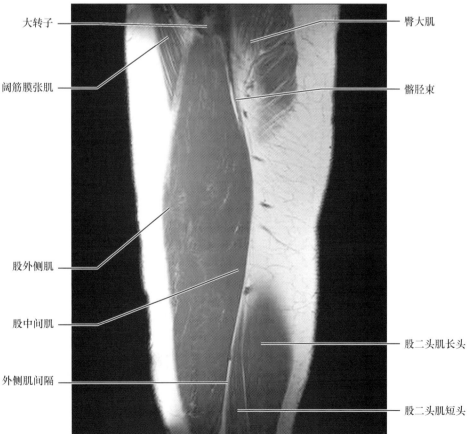

大转子

阔筋膜张肌

臀大肌

髂胫束

股外侧肌

股中间肌

股二头肌长头

外侧肌间隔

股二头肌短头

图 11.2.3

图 11.2.4

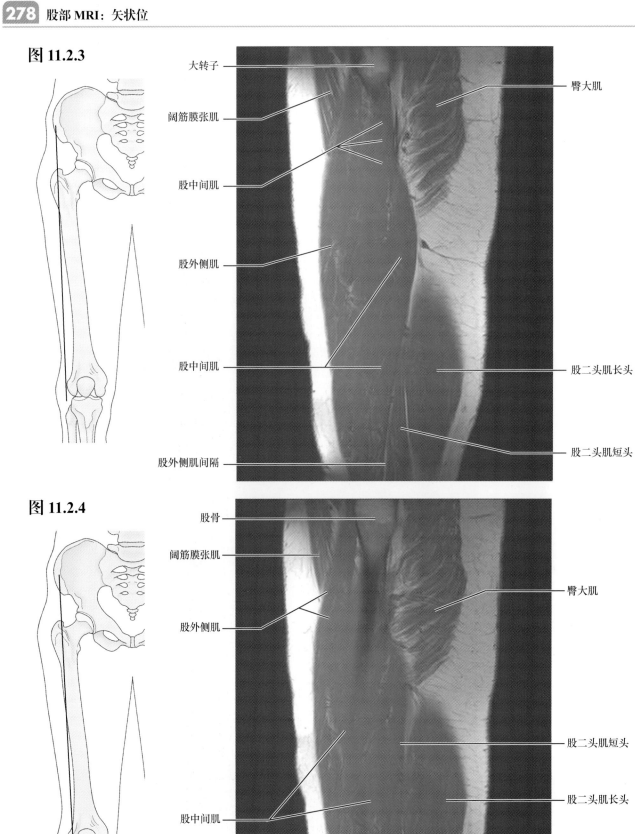

大转子

臀大肌

阔筋膜张肌

股中间肌

股外侧肌

股中间肌

股二头肌长头

股外侧肌间隔

股二头肌短头

股骨

阔筋膜张肌

臀大肌

股外侧肌

股二头肌短头

股二头肌长头

股中间肌

腘血管

图 11.2.5

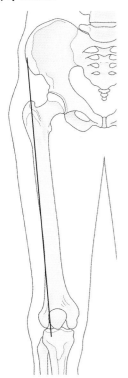

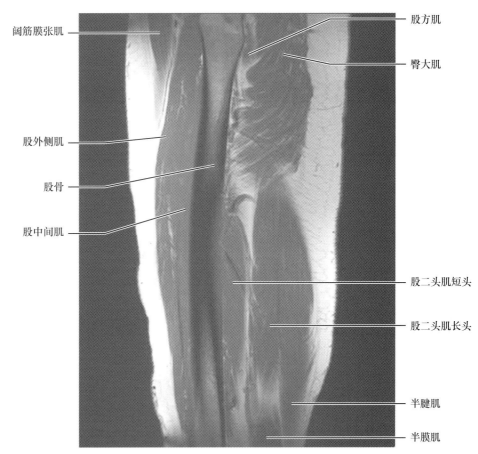

阔筋膜张肌

股方肌

臀大肌

股外侧肌

股骨

股中间肌

股二头肌短头

股二头肌长头

半腱肌

半膜肌

图 11.2.6

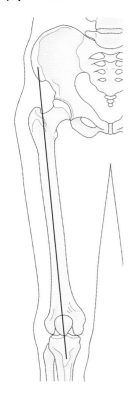

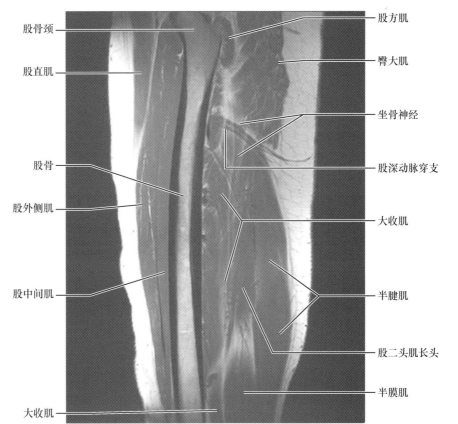

股骨颈

股方肌

股直肌

臀大肌

坐骨神经

股骨

股深动脉穿支

股外侧肌

大收肌

股中间肌

半腱肌

股二头肌长头

半膜肌

大收肌

图 11.2.7

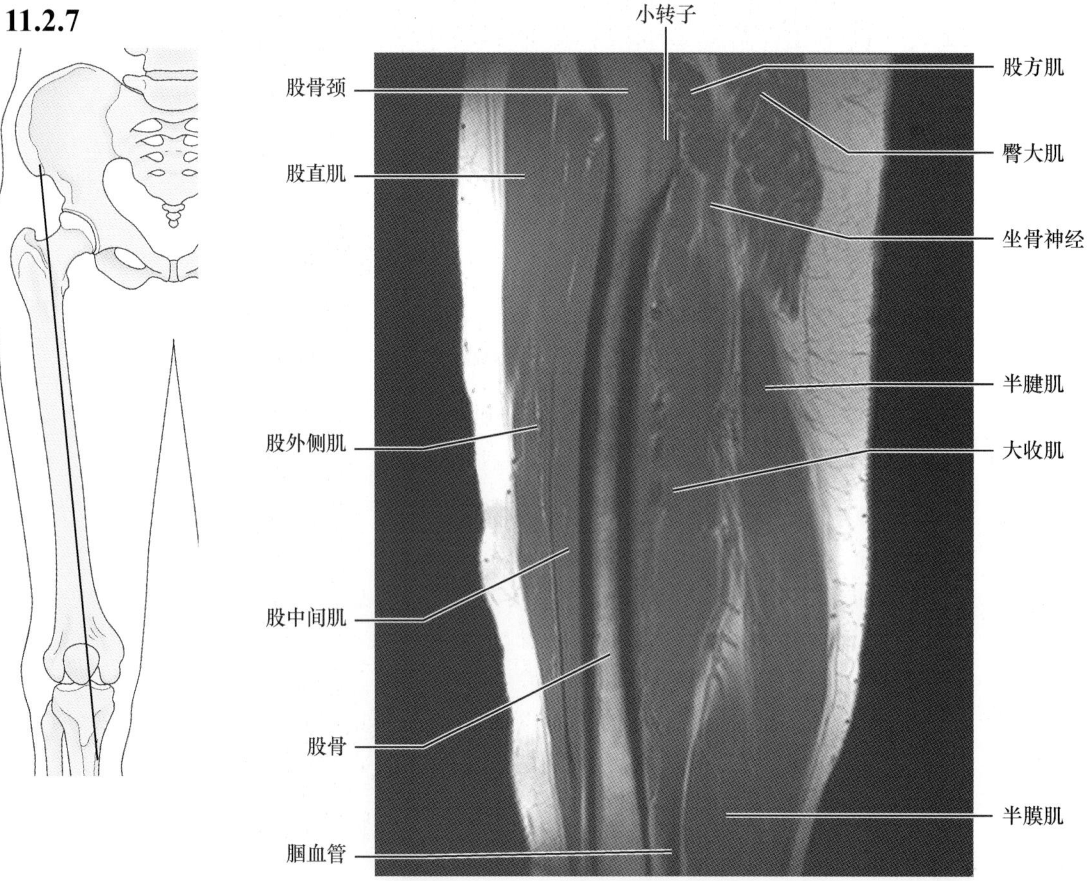

小转子

股骨颈

股直肌

股外侧肌

股中间肌

股骨

腘血管

股方肌

臀大肌

坐骨神经

半腱肌

大收肌

半膜肌

图 11.2.8

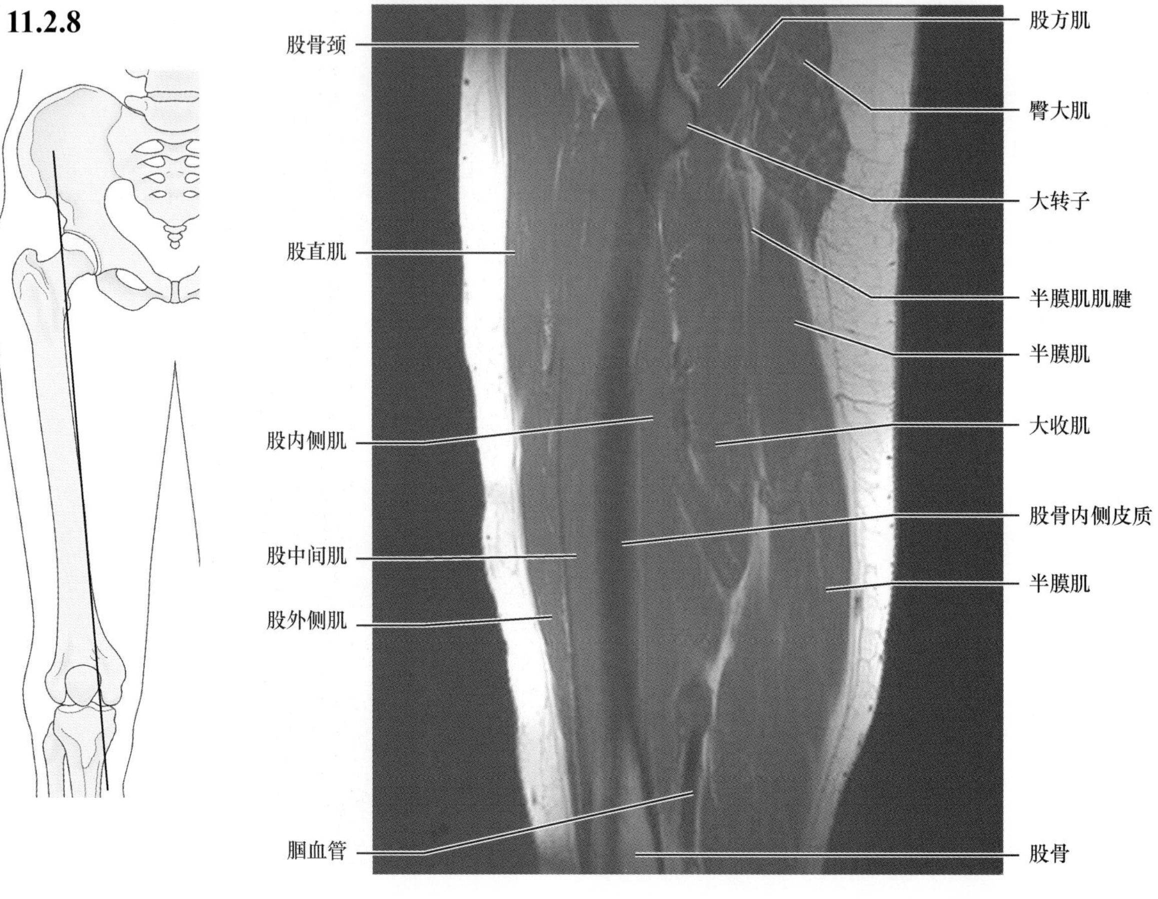

股骨颈

股直肌

股内侧肌

股中间肌

股外侧肌

腘血管

股方肌

臀大肌

大转子

半膜肌肌腱

半膜肌

大收肌

股骨内侧皮质

半膜肌

股骨

图 11.2.9

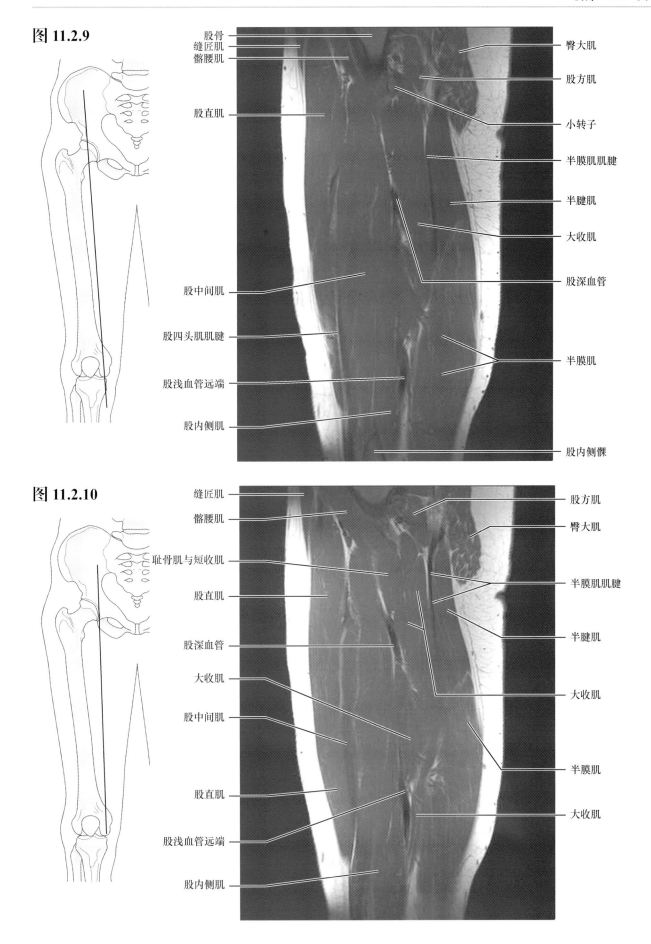

股骨
缝匠肌
髂腰肌

股直肌

股中间肌

股四头肌肌腱

股浅血管远端

股内侧肌

臀大肌

股方肌

小转子

半膜肌肌腱

半腱肌

大收肌

股深血管

半膜肌

股内侧髁

图 11.2.10

缝匠肌

髂腰肌

耻骨肌与短收肌

股直肌

股深血管

大收肌

股中间肌

股直肌

股浅血管远端

股内侧肌

股方肌

臀大肌

半膜肌肌腱

半腱肌

大收肌

半膜肌

大收肌

图 11.2.11

图 11.2.12

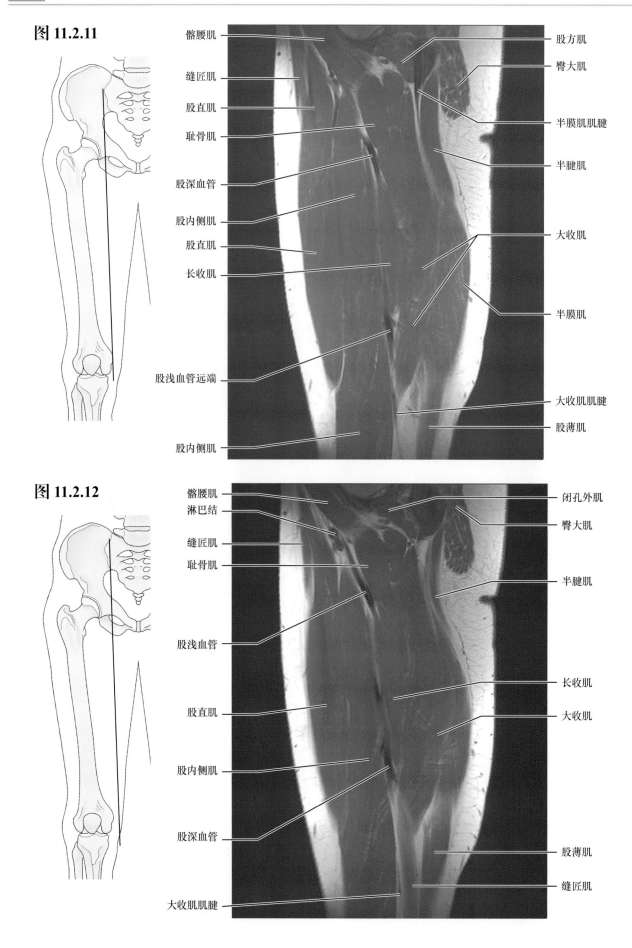

图 11.2.11 标注（左侧）：髂腰肌、缝匠肌、股直肌、耻骨肌、股深血管、股内侧肌、股直肌、长收肌、股浅血管远端、股内侧肌；（右侧）：股方肌、臀大肌、半膜肌肌腱、半腱肌、大收肌、半膜肌、大收肌肌腱、股薄肌

图 11.2.12 标注（左侧）：髂腰肌、淋巴结、缝匠肌、耻骨肌、股浅血管、股直肌、股内侧肌、股深血管、大收肌肌腱；（右侧）：闭孔外肌、臀大肌、半腱肌、长收肌、大收肌、股薄肌、缝匠肌

图 **11.2.13**

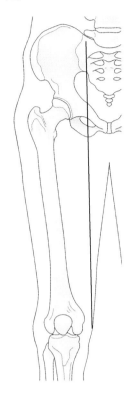

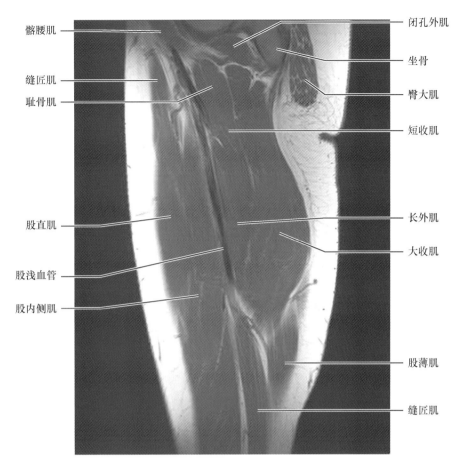

髂腰肌

缝匠肌

耻骨肌

股直肌

股浅血管

股内侧肌

闭孔外肌

坐骨

臀大肌

短收肌

长外肌

大收肌

股薄肌

缝匠肌

图 **11.2.14**

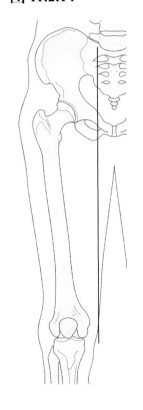

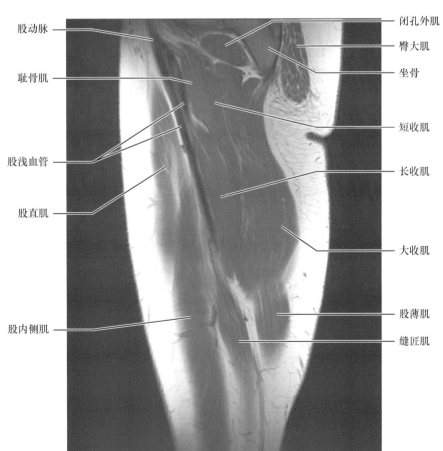

股动脉

耻骨肌

股浅血管

股直肌

股内侧肌

闭孔外肌

臀大肌

坐骨

短收肌

长收肌

大收肌

股薄肌

缝匠肌

图 11.2.15

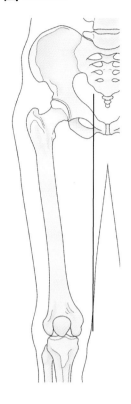

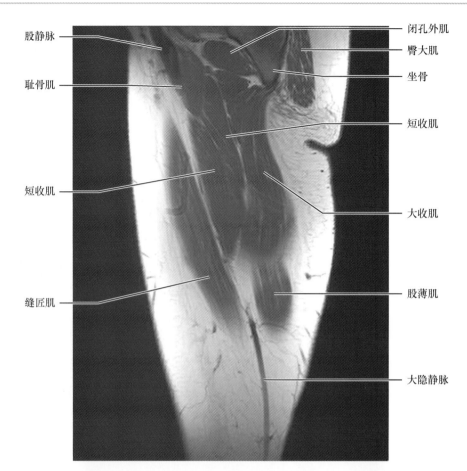

股静脉 —
耻骨肌 —

短收肌 —

缝匠肌 —

— 闭孔外肌
— 臀大肌
— 坐骨

— 短收肌

— 大收肌

— 股薄肌

— 大隐静脉

图 11.2.16

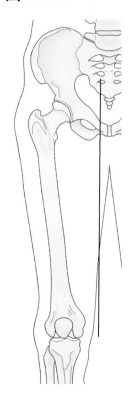

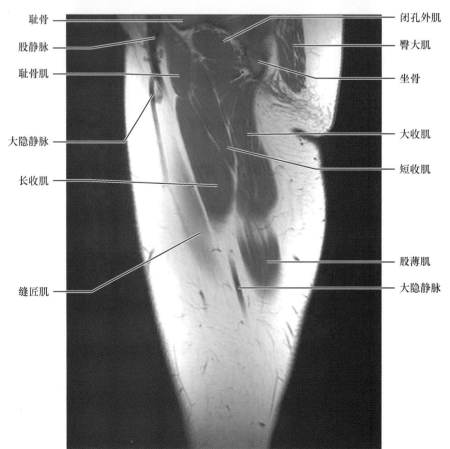

耻骨 —
股静脉 —
耻骨肌 —

大隐静脉 —

长收肌 —

缝匠肌 —

— 闭孔外肌
— 臀大肌
— 坐骨

— 大收肌

— 短收肌

— 股薄肌

— 大隐静脉

图 11.2.17

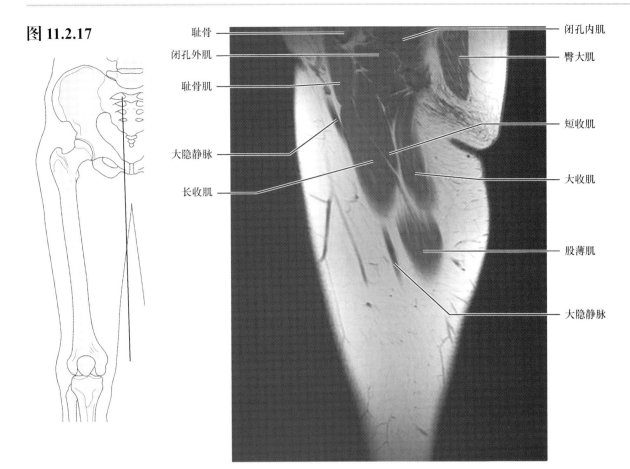

耻骨 —— 闭孔内肌

闭孔外肌 —— 臀大肌

耻骨肌 ——

—— 短收肌

大隐静脉 ——

—— 大收肌

长收肌 ——

—— 股薄肌

—— 大隐静脉

11.3 冠状位

图 11.3.1

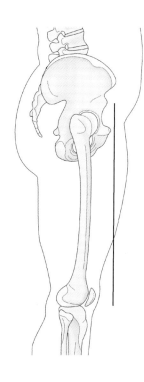

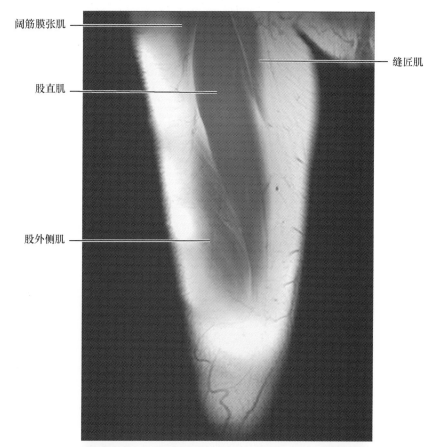

阔筋膜张肌

缝匠肌

股直肌

股外侧肌

图 11.3.2

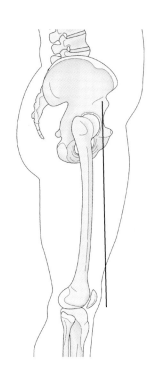

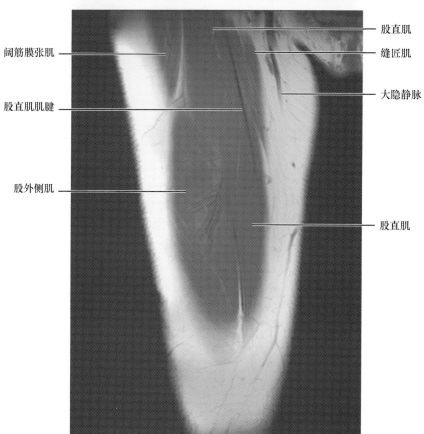

股直肌

阔筋膜张肌

缝匠肌

股直肌肌腱

大隐静脉

股外侧肌

股直肌

图 11.3.3

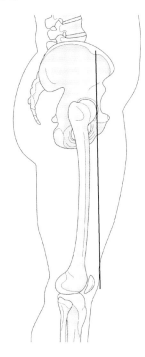

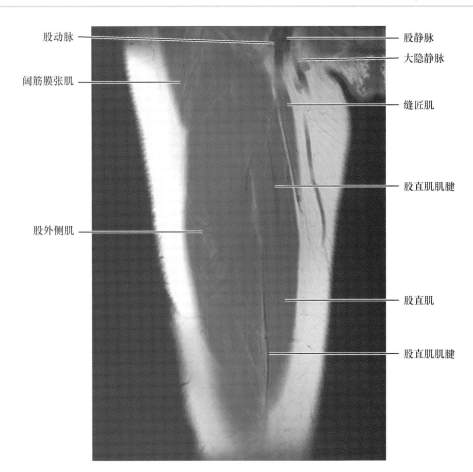

股动脉 — 股静脉
— 大隐静脉
阔筋膜张肌 — — 缝匠肌

— 股直肌肌腱

股外侧肌 —

— 股直肌

— 股直肌肌腱

图 11.3.4

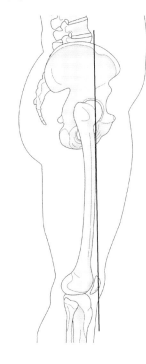

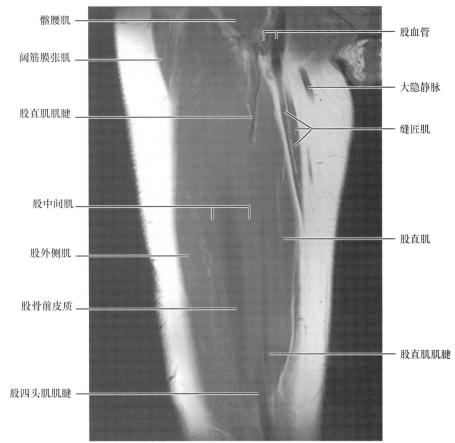

髂腰肌 — — 股血管

阔筋膜张肌 —
— 大隐静脉

股直肌肌腱 —
— 缝匠肌

股中间肌 —

股外侧肌 — — 股直肌

股骨前皮质 —

— 股直肌肌腱

股四头肌肌腱 —

图 11.3.5

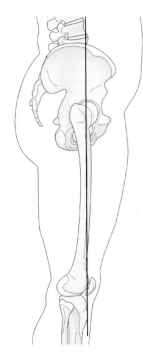

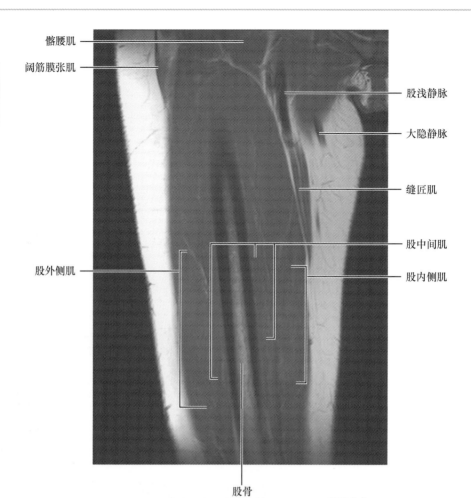

髂腰肌

阔筋膜张肌

股浅静脉

大隐静脉

缝匠肌

股中间肌

股内侧肌

股外侧肌

股骨

图 11.3.6

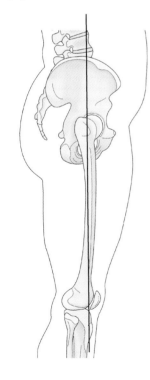

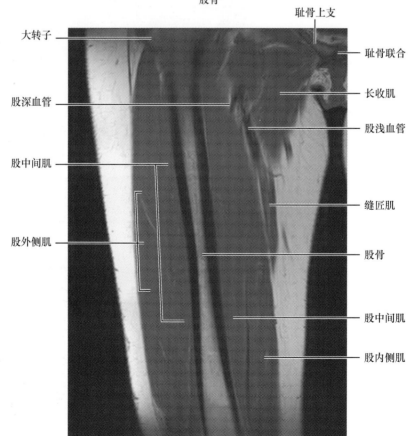

耻骨上支

大转子

耻骨联合

股深血管

长收肌

股浅血管

股中间肌

缝匠肌

股外侧肌

股骨

股中间肌

股内侧肌

图 11.3.7

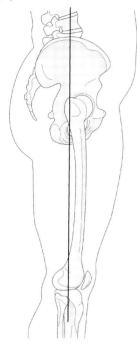

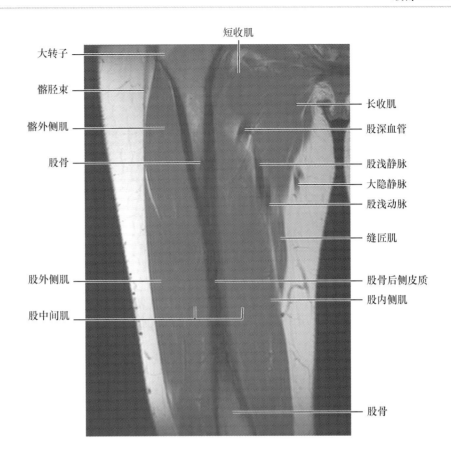

短收肌

大转子
髂胫束
髂外侧肌
股骨

长收肌
股深血管
股浅静脉
大隐静脉
股浅动脉
缝匠肌

股外侧肌
股中间肌

股骨后侧皮质
股内侧肌

股骨

图 11.3.8

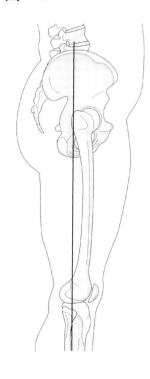

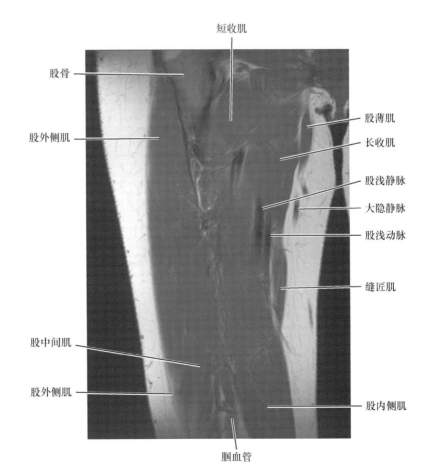

短收肌

股骨
股外侧肌

股薄肌
长收肌
股浅静脉
大隐静脉
股浅动脉
缝匠肌

股中间肌
股外侧肌

股内侧肌

腘血管

图 11.3.9

图 11.3.10

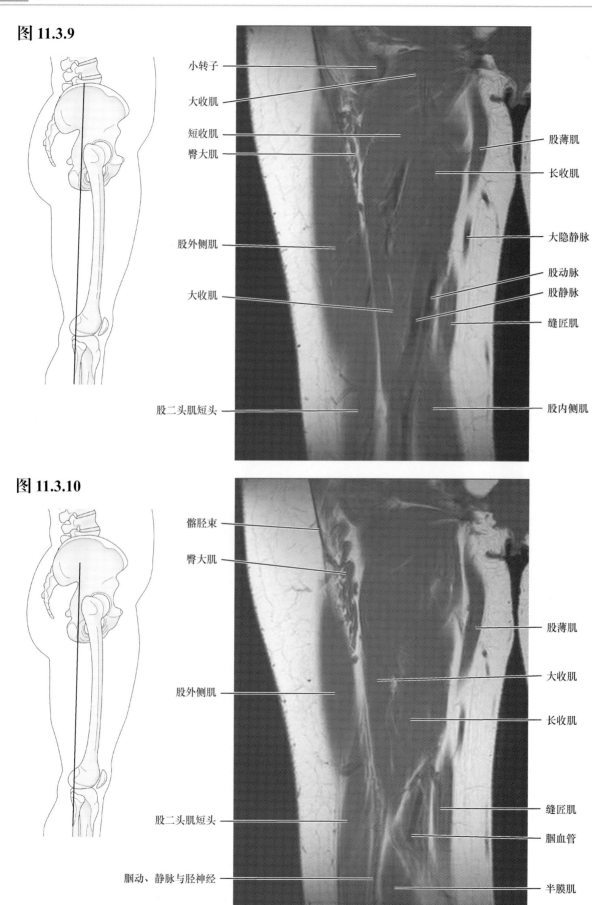

图 11.3.9

小转子
大收肌
短收肌
臀大肌
股外侧肌
大收肌
股二头肌短头

股薄肌
长收肌
大隐静脉
股动脉
股静脉
缝匠肌
股内侧肌

图 11.3.10

髂胫束
臀大肌
股外侧肌
股二头肌短头
腘动、静脉与胫神经

股薄肌
大收肌
长收肌
缝匠肌
腘血管
半膜肌

图 11.3.11

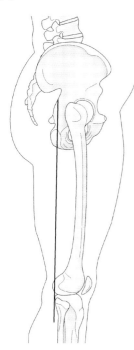

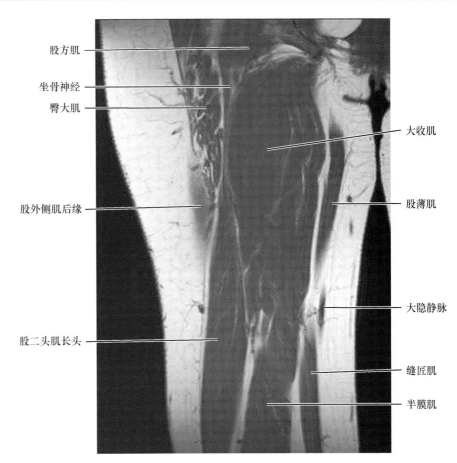

股方肌
坐骨神经
臀大肌

大收肌

股外侧肌后缘

股薄肌

大隐静脉

缝匠肌

股二头肌长头

半膜肌

图 11.3.12

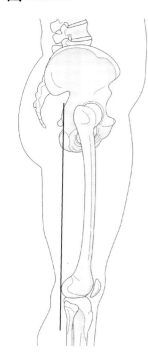

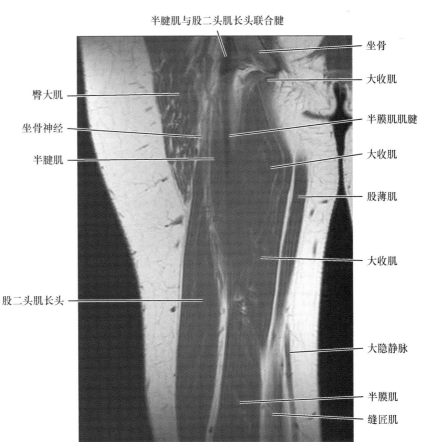

半腱肌与股二头肌长头联合腱

坐骨

臀大肌

大收肌

坐骨神经

半膜肌肌腱

半腱肌

大收肌

股薄肌

大收肌

股二头肌长头

大隐静脉

半膜肌

缝匠肌

图 11.3.13

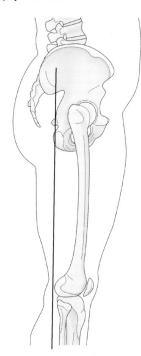

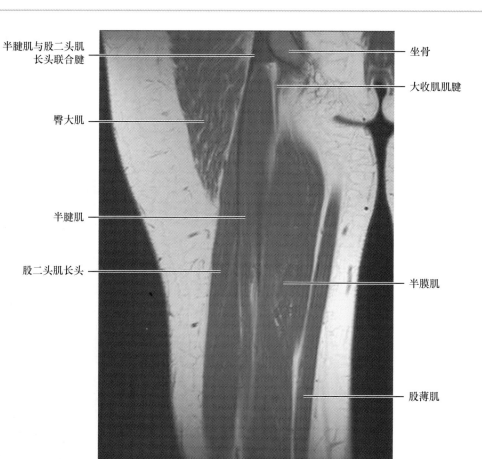

半腱肌与股二头肌
长头联合腱

臀大肌

半腱肌

股二头肌长头

坐骨

大收肌肌腱

半膜肌

股薄肌

图 11.3.14

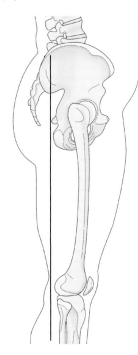

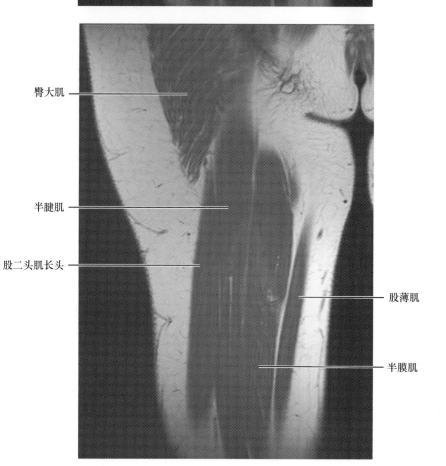

臀大肌

半腱肌

股二头肌长头

坐骨

股薄肌

半膜肌

图 11.3.15

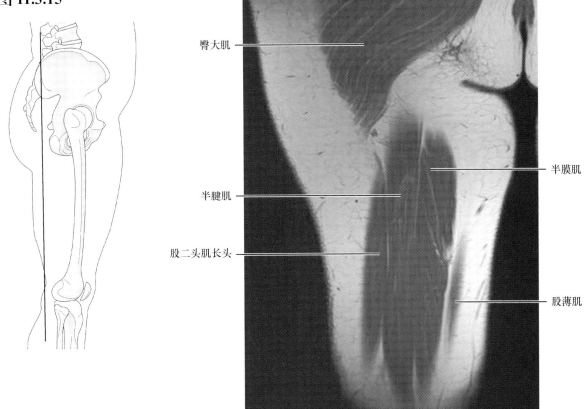

臀大肌

半腱肌

股二头肌长头

半膜肌

股薄肌

第 12 章

膝部 MRI

12.1 轴位

图 12.1.1

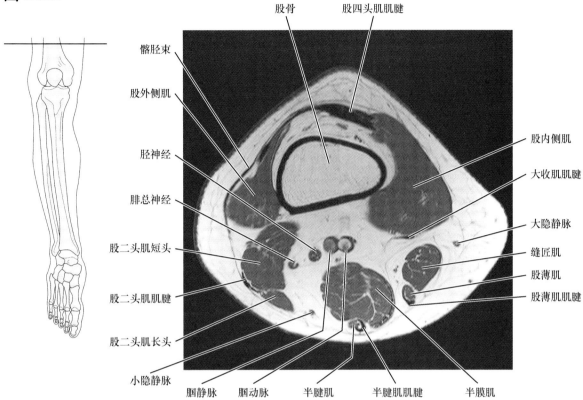

股骨　股四头肌肌腱

髂胫束

股外侧肌

胫神经

腓总神经

股二头肌短头

股二头肌肌腱

股二头肌长头

小隐静脉　腘静脉　腘动脉　半腱肌　半腱肌肌腱　半膜肌

股内侧肌

大收肌肌腱

大隐静脉

缝匠肌

股薄肌

股薄肌肌腱

图 12.1.2

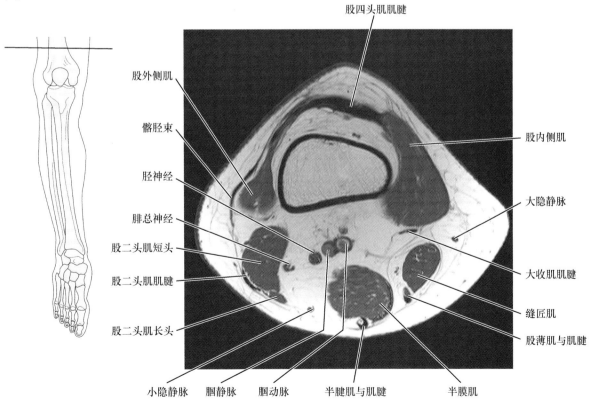

股四头肌肌腱

股外侧肌

髂胫束

胫神经

腓总神经

股二头肌短头

股二头肌肌腱

股二头肌长头

小隐静脉　腘静脉　腘动脉　半腱肌与肌腱　半膜肌

股内侧肌

大隐静脉

大收肌肌腱

缝匠肌

股薄肌与肌腱

图 12.1.3

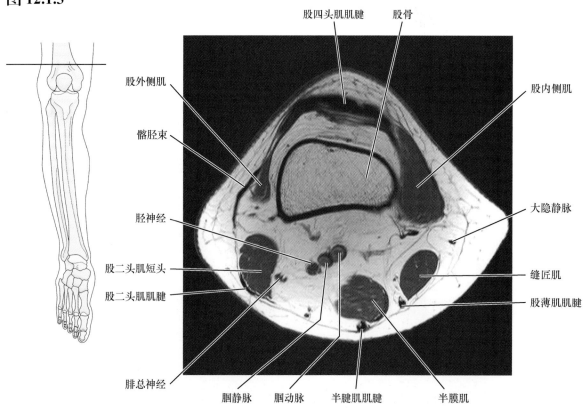

股四头肌肌腱　股骨

股外侧肌

髂胫束

胫神经

股二头肌短头

股二头肌肌腱

腓总神经

胭静脉　胭动脉　半腱肌肌腱　半膜肌

股内侧肌

大隐静脉

缝匠肌

股薄肌肌腱

图 12.1.4

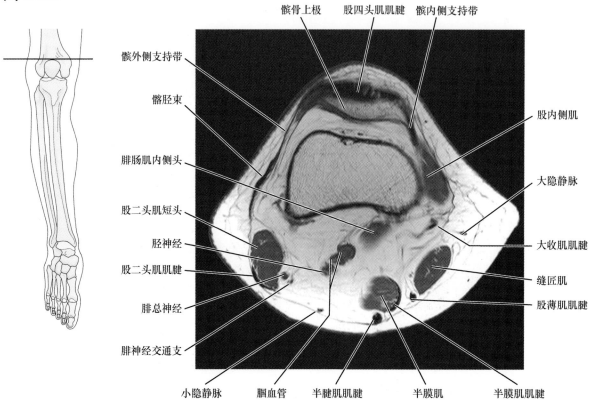

髌骨上极　股四头肌肌腱　髌内侧支持带

髌外侧支持带

髂胫束

腓肠肌内侧头

股二头肌短头

胫神经

股二头肌肌腱

腓总神经

腓神经交通支

股内侧肌

大隐静脉

大收肌肌腱

缝匠肌

股薄肌肌腱

小隐静脉　胭血管　半腱肌肌腱　半膜肌　半膜肌肌腱

图 12.1.5

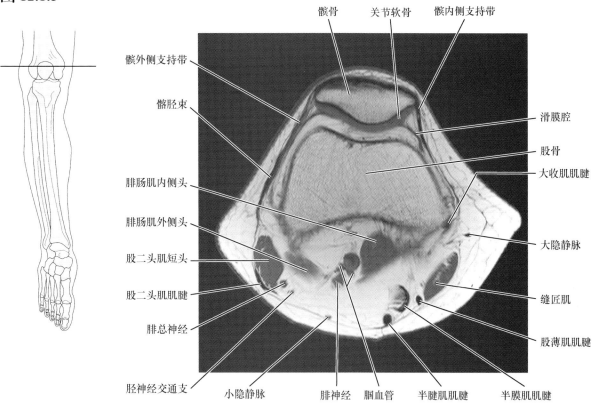

髌外侧支持带
髂胫束
腓肠肌内侧头
腓肠肌外侧头
股二头肌短头
股二头肌肌腱
腓总神经
胫神经交通支

髌骨　关节软骨　髌内侧支持带

滑膜腔
股骨
大收肌肌腱
大隐静脉
缝匠肌
股薄肌肌腱

胫神经交通支　小隐静脉　腓神经　腘血管　半腱肌肌腱　半膜肌肌腱

图 12.1.6

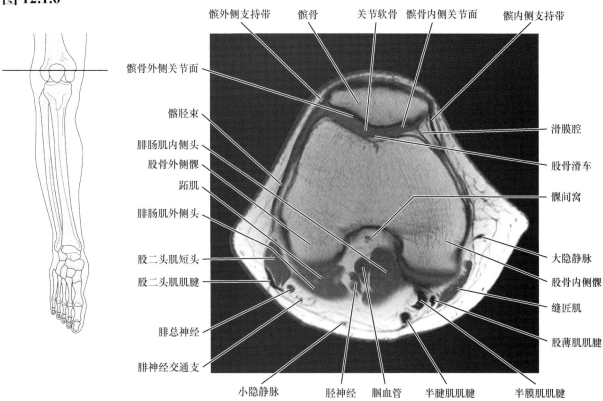

髌外侧支持带　髌骨　关节软骨　髌骨内侧关节面　髌内侧支持带

髌骨外侧关节面
髂胫束
腓肠肌内侧头
股骨外侧髁
跖肌
腓肠肌外侧头
股二头肌短头
股二头肌肌腱
腓总神经
腓神经交通支

滑膜腔
股骨滑车
髁间窝
大隐静脉
股骨内侧髁
缝匠肌
股薄肌肌腱

小隐静脉　胫神经　腘血管　半腱肌肌腱　半膜肌肌腱

图 12.1.7

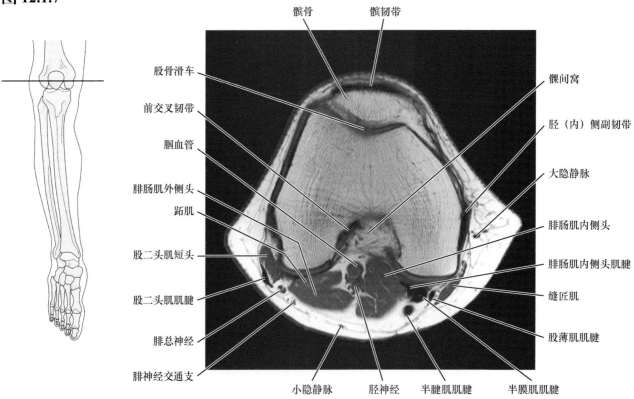

髌骨　髌韧带

股骨滑车

前交叉韧带

腘血管

腓肠肌外侧头

跖肌

股二头肌短头

股二头肌肌腱

腓总神经

腓神经交通支

髁间窝

胫（内）侧副韧带

大隐静脉

腓肠肌内侧头

腓肠肌内侧头肌腱

缝匠肌

股薄肌肌腱

小隐静脉　胫神经　半腱肌肌腱　半膜肌肌腱

图 12.1.8

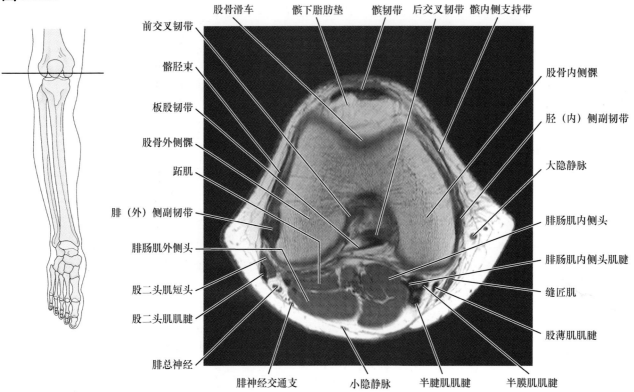

股骨滑车　髌下脂肪垫　髌韧带　后交叉韧带　髌内侧支持带

前交叉韧带

髂胫束

板股韧带

股骨外侧髁

跖肌

腓（外）侧副韧带

腓肠肌外侧头

股二头肌短头

股二头肌肌腱

腓总神经

股骨内侧髁

胫（内）侧副韧带

大隐静脉

腓肠肌内侧头

腓肠肌内侧头肌腱

缝匠肌

股薄肌肌腱

腓神经交通支　小隐静脉　半腱肌肌腱　半膜肌肌腱

图 12.1.9

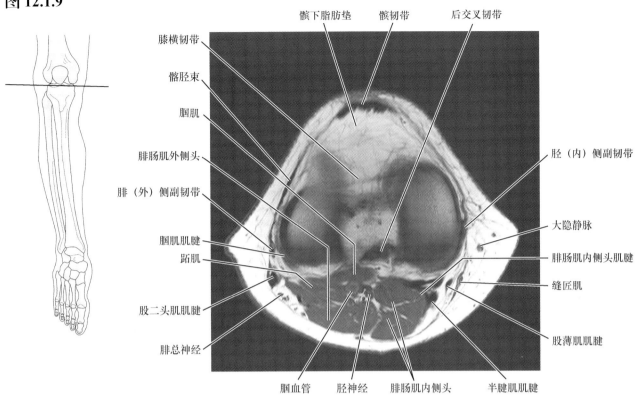

髌下脂肪垫　髌韧带　后交叉韧带

膝横韧带
髂胫束
腘肌
腓肠肌外侧头
腓（外）侧副韧带
腘肌肌腱
跖肌
股二头肌肌腱
腓总神经

胫（内）侧副韧带
大隐静脉
腓肠肌内侧头肌腱
缝匠肌
股薄肌肌腱

腘血管　胫神经　腓肠肌内侧头　半腱肌肌腱

图 12.1.10

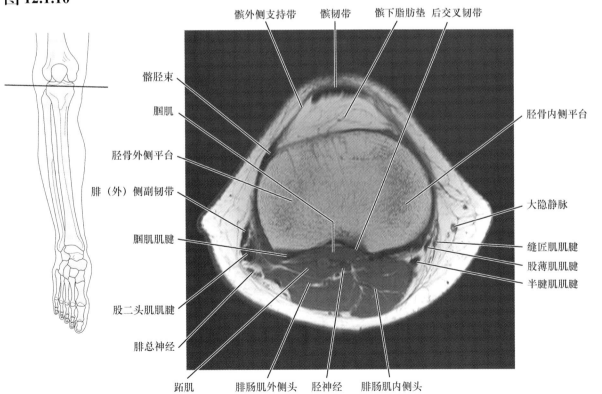

髌外侧支持带　髌韧带　髌下脂肪垫　后交叉韧带

髂胫束
腘肌
胫骨外侧平台
腓（外）侧副韧带
腘肌肌腱
股二头肌肌腱
腓总神经

胫骨内侧平台
大隐静脉
缝匠肌肌腱
股薄肌肌腱
半腱肌肌腱

跖肌　腓肠肌外侧头　胫神经　腓肠肌内侧头

图 12.1.11

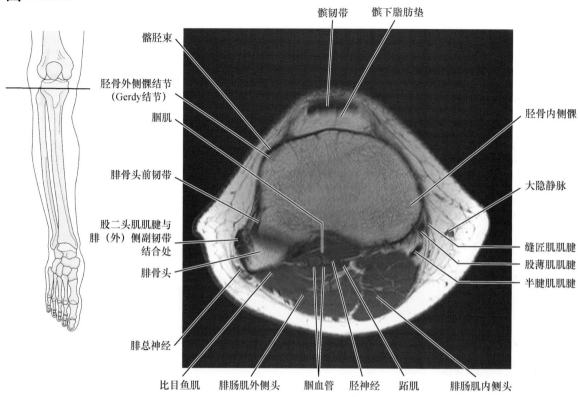

髌韧带　髌下脂肪垫

髂胫束

胫骨外侧髁结节（Gerdy结节）

腘肌

腓骨头前韧带

股二头肌肌腱与腓（外）侧副韧带结合处

腓骨头

胫骨内侧髁

大隐静脉

缝匠肌肌腱

股薄肌肌腱

半腱肌肌腱

腓总神经

比目鱼肌　腓肠肌外侧头　腘血管　胫神经　跖肌　腓肠肌内侧头

图 12.1.12

胫骨前肌　髌韧带　胫骨结节

趾长伸肌

腘肌

腘血管

腓骨头

腓总神经

比目鱼肌

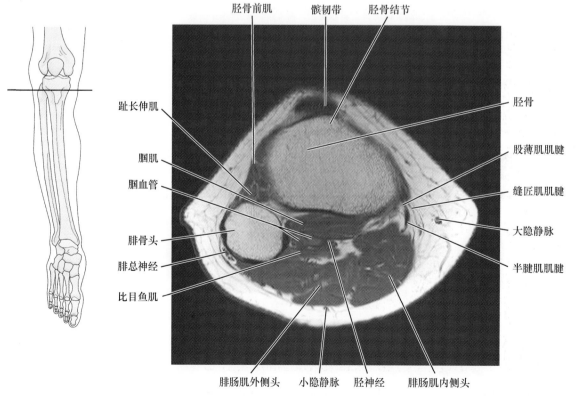

胫骨

股薄肌肌腱

缝匠肌肌腱

大隐静脉

半腱肌肌腱

腓肠肌外侧头　小隐静脉　胫神经　腓肠肌内侧头

图 12.1.13

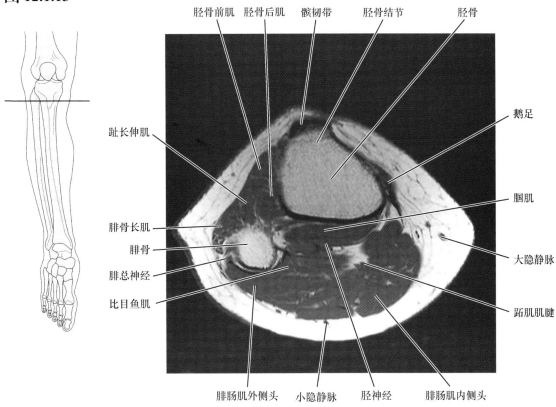

图 12.1.14

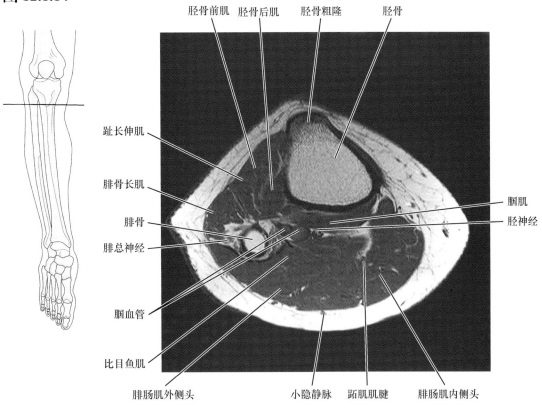

12.2 矢状位

图 12.2.1

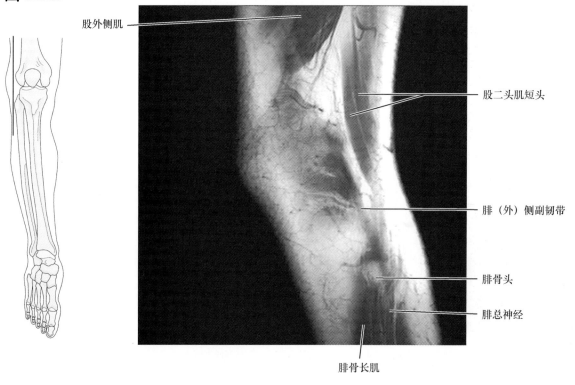

股外侧肌

股二头肌短头

腓（外）侧副韧带

腓骨头

腓总神经

腓骨长肌

图 12.2.2

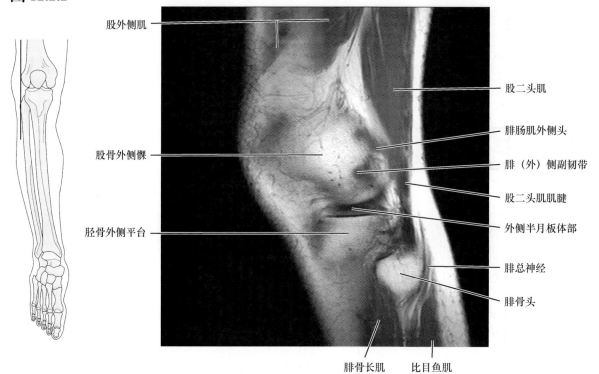

股外侧肌

股骨外侧髁

胫骨外侧平台

股二头肌

腓肠肌外侧头

腓（外）侧副韧带

股二头肌肌腱

外侧半月板体部

腓总神经

腓骨头

腓骨长肌　　比目鱼肌

图 12.2.3

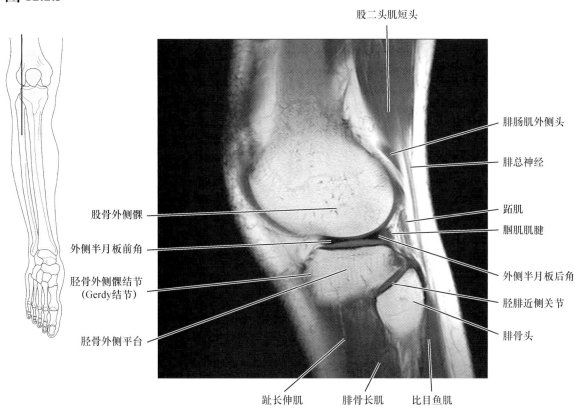

股二头肌短头

腓肠肌外侧头

腓总神经

跖肌

腘肌肌腱

外侧半月板后角

胫腓近侧关节

腓骨头

股骨外侧髁

外侧半月板前角

胫骨外侧髁结节
（Gerdy结节）

胫骨外侧平台

趾长伸肌　腓骨长肌　比目鱼肌

图 12.2.4

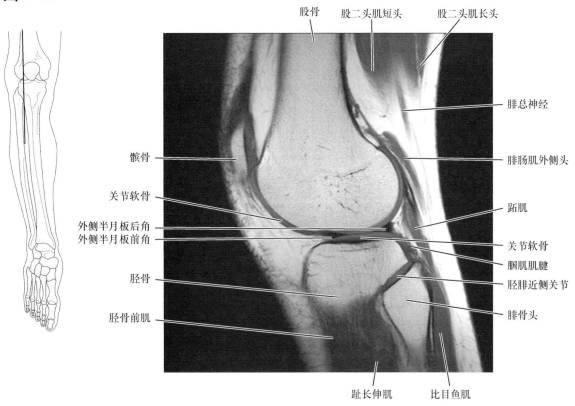

股骨　股二头肌短头　股二头肌长头

腓总神经

腓肠肌外侧头

跖肌

关节软骨

腘肌肌腱

胫腓近侧关节

腓骨头

髌骨

关节软骨

外侧半月板后角

外侧半月板前角

胫骨

胫骨前肌

趾长伸肌　比目鱼肌

图 12.2.5

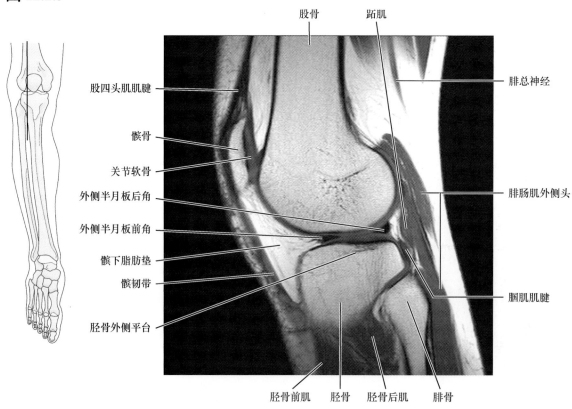

- 股四头肌肌腱
- 髌骨
- 关节软骨
- 外侧半月板后角
- 外侧半月板前角
- 髌下脂肪垫
- 髌韧带
- 胫骨外侧平台
- 股骨
- 跖肌
- 腓总神经
- 腓肠肌外侧头
- 腘肌肌腱
- 胫骨前肌
- 胫骨
- 胫骨后肌
- 腓骨

图 12.2.6

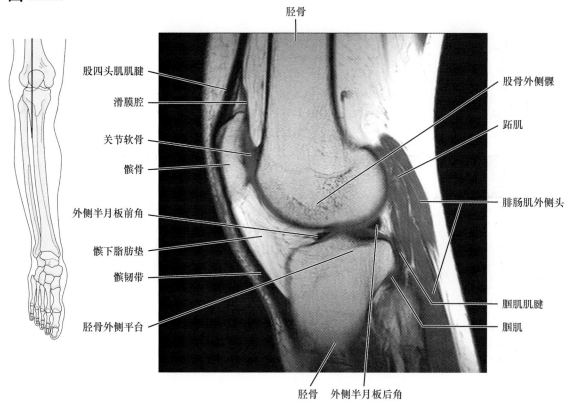

- 股四头肌肌腱
- 滑膜腔
- 关节软骨
- 髌骨
- 外侧半月板前角
- 髌下脂肪垫
- 髌韧带
- 胫骨外侧平台
- 胫骨
- 股骨外侧髁
- 跖肌
- 腓肠肌外侧头
- 腘肌肌腱
- 腘肌
- 胫骨
- 外侧半月板后角

图 **12.2.7**

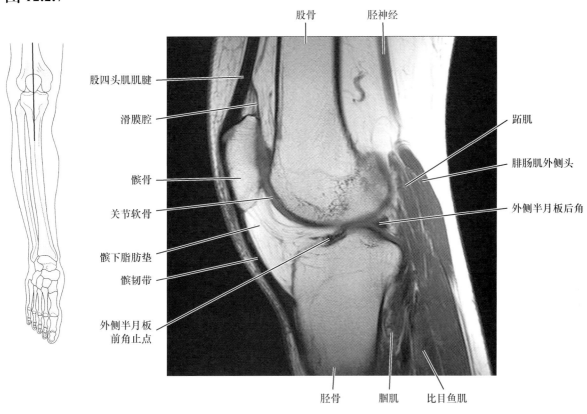

股四头肌肌腱

滑膜腔

髌骨

关节软骨

髌下脂肪垫

髌韧带

外侧半月板
前角止点

股骨　　　胫神经

跖肌

腓肠肌外侧头

外侧半月板后角

胫骨　　腘肌　　比目鱼肌

图 **12.2.8**

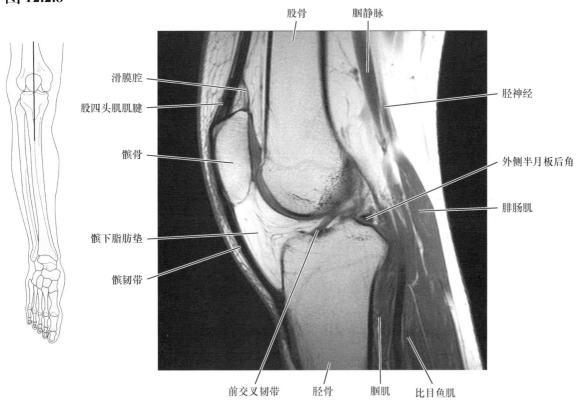

滑膜腔

股四头肌肌腱

髌骨

髌下脂肪垫

髌韧带

股骨　　　腘静脉

胫神经

外侧半月板后角

腓肠肌

前交叉韧带　　胫骨　　腘肌　　比目鱼肌

图 12.2.9

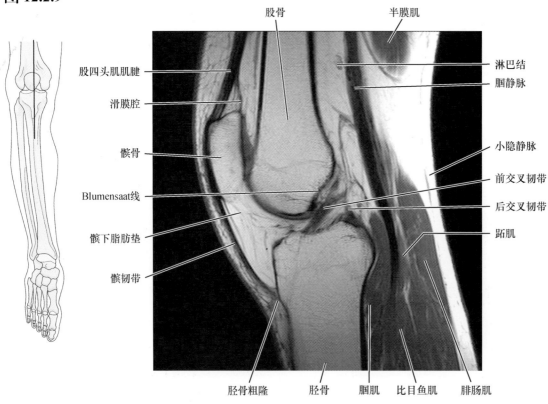

股骨　半膜肌

股四头肌肌腱　淋巴结
滑膜腔　　　　腘静脉

髌骨　　　　　小隐静脉
　　　　　　　前交叉韧带
Blumensaat线　后交叉韧带
髌下脂肪垫　　跖肌
髌韧带

胫骨粗隆　胫骨　腘肌　比目鱼肌　腓肠肌

图 12.2.10

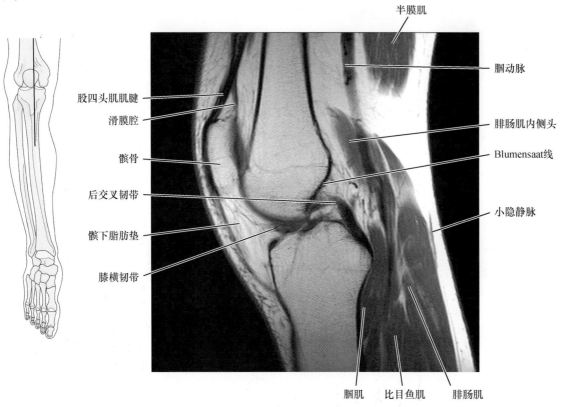

半膜肌

股四头肌肌腱　腘动脉
滑膜腔

髌骨　　　　　腓肠肌内侧头

后交叉韧带　　Blumensaat线

髌下脂肪垫　　小隐静脉

膝横韧带

腘肌　比目鱼肌　腓肠肌

图 12.2.11

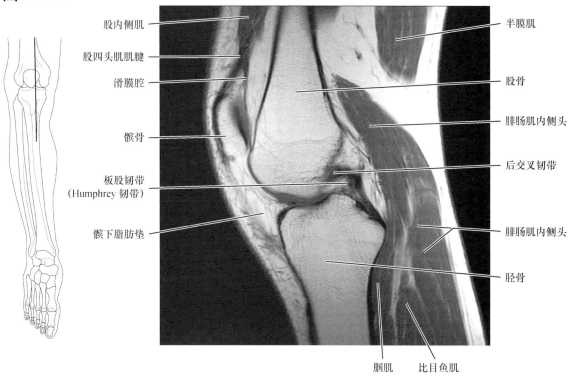

股内侧肌
股四头肌肌腱
滑膜腔
髌骨
板股韧带
（Humphrey 韧带）
髌下脂肪垫

半膜肌
股骨
腓肠肌内侧头
后交叉韧带
腓肠肌内侧头
胫骨

腘肌　比目鱼肌

图 12.2.12

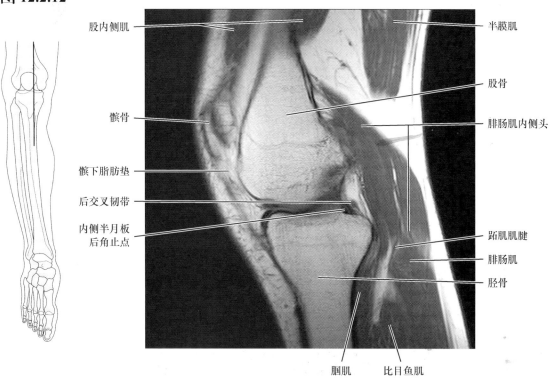

股内侧肌
髌骨
髌下脂肪垫
后交叉韧带
内侧半月板
后角止点

半膜肌
股骨
腓肠肌内侧头
跖肌肌腱
腓肠肌
胫骨

腘肌　比目鱼肌

图 12.2.13

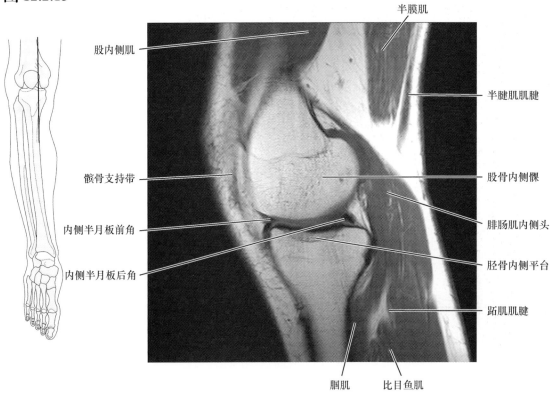

半膜肌

股内侧肌

半腱肌肌腱

髌骨支持带

股骨内侧髁

内侧半月板前角

腓肠肌内侧头

内侧半月板后角

胫骨内侧平台

跖肌肌腱

腘肌　　比目鱼肌

图 12.2.14

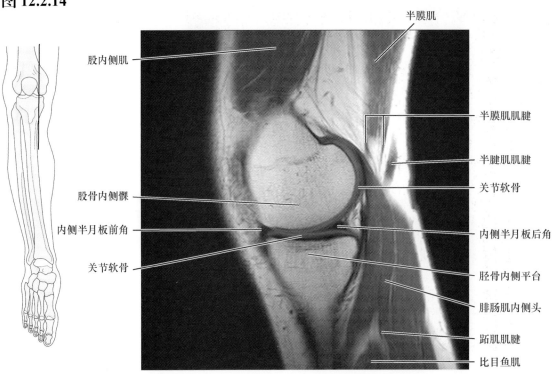

半膜肌

股内侧肌

半膜肌肌腱

半腱肌肌腱

关节软骨

股骨内侧髁

内侧半月板前角

内侧半月板后角

关节软骨

胫骨内侧平台

腓肠肌内侧头

跖肌肌腱

比目鱼肌

图 12.2.15

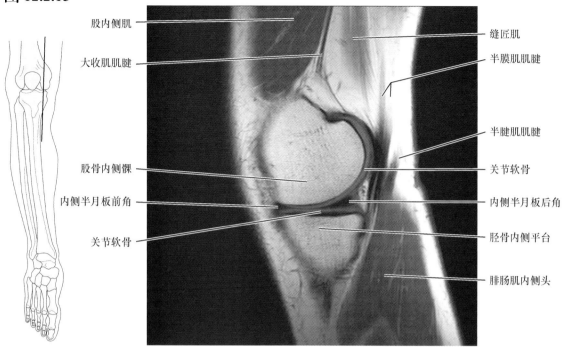

股内侧肌 —— 缝匠肌

大收肌肌腱 —— 半膜肌肌腱

—— 半腱肌肌腱

股骨内侧髁 —— 关节软骨

内侧半月板前角 —— 内侧半月板后角

关节软骨 —— 胫骨内侧平台

—— 腓肠肌内侧头

图 12.2.16

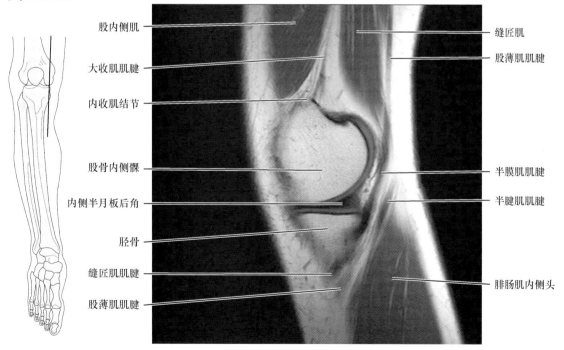

股内侧肌 —— 缝匠肌

大收肌肌腱 —— 股薄肌肌腱

内收肌结节

股骨内侧髁 —— 半膜肌肌腱

内侧半月板后角 —— 半腱肌肌腱

胫骨

缝匠肌肌腱 —— 腓肠肌内侧头

股薄肌肌腱

图 12.2.17

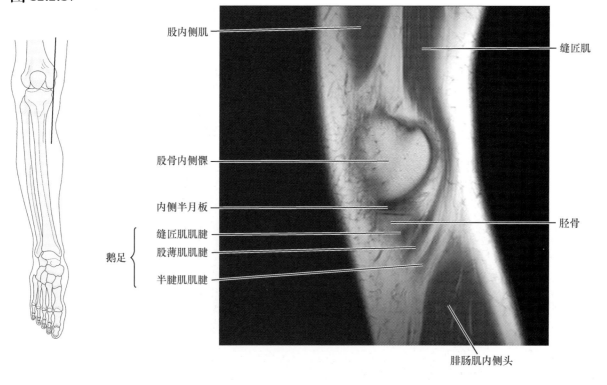

股内侧肌

缝匠肌

股骨内侧髁

内侧半月板

缝匠肌肌腱

股薄肌肌腱

半腱肌肌腱

鹅足

胫骨

腓肠肌内侧头

12.3 冠状位

图 12.3.1

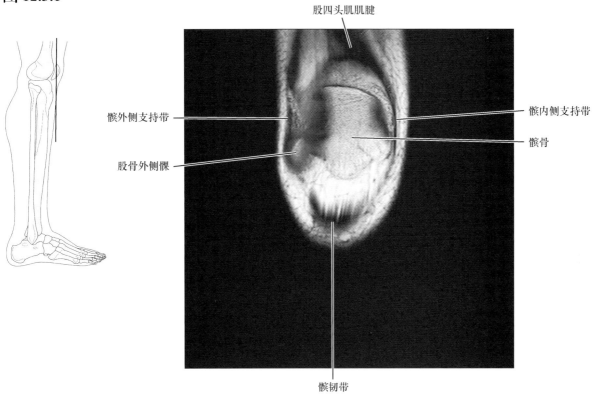

股四头肌肌腱

髌外侧支持带

股骨外侧髁

髌内侧支持带

髌骨

髌韧带

图 12.3.2

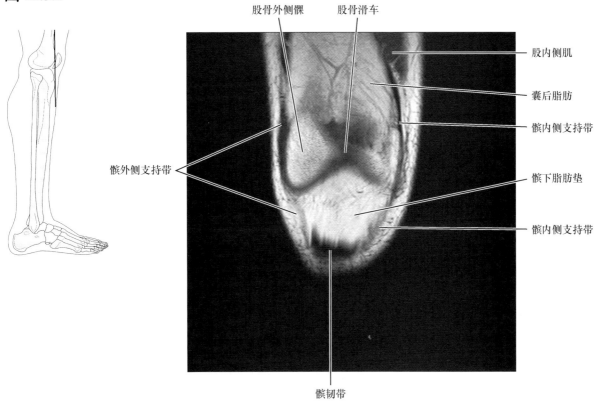

股骨外侧髁

股骨滑车

股内侧肌

囊后脂肪

髌内侧支持带

髌外侧支持带

髌下脂肪垫

髌内侧支持带

髌韧带

图 12.3.3

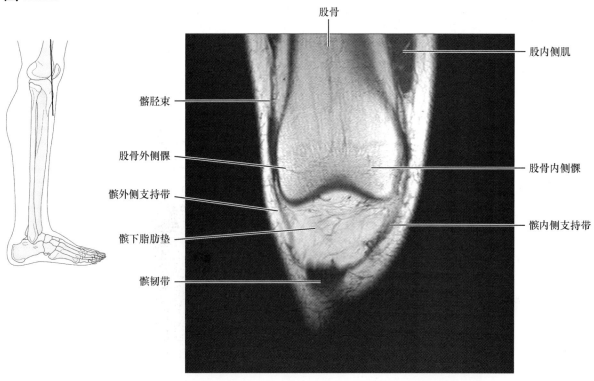

股骨

股内侧肌

髂胫束

股骨外侧髁

股骨内侧髁

髌外侧支持带

髌下脂肪垫

髌内侧支持带

髌韧带

图 12.3.4

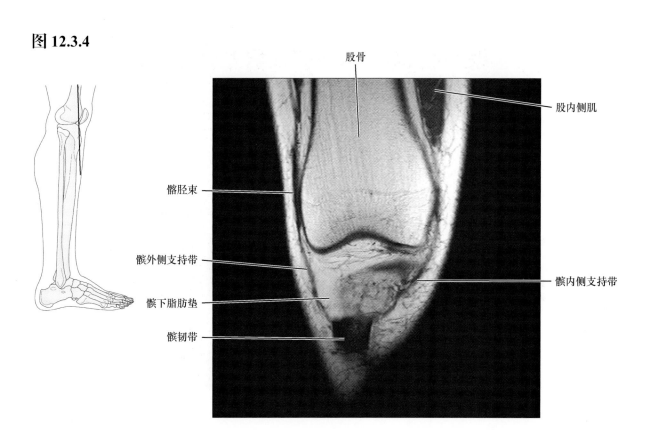

股骨

股内侧肌

髂胫束

髌外侧支持带

髌内侧支持带

髌下脂肪垫

髌韧带

图 12.3.5

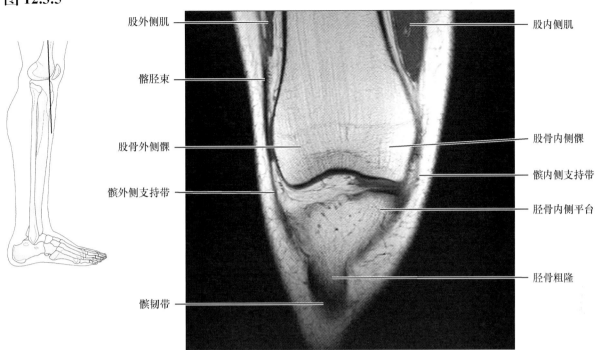

股外侧肌

髂胫束

股骨外侧髁

髌外侧支持带

髌韧带

股内侧肌

股骨内侧髁

髌内侧支持带

胫骨内侧平台

胫骨粗隆

图 12.3.6

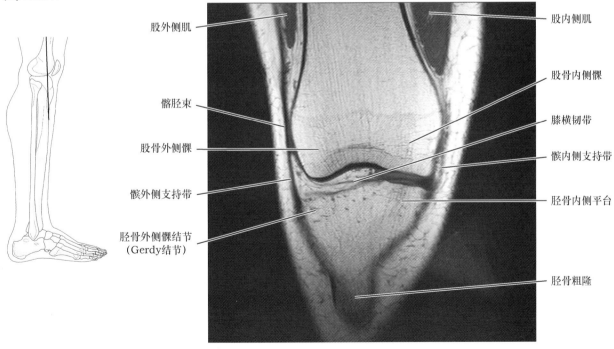

股外侧肌

髂胫束

股骨外侧髁

髌外侧支持带

胫骨外侧髁结节
（Gerdy结节）

股内侧肌

股骨内侧髁

膝横韧带

髌内侧支持带

胫骨内侧平台

胫骨粗隆

图 **12.3.7**

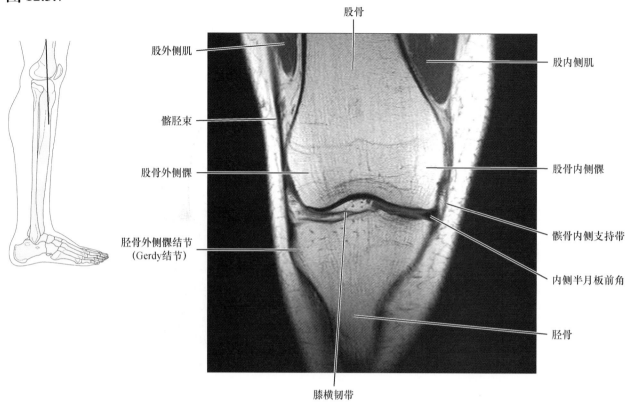

股骨

股外侧肌

髂胫束

股骨外侧髁

胫骨外侧髁结节
（Gerdy结节）

股内侧肌

股骨内侧髁

髌骨内侧支持带

内侧半月板前角

胫骨

膝横韧带

图 **12.3.8**

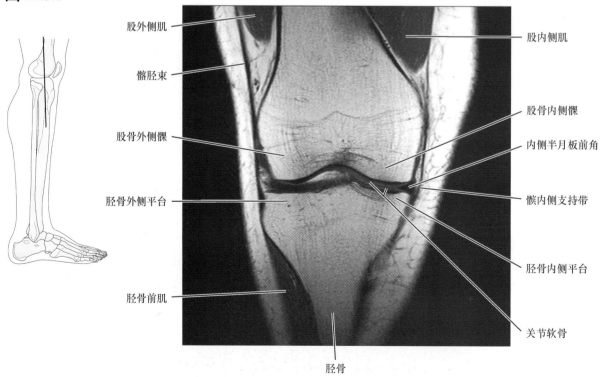

股外侧肌

髂胫束

股骨外侧髁

胫骨外侧平台

胫骨前肌

股内侧肌

股骨内侧髁

内侧半月板前角

髌内侧支持带

胫骨内侧平台

关节软骨

胫骨

图 12.3.9

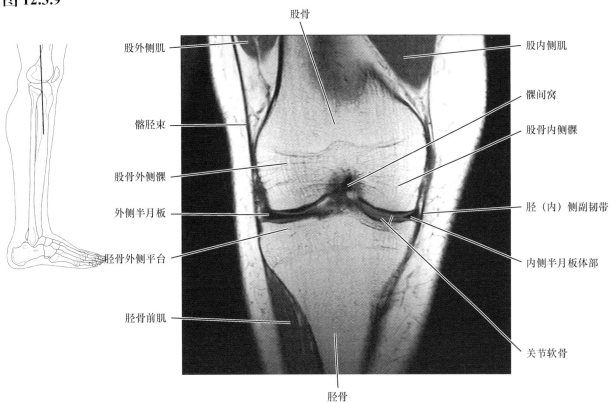

股骨

股外侧肌

股内侧肌

髂胫束

髁间窝

股骨内侧髁

股骨外侧髁

外侧半月板

胫（内）侧副韧带

胫骨外侧平台

内侧半月板体部

胫骨前肌

关节软骨

胫骨

图 12.3.10

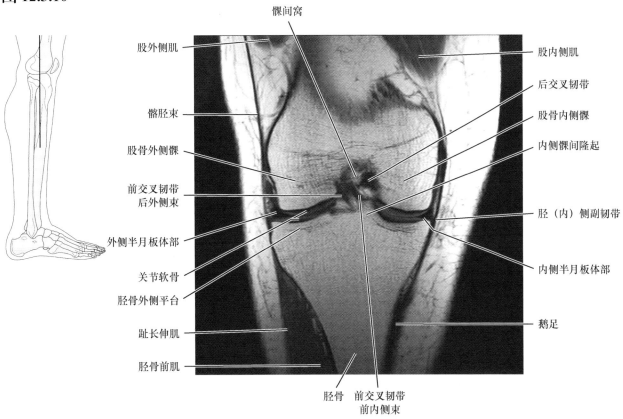

髁间窝

股外侧肌

股内侧肌

后交叉韧带

髂胫束

股骨内侧髁

股骨外侧髁

内侧髁间隆起

前交叉韧带
后外侧束

胫（内）侧副韧带

外侧半月板体部

内侧半月板体部

关节软骨

胫骨外侧平台

鹅足

趾长伸肌

胫骨前肌

胫骨　前交叉韧带
前内侧束

图 12.3.11

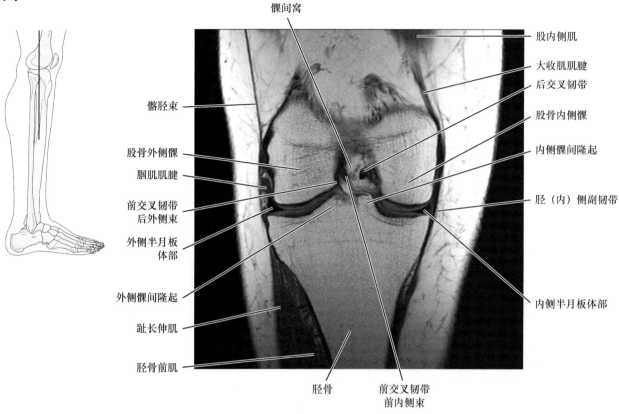

髁间窝 — 股内侧肌

大收肌肌腱

后交叉韧带

股骨内侧髁

内侧髁间隆起

胫（内）侧副韧带

髂胫束

股骨外侧髁

腘肌肌腱

前交叉韧带
后外侧束

外侧半月板
体部

内侧半月板体部

外侧髁间隆起

趾长伸肌

胫骨前肌

胫骨

前交叉韧带
前内侧束

图 12.3.12

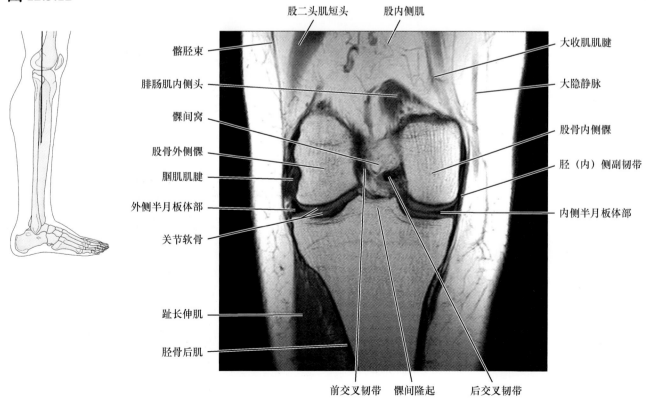

股二头肌短头 股内侧肌

大收肌肌腱

大隐静脉

髂胫束

腓肠肌内侧头

股骨内侧髁

髁间窝

胫（内）侧副韧带

股骨外侧髁

腘肌肌腱

外侧半月板体部

内侧半月板体部

关节软骨

趾长伸肌

胫骨后肌

前交叉韧带 髁间隆起 后交叉韧带

图 12.3.13

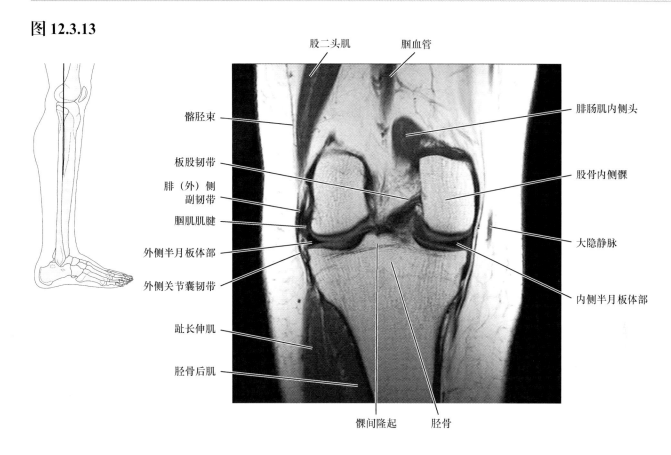

股二头肌　　腘血管

髂胫束

板股韧带

腓（外）侧
副韧带

腘肌肌腱

外侧半月板体部

外侧关节囊韧带

趾长伸肌

胫骨后肌

腓肠肌内侧头

股骨内侧髁

大隐静脉

内侧半月板体部

髁间隆起　　胫骨

图 12.3.14

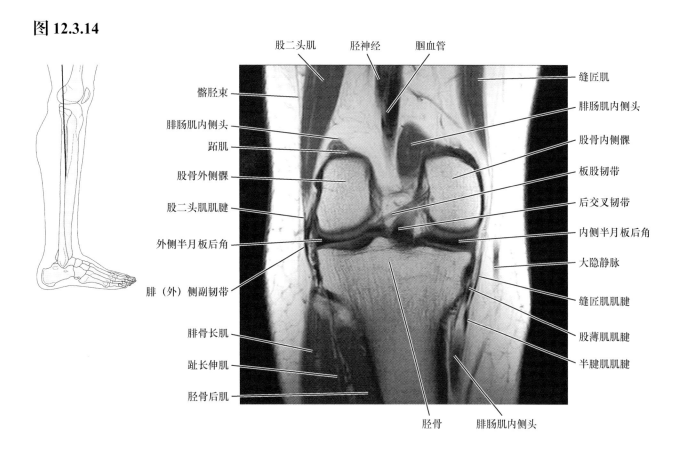

股二头肌　　胫神经　　腘血管

髂胫束

腓肠肌内侧头

跖肌

股骨外侧髁

股二头肌肌腱

外侧半月板后角

腓（外）侧副韧带

腓骨长肌

趾长伸肌

胫骨后肌

缝匠肌

腓肠肌内侧头

股骨内侧髁

板股韧带

后交叉韧带

内侧半月板后角

大隐静脉

缝匠肌肌腱

股薄肌肌腱

半腱肌肌腱

胫骨　　腓肠肌内侧头

图 12.3.15

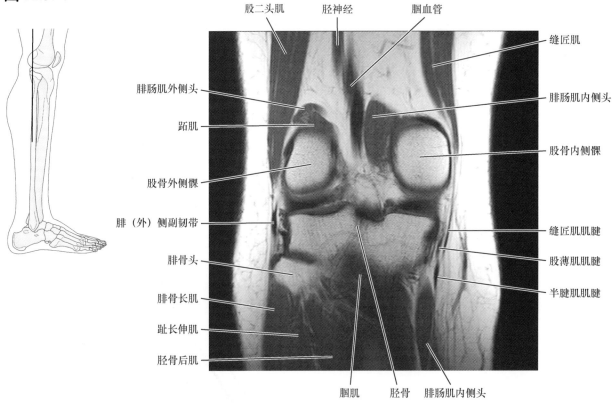

股二头肌　胫神经　腘血管

缝匠肌

腓肠肌外侧头

跖肌

股骨外侧髁

腓（外）侧副韧带

腓骨头

腓骨长肌

趾长伸肌

胫骨后肌

腓肠肌内侧头

股骨内侧髁

缝匠肌肌腱

股薄肌肌腱

半腱肌肌腱

腘肌　胫骨　腓肠肌内侧头

图 12.3.16

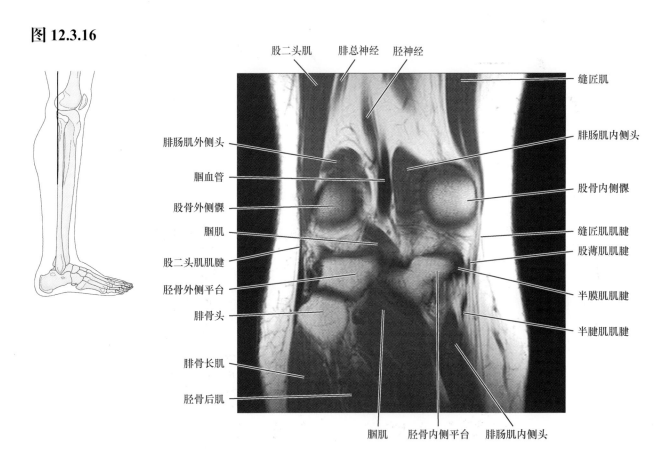

股二头肌　腓总神经　胫神经

缝匠肌

腓肠肌外侧头

腘血管

股骨外侧髁

腘肌

股二头肌肌腱

胫骨外侧平台

腓骨头

腓骨长肌

胫骨后肌

腓肠肌内侧头

股骨内侧髁

缝匠肌肌腱

股薄肌肌腱

半膜肌肌腱

半腱肌肌腱

腘肌　胫骨内侧平台　腓肠肌内侧头

图 12.3.17

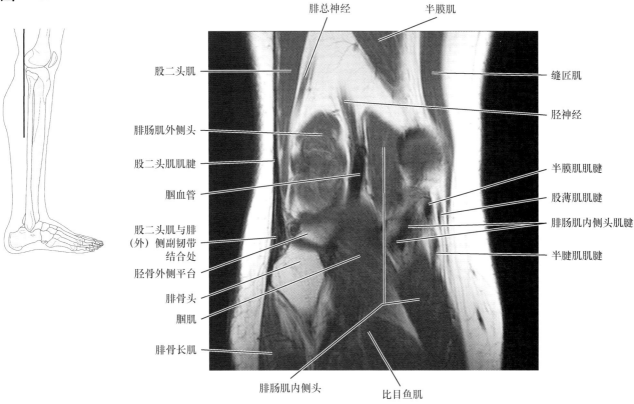

腓总神经　　半膜肌

股二头肌　　　　　　　　　　　　　　　　　　缝匠肌

　　　　　　　　　　　　　　　　　　　　　　胫神经

腓肠肌外侧头

股二头肌肌腱　　　　　　　　　　　　　　　　半膜肌肌腱

腘血管　　　　　　　　　　　　　　　　　　　股薄肌肌腱

　　　　　　　　　　　　　　　　　　　　　　腓肠肌内侧头肌腱

股二头肌与腓
（外）侧副韧带
结合处　　　　　　　　　　　　　　　　　　　半腱肌肌腱

胫骨外侧平台

腓骨头

腘肌

腓骨长肌

腓肠肌内侧头　　　　比目鱼肌

图 12.3.18

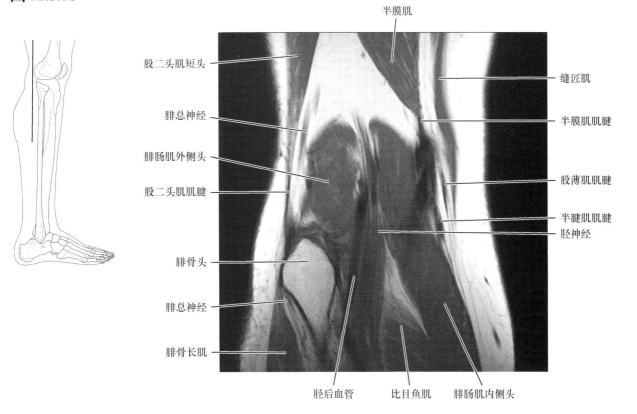

半膜肌

股二头肌短头　　　　　　　　　　　　　　　　缝匠肌

　　　　　　　　　　　　　　　　　　　　　　半膜肌肌腱

腓总神经

腓肠肌外侧头　　　　　　　　　　　　　　　　股薄肌肌腱

股二头肌肌腱　　　　　　　　　　　　　　　　半腱肌肌腱

　　　　　　　　　　　　　　　　　　　　　　胫神经

腓骨头

腓总神经

腓骨长肌

胫后血管　　　比目鱼肌　　腓肠肌内侧头

图 12.3.19

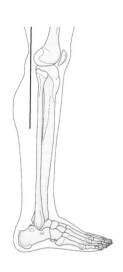

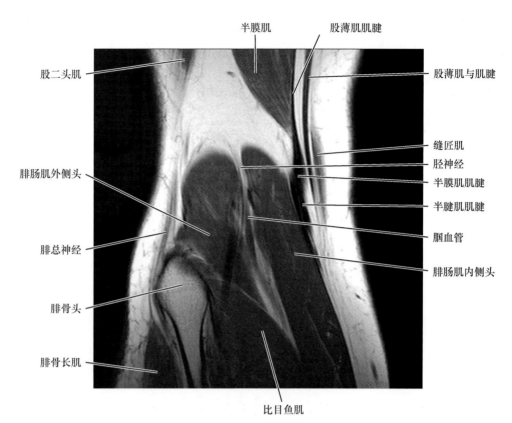

半膜肌

股薄肌肌腱

股二头肌

股薄肌与肌腱

缝匠肌

腓肠肌外侧头

胫神经

腓总神经

半膜肌肌腱

半腱肌肌腱

腓骨头

腘血管

腓肠肌内侧头

腓骨长肌

比目鱼肌

第 **13** 章

小腿部 MRI

表 13-1　小腿肌肉

肌肉	起点	止点	神经支配
胫骨前肌	胫骨外侧髁的下缘，胫骨干近侧半的外表面，邻近的骨间膜和胫骨髁表面的筋膜，胫骨前肌和趾长伸肌之间的肌间隔	第 1 楔骨的内表面和第 1 跖骨的基底	腓总神经分支和腓深神经
趾长伸肌	胫骨外侧髁，腓骨前嵴，趾长伸肌和胫骨前肌的肌间隔骨间膜的外侧缘，趾长伸肌和腓骨长肌的肌间隔，胫骨附近的筋膜	每根肌腱至相应脚趾的背面，分成 3 个纤维束：中间束行至中节趾骨基底的背面；两侧束汇聚到远侧趾骨基底的背面。每根肌腱的边缘都到近节趾骨背侧的侧面	腓深神经的两个分支
第 3 腓骨肌	腓骨前面的远侧 1/3，相邻的骨间膜和前部肌间隔	第 5 跖骨基底部，通常也到第 4 跖骨基底部	支配趾伸肌神经的更远纤维（腓深神经的分支）
姆长伸肌	骨间缘附近的腓骨前表面中部，以及骨间膜的远侧部	姆趾背侧面的基底部	腓深神经的两个分支
腓骨长肌	腓骨外侧面的近端 2/3	第 1 楔骨的下表面和外下缘的邻近部分，第 1 跖骨的基底部	通常由腓总神经支配，有时部分由腓浅神经支配
腓骨短肌	腓骨外表面的中间 1/3，把它从前后群肌中分开的肌间隔	第 5 跖骨粗隆的背面	腓浅神经支配腓骨长肌的一个分支
腘肌	股骨外侧髁外侧面小沟的前表面	胫骨腘肌线的近侧唇和此线近侧的胫骨干	胫神经：独立出现的一个分支，或支配胫骨后肌的神经
趾长屈肌	腘肌线，胫骨背面的第 2 个 1/4 的内侧面，趾长屈肌和胫后肌筋膜之间的纤维隔和其近端表面的筋膜	第 2～4 趾骨的远节趾骨的基底	胫神经：与此群其他肌肉一致
姆长屈肌	腓骨后表面的远端 2/3，它和胫骨后肌的间隔及腓骨肌	姆趾的远节趾骨的基底	胫神经：与趾长屈肌或此群其他肌肉一致
胫骨后肌	腘肌线的外侧半和胫骨后表面的中间 1/3 的外侧半，与近侧 2/3 的骨间膜邻近的腓骨体的一部分和腓骨头的内侧缘，骨间膜后表面外侧部的全部近端和外侧部分，它的近端和趾长屈肌之间的肌间隔	肌腱分成两部分：深部主要至舟骨结节，通常到第 1 楔骨，浅部到第 3 楔骨和第 4 跖骨基底，部分可以到第 2 楔骨、舟楔关节囊、股骨沟，通常也到姆短屈肌的起始部和第 2 跖骨基底；可以移行到其他结构处	胫神经：与此群其他肌肉一致

（续表）

肌肉	起点	止点	神经支配
腓肠肌	内侧头：股骨内侧髁的后表面；外侧头：股骨外侧髁的后外表面近侧部	通过跟腱至跟骨的后表面	坐骨神经胫部
比目鱼肌	腓侧头：腓骨干后表面的近端 1/3 和腓骨头的背侧；比目鱼肌和腓骨长肌之间的肌间隔；胫侧头：胫骨内侧缘的中 1/3 和腘肌线	通过跟腱至跟骨的后表面	坐骨神经胫部
跖肌	股骨粗线分叉外缘的远端，与腓肠肌的外侧头相邻	通过一个扁窄的肌腱沿着跟腱的内侧缘到跟骨的后表面	坐骨神经胫部

（续表）

13.1 轴位

图 13.1.1

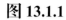

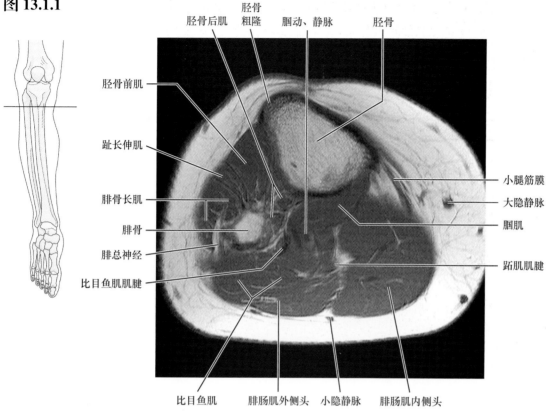

胫骨前肌
趾长伸肌
腓骨长肌
腓骨
腓总神经
比目鱼肌肌腱

胫骨后肌
胫骨粗隆
腘动、静脉
胫骨

小腿筋膜
大隐静脉
腘肌
跖肌肌腱

比目鱼肌　　腓肠肌外侧头　　小隐静脉　　腓肠肌内侧头

图 13.1.2

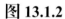

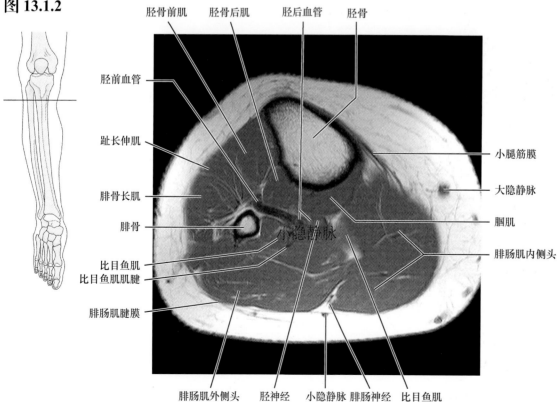

胫骨前肌
胫前血管
趾长伸肌
腓骨长肌
腓骨
比目鱼肌
比目鱼肌肌腱
腓肠肌腱膜

胫骨后肌
胫后血管
胫骨

小隐静脉

小腿筋膜
大隐静脉
腘肌
腓肠肌内侧头

腓肠肌外侧头　　胫神经　　小隐静脉　腓肠神经　　比目鱼肌

图 13.1.3

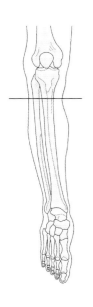

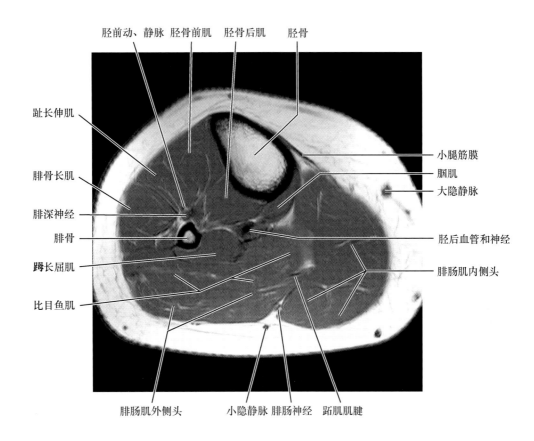

胫前动、静脉　胫骨前肌　胫骨后肌　胫骨

趾长伸肌

腓骨长肌

腓深神经

腓骨

姆长屈肌

比目鱼肌

小腿筋膜
腘肌
大隐静脉

胫后血管和神经

腓肠肌内侧头

腓肠肌外侧头　　小隐静脉　腓肠神经　跖肌肌腱

图 13.1.4

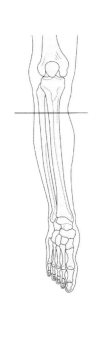

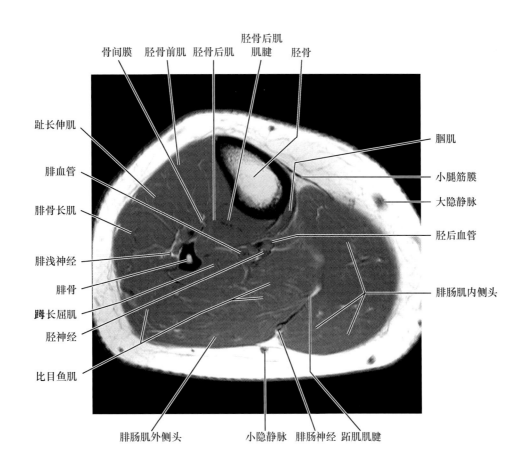

骨间膜　胫骨前肌　胫骨后肌　胫骨后肌肌腱　胫骨

趾长伸肌

腓血管

腓骨长肌

腓浅神经

腓骨

姆长屈肌

胫神经

比目鱼肌

腘肌

小腿筋膜
大隐静脉

胫后血管

腓肠肌内侧头

腓肠肌外侧头　　小隐静脉　腓肠神经　跖肌肌腱

图 13.1.5

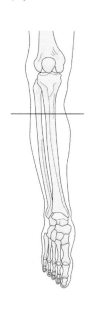

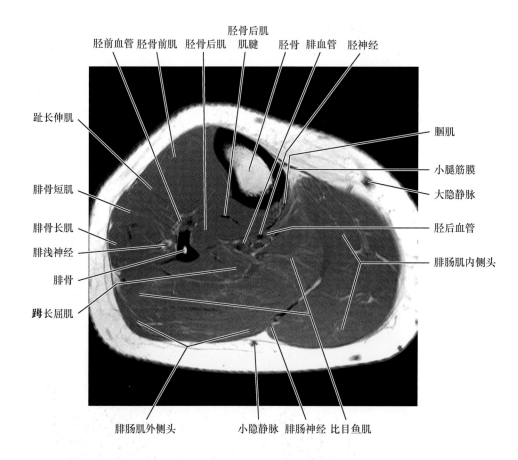

趾长伸肌

腓骨短肌

腓骨长肌

腓浅神经

腓骨

踇长屈肌

胫前血管 胫骨前肌 胫骨后肌 肌腱 胫骨 腓血管 胫神经

腘肌

小腿筋膜

大隐静脉

胫后血管

腓肠肌内侧头

腓肠肌外侧头　　　小隐静脉 腓肠神经 比目鱼肌

图 13.1.6

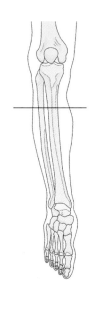

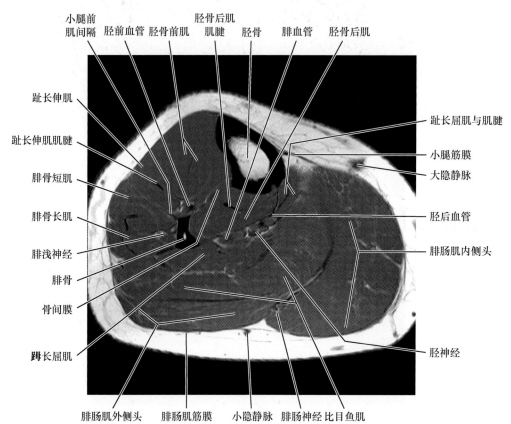

趾长伸肌

趾长伸肌肌腱

腓骨短肌

腓骨长肌

腓浅神经

腓骨

骨间膜

踇长屈肌

小腿前
肌间隔 胫前血管 胫骨前肌 肌腱 胫骨 腓血管 胫骨后肌
胫骨后肌

趾长屈肌与肌腱

小腿筋膜

大隐静脉

胫后血管

腓肠肌内侧头

胫神经

腓肠肌外侧头　　腓肠肌筋膜　　小隐静脉 腓肠神经 比目鱼肌

图 13.1.7

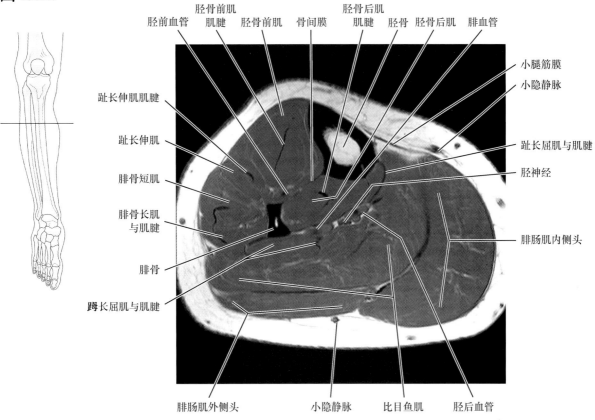

胫前血管
胫骨前肌肌腱
胫骨前肌
骨间膜
胫骨后肌肌腱
胫骨
胫骨后肌
腓血管

趾长伸肌肌腱
趾长伸肌
腓骨短肌
腓骨长肌与肌腱
腓骨
踇长屈肌与肌腱

小腿筋膜
小隐静脉
趾长屈肌与肌腱
胫神经
腓肠肌内侧头

腓肠肌外侧头
小隐静脉
比目鱼肌
胫后血管

图 13.1.8

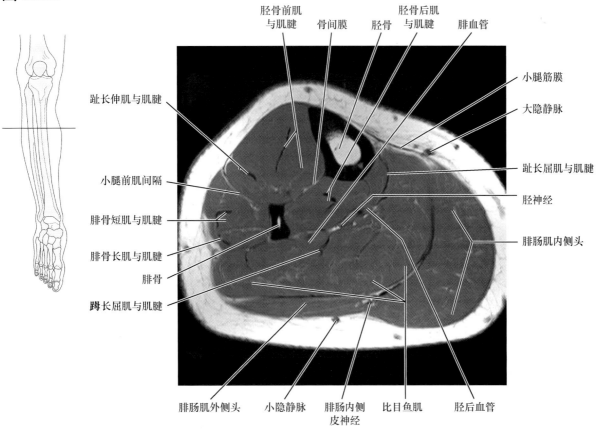

胫骨前肌与肌腱
骨间膜
胫骨
胫骨后肌与肌腱
腓血管

趾长伸肌与肌腱
小腿前肌间隔
腓骨短肌与肌腱
腓骨长肌与肌腱
腓骨
踇长屈肌与肌腱

小腿筋膜
大隐静脉
趾长屈肌与肌腱
胫神经
腓肠肌内侧头

腓肠肌外侧头
小隐静脉
腓肠内侧皮神经
比目鱼肌
胫后血管

图 13.1.9

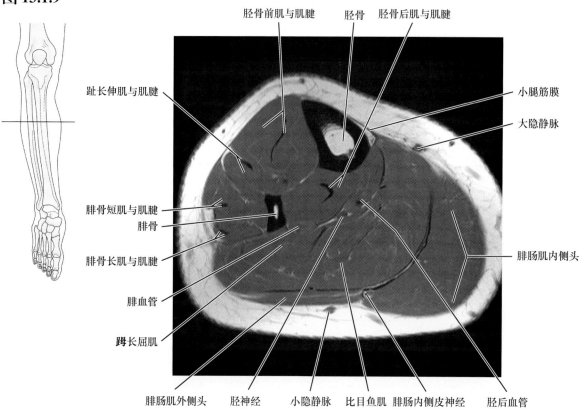

胫骨前肌与肌腱　胫骨　胫骨后肌与肌腱

趾长伸肌与肌腱

小腿筋膜

大隐静脉

腓骨短肌与肌腱

腓骨

腓骨长肌与肌腱

腓血管

腓肠肌内侧头

跨长屈肌

腓肠肌外侧头　胫神经　小隐静脉　比目鱼肌　腓肠内侧皮神经　胫后血管

图 13.1.10

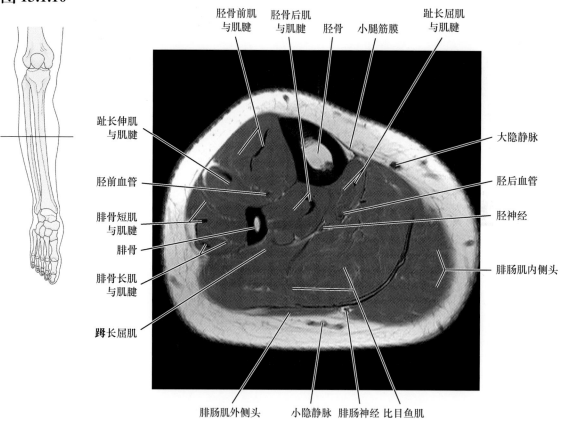

胫骨前肌与肌腱　胫骨后肌与肌腱　胫骨　小腿筋膜　趾长屈肌与肌腱

趾长伸肌与肌腱

大隐静脉

胫前血管

胫后血管

腓骨短肌与肌腱

胫神经

腓骨

腓骨长肌与肌腱

腓肠肌内侧头

跨长屈肌

腓肠肌外侧头　小隐静脉　腓肠神经　比目鱼肌

图 13.1.11

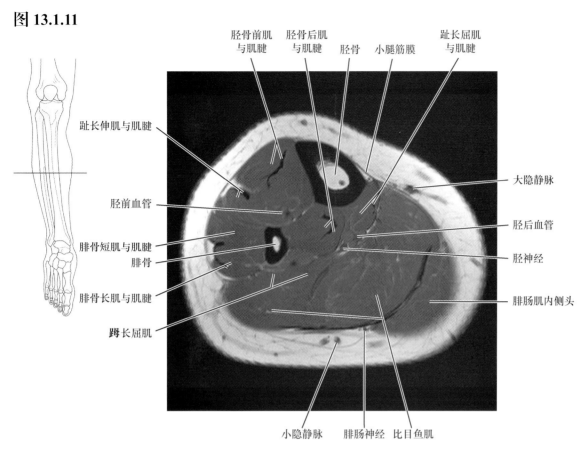

趾长伸肌与肌腱

胫前血管

腓骨短肌与肌腱

腓骨

腓骨长肌与肌腱

姆长屈肌

胫骨前肌与肌腱　胫骨后肌与肌腱　胫骨　小腿筋膜　趾长屈肌与肌腱

大隐静脉

胫后血管

胫神经

腓肠肌内侧头

小隐静脉　　腓肠神经　　比目鱼肌

图 13.1.12

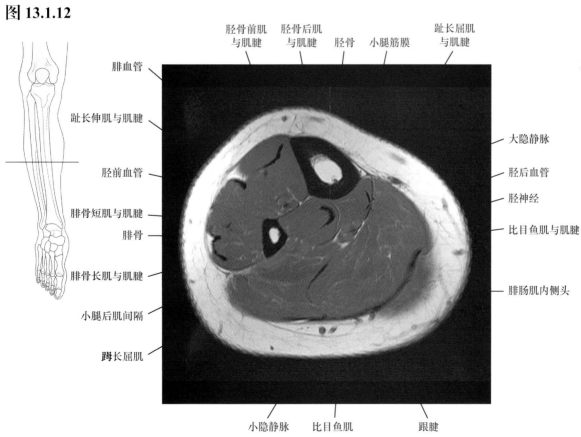

腓血管

趾长伸肌与肌腱

胫前血管

腓骨短肌与肌腱

腓骨

腓骨长肌与肌腱

小腿后肌间隔

姆长屈肌

胫骨前肌与肌腱　胫骨后肌与肌腱　胫骨　小腿筋膜　趾长屈肌与肌腱

大隐静脉

胫后血管

胫神经

比目鱼肌与肌腱

腓肠肌内侧头

小隐静脉　　比目鱼肌　　跟腱

图 13.1.13

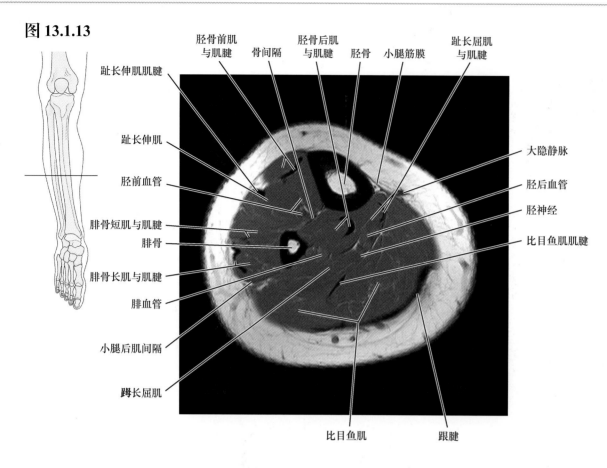

趾长伸肌肌腱
趾长伸肌
胫前血管
腓骨短肌与肌腱
腓骨
腓骨长肌与肌腱
腓血管
小腿后肌间隔
蹞长屈肌

胫骨前肌与肌腱
骨间隔
胫骨后肌与肌腱
胫骨
小腿筋膜
趾长屈肌与肌腱

大隐静脉
胫后血管
胫神经
比目鱼肌肌腱

比目鱼肌
跟腱

图 13.1.14

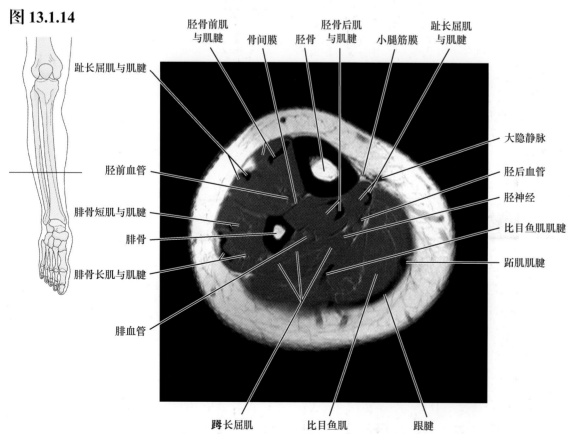

趾长屈肌与肌腱
胫前血管
腓骨短肌与肌腱
腓骨
腓骨长肌与肌腱
腓血管

胫骨前肌与肌腱
骨间膜
胫骨
胫骨后肌与肌腱
小腿筋膜
趾长屈肌与肌腱

大隐静脉
胫后血管
胫神经
比目鱼肌肌腱
跖肌肌腱

蹞长屈肌
比目鱼肌
跟腱

图 13.1.15

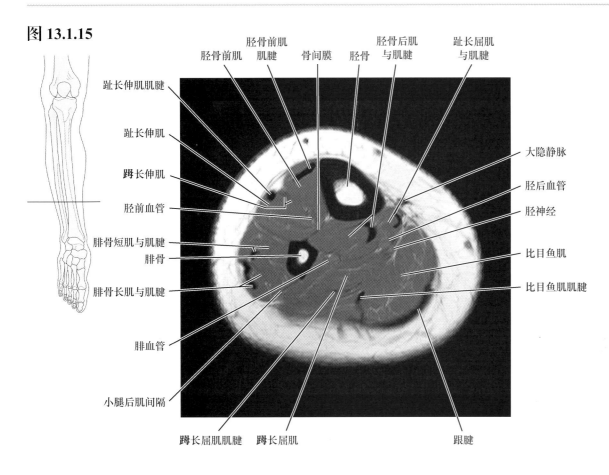

趾长伸肌肌腱
趾长伸肌
姆长伸肌
胫前血管
腓骨短肌与肌腱
腓骨
腓骨长肌与肌腱
腓血管
小腿后肌间隔

胫骨前肌
胫骨前肌肌腱
骨间膜
胫骨
胫骨后肌与肌腱
趾长屈肌与肌腱

大隐静脉
胫后血管
胫神经
比目鱼肌
比目鱼肌肌腱

姆长屈肌肌腱　姆长屈肌　　　　跟腱

图 13.1.16

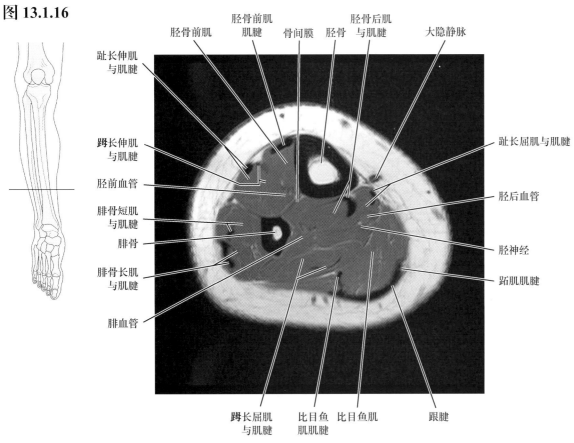

趾长伸肌与肌腱
姆长伸肌与肌腱
胫前血管
腓骨短肌与肌腱
腓骨
腓骨长肌与肌腱
腓血管

胫骨前肌
胫骨前肌肌腱
骨间膜
胫骨
胫骨后肌与肌腱
大隐静脉

趾长屈肌与肌腱
胫后血管
胫神经
跖肌肌腱

姆长屈肌与肌腱　比目鱼肌肌腱　比目鱼肌　跟腱

图 13.1.17

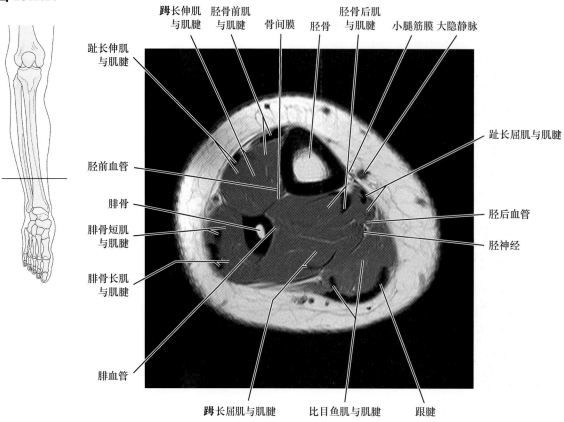

趾长伸肌与肌腱　胫骨前肌与肌腱　骨间膜　胫骨　胫骨后肌与肌腱　小腿筋膜　大隐静脉

蹞长伸肌与肌腱

趾长伸肌与肌腱

胫前血管

腓骨

腓骨短肌与肌腱

腓骨长肌与肌腱

腓血管

趾长屈肌与肌腱

胫后血管

胫神经

蹞长屈肌与肌腱　比目鱼肌与肌腱　跟腱

图 13.1.18

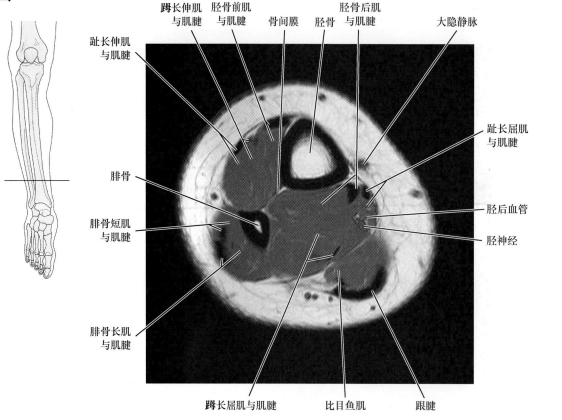

蹞长伸肌与肌腱　胫骨前肌与肌腱　骨间膜　胫骨　胫骨后肌与肌腱　大隐静脉

趾长伸肌与肌腱

腓骨

腓骨短肌与肌腱

腓骨长肌与肌腱

趾长屈肌与肌腱

胫后血管

胫神经

蹞长屈肌与肌腱　比目鱼肌　跟腱

图 13.1.19

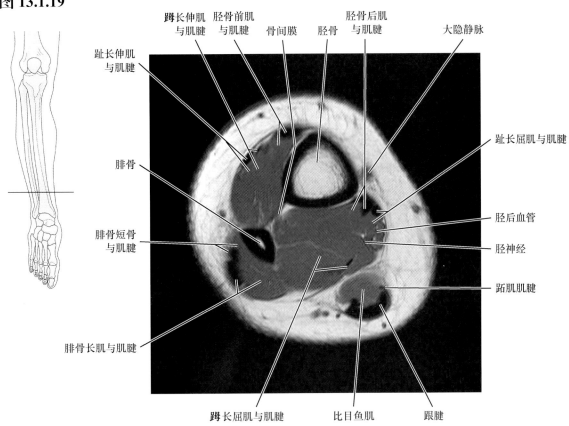

趾长伸肌与肌腱
姆长伸肌与肌腱
胫骨前肌与肌腱
骨间膜
胫骨
胫骨后肌与肌腱
大隐静脉
腓骨
趾长屈肌与肌腱
腓骨短骨与肌腱
胫后血管
胫神经
跖肌肌腱
腓骨长肌与肌腱
姆长屈肌与肌腱
比目鱼肌
跟腱

图 13.1.20

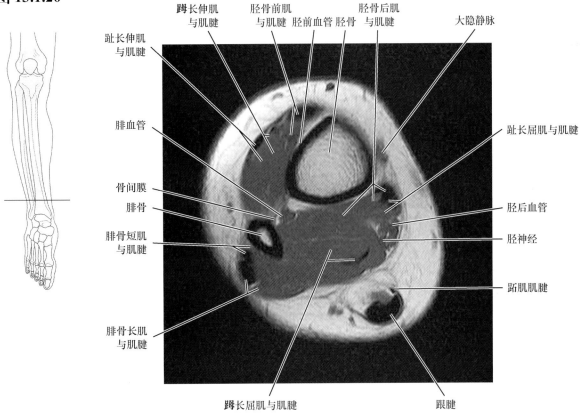

趾长伸肌与肌腱
姆长伸肌与肌腱
胫骨前肌与肌腱
胫前血管
胫骨
胫骨后肌与肌腱
大隐静脉
腓血管
趾长屈肌与肌腱
骨间膜
腓骨
腓骨短肌与肌腱
胫后血管
胫神经
跖肌肌腱
腓骨长肌与肌腱
姆长屈肌与肌腱
跟腱

13.2 矢状位

图 13.2.1

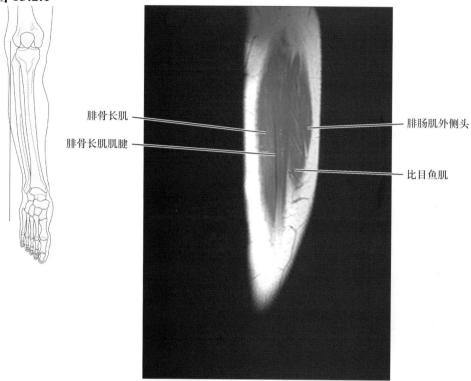

腓骨长肌
腓骨长肌肌腱
腓肠肌外侧头
比目鱼肌

图 13.2.2

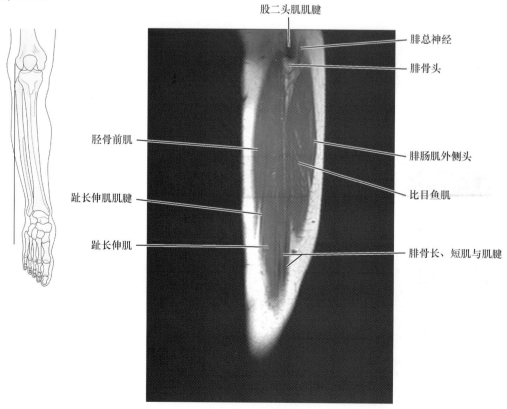

股二头肌肌腱
腓总神经
腓骨头
胫骨前肌
腓肠肌外侧头
比目鱼肌
趾长伸肌肌腱
趾长伸肌
腓骨长、短肌与肌腱

图 13.2.3

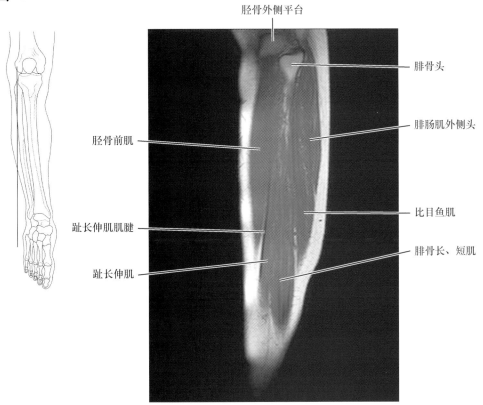

胫骨外侧平台

腓骨头

胫骨前肌

腓肠肌外侧头

比目鱼肌

趾长伸肌肌腱

腓骨长、短肌

趾长伸肌

图 13.2.4

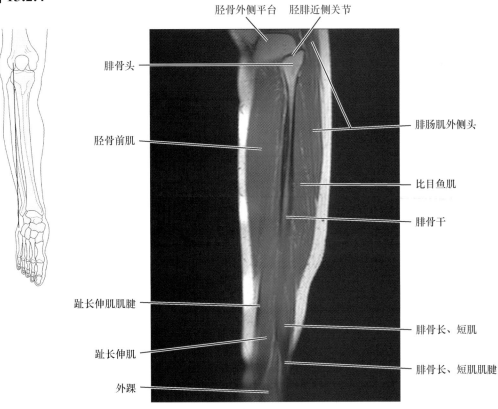

胫骨外侧平台　胫腓近侧关节

腓骨头

胫骨前肌

腓肠肌外侧头

比目鱼肌

腓骨干

趾长伸肌肌腱

腓骨长、短肌

趾长伸肌

腓骨长、短肌肌腱

外踝

图 13.2.5

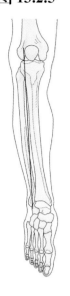

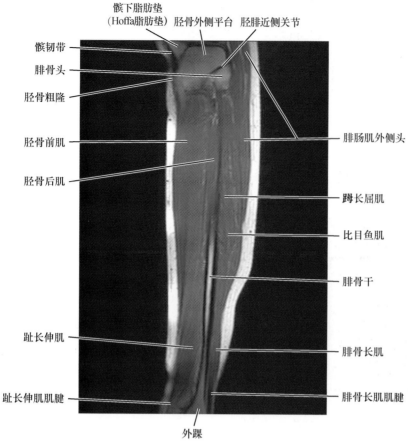

髌下脂肪垫
（Hoffa脂肪垫） 胫骨外侧平台 胫腓近侧关节

髌韧带

腓骨头

胫骨粗隆

胫骨前肌

胫骨后肌

腓肠肌外侧头

蹈长屈肌

比目鱼肌

腓骨干

趾长伸肌

腓骨长肌

趾长伸肌肌腱

腓骨长肌肌腱

外踝

图 13.2.6

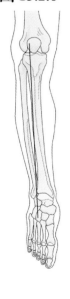

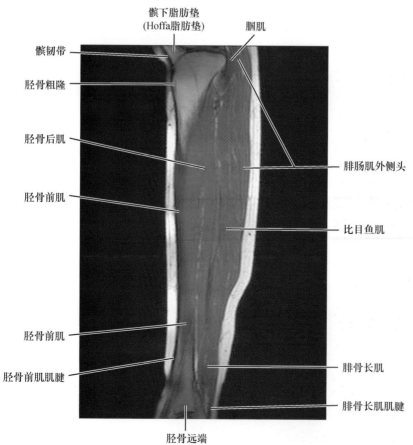

髌下脂肪垫
(Hoffa脂肪垫) 腘肌

髌韧带

胫骨粗隆

胫骨后肌

胫骨前肌

腓肠肌外侧头

比目鱼肌

胫骨前肌

胫骨前肌肌腱

腓骨长肌

腓骨长肌肌腱

胫骨远端

图 **13.2.7**

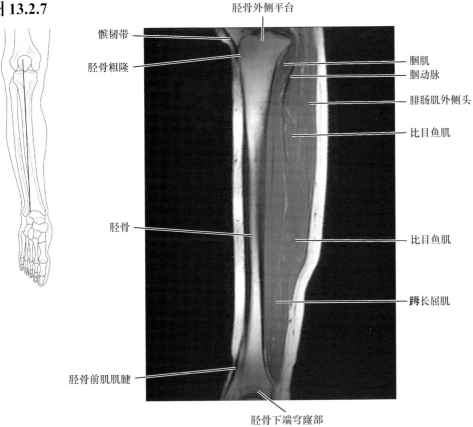

胫骨外侧平台

髌韧带
胫骨粗隆

腘肌
腘动脉
腓肠肌外侧头
比目鱼肌

胫骨

比目鱼肌

蹒长屈肌

胫骨前肌肌腱

胫骨下端穹窿部

图 **13.2.8**

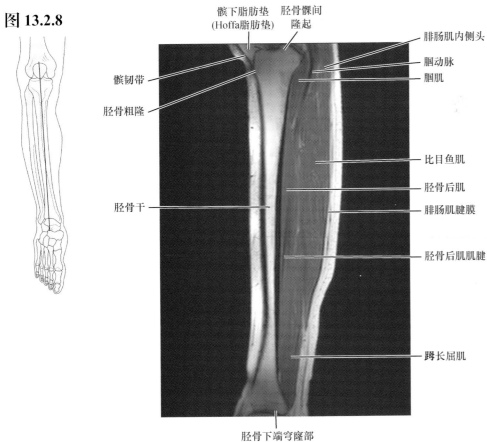

髌下脂肪垫
(Hoffa脂肪垫)　胫骨髁间隆起

髌韧带
胫骨粗隆

腓肠肌内侧头
腘动脉
腘肌

比目鱼肌
胫骨后肌
腓肠肌腱膜
胫骨后肌肌腱

胫骨干

蹒长屈肌

胫骨下端穹窿部

图 13.2.9

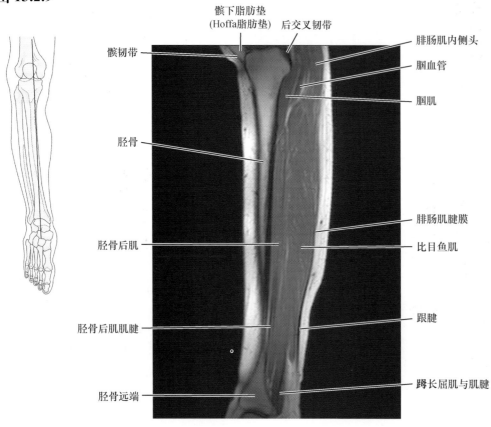

髌下脂肪垫
(Hoffa脂肪垫)　后交叉韧带

髌韧带

胫骨

胫骨后肌

胫骨后肌肌腱

胫骨远端

腓肠肌内侧头

腘血管

腘肌

腓肠肌腱膜

比目鱼肌

跟腱

踇长屈肌与肌腱

图 13.2.10

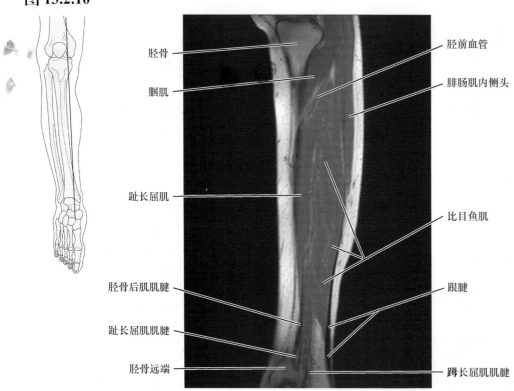

胫骨

腘肌

趾长屈肌

胫骨后肌肌腱

趾长屈肌肌腱

胫骨远端

胫前血管

腓肠肌内侧头

比目鱼肌

跟腱

踇长屈肌肌腱

图 13.2.11

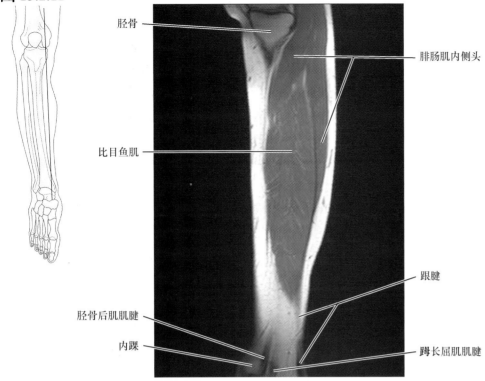

胫骨

腓肠肌内侧头

比目鱼肌

跟腱

胫骨后肌肌腱

内踝

拇长屈肌肌腱

图 13.2.12

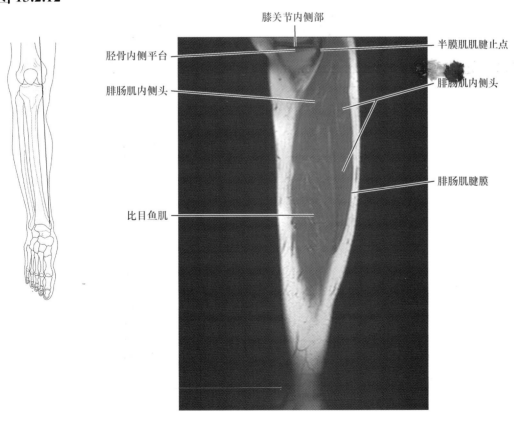

膝关节内侧部

胫骨内侧平台

半膜肌肌腱止点

腓肠肌内侧头

腓肠肌内侧头

腓肠肌腱膜

比目鱼肌

图 13.2.13

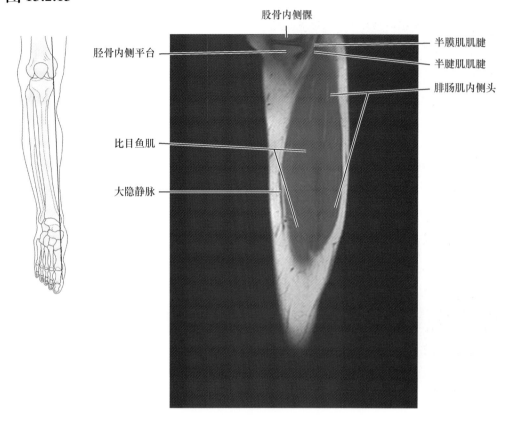

股骨内侧髁

胫骨内侧平台

半膜肌肌腱

半腱肌肌腱

腓肠肌内侧头

比目鱼肌

大隐静脉

图 13.2.14

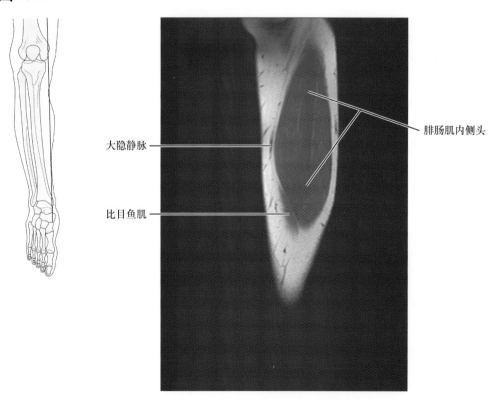

腓肠肌内侧头

大隐静脉

比目鱼肌

图 13.2.15

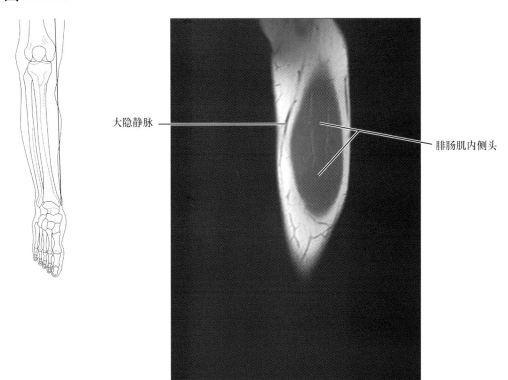

大隐静脉

腓肠肌内侧头

13.3 冠状位

图 13.3.1

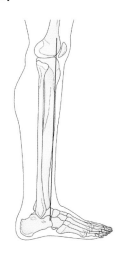

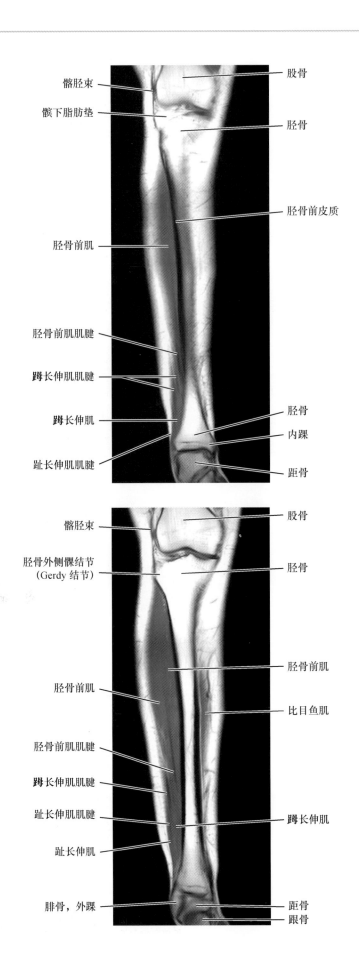

髂胫束 — 股骨

髌下脂肪垫 — 胫骨

胫骨前皮质

胫骨前肌

胫骨前肌肌腱

踇长伸肌肌腱

踇长伸肌 — 胫骨

内踝

趾长伸肌肌腱 — 距骨

图 13.3.2

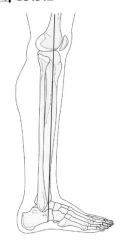

髂胫束 — 股骨

胫骨外侧髁结节 — 胫骨
（Gerdy 结节）

胫骨前肌 — 胫骨前肌

比目鱼肌

胫骨前肌肌腱

踇长伸肌肌腱

趾长伸肌肌腱 — 踇长伸肌

趾长伸肌

腓骨，外踝 — 距骨

跟骨

图 13.3.3

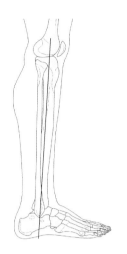

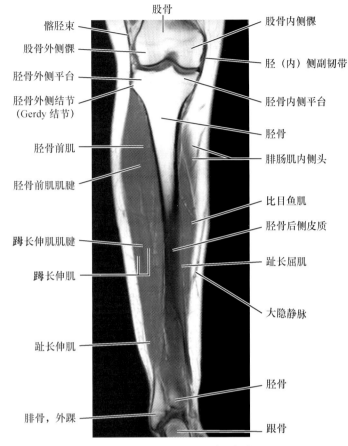

髂胫束
股骨外侧髁
胫骨外侧平台
胫骨外侧结节
（Gerdy 结节）
胫骨前肌
胫骨前肌肌腱
蹑长伸肌肌腱
蹑长伸肌
趾长伸肌
腓骨，外踝

股骨

股骨内侧髁
胫（内）侧副韧带
胫骨内侧平台
胫骨
腓肠肌内侧头
比目鱼肌
胫骨后侧皮质
趾长屈肌
大隐静脉
胫骨
跟骨

图 13.3.4

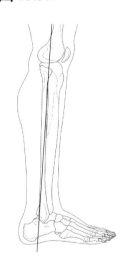

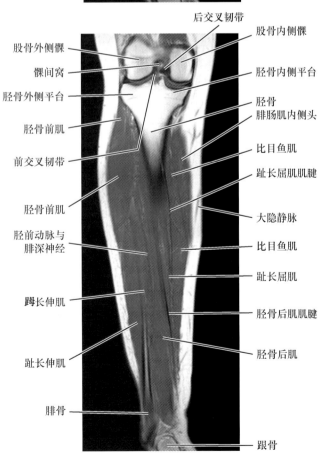

后交叉韧带

股骨外侧髁
髁间窝
胫骨外侧平台
胫骨前肌
前交叉韧带
胫骨前肌
胫前动脉与
腓深神经
蹑长伸肌
趾长伸肌
腓骨

股骨内侧髁
胫骨内侧平台
胫骨
腓肠肌内侧头
比目鱼肌
趾长屈肌肌腱
大隐静脉
比目鱼肌
趾长屈肌
胫骨后肌肌腱
胫骨后肌
跟骨

图 13.3.5

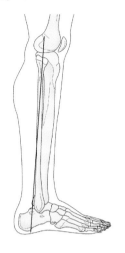

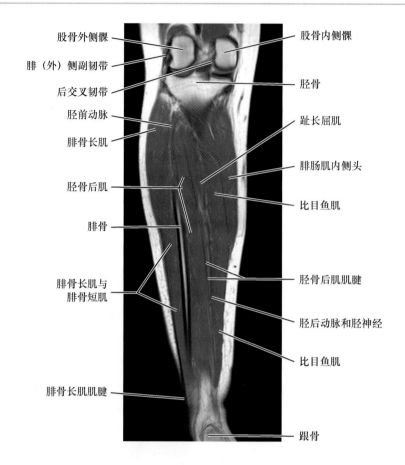

股骨外侧髁 — 股骨内侧髁
腓（外）侧副韧带 — 胫骨
后交叉韧带
胫前动脉 — 趾长屈肌
腓骨长肌 — 腓肠肌内侧头
胫骨后肌 — 比目鱼肌
腓骨
腓骨长肌与腓骨短肌 — 胫骨后肌肌腱
— 胫后动脉和胫神经
— 比目鱼肌
腓骨长肌肌腱
— 跟骨

图 13.3.6

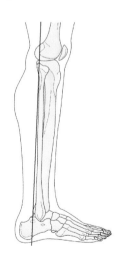

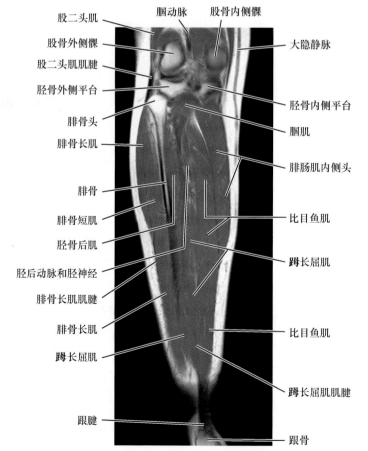

股二头肌 — 腘动脉 股骨内侧髁
股骨外侧髁 — 大隐静脉
股二头肌肌腱
胫骨外侧平台 — 胫骨内侧平台
腓骨头 — 腘肌
腓骨长肌 — 腓肠肌内侧头
腓骨
腓骨短肌 — 比目鱼肌
胫骨后肌
胫后动脉和胫神经 — 蹈长屈肌
腓骨长肌肌腱
腓骨长肌 — 比目鱼肌
蹈长屈肌
— 蹈长屈肌肌腱
跟腱
— 跟骨

图 13.3.7

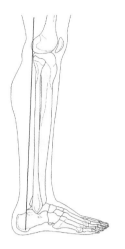

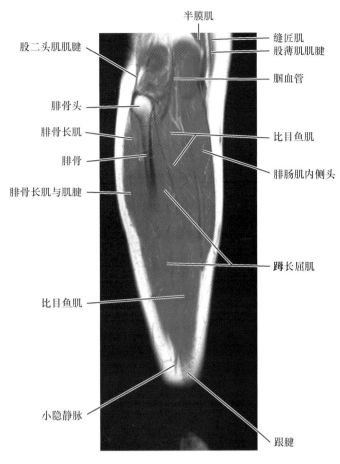

半膜肌

股二头肌肌腱

缝匠肌

股薄肌肌腱

腘血管

腓骨头

腓骨长肌

比目鱼肌

腓骨

腓肠肌内侧头

腓骨长肌与肌腱

𧿹长屈肌

比目鱼肌

小隐静脉

跟腱

图 13.3.8

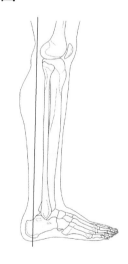

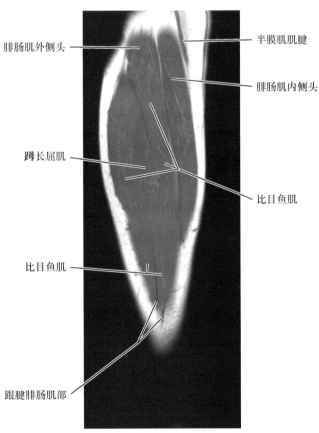

腓肠肌外侧头

半膜肌肌腱

腓肠肌内侧头

𧿹长屈肌

比目鱼肌

比目鱼肌

跟腱腓肠肌部

图 13.3.9

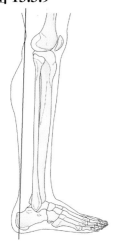

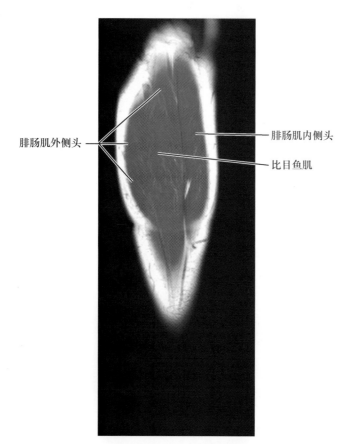

腓肠肌外侧头

腓肠肌内侧头

比目鱼肌

图 13.3.10

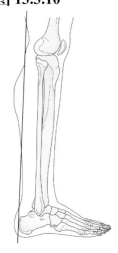

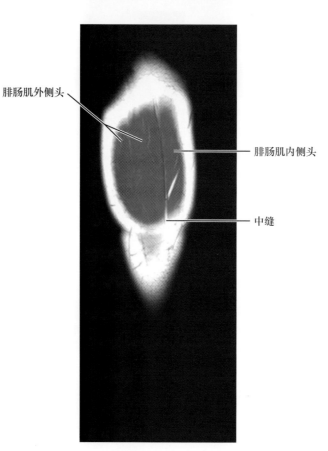

腓肠肌外侧头

腓肠肌内侧头

中缝

图 13.3.11

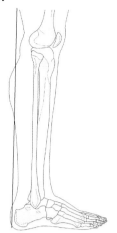

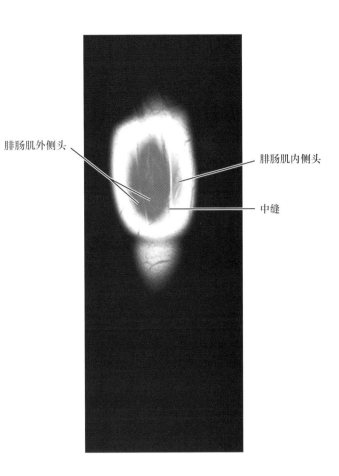

腓肠肌外侧头

腓肠肌内侧头

中缝

第 **14** 章

踝部 MRI

14.1　轴位

图 14.1.1

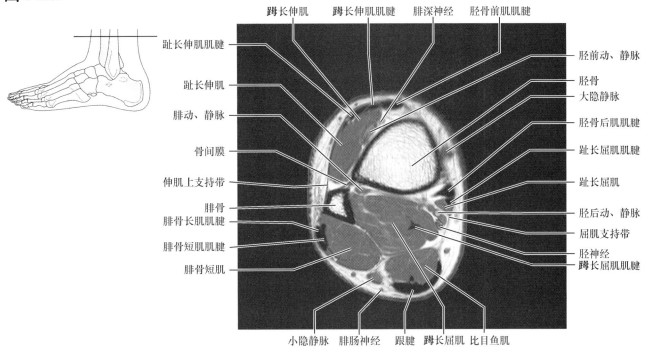

趾长伸肌肌腱

趾长伸肌

腓动、静脉

骨间膜

伸肌上支持带

腓骨

腓骨长肌肌腱

腓骨短肌肌腱

腓骨短肌

姆长伸肌　**姆**长伸肌肌腱　腓深神经　胫骨前肌肌腱

胫前动、静脉

胫骨

大隐静脉

胫骨后肌肌腱

趾长屈肌肌腱

趾长屈肌

胫后动、静脉

屈肌支持带

胫神经

姆长屈肌肌腱

小隐静脉　腓肠神经　跟腱　**姆**长屈肌　比目鱼肌

图 14.1.2

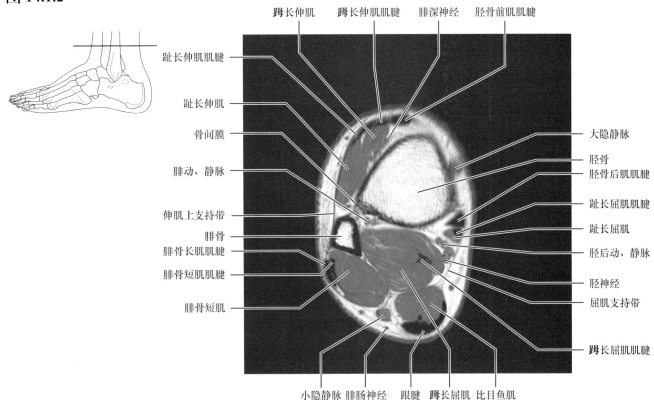

趾长伸肌肌腱

趾长伸肌

骨间膜

腓动、静脉

伸肌上支持带

腓骨

腓骨长肌肌腱

腓骨短肌肌腱

腓骨短肌

姆长伸肌　**姆**长伸肌肌腱　腓深神经　胫骨前肌肌腱

大隐静脉

胫骨

胫骨后肌肌腱

趾长屈肌肌腱

趾长屈肌

胫后动、静脉

胫神经

屈肌支持带

姆长屈肌肌腱

小隐静脉　腓肠神经　跟腱　**姆**长屈肌　比目鱼肌

图 14.1.3

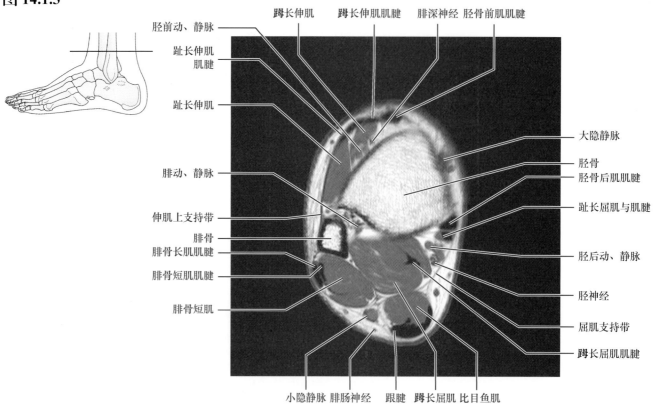

胫前动、静脉
趾长伸肌肌腱
趾长伸肌
腓动、静脉
伸肌上支持带
腓骨
腓骨长肌肌腱
腓骨短肌肌腱
腓骨短肌

蹈长伸肌　蹈长伸肌肌腱　腓深神经 胫骨前肌肌腱

大隐静脉
胫骨
胫骨后肌肌腱
趾长屈肌与肌腱
胫后动、静脉
胫神经
屈肌支持带
蹈长屈肌肌腱

小隐静脉 腓肠神经 跟腱 蹈长屈肌 比目鱼肌

图 14.1.4

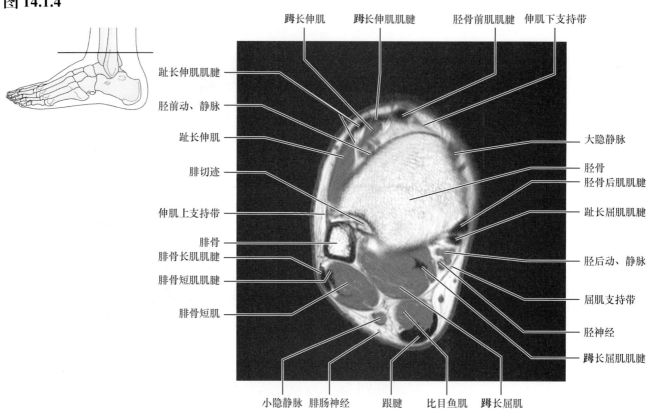

趾长伸肌肌腱
胫前动、静脉
趾长伸肌
腓切迹
伸肌上支持带
腓骨
腓骨长肌肌腱
腓骨短肌肌腱
腓骨短肌

蹈长伸肌　蹈长伸肌肌腱　胫骨前肌肌腱 伸肌下支持带

大隐静脉
胫骨
胫骨后肌肌腱
趾长屈肌肌腱
胫后动、静脉
屈肌支持带
胫神经
蹈长屈肌肌腱

小隐静脉 腓肠神经 跟腱 比目鱼肌 蹈长屈肌

图 14.1.5

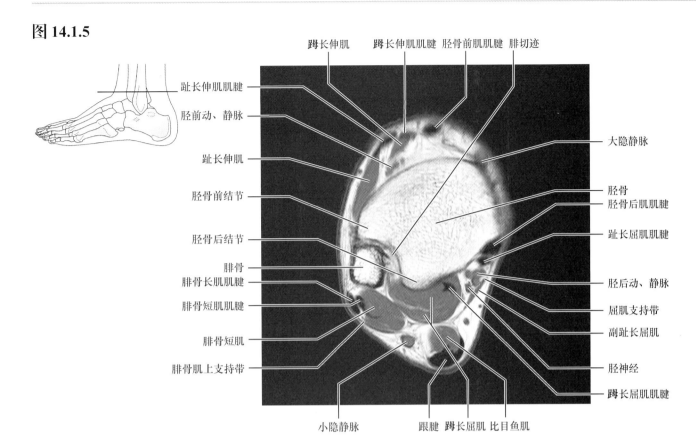

趾长伸肌肌腱
胫前动、静脉
趾长伸肌
胫骨前结节
胫骨后结节
腓骨
腓骨长肌肌腱
腓骨短肌肌腱
腓骨短肌
腓骨肌上支持带

鿏长伸肌　鿏长伸肌肌腱　胫骨前肌肌腱　腓切迹

大隐静脉
胫骨
胫骨后肌肌腱
趾长屈肌肌腱
胫后动、静脉
屈肌支持带
副趾长屈肌
胫神经
鿏长屈肌肌腱

小隐静脉　　　跟腱　鿏长屈肌　比目鱼肌

图 14.1.6

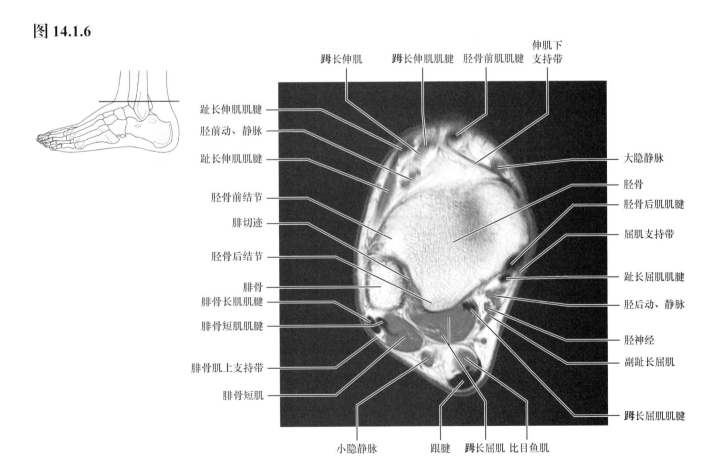

趾长伸肌肌腱
胫前动、静脉
趾长伸肌肌腱
胫骨前结节
腓切迹
胫骨后结节
腓骨
腓骨长肌肌腱
腓骨短肌肌腱
腓骨肌上支持带
腓骨短肌

鿏长伸肌　鿏长伸肌肌腱　胫骨前肌肌腱　伸肌下支持带

大隐静脉
胫骨
胫骨后肌肌腱
屈肌支持带
趾长屈肌肌腱
胫后动、静脉
胫神经
副趾长屈肌
鿏长屈肌肌腱

小隐静脉　　　跟腱　鿏长屈肌　比目鱼肌

图 14.1.7

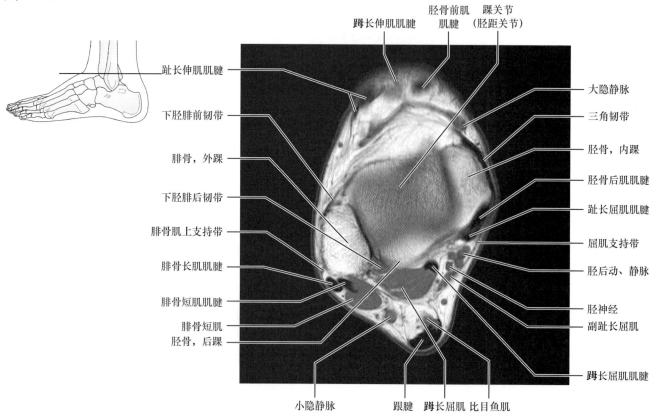

趾长伸肌肌腱
下胫腓前韧带
腓骨，外踝
下胫腓后韧带
腓骨肌上支持带
腓骨长肌肌腱
腓骨短肌肌腱
腓骨短肌
胫骨，后踝

蹈长伸肌肌腱　胫骨前肌肌腱　踝关节（胫距关节）

大隐静脉
三角韧带
胫骨，内踝
胫骨后肌肌腱
趾长屈肌肌腱
屈肌支持带
胫后动、静脉
胫神经
副趾长屈肌
蹈长屈肌肌腱

小隐静脉　　跟腱　蹈长屈肌　比目鱼肌

图 14.1.8

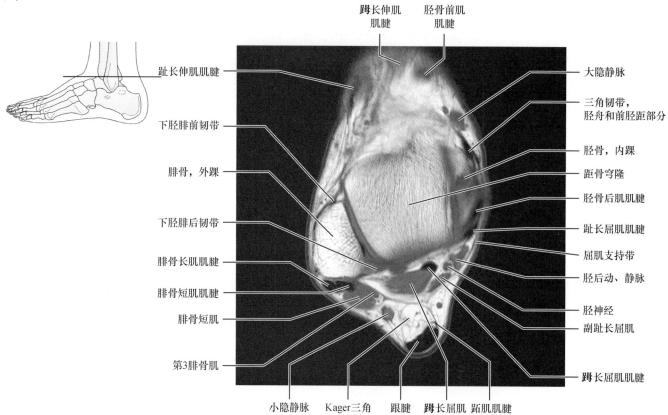

趾长伸肌肌腱
下胫腓前韧带
腓骨，外踝
下胫腓后韧带
腓骨长肌肌腱
腓骨短肌肌腱
腓骨短肌
第3腓骨肌

蹈长伸肌肌腱　胫骨前肌肌腱

大隐静脉
三角韧带，胫舟和前胫距部分
胫骨，内踝
距骨穹隆
胫骨后肌肌腱
趾长屈肌肌腱
屈肌支持带
胫后动、静脉
胫神经
副趾长屈肌
蹈长屈肌肌腱

小隐静脉　Kager三角　跟腱　蹈长屈肌　跖肌肌腱

图 14.1.9

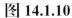

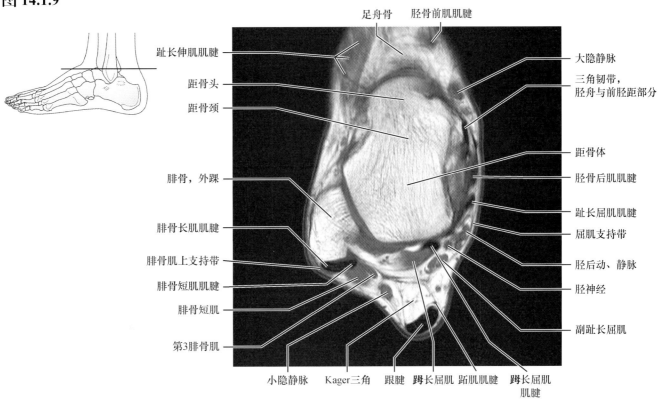

趾长伸肌肌腱

距骨头

距骨颈

腓骨，外踝

腓骨长肌肌腱

腓骨肌上支持带

腓骨短肌肌腱

腓骨短肌

第3腓骨肌

足舟骨　胫骨前肌肌腱

大隐静脉

三角韧带，
胫舟与前胫距部分

距骨体

胫骨后肌肌腱

趾长屈肌肌腱

屈肌支持带

胫后动、静脉

胫神经

副趾长屈肌

小隐静脉　Kager三角　跟腱　姆长屈肌　跖肌肌腱　姆长屈肌
肌腱

图 14.1.10

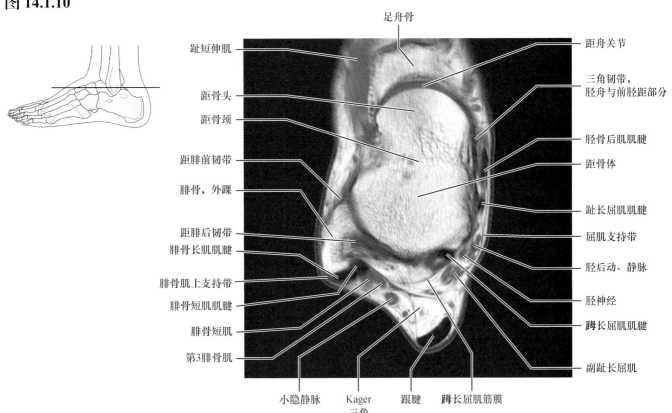

趾短伸肌

距骨头

距骨颈

距腓前韧带

腓骨，外踝

距腓后韧带

腓骨长肌肌腱

腓骨肌上支持带

腓骨短肌肌腱

腓骨短肌

第3腓骨肌

足舟骨

距舟关节

三角韧带，
胫舟与前胫距部分

胫骨后肌肌腱

距骨体

趾长屈肌肌腱

屈肌支持带

胫后动、静脉

胫神经

姆长屈肌肌腱

副趾长屈肌

小隐静脉　Kager
三角　跟腱　姆长屈肌筋膜

图 14.1.11

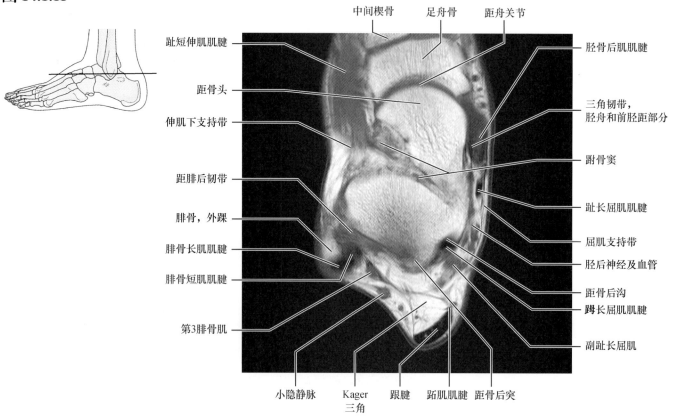

中间楔骨　足舟骨　距舟关节

趾短伸肌肌腱

距骨头

伸肌下支持带

距腓后韧带

腓骨，外踝

腓骨长肌肌腱

腓骨短肌肌腱

第3腓骨肌

胫骨后肌肌腱

三角韧带，
胫舟和前胫距部分

跗骨窦

趾长屈肌肌腱

屈肌支持带

胫后神经及血管

距骨后沟

踇长屈肌肌腱

副趾长屈肌

小隐静脉　Kager
三角　跟腱　跖肌肌腱　距骨后突

图 14.1.12

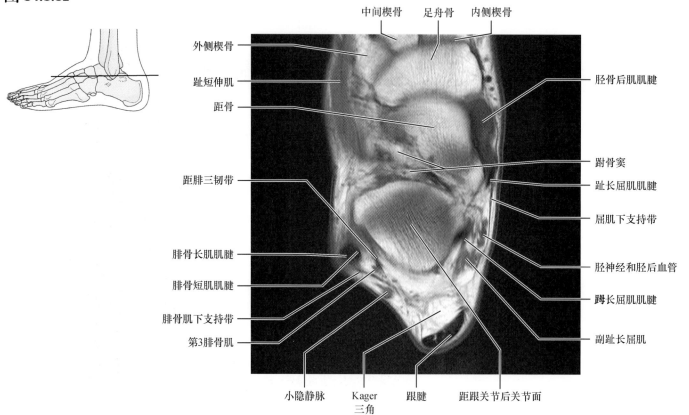

中间楔骨　足舟骨　内侧楔骨

外侧楔骨

趾短伸肌

距骨

距腓三韧带

腓骨长肌肌腱

腓骨短肌肌腱

腓骨肌下支持带

第3腓骨肌

胫骨后肌肌腱

跗骨窦

趾长屈肌肌腱

屈肌下支持带

胫神经和胫后血管

踇长屈肌肌腱

副趾长屈肌

小隐静脉　Kager
三角　跟腱　距跟关节后关节面

图 14.1.13

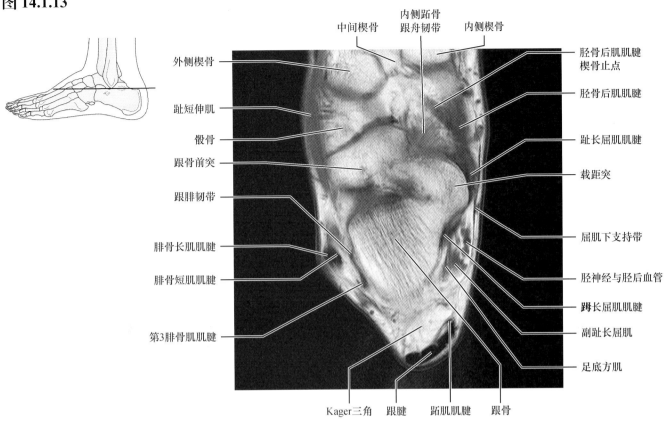

中间楔骨　内侧距骨跟舟韧带　内侧楔骨

外侧楔骨

趾短伸肌

骰骨

跟骨前突

跟腓韧带

腓骨长肌肌腱

腓骨短肌肌腱

第3腓骨肌肌腱

胫骨后肌肌腱楔骨止点

胫骨后肌肌腱

趾长屈肌肌腱

载距突

屈肌下支持带

胫神经与胫后血管

蹈长屈肌肌腱

副趾长屈肌

足底方肌

Kager三角　跟腱　蹈肌肌腱　跟骨

图 14.1.14

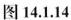

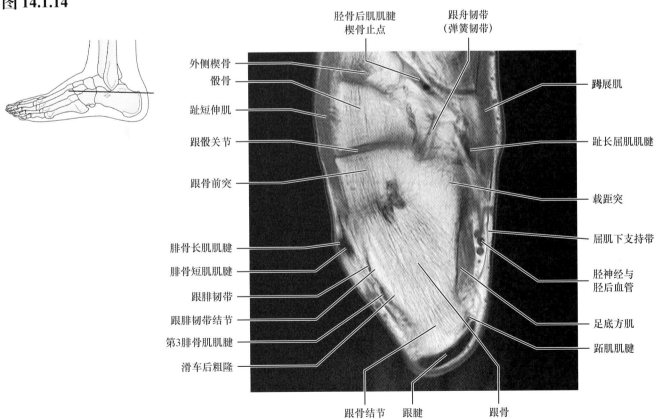

胫骨后肌肌腱楔骨止点　　跟舟韧带（弹簧韧带）

外侧楔骨

骰骨

趾短伸肌

跟骰关节

跟骨前突

腓骨长肌肌腱

腓骨短肌肌腱

跟腓韧带

跟腓韧带结节

第3腓骨肌肌腱

滑车后粗隆

蹈展肌

趾长屈肌肌腱

载距突

屈肌下支持带

胫神经与胫后血管

足底方肌

蹈肌肌腱

跟骨结节　跟腱　跟骨

图 14.1.15

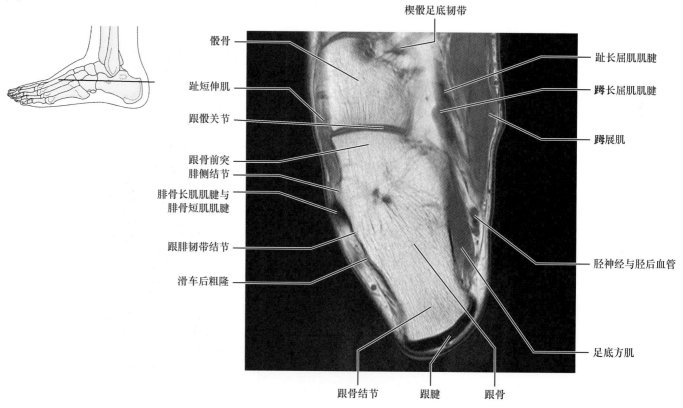

楔骰足底韧带

骰骨

趾短伸肌

跟骰关节

跟骨前突
腓侧结节

腓骨长肌肌腱与
腓骨短肌肌腱

跟腓韧带结节

滑车后粗隆

趾长屈肌肌腱

踇长屈肌肌腱

踇展肌

胫神经与胫后血管

足底方肌

跟骨结节　　跟腱　　跟骨

图 14.1.16

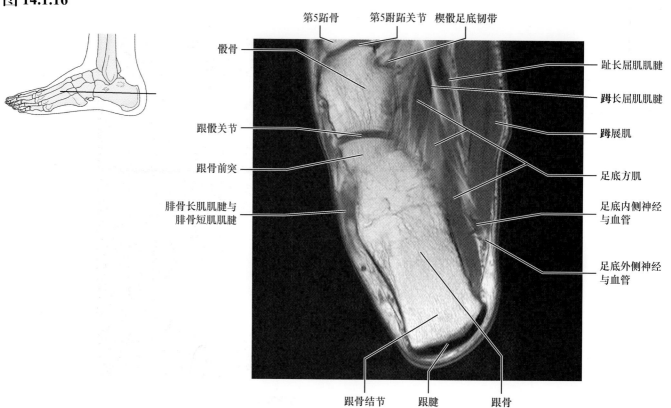

第5跖骨　　第5跗跖关节　　楔骰足底韧带

骰骨

跟骰关节

跟骨前突

腓骨长肌肌腱与
腓骨短肌肌腱

趾长屈肌肌腱

踇长屈肌肌腱

踇展肌

足底方肌

足底内侧神经
与血管

足底外侧神经
与血管

跟骨结节　　跟腱　　跟骨

图 14.1.17

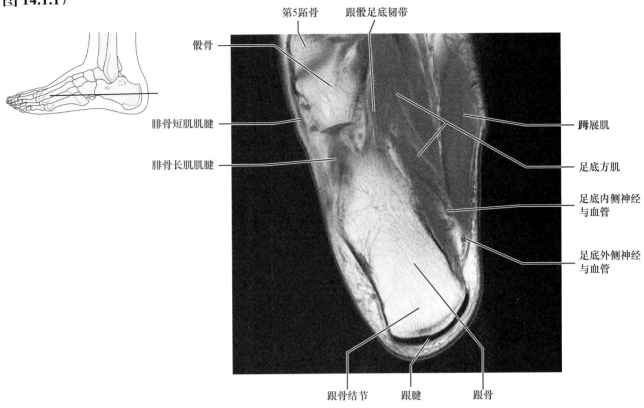

第5跖骨
跟骰足底韧带
骰骨
腓骨短肌肌腱
腓骨长肌肌腱
姆展肌
足底方肌
足底内侧神经与血管
足底外侧神经与血管
跟骨结节
跟腱
跟骨

图 14.1.18

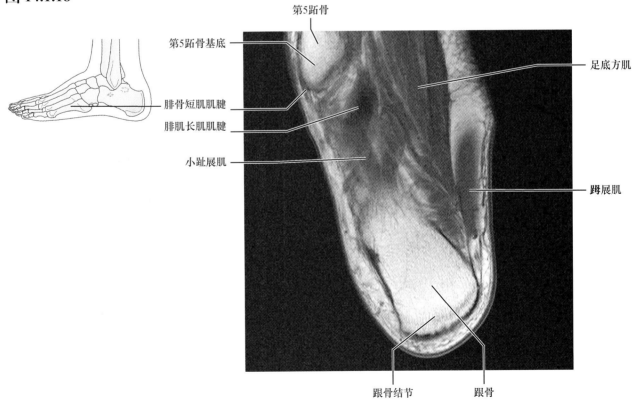

第5跖骨
第5跖骨基底
腓骨短肌肌腱
腓肌长肌肌腱
小趾展肌
足底方肌
姆展肌
跟骨结节
跟骨

图 14.1.19

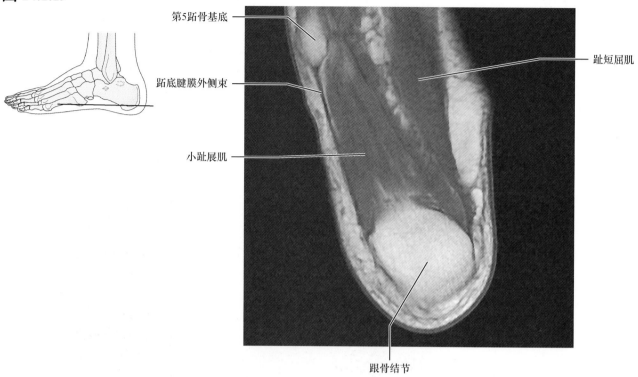

第5跖骨基底

跖底腱膜外侧束

小趾展肌

趾短屈肌

跟骨结节

图 14.1.20

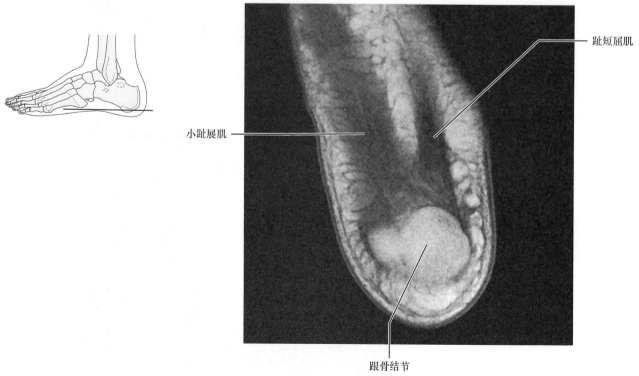

趾短屈肌

小趾展肌

跟骨结节

14.2 斜轴位

图 14.2.1

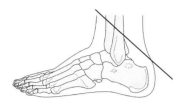

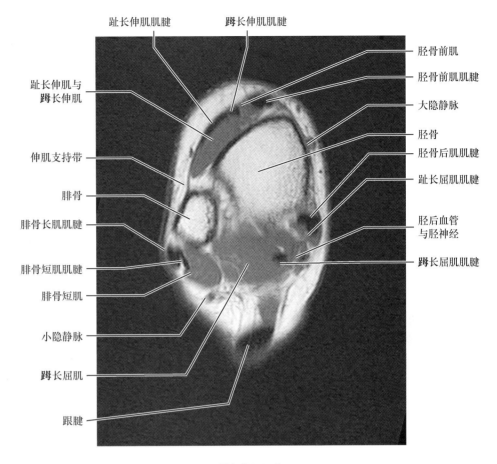

趾长伸肌肌腱　　　　踇长伸肌肌腱

趾长伸肌与
踇长伸肌

伸肌支持带

腓骨

腓骨长肌肌腱

腓骨短肌肌腱

腓骨短肌

小隐静脉

踇长屈肌

跟腱

胫骨前肌

胫骨前肌肌腱

大隐静脉

胫骨

胫骨后肌肌腱

趾长屈肌肌腱

胫后血管
与胫神经

踇长屈肌肌腱

图 14.2.2

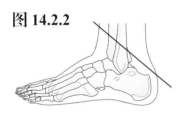

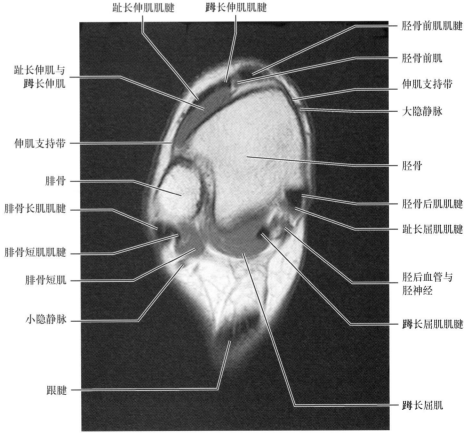

趾长伸肌肌腱　　　　**踇**长伸肌肌腱

趾长伸肌与
踇长伸肌

伸肌支持带

腓骨

腓骨长肌肌腱

腓骨短肌肌腱

腓骨短肌

小隐静脉

跟腱

胫骨前肌肌腱

胫骨前肌

伸肌支持带

大隐静脉

胫骨

胫骨后肌肌腱

趾长屈肌肌腱

胫后血管与
胫神经

踇长屈肌肌腱

踇长屈肌

图 14.2.3

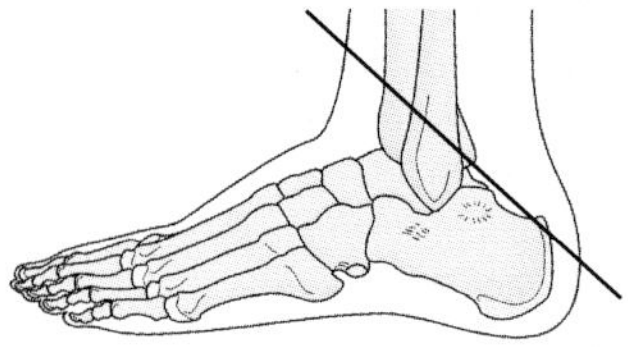

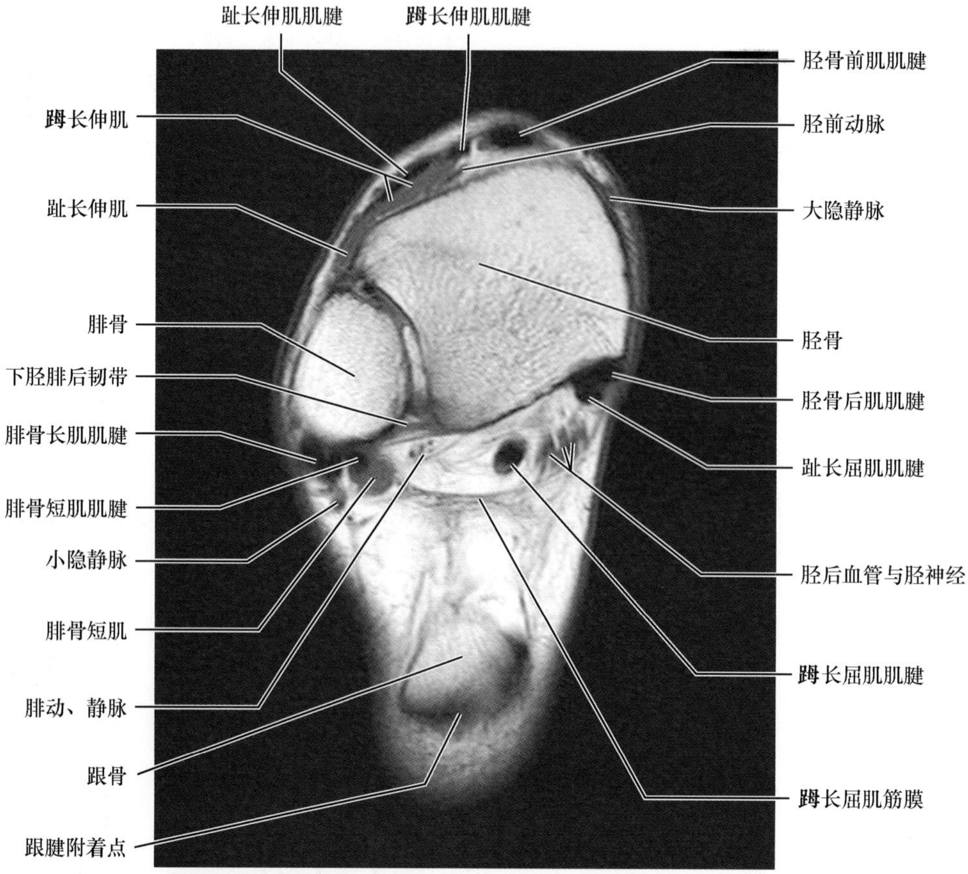

趾长伸肌肌腱　　蹬长伸肌肌腱

蹬长伸肌

趾长伸肌

腓骨

下胫腓后韧带

腓骨长肌肌腱

腓骨短肌肌腱

小隐静脉

腓骨短肌

腓动、静脉

跟骨

跟腱附着点

胫骨前肌肌腱

胫前动脉

大隐静脉

胫骨

胫骨后肌肌腱

趾长屈肌肌腱

胫后血管与胫神经

蹬长屈肌肌腱

蹬长屈肌筋膜

图 14.2.4

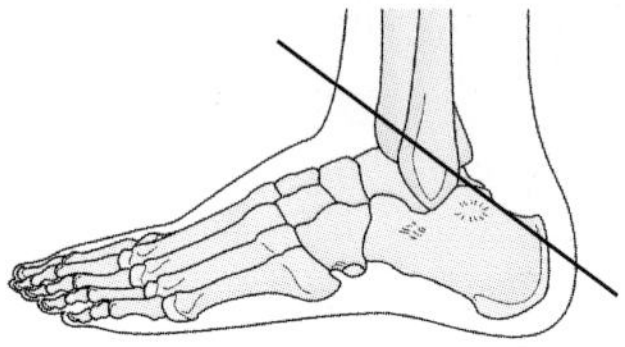

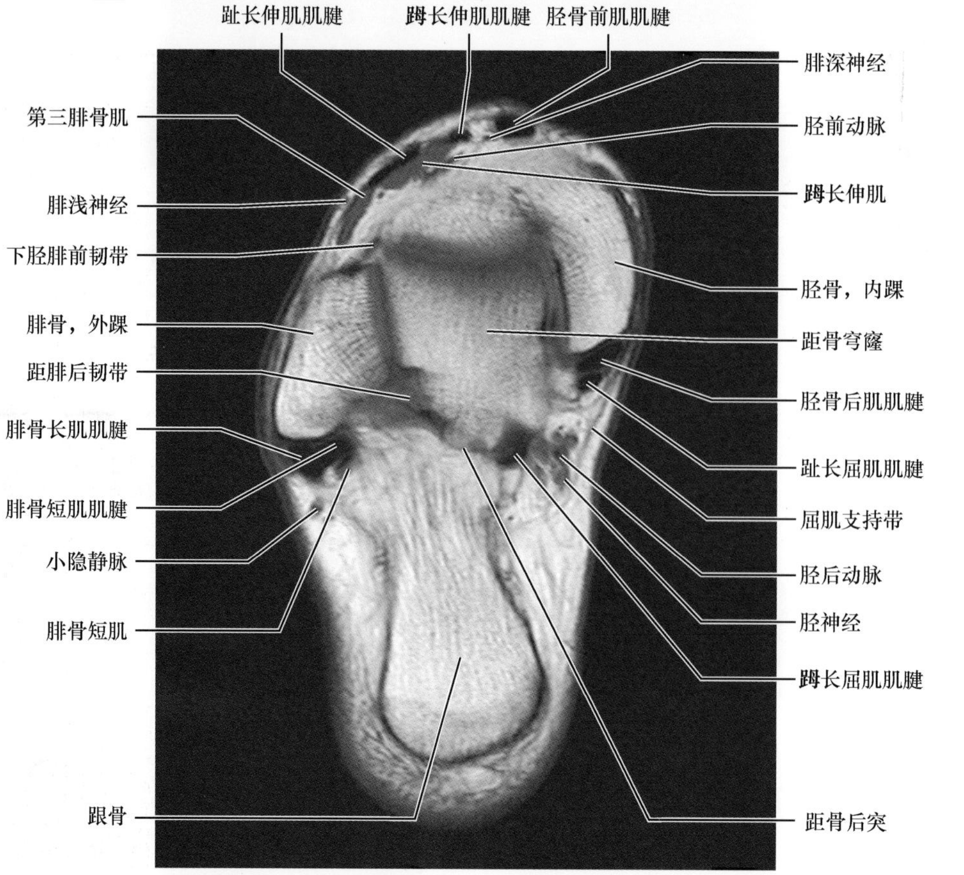

趾长伸肌肌腱　　蹬长伸肌肌腱　胫骨前肌肌腱

第三腓骨肌

腓浅神经

下胫腓前韧带

腓骨，外踝

距腓后韧带

腓骨长肌肌腱

腓骨短肌肌腱

小隐静脉

腓骨短肌

跟骨

腓深神经

胫前动脉

蹬长伸肌

胫骨，内踝

距骨穹窿

胫骨后肌肌腱

趾长屈肌肌腱

屈肌支持带

胫后动脉

胫神经

蹬长屈肌肌腱

距骨后突

图 14.2.5

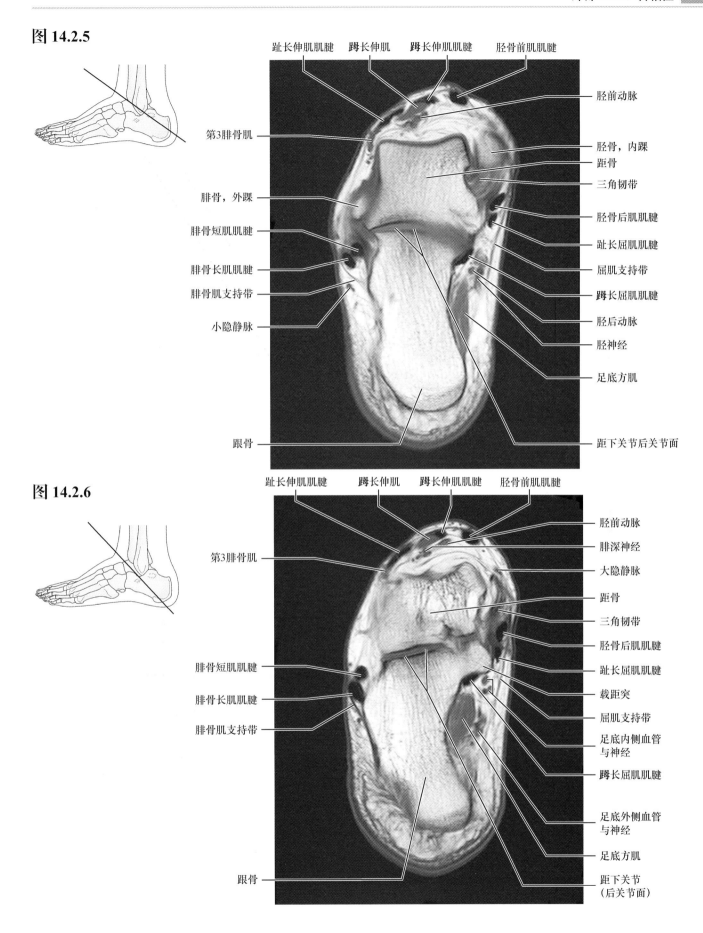

趾长伸肌肌腱　蹈长伸肌　蹈长伸肌肌腱　胫骨前肌肌腱

第3腓骨肌

胫前动脉

腓骨，外踝

胫骨，内踝
距骨
三角韧带

腓骨短肌肌腱

胫骨后肌肌腱

腓骨长肌肌腱

趾长屈肌肌腱

腓骨肌支持带

屈肌支持带

小隐静脉

蹈长屈肌肌腱
胫后动脉
胫神经
足底方肌

跟骨

距下关节后关节面

图 14.2.6

趾长伸肌肌腱　蹈长伸肌　蹈长伸肌肌腱　胫骨前肌肌腱

第3腓骨肌

胫前动脉
腓深神经
大隐静脉

距骨
三角韧带
胫骨后肌肌腱

腓骨短肌肌腱

趾长屈肌肌腱
载距突

腓骨长肌肌腱

屈肌支持带
足底内侧血管
与神经

腓骨肌支持带

蹈长屈肌肌腱

足底外侧血管
与神经

足底方肌

跟骨

距下关节
（后关节面）

图 14.2.7

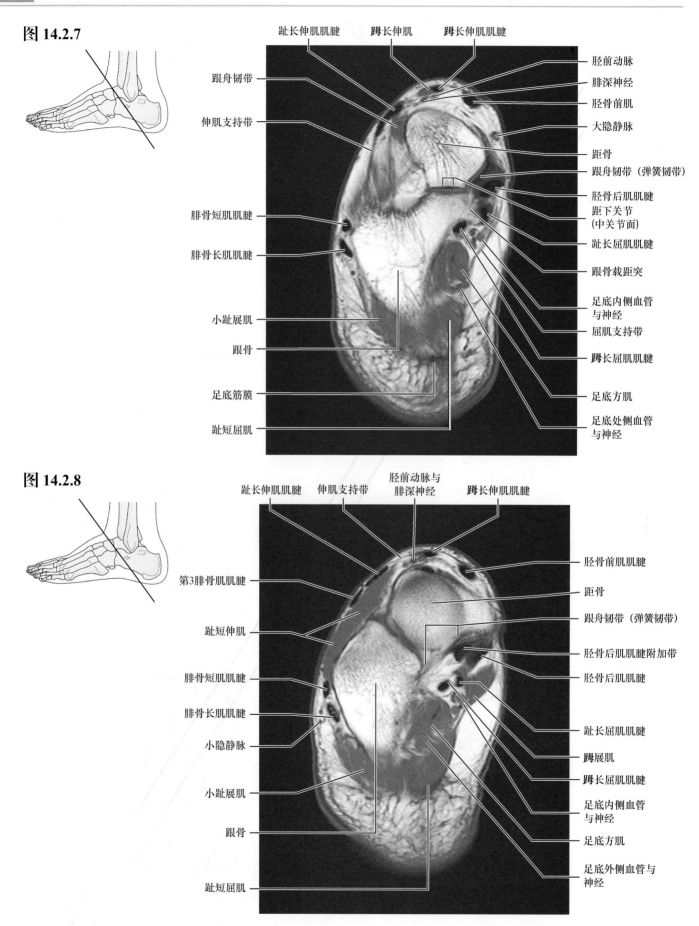

趾长伸肌肌腱　　蹑长伸肌　　蹑长伸肌肌腱

跟舟韧带

伸肌支持带

腓骨短肌肌腱

腓骨长肌肌腱

小趾展肌

跟骨

足底筋膜

趾短屈肌

胫前动脉
腓深神经
胫骨前肌
大隐静脉
距骨
跟舟韧带（弹簧韧带）
胫骨后肌肌腱
距下关节（中关节面）
趾长屈肌肌腱
跟骨载距突
足底内侧血管与神经
屈肌支持带
蹑长屈肌肌腱
足底方肌
足底处侧血管与神经

图 14.2.8

趾长伸肌肌腱　　伸肌支持带　　胫前动脉与腓深神经　　蹑长伸肌肌腱

第3腓骨肌肌腱

趾短伸肌

腓骨短肌肌腱

腓骨长肌肌腱

小隐静脉

小趾展肌

跟骨

趾短屈肌

胫骨前肌肌腱
距骨
跟舟韧带（弹簧韧带）
胫骨后肌肌腱附加带
胫骨后肌肌腱
趾长屈肌肌腱
蹑展肌
蹑长屈肌肌腱
足底内侧血管与神经
足底方肌
足底外侧血管与神经

图 14.2.9

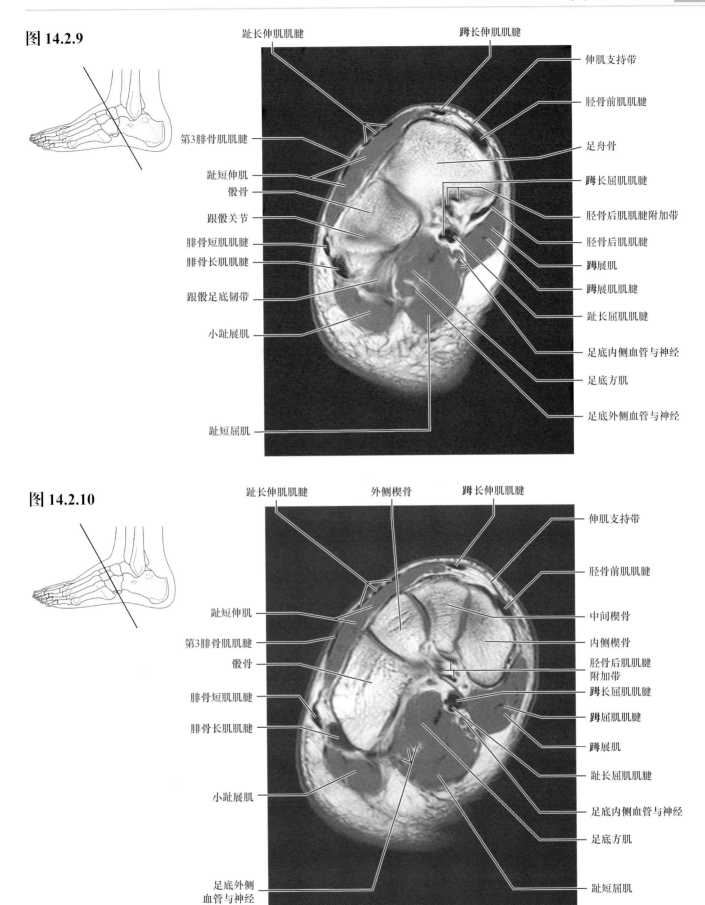

趾长伸肌肌腱
姆长伸肌肌腱
伸肌支持带
胫骨前肌肌腱
足舟骨
姆长屈肌肌腱
胫骨后肌肌腱附加带
胫骨后肌肌腱
姆展肌
姆展肌肌腱
趾长屈肌肌腱
足底内侧血管与神经
足底方肌
足底外侧血管与神经

第3腓骨肌肌腱
趾短伸肌
骰骨
跟骰关节
腓骨短肌肌腱
腓骨长肌肌腱
跟骰足底韧带
小趾展肌
趾短屈肌

图 14.2.10

趾长伸肌肌腱
外侧楔骨
姆长伸肌肌腱
伸肌支持带
胫骨前肌肌腱
中间楔骨
内侧楔骨
胫骨后肌肌腱附加带
姆长屈肌肌腱
姆屈肌肌腱
姆展肌
趾长屈肌肌腱
足底内侧血管与神经
足底方肌
趾短屈肌

趾短伸肌
第3腓骨肌肌腱
骰骨
腓骨短肌肌腱
腓骨长肌肌腱
小趾展肌
足底外侧血管与神经

图 14.2.11

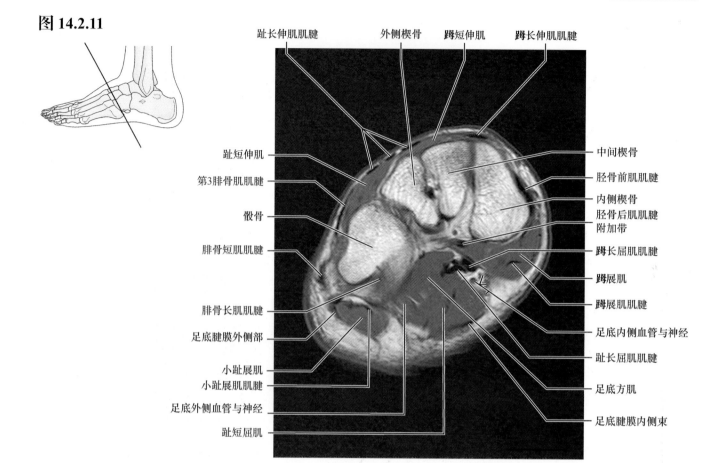

趾长伸肌肌腱　　外侧楔骨　　蹈短伸肌　　蹈长伸肌肌腱

趾短伸肌

第3腓骨肌肌腱

骰骨

腓骨短肌肌腱

腓骨长肌肌腱

足底腱膜外侧部

小趾展肌

小趾展肌肌腱

足底外侧血管与神经

趾短屈肌

中间楔骨

胫骨前肌肌腱

内侧楔骨

胫骨后肌肌腱
附加带

蹈长屈肌肌腱

蹈展肌

蹈展肌肌腱

足底内侧血管与神经

趾长屈肌肌腱

足底方肌

足底腱膜内侧束

14.3 矢状位

图 14.3.1

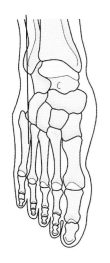

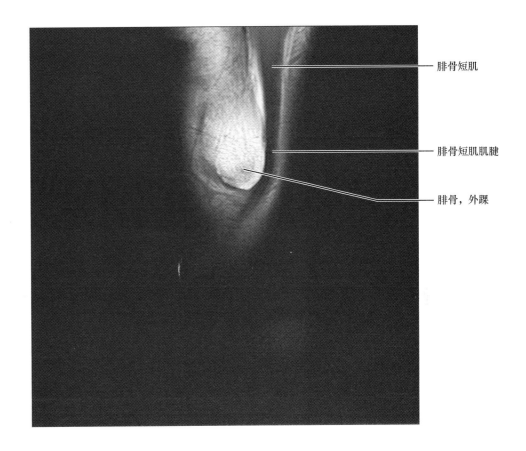

腓骨短肌

腓骨短肌肌腱

腓骨，外踝

图 14.3.2

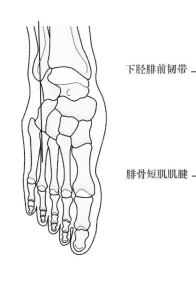

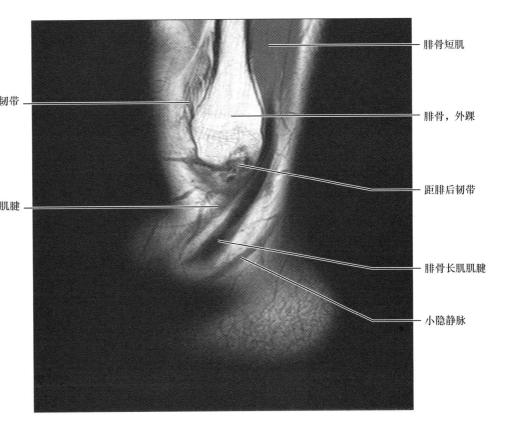

下胫腓前韧带

腓骨短肌肌腱

腓骨短肌

腓骨，外踝

距腓后韧带

腓骨长肌肌腱

小隐静脉

图 14.3.3

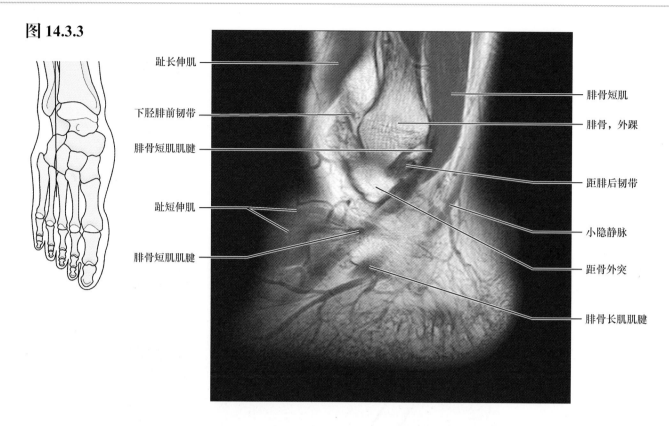

趾长伸肌

下胫腓前韧带

腓骨短肌肌腱

趾短伸肌

腓骨短肌肌腱

腓骨短肌

腓骨，外踝

距腓后韧带

小隐静脉

距骨外突

腓骨长肌肌腱

图 14.3.4

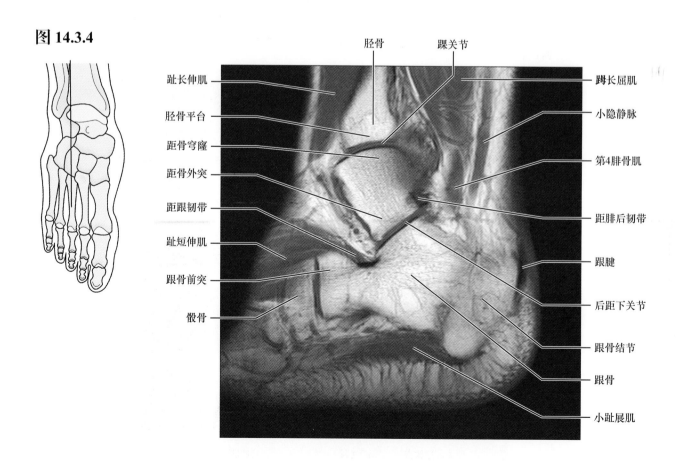

胫骨　　踝关节

趾长伸肌

胫骨平台

距骨穹窿

距骨外突

距跟韧带

趾短伸肌

跟骨前突

骰骨

𧿹长屈肌

小隐静脉

第4腓骨肌

距腓后韧带

跟腱

后距下关节

跟骨结节

跟骨

小趾展肌

图 14.3.5

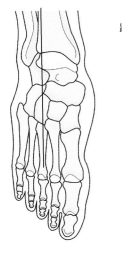

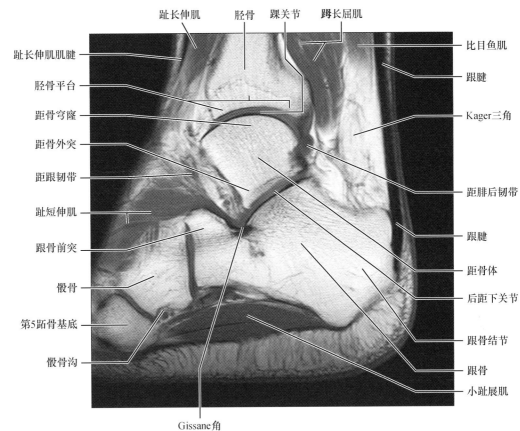

趾长伸肌　胫骨　踝关节　踇长屈肌

趾长伸肌肌腱

胫骨平台

距骨穹窿

距骨外突

距跟韧带

趾短伸肌

跟骨前突

骰骨

第5跖骨基底

骰骨沟

比目鱼肌

跟腱

Kager三角

距腓后韧带

跟腱

距骨体

后距下关节

跟骨结节

跟骨

小趾展肌

Gissane角

图 14.3.6

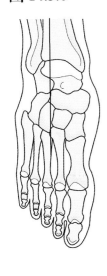

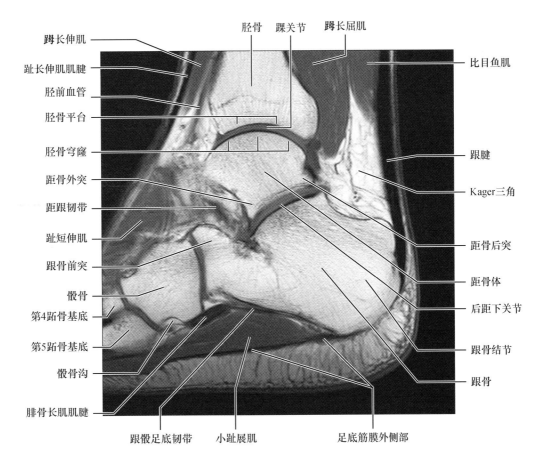

踇长伸肌　　胫骨　踝关节　踇长屈肌

趾长伸肌肌腱

胫前血管

胫骨平台

胫骨穹窿

距骨外突

距跟韧带

趾短伸肌

跟骨前突

骰骨

第4跖骨基底

第5跖骨基底

骰骨沟

腓骨长肌肌腱

比目鱼肌

跟腱

Kager三角

距骨后突

距骨体

后距下关节

跟骨结节

跟骨

跟骰足底韧带　小趾展肌　　足底筋膜外侧部

图 14.3.7

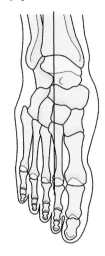

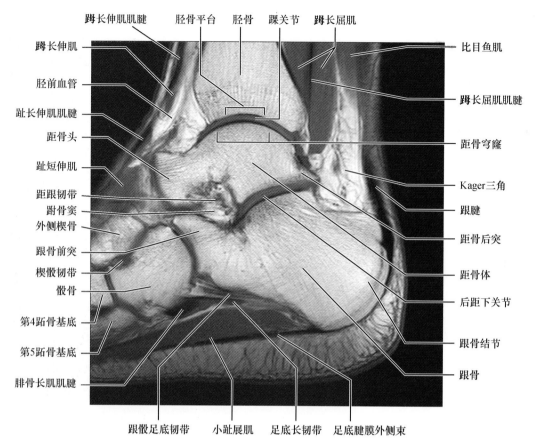

跨长伸肌肌腱　胫骨平台　胫骨　踝关节　跨长屈肌

跨长伸肌

胫前血管

趾长伸肌肌腱

距骨头

趾短伸肌

距跟韧带

跗骨窦

外侧楔骨

跟骨前突

楔骰韧带

骰骨

第4跖骨基底

第5跖骨基底

腓骨长肌肌腱

比目鱼肌

跨长屈肌肌腱

距骨穹窿

Kager三角

跟腱

距骨后突

距骨体

后距下关节

跟骨结节

跟骨

跟骰足底韧带　小趾展肌　足底长韧带　足底腱膜外侧束

图 14.3.8

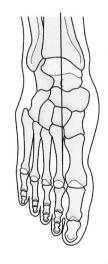

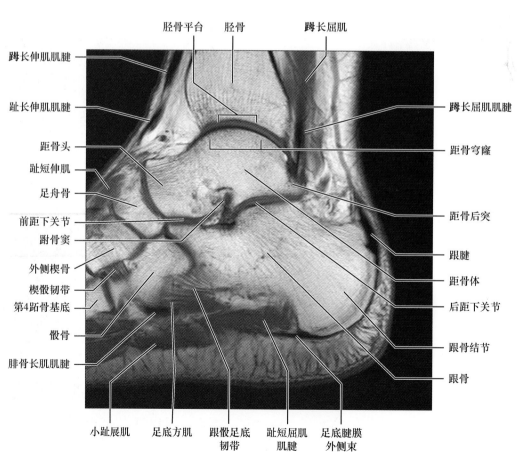

胫骨平台　胫骨　跨长屈肌

跨长伸肌肌腱

趾长伸肌肌腱

距骨头

趾短伸肌

足舟骨

前距下关节

跗骨窦

外侧楔骨

楔骰韧带

第4跖骨基底

骰骨

腓骨长肌肌腱

跨长屈肌肌腱

距骨穹窿

距骨后突

跟腱

距骨体

后距下关节

跟骨结节

跟骨

小趾展肌　足底方肌　跟骰足底　趾短屈肌　足底腱膜
　　　　　　　　　　韧带　　　肌肌腱　外侧束

图 14.3.9

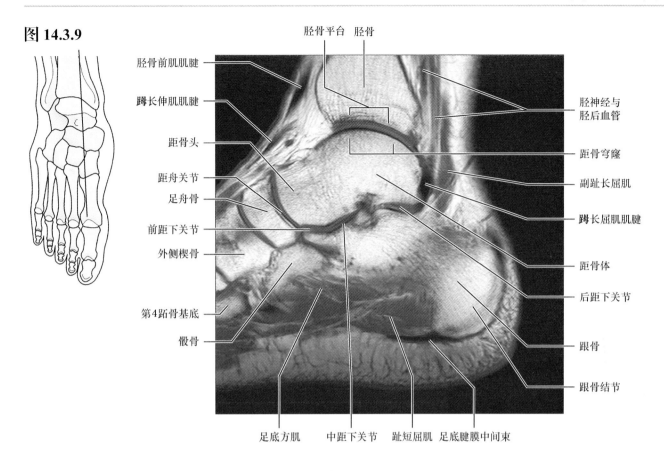

胫骨平台　胫骨

胫骨前肌肌腱

踇长伸肌肌腱

距骨头

距舟关节

足舟骨

前距下关节

外侧楔骨

第4跖骨基底

骰骨

胫神经与胫后血管

距骨穹窿

副趾长屈肌

踇长屈肌肌腱

距骨体

后距下关节

跟骨

跟骨结节

足底方肌　中距下关节　趾短屈肌　足底腱膜中间束

图 14.3.10

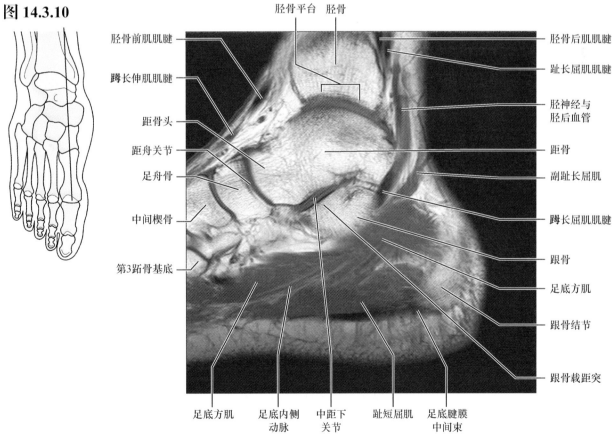

胫骨平台　胫骨

胫骨前肌肌腱

踇长伸肌肌腱

距骨头

距舟关节

足舟骨

中间楔骨

第3跖骨基底

胫骨后肌肌腱

趾长屈肌肌腱

胫神经与胫后血管

距骨

副趾长屈肌

踇长屈肌肌腱

跟骨

足底方肌

跟骨结节

跟骨载距突

足底方肌　足底内侧动脉　中距下关节　趾短屈肌　足底腱膜中间束

图 14.3.11

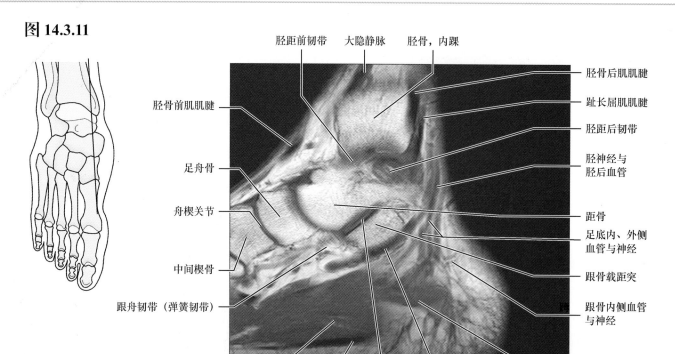

胫距前韧带　大隐静脉　胫骨，内踝
胫骨前肌肌腱
足舟骨
舟楔关节
中间楔骨
跟舟韧带（弹簧韧带）
胫骨后肌肌腱
趾长屈肌肌腱
胫距后韧带
胫神经与胫后血管
距骨
足底内、外侧血管与神经
跟骨载距突
跟骨内侧血管与神经
鉧展肌
趾短屈肌　足底腱膜内侧束　中距下关节　鉧长屈肌肌腱

图 14.3.12

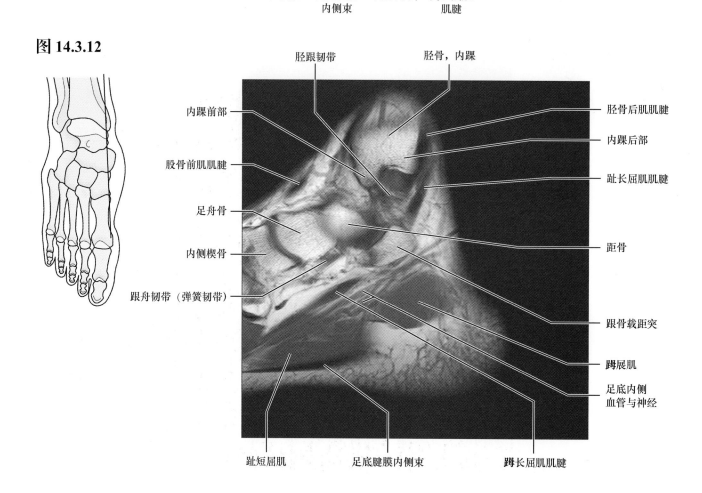

胫跟韧带　胫骨，内踝
内踝前部
股骨前肌肌腱
足舟骨
内侧楔骨
跟舟韧带（弹簧韧带）
胫骨后肌肌腱
内踝后部
趾长屈肌肌腱
距骨
跟骨载距突
鉧展肌
足底内侧血管与神经
趾短屈肌　足底腱膜内侧束　鉧长屈肌肌腱

图 14.3.13

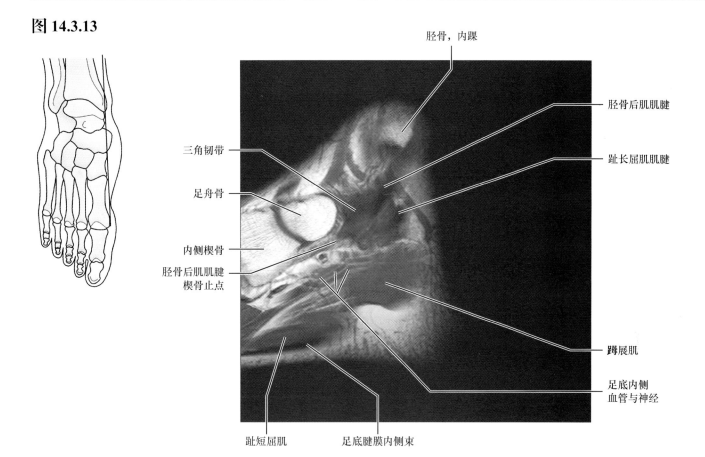

胫骨，内踝

胫骨后肌肌腱

三角韧带

足舟骨

趾长屈肌肌腱

内侧楔骨

胫骨后肌肌腱
楔骨止点

鉧展肌

足底内侧
血管与神经

趾短屈肌　　足底腱膜内侧束

14.4 冠状位

图 14.4.1

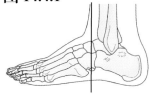

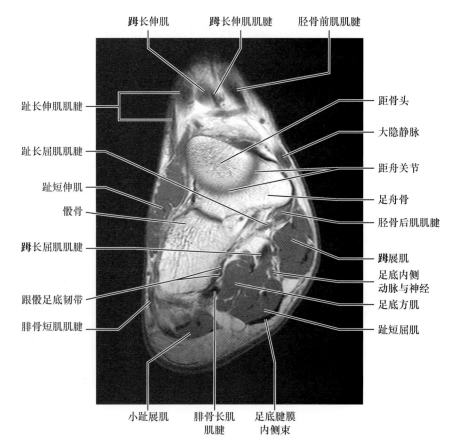

蹬长伸肌　蹬长伸肌肌腱　胫骨前肌肌腱

趾长伸肌肌腱

趾长屈肌肌腱

趾短伸肌

骰骨

蹬长屈肌肌腱

跟骰足底韧带

腓骨短肌肌腱

距骨头

大隐静脉

距舟关节

足舟骨

胫骨后肌肌腱

蹬展肌

足底内侧动脉与神经

足底方肌

趾短屈肌

小趾展肌　腓骨长肌肌腱　足底腱膜内侧束

图 14.4.2

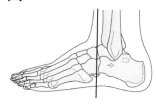

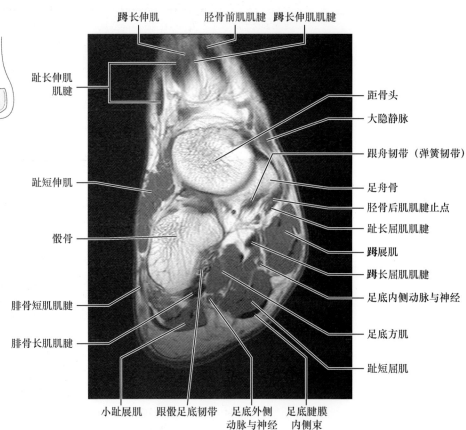

蹬长伸肌　胫骨前肌肌腱　蹬长伸肌肌腱

趾长伸肌肌腱

趾短伸肌

骰骨

腓骨短肌肌腱

腓骨长肌肌腱

距骨头

大隐静脉

跟舟韧带（弹簧韧带）

足舟骨

胫骨后肌肌腱止点

趾长屈肌肌腱

蹬展肌

蹬长屈肌肌腱

足底内侧动脉与神经

足底方肌

趾短屈肌

小趾展肌　跟骰足底韧带　足底外侧动脉与神经　足底腱膜内侧束

图 14.4.3

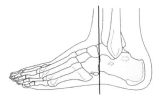

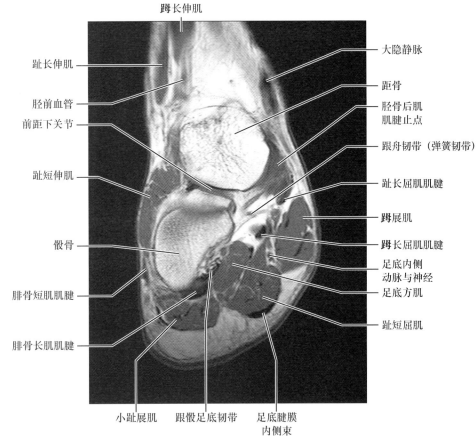

蹈长伸肌

趾长伸肌

胫前血管

前距下关节

趾短伸肌

骰骨

腓骨短肌肌腱

腓骨长肌肌腱

大隐静脉

距骨

胫骨后肌肌腱止点

跟舟韧带（弹簧韧带）

趾长屈肌肌腱

蹈展肌

蹈长屈肌肌腱

足底内侧动脉与神经

足底方肌

趾短屈肌

小趾展肌　跟骰足底韧带　足底腱膜内侧束

图 14.4.4

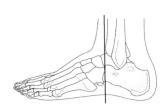

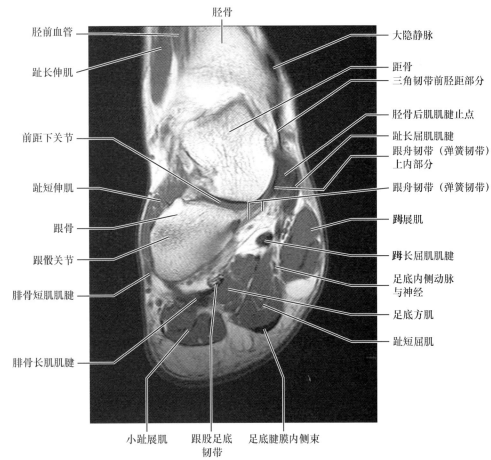

胫骨

胫前血管

趾长伸肌

前距下关节

趾短伸肌

跟骨

跟骰关节

腓骨短肌肌腱

腓骨长肌肌腱

大隐静脉

距骨

三角韧带前胫距部分

胫骨后肌肌腱止点

趾长屈肌肌腱

跟舟韧带（弹簧韧带）上内部分

跟舟韧带（弹簧韧带）

蹈展肌

蹈长屈肌肌腱

足底内侧动脉与神经

足底方肌

趾短屈肌

小趾展肌　跟股足底韧带　足底腱膜内侧束

图 14.4.5

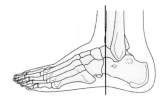

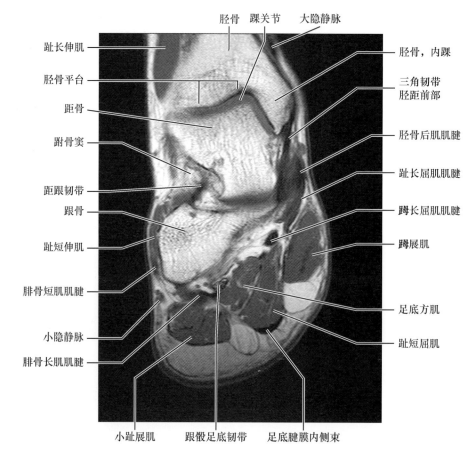

趾长伸肌 — 胫骨 踝关节 大隐静脉

胫骨平台 — 胫骨，内踝

距骨 — 三角韧带 胫距前部

蹠骨窦 — 胫骨后肌肌腱

距跟韧带 — 趾长屈肌肌腱

跟骨 — 蹈长屈肌肌腱

趾短伸肌 — 蹈展肌

腓骨短肌肌腱 — 足底方肌

小隐静脉 — 趾短屈肌

腓骨长肌肌腱

小趾展肌　跟骰足底韧带　足底腱膜内侧束

图 14.4.6

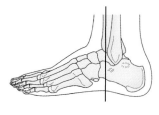

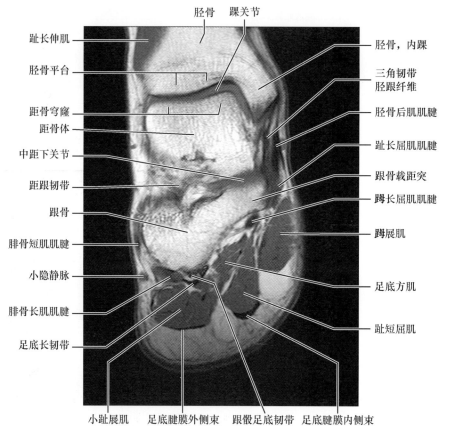

趾长伸肌 — 胫骨 踝关节

胫骨平台 — 胫骨，内踝

距骨穹窿 — 三角韧带 胫跟纤维

距骨体 — 胫骨后肌肌腱

中距下关节 — 趾长屈肌肌腱

距跟韧带 — 跟骨载距突

跟骨 — 蹈长屈肌肌腱

腓骨短肌肌腱 — 蹈展肌

小隐静脉 — 足底方肌

腓骨长肌肌腱 — 趾短屈肌

足底长韧带

小趾展肌　足底腱膜外侧束　跟骰足底韧带　足底腱膜内侧束

图 14.4.7

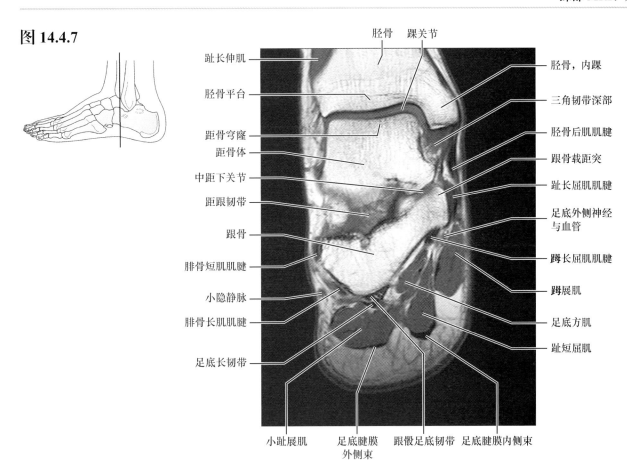

趾长伸肌
胫骨平台
距骨穹窿
距骨体
中距下关节
距跟韧带
跟骨
腓骨短肌肌腱
小隐静脉
腓骨长肌肌腱
足底长韧带

胫骨　踝关节

胫骨，内踝
三角韧带深部
胫骨后肌肌腱
跟骨载距突
趾长屈肌肌腱
足底外侧神经与血管
踇长屈肌肌腱
踇展肌
足底方肌
趾短屈肌

小趾展肌　足底腱膜外侧束　跟骰足底韧带　足底腱膜内侧束

图 14.4.8

趾长伸肌
胫骨平台
腓骨外踝
距骨穹窿
距骨体
腓骨短肌肌腱
跟骨
腓骨长肌肌腱
小隐静脉

胫骨　踝关节

胫骨，内踝
胫骨后肌肌腱
三角韧带深部
屈肌支持带
趾长屈肌肌腱
跟骨载距突
踇长屈肌肌腱
足底外侧神经与血管
踇展肌
足底方肌
趾短屈肌
足底腱膜内侧束

小趾展肌　足底长韧带　足底腱膜外侧束　跟骰足底韧带

图 14.4.9

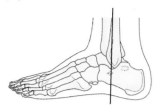

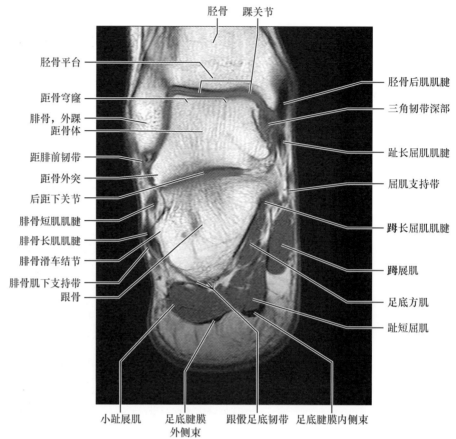

胫骨　踝关节

胫骨平台

距骨穹窿

腓骨，外踝
距骨体

距腓前韧带

距骨外突

后距下关节

腓骨短肌肌腱

腓骨长肌肌腱

腓骨滑车结节

腓骨肌下支持带

跟骨

胫骨后肌肌腱

三角韧带深部

趾长屈肌肌腱

屈肌支持带

踇长屈肌肌腱

踇展肌

足底方肌

趾短屈肌

小趾展肌　足底腱膜　跟骰足底韧带　足底腱膜内侧束
　　　　　　外侧束

图 14.4.10

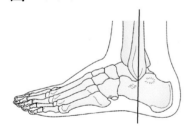

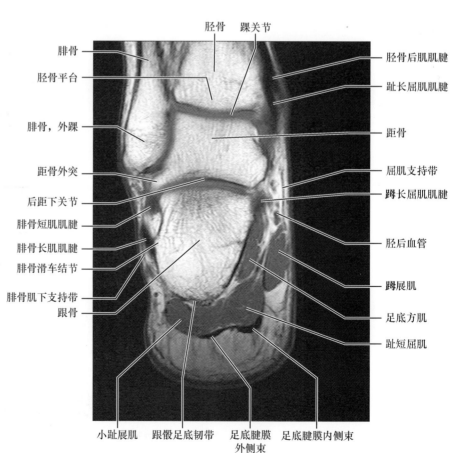

胫骨　踝关节

腓骨

胫骨平台

腓骨，外踝

距骨外突

后距下关节

腓骨短肌肌腱

腓骨长肌肌腱

腓骨滑车结节

腓骨肌下支持带

跟骨

胫骨后肌肌腱

趾长屈肌肌腱

距骨

屈肌支持带

踇长屈肌肌腱

胫后血管

踇展肌

足底方肌

趾短屈肌

小趾展肌　跟骰足底韧带　足底腱膜　足底腱膜内侧束
　　　　　　　　　　　　外侧束

图 14.4.11

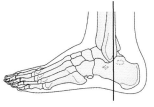

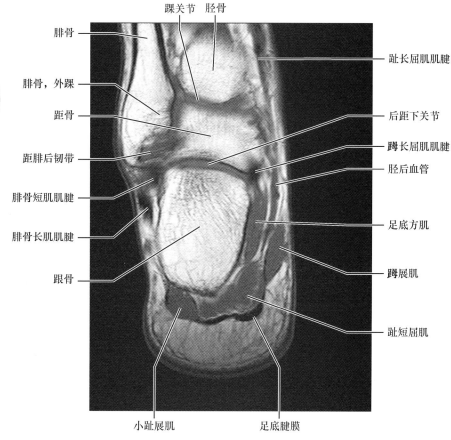

踝关节　胫骨

腓骨

趾长屈肌肌腱

腓骨，外踝

距骨

后距下关节

姆长屈肌肌腱

距腓后韧带

胫后血管

腓骨短肌肌腱

足底方肌

腓骨长肌肌腱

跟骨

姆展肌

趾短屈肌

小趾展肌　　　足底腱膜

图 14.4.12

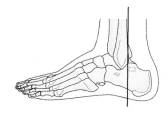

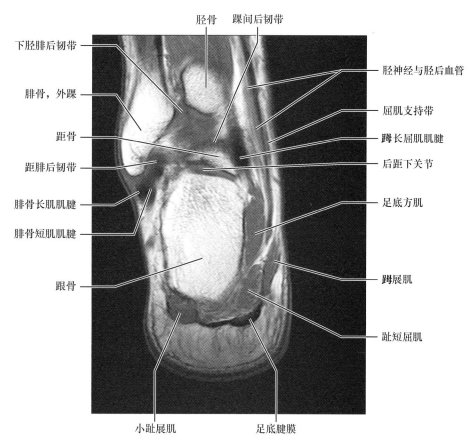

胫骨　踝间后韧带

下胫腓后韧带

胫神经与胫后血管

腓骨，外踝

距骨

屈肌支持带

姆长屈肌肌腱

距腓后韧带

后距下关节

腓骨长肌肌腱

足底方肌

腓骨短肌肌腱

跟骨

姆展肌

趾短屈肌

小趾展肌　　　足底腱膜

图 14.4.13

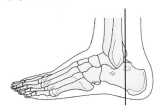

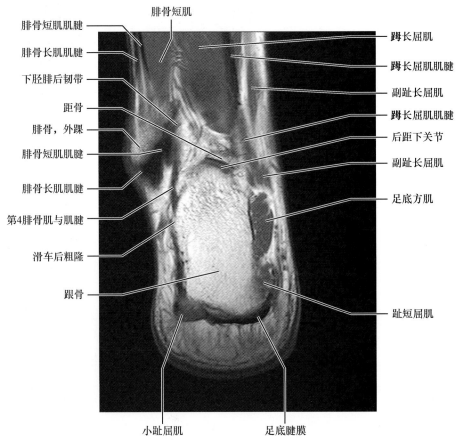

腓骨短肌肌腱 ——
腓骨长肌肌腱 ——
下胫腓后韧带 ——
距骨 ——
腓骨，外踝 ——
腓骨短肌肌腱 ——
腓骨长肌肌腱 ——
第4腓骨肌与肌腱 ——
滑车后粗隆 ——
跟骨 ——

腓骨短肌

—— 跨长屈肌
—— 跨长屈肌肌腱
—— 副趾长屈肌
—— 跨长屈肌肌腱
—— 后距下关节
—— 副趾长屈肌
—— 足底方肌
—— 趾短屈肌

小趾屈肌   足底腱膜

图 14.4.14

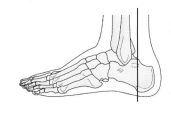

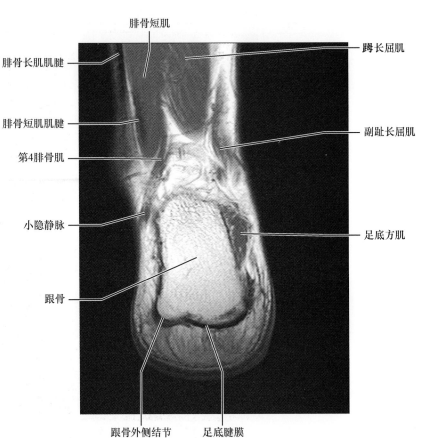

腓骨短肌

腓骨长肌肌腱 ——
腓骨短肌肌腱 ——
第4腓骨肌 ——
小隐静脉 ——
跟骨 ——

—— 跨长屈肌
—— 副趾长屈肌
—— 足底方肌

跟骨外侧结节   足底腱膜

图 14.4.15

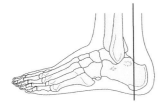

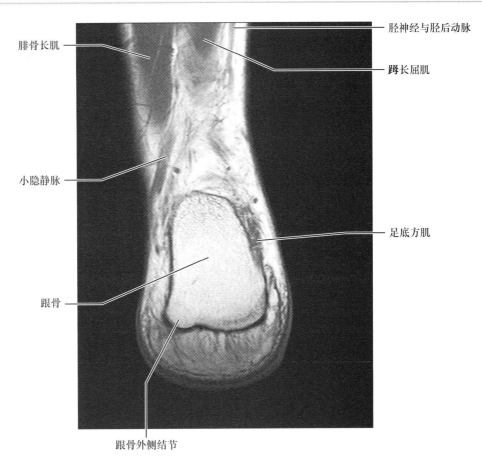

腓骨长肌

小隐静脉

跟骨

跟骨外侧结节

胫神经与胫后动脉

姆长屈肌

足底方肌

图 14.4.16

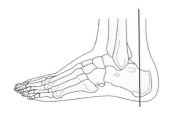

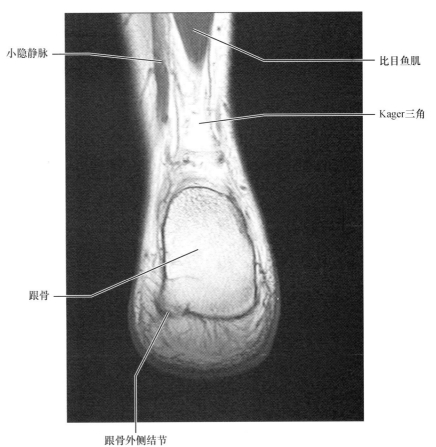

小隐静脉

跟骨

跟骨外侧结节

比目鱼肌

Kager三角

图 14.4.17

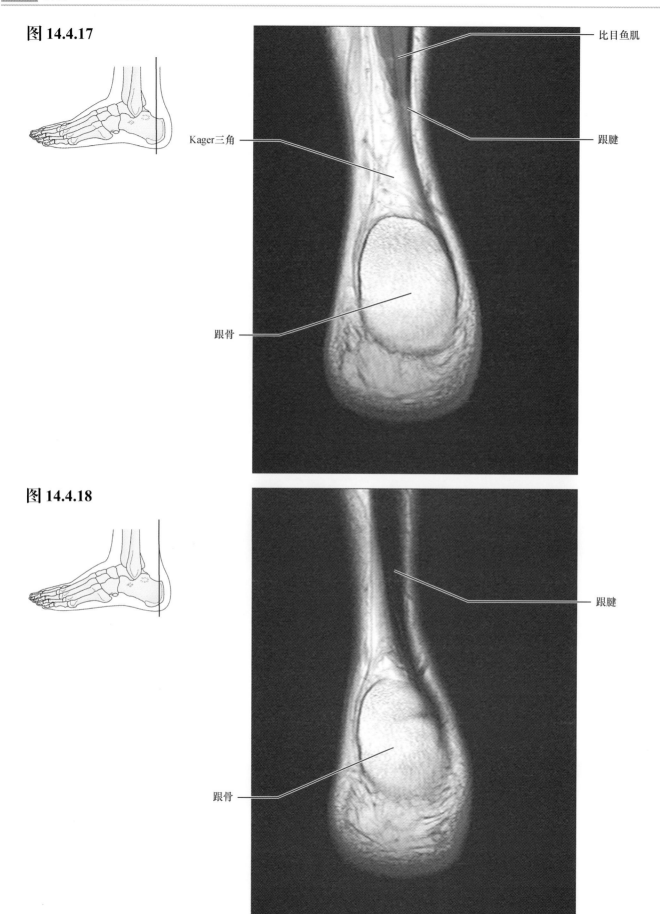

比目鱼肌

跟腱

Kager三角

跟骨

图 14.4.18

跟腱

跟骨

第 **15** 章

足部 MRI

表 15-1 足部肌肉

肌肉	起点	止点	神经支配
趾短伸肌	跟骨外侧面及上面的远侧部和伸肌下支持带尖端	随着纤维束向远端延伸，交汇成 4 组肌腹。最内侧的最大一束也被称为姆短伸肌。此肌的肌腱止于第 1 跖骨基底，其余肌纤维束的止点有更多的变异。第 2 趾的肌纤维束主要止于近节趾骨基底背侧中部，且常与长伸肌肌腱融合，其余三条肌腱均在中间三趾基底附近与长伸肌肌腱融合，并止于相应趾的近节趾骨基底	腓深神经
趾屈肌	跟骨结节内侧突，足底腱膜后 1/3，内侧及外侧肌间隔	趾短屈肌肌腱经趾长屈肌肌腱浅面在趾骨的屈侧进入腱鞘。在每一趾骨近端，趾短屈肌肌腱分开并形成一管道，趾长屈肌经过此管道（至远节趾骨），趾短屈肌（分别）止于（相应）中节趾骨基底	肌内侧缘表面的足底神经
足底方肌	两头：外侧小头和内侧大头。①外侧头起自跟骨结节外侧突肌腱延长处和足底长韧带外侧缘；②内侧头起自跟骨结节前方内表面（凹面）及邻近韧带	两个头在起点处被一个三角空隙分开，两头虽融合形成一块肌腹，但每一头的纤维束均有各自的止点，外侧头纤维止于屈肌肌腱的外侧缘。内侧头纤维以腱膜止于屈肌肌腱的深面	斜穿肌肉上表面的足底外侧神经的分支，与趾长屈肌肌腱平行
蚓状肌	外侧三根（第 2～4）蚓状肌起自相邻趾长屈肌肌腱邻缘。第 1 蚓状肌起自第 2 趾内侧缘	各肌纤维束集中到肌腱两侧缘，于跖趾关节附近游离，止于相应近节趾骨内侧缘。肌腱扩展融入伸肌腱膜	三条外侧蚓状肌常由足底外侧神经深支支配，内侧蚓状肌由足底内侧神经的分支第 1 趾足底总神经支配。该神经还支配另外两条内侧肌肉，或内侧肌肉受到双重支配。

（续表）

肌肉	起点	止点	神经支配
踇展肌	跟骨结节内侧突内侧缘，屈肌支持带，足底腱膜	与（踇）短屈肌内侧束肌腱一起止于（踇）趾近节趾骨基底	足底内侧神经的分支
踇短屈肌	外侧楔骨及骰骨足底面	踇趾近节趾骨基底内、外侧面	足底内侧神经的分支或第1趾足底固有神经的分支，外侧体部偶尔接受足底外侧神经支配
踇收肌斜头	骰骨结节及腓骨长肌肌腱纤维鞘，足底跟骰韧带，第3楔骨，第2、3跖骨基底	经一扁平肌腱与（踇）短屈肌（肌腱）共同止于踇趾近节趾骨基底足底面外侧部分，经一斜部止于踇趾背侧踇长伸肌肌腱	足底外侧神经深支
踇收肌横头	第3～5跖趾关节囊，趾深横韧带	经总肌腱分开，经各斜头肌腱边缘，止于踇长屈肌肌腱（纤维）鞘	足底外侧神经深支
小趾展肌	跟骨结节内、外侧突，两突起间的跟骨体的足底、外侧骨面，外侧肌间隔，外侧足底腱膜的深面，自跟骨到第5跖骨基底外侧伸展的纤维束	达小趾近节趾骨外表面及跖趾关节囊	足底外侧神经
小趾短屈肌	腓骨长肌腱鞘，骰骨结节，第5跖骨基底	通过（小趾）短腱到达小趾近节基底以及相应的关节囊和趾背腱膜	足底外侧神经浅支
小趾对掌肌	为一不恒定肌，通过经第5跖骨粗隆的一薄小肌腱，起自腓骨长肌鞘和骰骨结节	第5跖骨外侧	足底外侧神经浅支及支配小趾短屈肌的神经支

（续表）

肌肉	起点	止点	神经支配
骨间背侧肌	三个外侧骨间背侧肌起自跖骨干边缘及跖骨基底足底面，跖骨构成此肌肉所在腔隙的边界，还起自其背侧覆盖的筋膜及足底长韧带延长纤维。除部分内侧起点来自腓骨长肌肌键的斜腱及偶尔来自第1跖骨近侧端内侧面纤维外，第1（内侧）骨间肌有相似的起点	第1～2骨间背侧肌止于第2趾近节趾骨基底相对缘，第3～4骨间背侧肌止于第3～4近节趾骨基底外侧缘。每一肌腱与邻近关节囊相连	除第4骨间背侧肌由足底外侧神经浅支支配外，其余均由足底外侧神经深支支配
骨间足底肌	起自（第3～5跖骨）骨干近端1/3底内侧面及跖骨底和足底长韧带的筋膜	止于同趾的近节趾骨基底内侧面粗隆	足底外侧神经

15.1 轴位

图 15.1.1

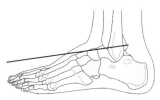

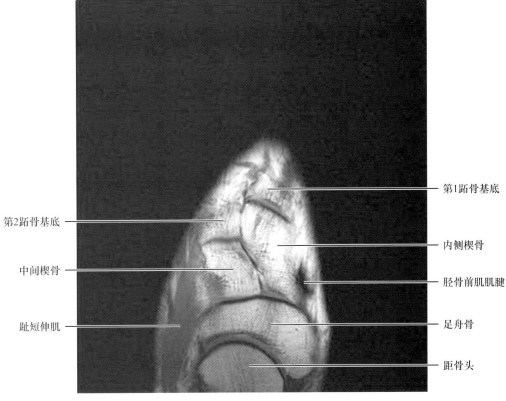

第2跖骨基底

中间楔骨

趾短伸肌

第1跖骨基底

内侧楔骨

胫骨前肌肌腱

足舟骨

距骨头

图 15.1.2

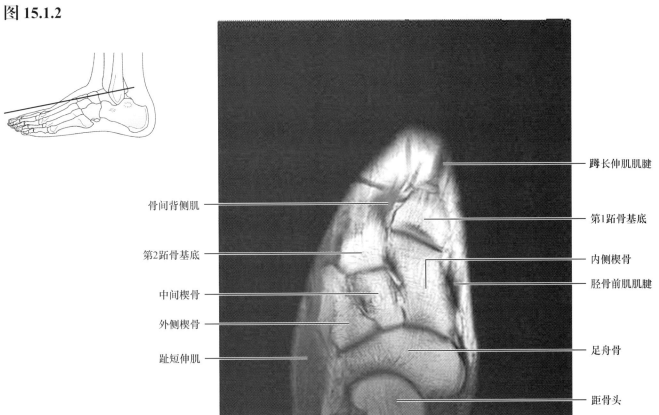

骨间背侧肌

第2跖骨基底

中间楔骨

外侧楔骨

趾短伸肌

姆长伸肌肌腱

第1跖骨基底

内侧楔骨

胫骨前肌肌腱

足舟骨

距骨头

图 15.1.3

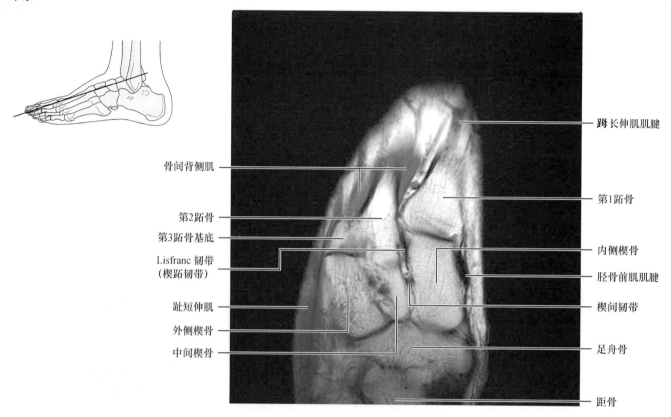

骨间背侧肌

第2跖骨

第3跖骨基底

Lisfranc 韧带
（楔跖韧带）

趾短伸肌

外侧楔骨

中间楔骨

跨长伸肌肌腱

第1跖骨

内侧楔骨

胫骨前肌肌腱

楔间韧带

足舟骨

距骨

图 15.1.4

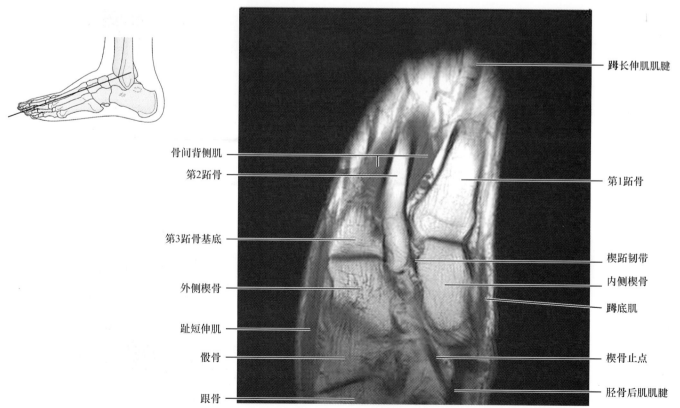

骨间背侧肌

第2跖骨

第3跖骨基底

外侧楔骨

趾短伸肌

骰骨

跟骨

跨长伸肌肌腱

第1跖骨

楔跖韧带

内侧楔骨

跨底肌

楔骨止点

胫骨后肌肌腱

图 15.1.5

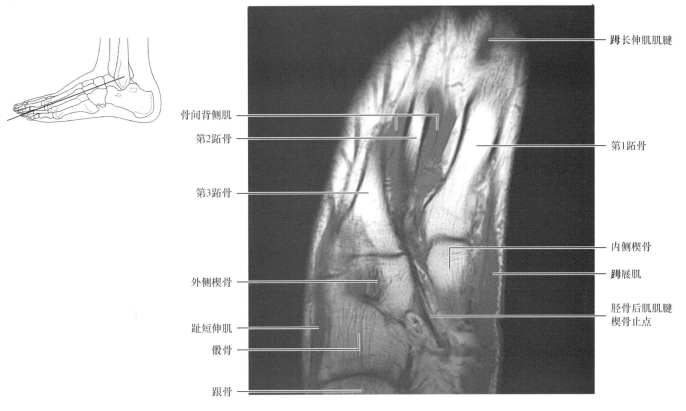

骨间背侧肌 —— 姆长伸肌肌腱

第2跖骨 ——

第3跖骨 —— 第1跖骨

外侧楔骨 —— 内侧楔骨

—— 姆展肌

趾短伸肌 —— 胫骨后肌肌腱楔骨止点

骰骨 ——

跟骨 ——

图 15.1.6

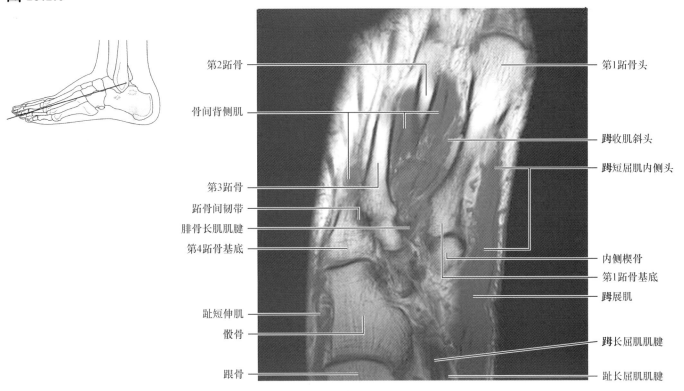

第2跖骨 —— 第1跖骨头

骨间背侧肌 ——

—— 姆收肌斜头

—— 姆短屈肌内侧头

第3跖骨 ——

跖骨间韧带 ——

腓骨长肌肌腱 ——

第4跖骨基底 —— 内侧楔骨

—— 第1跖骨基底

—— 姆展肌

趾短伸肌 ——

骰骨 ——

—— 姆长屈肌肌腱

跟骨 —— 趾长屈肌肌腱

图 15.1.7

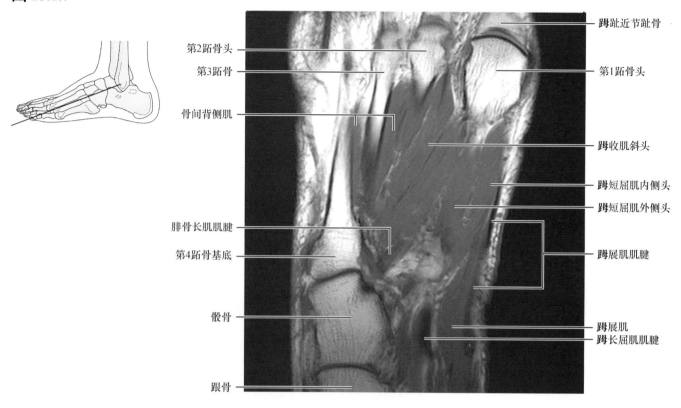

第2跖骨头
第3跖骨
骨间背侧肌
腓骨长肌肌腱
第4跖骨基底
骰骨
跟骨

踇趾近节趾骨
第1跖骨头
踇收肌斜头
踇短屈肌内侧头
踇短屈肌外侧头
踇展肌肌腱
踇展肌
踇长屈肌肌腱

图 15.1.8

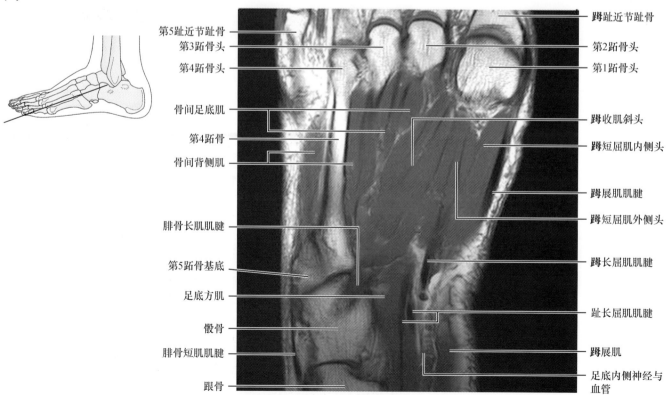

第5趾近节趾骨
第3跖骨头
第4跖骨头
骨间足底肌
第4跖骨
骨间背侧肌
腓骨长肌肌腱
第5跖骨基底
足底方肌
骰骨
腓骨短肌肌腱
跟骨

踇趾近节趾骨
第2跖骨头
第1跖骨头
踇收肌斜头
踇短屈肌内侧头
踇展肌肌腱
踇短屈肌外侧头
踇长屈肌肌腱
趾长屈肌肌腱
踇展肌
足底内侧神经与血管

图 15.1.9

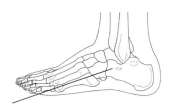

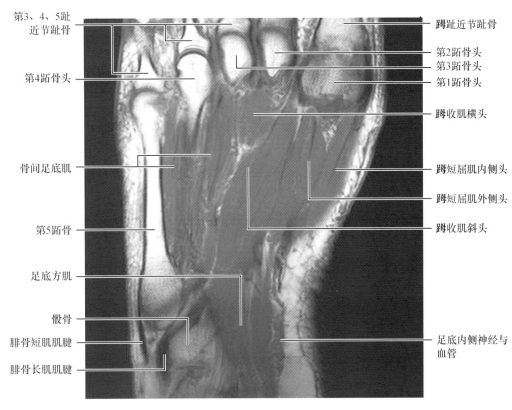

第3、4、5趾近节趾骨
第4跖骨头
骨间足底肌
第5跖骨
足底方肌
骰骨
腓骨短肌肌腱
腓骨长肌肌腱

踇趾近节趾骨
第2跖骨头
第3跖骨头
第1跖骨头
踇收肌横头
踇短屈肌内侧头
踇短屈肌外侧头
踇收肌斜头
足底内侧神经与血管

图 15.1.10

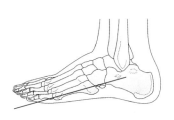

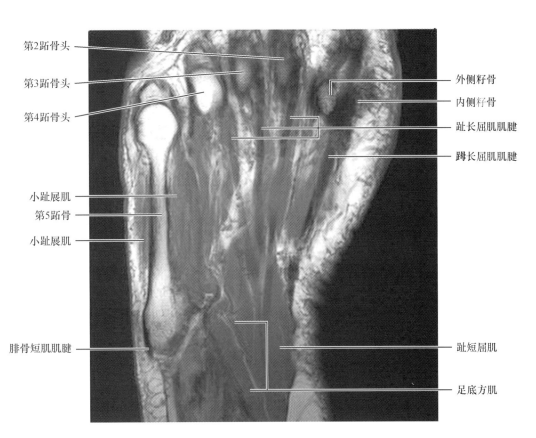

第2跖骨头
第3跖骨头
第4跖骨头
小趾展肌
第5跖骨
小趾展肌
腓骨短肌肌腱

外侧籽骨
内侧籽骨
趾长屈肌肌腱
踇长屈肌肌腱
趾短屈肌
足底方肌

图 **15.1.11**

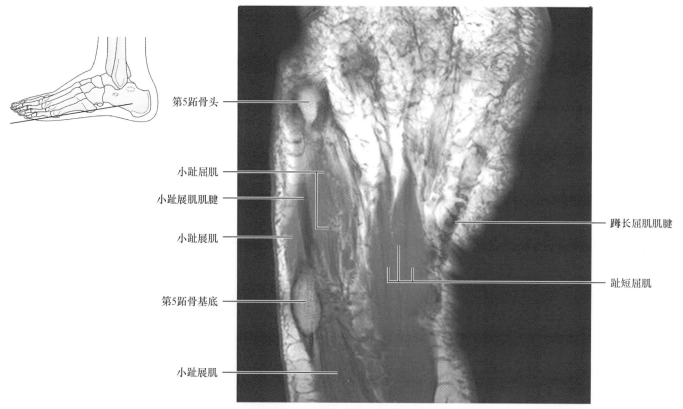

第5跖骨头

小趾屈肌

小趾展肌肌腱

小趾展肌

第5跖骨基底

小趾展肌

蹬长屈肌肌腱

趾短屈肌

图 **15.1.12**

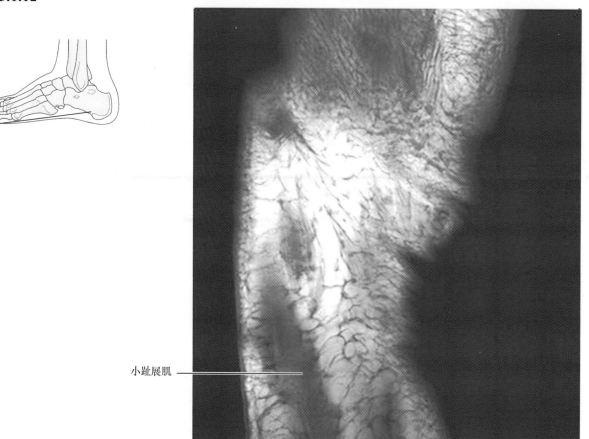

小趾展肌

15.2 矢状位

图 15.2.1

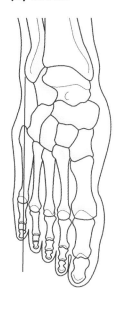

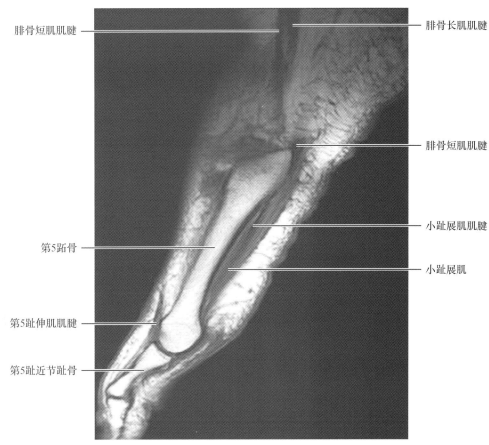

腓骨短肌肌腱　　　　　　　　　　　　　　　　　腓骨长肌肌腱

腓骨短肌肌腱

小趾展肌肌腱

第5跖骨　　　　　　　　　　　　　　　　　　小趾展肌

第5趾伸肌肌腱

第5趾近节趾骨

图 15.2.2

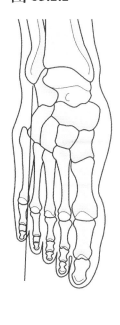

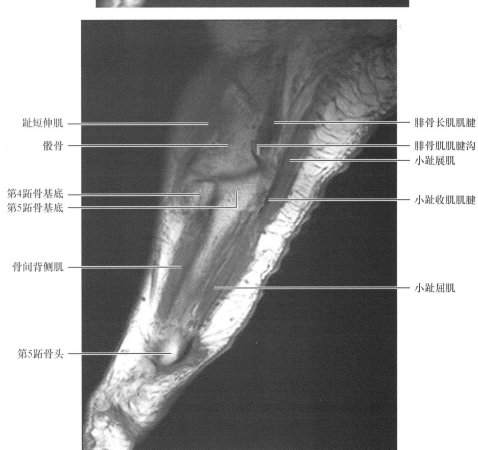

趾短伸肌　　　　　　　　　　　　　　　　　腓骨长肌肌腱

骰骨　　　　　　　　　　　　　　　　　　　腓骨肌肌腱沟
　　　　　　　　　　　　　　　　　　　　　小趾展肌

第4跖骨基底

第5跖骨基底　　　　　　　　　　　　　　　小趾收肌肌腱

骨间背侧肌

　　　　　　　　　　　　　　　　　　　　　小趾屈肌

第5跖骨头

图 **15.2.3**

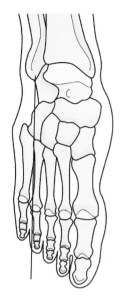

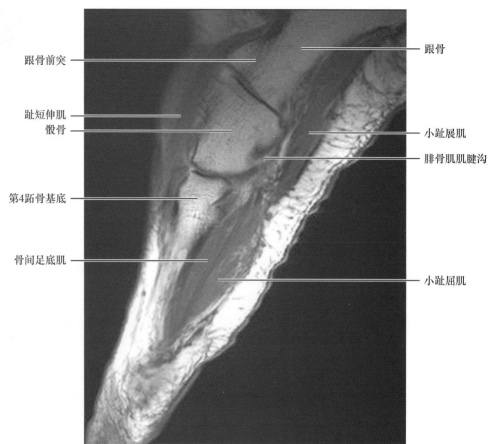

跟骨前突 —————

趾短伸肌 —————
骰骨 —————

第4跖骨基底 —————

骨间足底肌 —————

————— 跟骨

————— 小趾展肌
————— 腓骨肌肌腱沟

————— 小趾屈肌

图 **15.2.4**

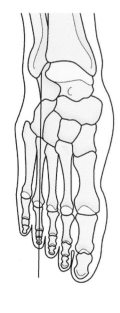

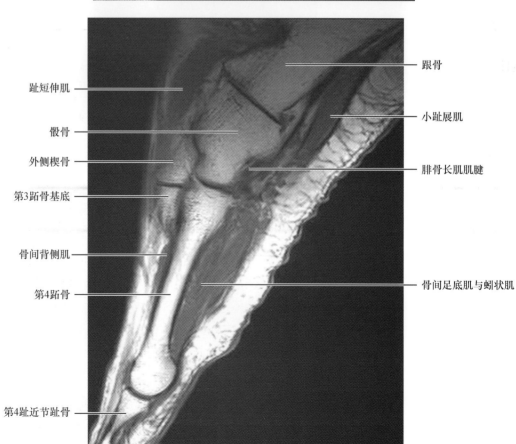

趾短伸肌 —————

骰骨 —————

外侧楔骨 —————

第3跖骨基底 —————

骨间背侧肌 —————

第4跖骨 —————

第4趾近节趾骨 —————

————— 跟骨

————— 小趾展肌

————— 腓骨长肌肌腱

————— 骨间足底肌与蚓状肌

图 15.2.5

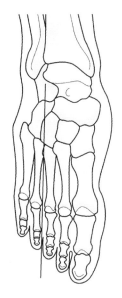

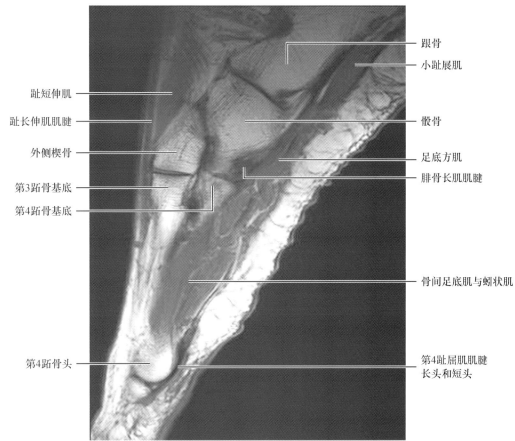

趾短伸肌

趾长伸肌肌腱

外侧楔骨

第3跖骨基底

第4跖骨基底

第4跖骨头

跟骨

小趾展肌

骰骨

足底方肌

腓骨长肌肌腱

骨间足底肌与蚓状肌

第4趾屈肌肌腱
长头和短头

图 15.2.6

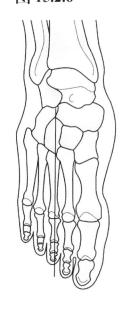

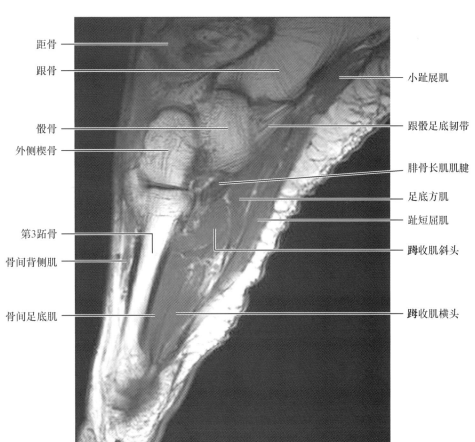

距骨

跟骨

骰骨

外侧楔骨

第3跖骨

骨间背侧肌

骨间足底肌

小趾展肌

跟骰足底韧带

腓骨长肌肌腱

足底方肌

趾短屈肌

姆收肌斜头

姆收肌横头

图 **15.2.7**

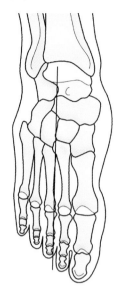

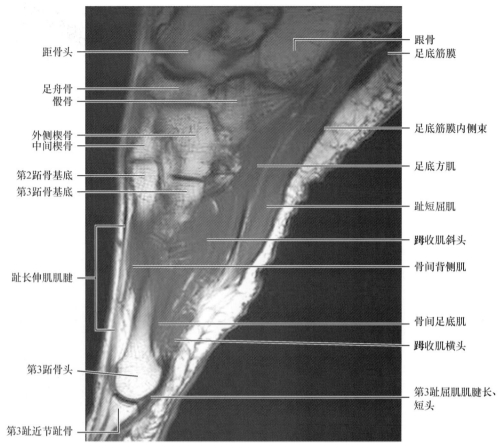

距骨头

足舟骨
骰骨

外侧楔骨
中间楔骨

第2跖骨基底
第3跖骨基底

趾长伸肌肌腱

第3跖骨头

第3趾近节趾骨

跟骨
足底筋膜

足底筋膜内侧束

足底方肌

趾短屈肌

踇收肌斜头

骨间背侧肌

骨间足底肌

踇收肌横头

第3趾屈肌肌腱长、
短头

图 **15.2.8**

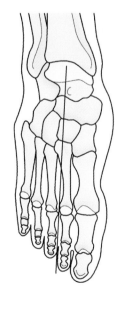

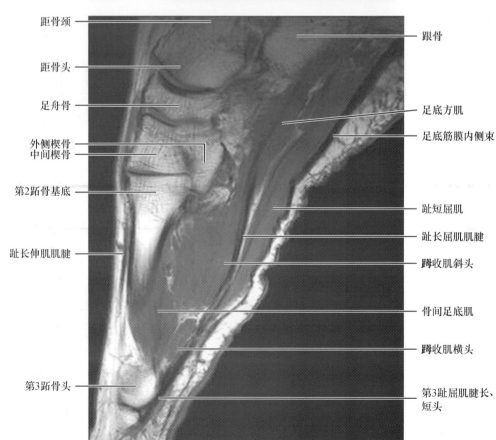

距骨颈

距骨头

足舟骨

外侧楔骨
中间楔骨

第2跖骨基底

趾长伸肌肌腱

第3跖骨头

跟骨

足底方肌
足底筋膜内侧束

趾短屈肌

趾长屈肌肌腱

踇收肌斜头

骨间足底肌

踇收肌横头

第3趾屈肌腱长、
短头

图 15.2.9

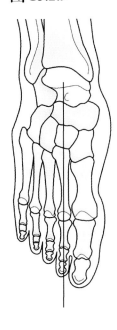

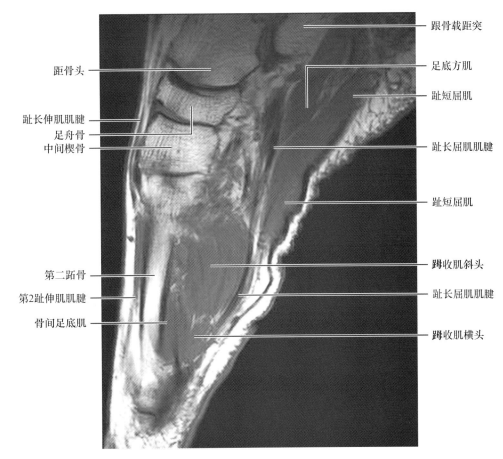

距骨头 — 跟骨载距突

趾长伸肌肌腱 — 足底方肌

足舟骨 — 趾短屈肌

中间楔骨 — 趾长屈肌肌腱

趾短屈肌

第二跖骨 — 踇收肌斜头

第2趾伸肌肌腱 — 趾长屈肌肌腱

骨间足底肌 — 踇收肌横头

图 15.2.10

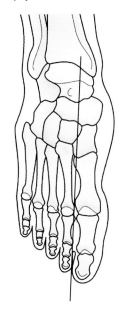

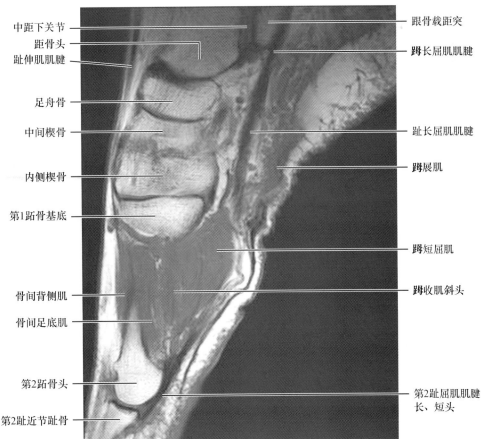

中距下关节 — 跟骨载距突

距骨头 — 踇长屈肌肌腱

趾伸肌肌腱

足舟骨

中间楔骨 — 趾长屈肌肌腱

内侧楔骨 — 踇展肌

第1跖骨基底

踇短屈肌

骨间背侧肌 — 踇收肌斜头

骨间足底肌

第2跖骨头 — 第2趾屈肌肌腱长、短头

第2趾近节趾骨

图 15.2.11

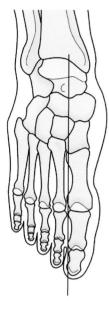

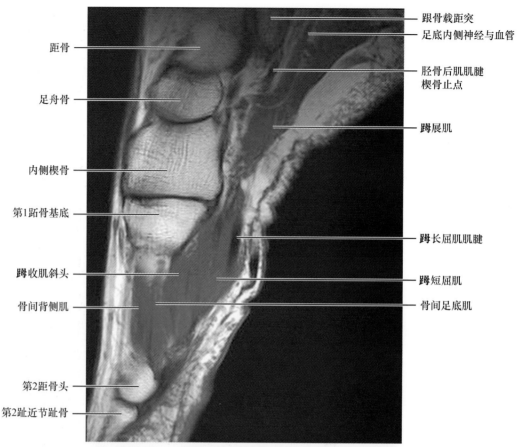

距骨

足舟骨

内侧楔骨

第1跖骨基底

姆收肌斜头

骨间背侧肌

第2跖骨头

第2趾近节趾骨

跟骨载距突

足底内侧神经与血管

胫骨后肌肌腱
楔骨止点

姆展肌

姆长屈肌肌腱

姆短屈肌

骨间足底肌

图 15.2.12

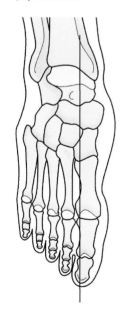

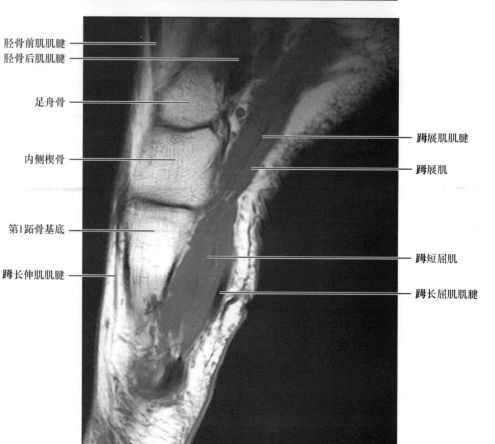

胫骨前肌肌腱

胫骨后肌肌腱

足舟骨

内侧楔骨

第1跖骨基底

姆长伸肌肌腱

姆展肌肌腱

姆展肌

姆短屈肌

姆长屈肌肌腱

图 15.2.13

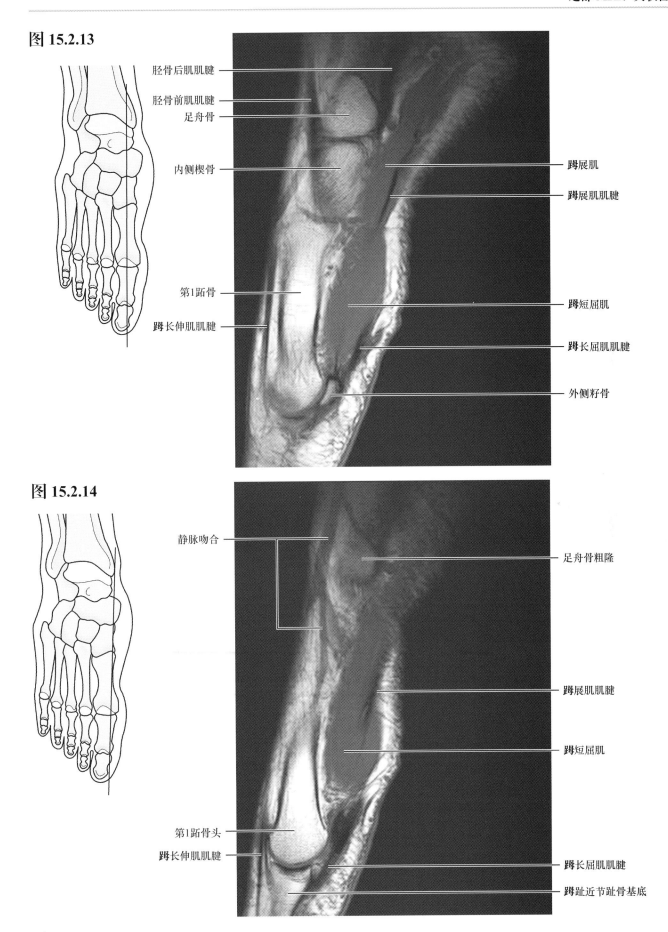

胫骨后肌肌腱

胫骨前肌肌腱

足舟骨

内侧楔骨

姆展肌

姆展肌肌腱

第1跖骨

姆长伸肌肌腱

姆短屈肌

姆长屈肌肌腱

外侧籽骨

图 15.2.14

静脉吻合

足舟骨粗隆

姆展肌肌腱

姆短屈肌

第1跖骨头

姆长伸肌肌腱

姆长屈肌肌腱

姆趾近节趾骨基底

图 15.2.15

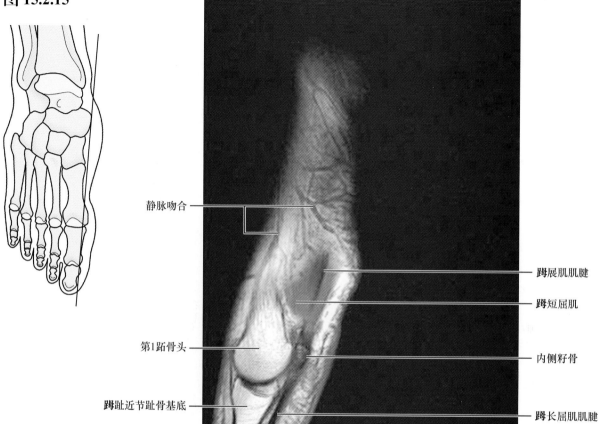

静脉吻合

第1跖骨头

跆趾近节趾骨基底

跆展肌肌腱

跆短屈肌

内侧籽骨

跆长屈肌肌腱

15.3 冠状位

图 15.3.1

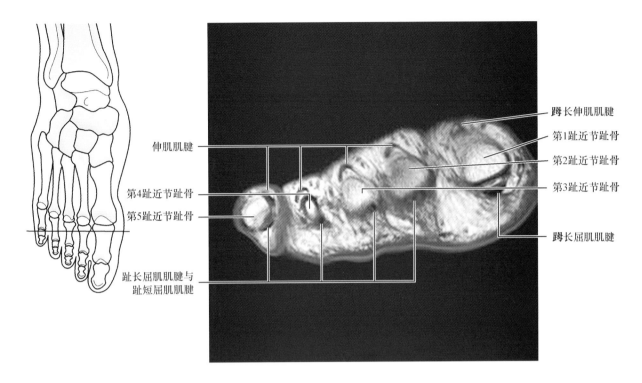

伸肌肌腱

第4趾近节趾骨

第5趾近节趾骨

趾长屈肌肌腱与
趾短屈肌肌腱

姆长伸肌肌腱

第1趾近节趾骨

第2趾近节趾骨

第3趾近节趾骨

姆长屈肌肌腱

图 15.3.2

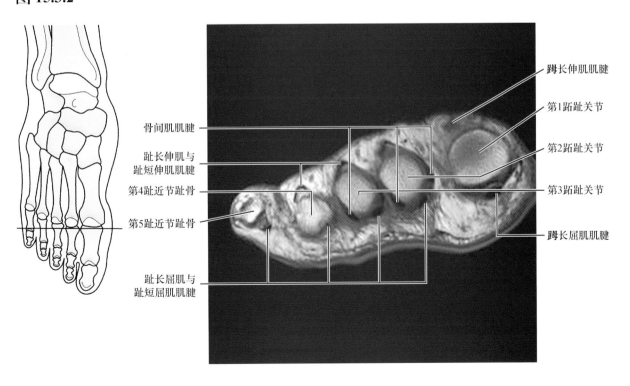

骨间肌肌腱

趾长伸肌与
趾短伸肌肌腱

第4趾近节趾骨

第5趾近节趾骨

趾长屈肌与
趾短屈肌肌腱

姆长伸肌肌腱

第1跖趾关节

第2跖趾关节

第3跖趾关节

姆长屈肌肌腱

图 **15.3.3**

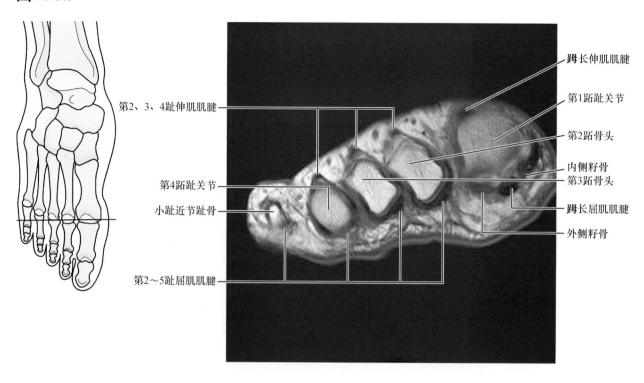

蹈长伸肌肌腱

第1跖趾关节

第2跖骨头

内侧籽骨

第3跖骨头

蹈长屈肌肌腱

外侧籽骨

第2、3、4趾伸肌肌腱

第4跖趾关节

小趾近节趾骨

第2～5趾屈肌肌腱

图 **15.3.4**

第2跖骨头

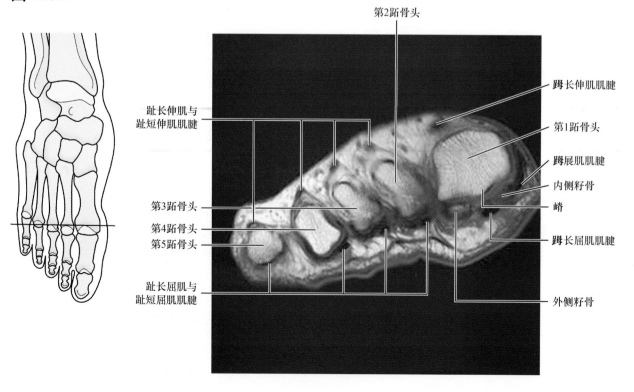

趾长伸肌与
趾短伸肌肌腱

第3跖骨头

第4跖骨头

第5跖骨头

趾长屈肌与
趾短屈肌肌腱

蹈长伸肌肌腱

第1跖骨头

蹈展肌肌腱

内侧籽骨

嵴

蹈长屈肌肌腱

外侧籽骨

图 15.3.5

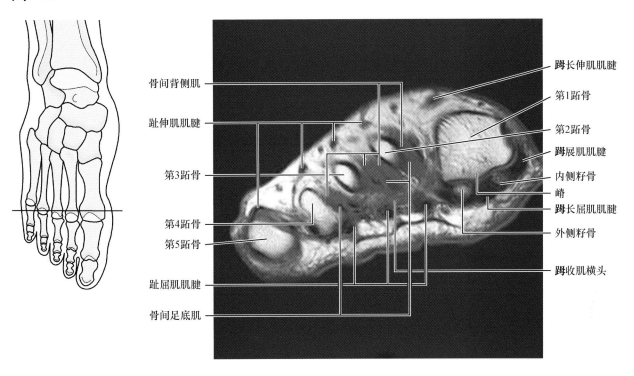

骨间背侧肌
趾伸肌肌腱
第3跖骨
第4跖骨
第5跖骨
趾屈肌肌腱
骨间足底肌

鉧长伸肌肌腱
第1跖骨
第2跖骨
鉧展肌肌腱
内侧籽骨
嵴
鉧长屈肌肌腱
外侧籽骨
鉧收肌横头

图 15.3.6

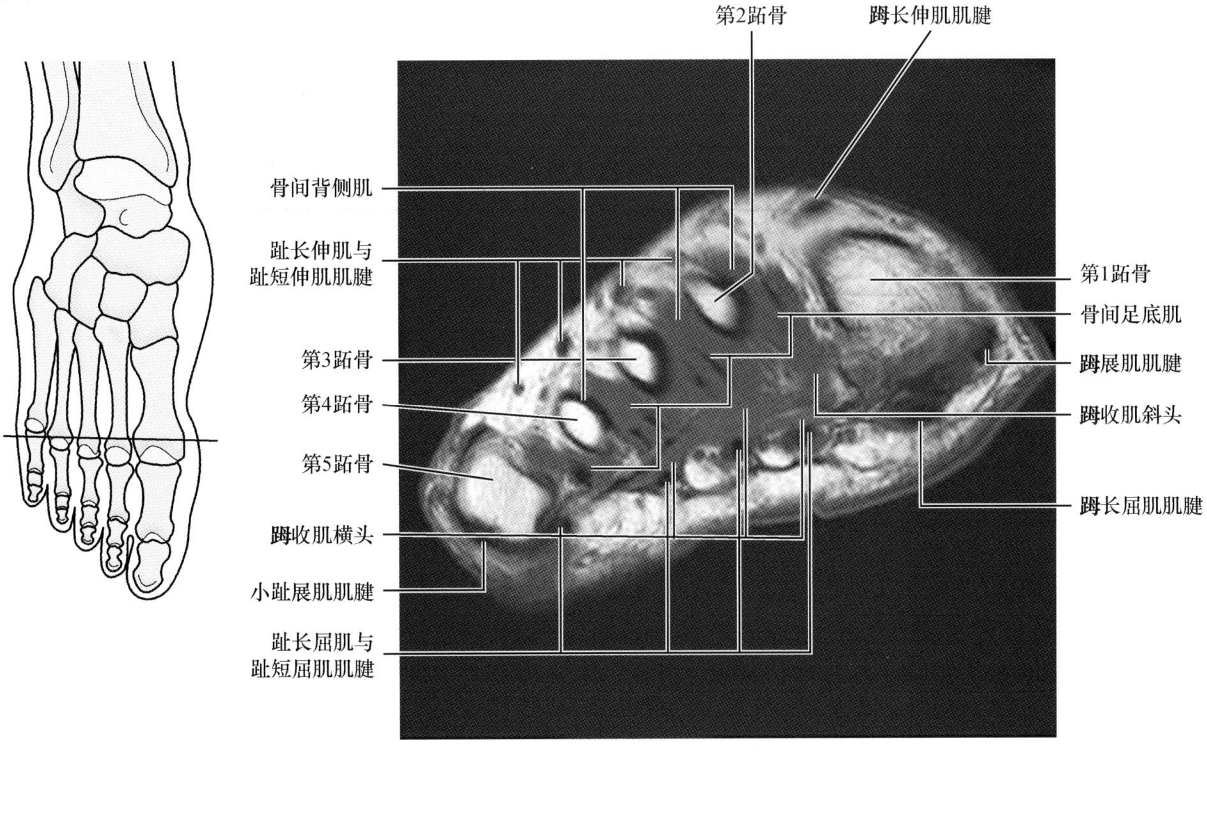

第2跖骨　　鉧长伸肌肌腱

骨间背侧肌
趾长伸肌与
趾短伸肌肌腱
第3跖骨
第4跖骨
第5跖骨
鉧收肌横头
小趾展肌肌腱
趾长屈肌与
趾短屈肌肌腱

第1跖骨
骨间足底肌
鉧展肌肌腱
鉧收肌斜头
鉧长屈肌肌腱

图 15.3.7

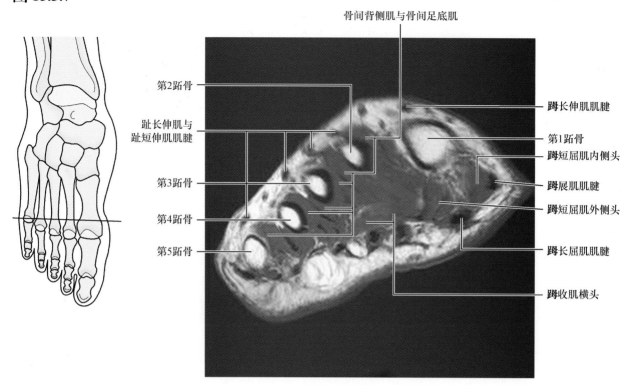

骨间背侧肌与骨间足底肌

第2跖骨

趾长伸肌与趾短伸肌肌腱

第3跖骨

第4跖骨

第5跖骨

踇长伸肌肌腱

第1跖骨

踇短屈肌内侧头

踇展肌肌腱

踇短屈肌外侧头

踇长屈肌肌腱

踇收肌横头

图 15.3.8

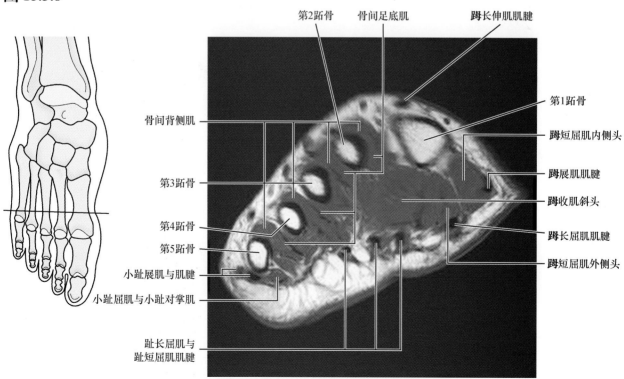

第2跖骨　　骨间足底肌　　踇长伸肌肌腱

骨间背侧肌

第3跖骨

第4跖骨

第5跖骨

小趾展肌与肌腱

小趾屈肌与小趾对掌肌

趾长屈肌与趾短屈肌肌腱

第1跖骨

踇短屈肌内侧头

踇展肌肌腱

踇收肌斜头

踇长屈肌肌腱

踇短屈肌外侧头

图 **15.3.9**

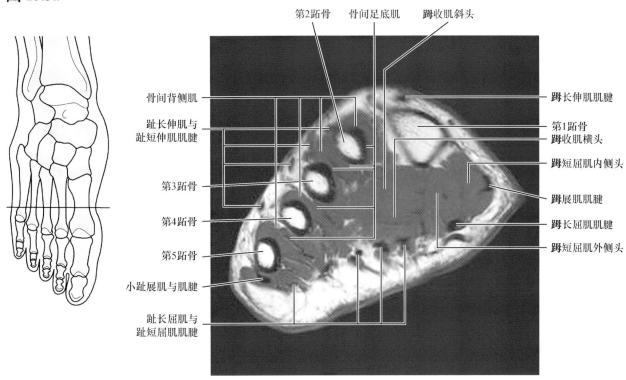

骨间背侧肌
趾长伸肌与趾短伸肌肌腱
第3跖骨
第4跖骨
第5跖骨
小趾展肌与肌腱
趾长屈肌与趾短屈肌肌腱

第2跖骨　骨间足底肌　踇收肌斜头

踇长伸肌肌腱
第1跖骨
踇收肌横头
踇短屈肌内侧头
踇展肌肌腱
踇长屈肌肌腱
踇短屈肌外侧头

图 **15.3.10**

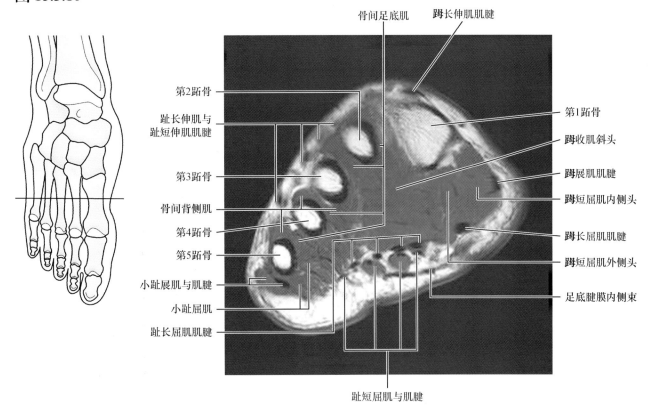

第2跖骨
趾长伸肌与趾短伸肌肌腱
第3跖骨
骨间背侧肌
第4跖骨
第5跖骨
小趾展肌与肌腱
小趾屈肌
趾长屈肌肌腱

骨间足底肌　踇长伸肌肌腱

第1跖骨
踇收肌斜头
踇展肌肌腱
踇短屈肌内侧头
踇长屈肌肌腱
踇短屈肌外侧头
足底腱膜内侧束

趾短屈肌与肌腱

图 **15.3.11**

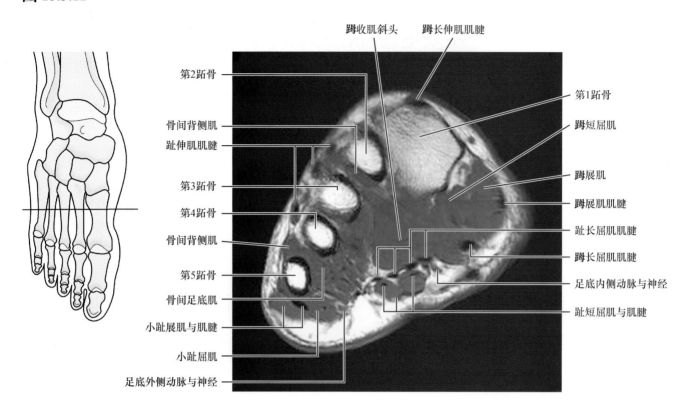

图 **15.3.12**

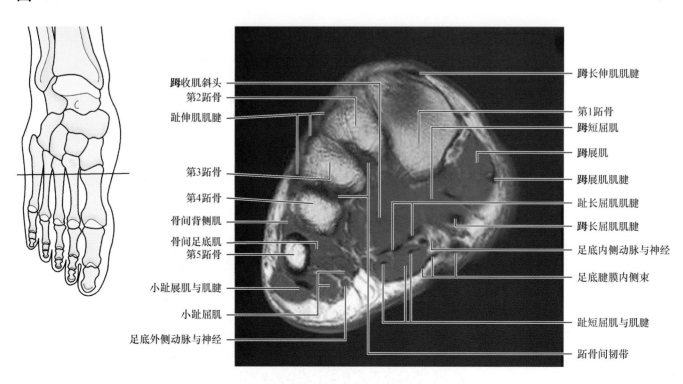

图 15.3.13

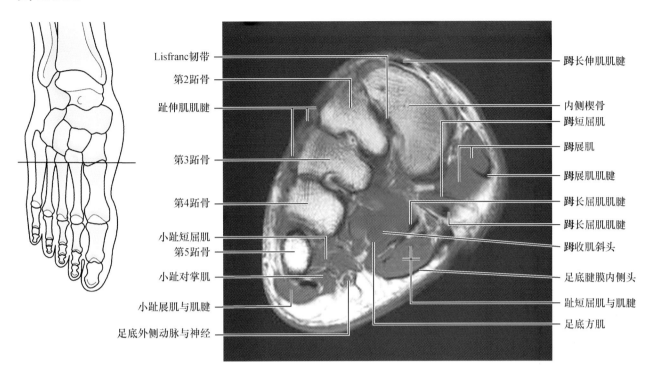

Lisfranc韧带
第2跖骨
趾伸肌肌腱
第3跖骨
第4跖骨
小趾短屈肌
第5跖骨
小趾对掌肌
小趾展肌与肌腱
足底外侧动脉与神经

踇长伸肌肌腱
内侧楔骨
踇短屈肌
踇展肌
踇展肌肌腱
踇长屈肌肌腱
踇长屈肌肌腱
踇收肌斜头
足底腱膜内侧头
趾短屈肌与肌腱
足底方肌

图 15.3.14

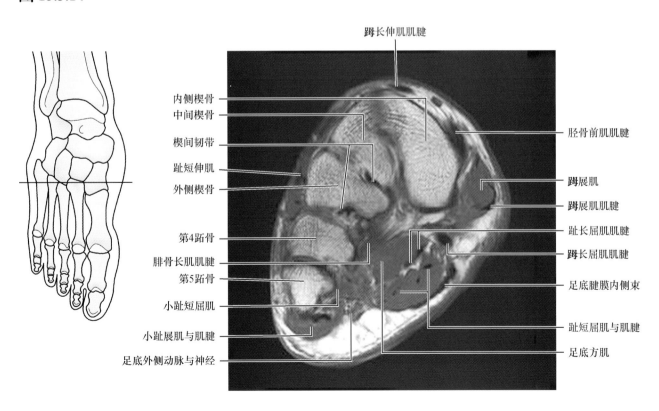

踇长伸肌肌腱

内侧楔骨
中间楔骨
楔间韧带
趾短伸肌
外侧楔骨
第4跖骨
腓骨长肌肌腱
第5跖骨
小趾短屈肌
小趾展肌与肌腱
足底外侧动脉与神经

胫骨前肌肌腱
踇展肌
踇展肌肌腱
趾长屈肌肌腱
踇长屈肌肌腱
足底腱膜内侧束
趾短屈肌与肌腱
足底方肌

图 **15.3.15**

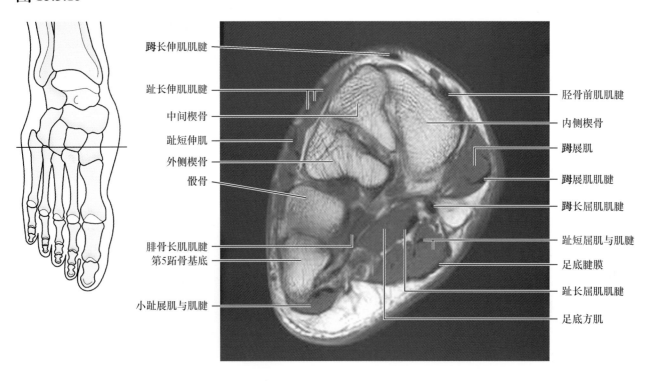

蹬长伸肌肌腱
趾长伸肌肌腱
中间楔骨
趾短伸肌
外侧楔骨
骰骨
腓骨长肌肌腱
第5跖骨基底
小趾展肌与肌腱

胫骨前肌肌腱
内侧楔骨
蹬展肌
蹬展肌肌腱
蹬长屈肌肌腱
趾短屈肌与肌腱
足底腱膜
趾长屈肌肌腱
足底方肌

图 **15.3.16**

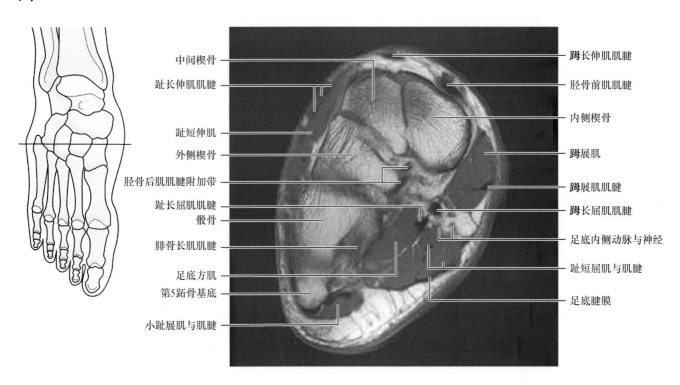

中间楔骨
趾长伸肌肌腱
趾短伸肌
外侧楔骨
胫骨后肌肌腱附加带
趾长屈肌肌腱
骰骨
腓骨长肌肌腱
足底方肌
第5跖骨基底
小趾展肌与肌腱

蹬长伸肌肌腱
胫骨前肌肌腱
内侧楔骨
蹬展肌
蹬展肌肌腱
蹬长屈肌肌腱
足底内侧动脉与神经
趾短屈肌与肌腱
足底腱膜

图 15.3.17

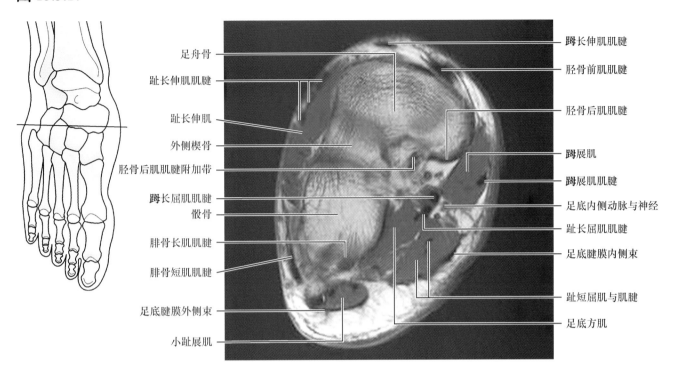

足舟骨
趾长伸肌肌腱
趾长伸肌
外侧楔骨
胫骨后肌肌腱附加带
姆长屈肌肌腱
骰骨
腓骨长肌肌腱
腓骨短肌肌腱
足底腱膜外侧束
小趾展肌

姆长伸肌肌腱
胫骨前肌肌腱
胫骨后肌肌腱
姆展肌
姆展肌肌腱
足底内侧动脉与神经
趾长屈肌肌腱
足底腱膜内侧束
趾短屈肌与肌腱
足底方肌

图 15.3.18

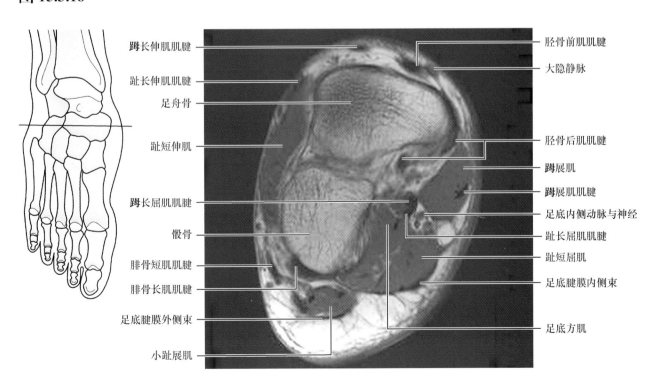

姆长伸肌肌腱
趾长伸肌肌腱
足舟骨
趾短伸肌
姆长屈肌肌腱
骰骨
腓骨短肌肌腱
腓骨长肌肌腱
足底腱膜外侧束
小趾展肌

胫骨前肌肌腱
大隐静脉
胫骨后肌肌腱
姆展肌
姆展肌肌腱
足底内侧动脉与神经
趾长屈肌肌腱
趾短屈肌
足底腱膜内侧束
足底方肌

第三部分

脊柱与背部

第 16 章

胸椎 MRI

表 16-1　背部肌肉

肌肉	起点	止点	神经支配
斜方肌	起自上项线内侧 1/3、枕外隆突、项韧带、第 7 颈椎和胸椎棘突以及相应的棘上韧带	锁骨后缘的 1/3、肩峰的内侧及肩胛冈的上缘	副神经和颈丛
大菱形肌	上 4 个胸椎的棘突和相应的棘上韧带	肩胛冈下方肩胛骨的内侧	肩胛背神经
小菱形肌	第 6、7 颈椎的棘突	肩胛冈上方肩胛骨的内侧缘	肩胛背神经
肩胛提肌	上 4 个颈椎横突的后结节	肩胛骨的上角	肩胛背神经
后上锯肌	最下方两个颈椎和前两个胸椎的棘突	第 2～5 肋骨角外侧	第 1～4 肋间神经
后下锯肌	与背阔肌共同起始于下两个胸椎和上两个腰椎的棘突	下 4 根肋骨的下缘	第 9～12 肋间神经
前锯肌	上 8、9 肋的中部至外侧面	肩胛骨的上、下角和其间的肩胛骨内侧	臂丛的胸长神经
三角肌	锁骨外 1/3、肩峰的外侧缘、肩胛冈的下部	肱骨干近侧半的外侧 *	腋神经（源于臂丛 C5、C6）
背阔肌	下 5～6 个胸椎和所有腰椎的棘突、骶正中嵴、髂嵴的外侧唇	与大圆肌一起，止于肱二头肌沟的内缘	胸背神经
冈下肌	肩胛骨的冈下窝	肱骨大结节的内侧面	肩胛上神经（C5、C6）
冈上肌	肩胛骨的冈上窝	肱骨大结节的内侧面	肩胛上神经（C5、C7）
大圆肌	肩胛骨下角和外侧缘的下 1/3	肱二头肌沟的内侧缘	肩胛下神经下支内来自第 5、6 颈神经的纤维
小圆肌	肩胛骨外侧缘的上 2/3	肱骨大结节的下份	腋神经内来自第 5、6 颈神经的纤维
头棘肌	很少为一个独立的肌肉。与头半棘肌共同起始于上部胸椎棘突	与头半棘肌一起止于枕骨	脊神经后支的分支
颈棘肌	第 6、7 颈椎的棘突	枢椎和第 3 颈椎的棘突	颈神经后支
胸棘肌	上部腰椎和第 11、12 胸椎的棘突	中上部胸椎的棘突	胸神经和上部腰神经的后支

* 译者注：即三角肌粗隆

（续表）

肌肉	起点	止点	神经支配
颈髂肋肌	上 6 肋肋骨角	中段颈椎的横突	上部胸神经后支
胸髂肋肌	下 6 肋肋骨角的内侧面	上 6 肋肋骨角	胸神经后支
腰髂肋肌	从骶骨、髂骨、腰椎起始，与竖脊肌平行	下 6 肋肋骨角	胸神经及腰神经的后支
头最长肌	上胸椎横突和中下段颈椎的横突及关节突	乳突	颈神经后支
颈最长肌	上胸椎横突	中上颈椎横突	下颈部及上胸部神经后支
胸最长肌	从下胸椎横突开始，与髂肋肌伴行	通过外侧支到大部分或所有肋骨的肋角和肋结节之间，以及上腰椎横突的尖端；通过内侧支至上腰椎的副突和胸椎横突	胸神经及腰神经的后支
头夹肌	下 4 颈椎水平的项韧带和第 1、2 胸椎的棘上韧带	上项线的外侧半和乳突	第 2～6 颈神经的后支
颈夹肌	第 3～5 胸椎的棘突和棘上韧带	第 1、2（有时为 3）颈椎横突后结节	第 4～8 颈神经的后支
头半棘肌	上 5～6 胸椎横突和下 4 个颈椎的关节突	上、下项线之间的枕骨	颈神经后支
颈半棘肌	第 2～5 胸椎的横突	第 2～5 颈椎的棘突	颈神经及胸神经的后支
胸半棘肌	第 5～11 胸椎的横突	上 4 个胸椎及第 5～7 颈椎的棘突	颈神经及胸神经的后支
多裂肌	起自骶骨、骶髂韧带、腰椎横突、胸椎横突及下 4 个颈椎的关节突	枢椎及以下椎骨的棘突	脊神经后支
回旋肌	胸椎横突	其上方 2～3 个椎体棘突的根部	脊神经后支
颈棘间肌	颈椎棘突的结节	邻近上位椎骨棘突的结节	颈神经后支

（续表）

肌肉	起点	止点	神经支配
胸棘间肌	胸椎棘突间，常发育较差或缺如	胸椎棘突	胸神经后支
腰棘间肌	腰椎棘突的上缘	上位棘突的下缘	腰神经后支
颈横突间前肌	颈椎横突的前结节	上位颈椎横突的前结节	颈神经前支
腰横突间外侧肌	腰椎横突	下一段腰椎横突的上缘	腰神经前支
胸横突间肌	胸椎横突	下一段胸椎横突的上缘	胸神经后支

16.1 轴位

图 16.1.1

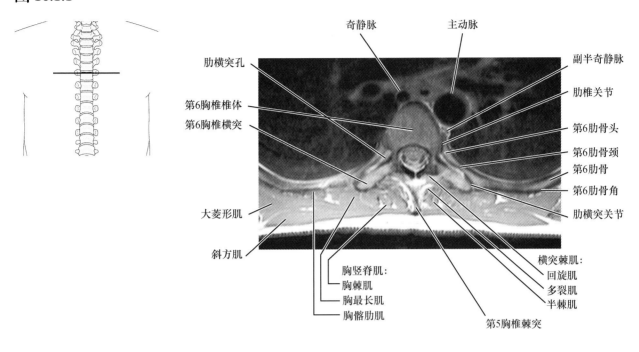

奇静脉　　主动脉

肋横突孔

第6胸椎椎体

第6胸椎横突

副半奇静脉

肋椎关节

第6肋骨头

第6肋骨颈

第6肋骨

第6肋骨角

肋横突关节

大菱形肌

斜方肌

胸竖脊肌：
胸棘肌
胸最长肌
胸髂肋肌

横突棘肌：
回旋肌
多裂肌
半棘肌

第5胸椎棘突

图 16.1.2

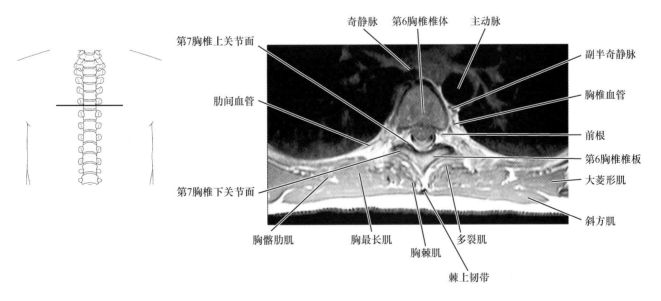

奇静脉　第6胸椎椎体　主动脉

第7胸椎上关节面

肋间血管

第7胸椎下关节面

副半奇静脉

胸椎血管

前根

第6胸椎椎板

大菱形肌

斜方肌

胸髂肋肌　　胸最长肌　　多裂肌

胸棘肌

棘上韧带

图 16.1.3

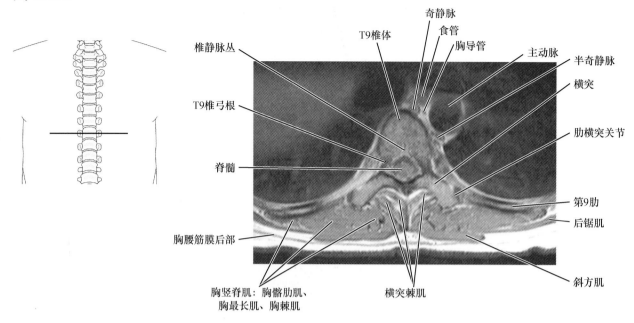

椎静脉丛
T9椎体
奇静脉
食管
胸导管
主动脉
半奇静脉
横突
肋横突关节
第9肋
后锯肌
斜方肌
T9椎弓根
脊髓
胸腰筋膜后部
胸竖脊肌：胸髂肋肌、胸最长肌、胸棘肌
横突棘肌

图 16.1.4

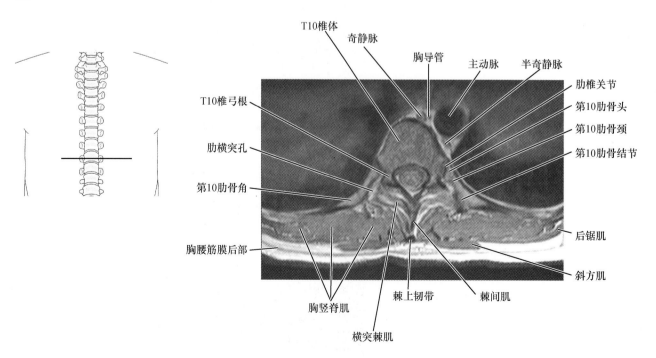

T10椎体
奇静脉
胸导管
主动脉
半奇静脉
肋椎关节
第10肋骨头
第10肋骨颈
第10肋骨结节
T10椎弓根
肋横突孔
第10肋骨角
后锯肌
斜方肌
胸腰筋膜后部
胸竖脊肌
棘上韧带
棘间肌
横突棘肌

16.2 矢状位

图 16.2.1

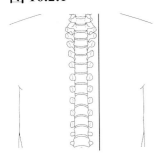

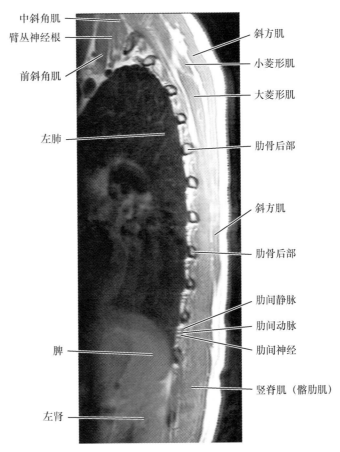

中斜角肌
臂丛神经根
前斜角肌
左肺
脾
左肾

斜方肌
小菱形肌
大菱形肌
肋骨后部
斜方肌
肋骨后部
肋间静脉
肋间动脉
肋间神经
竖脊肌（髂肋肌）

图 16.2.2

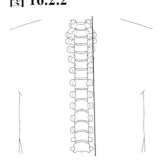

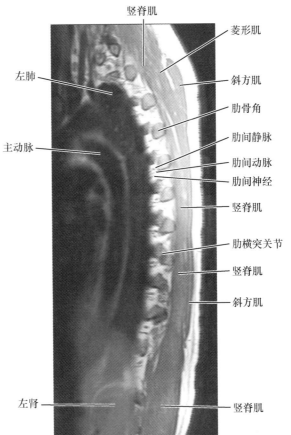

竖脊肌
左肺
主动脉
左肾

菱形肌
斜方肌
肋骨角
肋间静脉
肋间动脉
肋间神经
竖脊肌
肋横突关节
竖脊肌
斜方肌
竖脊肌

图 16.2.3

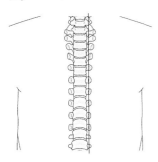

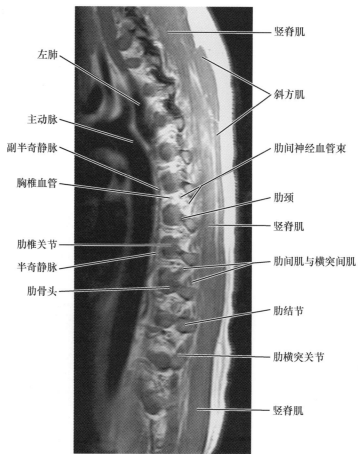

左肺

主动脉

副半奇静脉

胸椎血管

肋椎关节

半奇静脉

肋骨头

竖脊肌

斜方肌

肋间神经血管束

肋颈

竖脊肌

肋间肌与横突间肌

肋结节

肋横突关节

竖脊肌

图 16.2.4

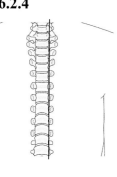

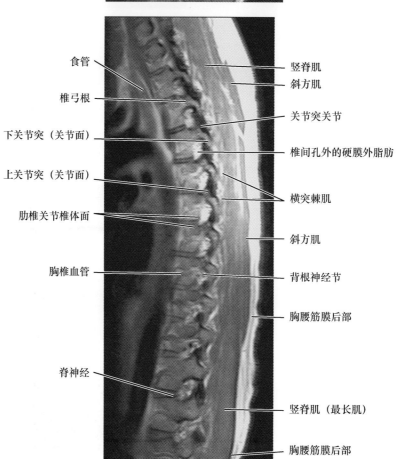

食管

椎弓根

下关节突（关节面）

上关节突（关节面）

肋椎关节椎体面

胸椎血管

脊神经

竖脊肌

斜方肌

关节突关节

椎间孔外的硬膜外脂肪

横突棘肌

斜方肌

背根神经节

胸腰筋膜后部

竖脊肌（最长肌）

胸腰筋膜后部

图 16.2.5

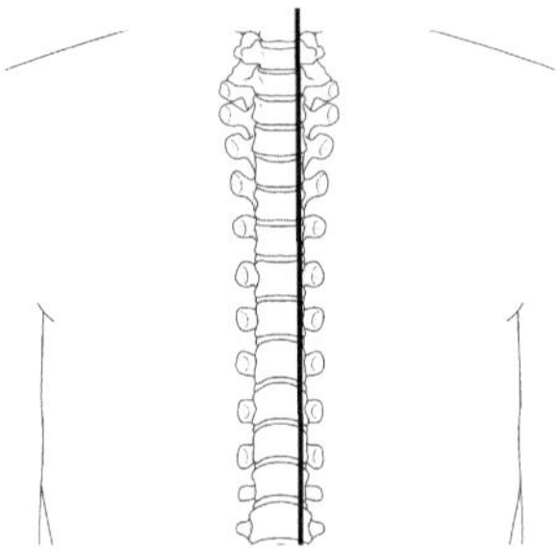

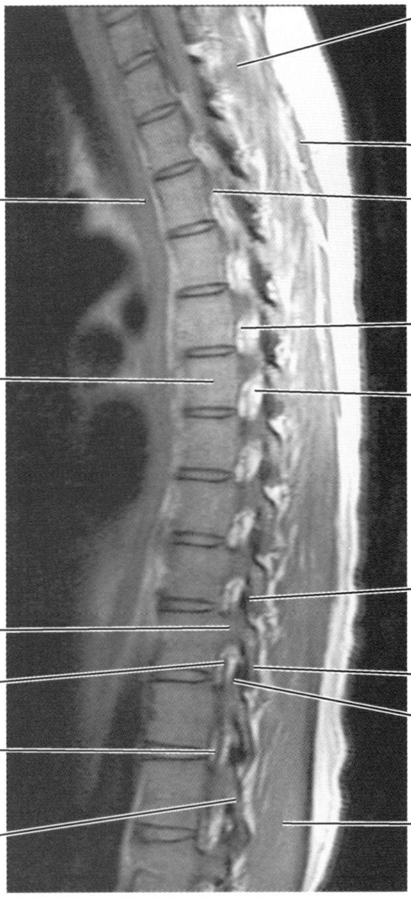

	胸棘肌
	斜方肌
食管	外侧隐窝
	硬膜外血管
胸椎	椎间孔内的硬膜外脂肪
	关节突关节
胸椎椎弓根	下关节突（关节面）
背根神经节	上关节突（关节面）
胸神经	
胸椎弓峡部	竖脊肌

图 16.2.6

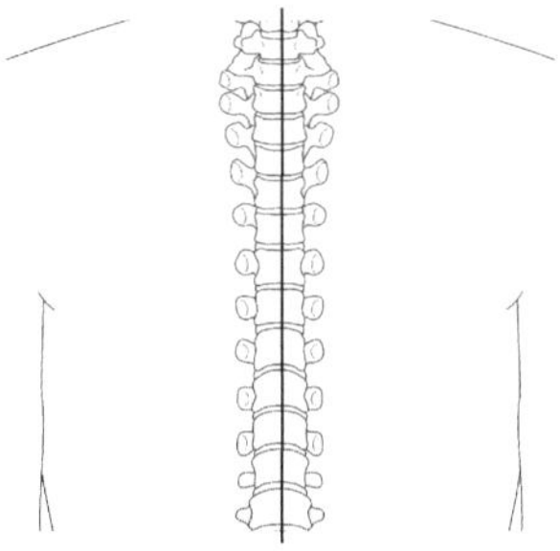

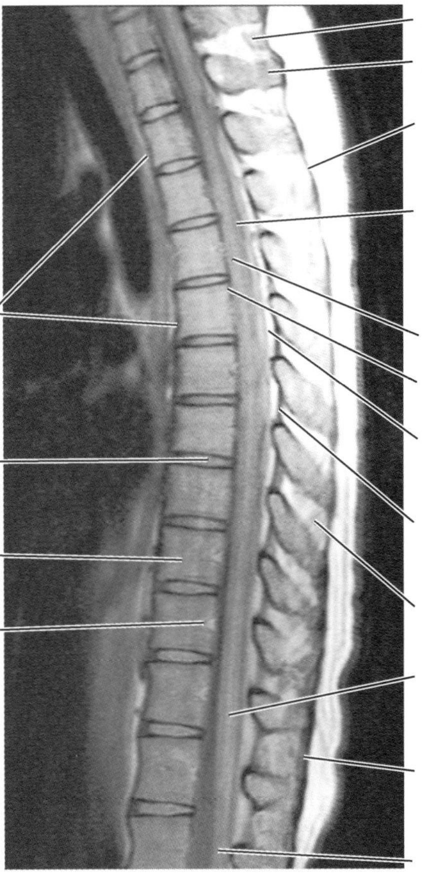

	棘间韧带
	棘突
	棘上韧带
	蛛网膜下腔
前纵韧带	脊髓
	后纵韧带
	背侧硬膜外间隙
	黄韧带
胸椎间盘	胸棘间肌
下胸椎	
椎静脉丛	脊髓圆锥
	棘上韧带
	马尾

16.3 冠状位

图 16.3.1

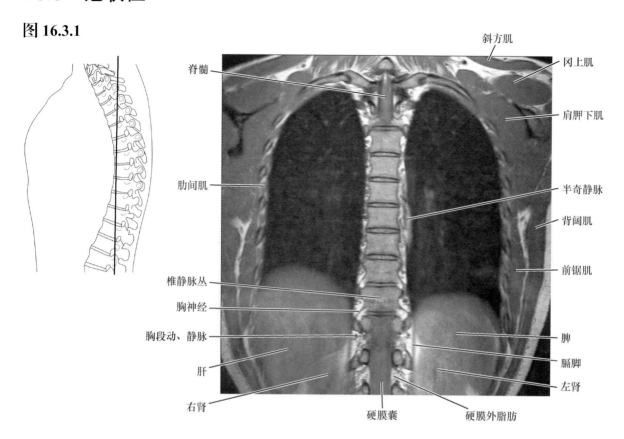

斜方肌
冈上肌
肩胛下肌
脊髓
半奇静脉
背阔肌
肋间肌
前锯肌
椎静脉丛
胸神经
胸段动、静脉
脾
肝
膈脚
右肾
左肾
硬膜囊
硬膜外脂肪

图 16.3.2

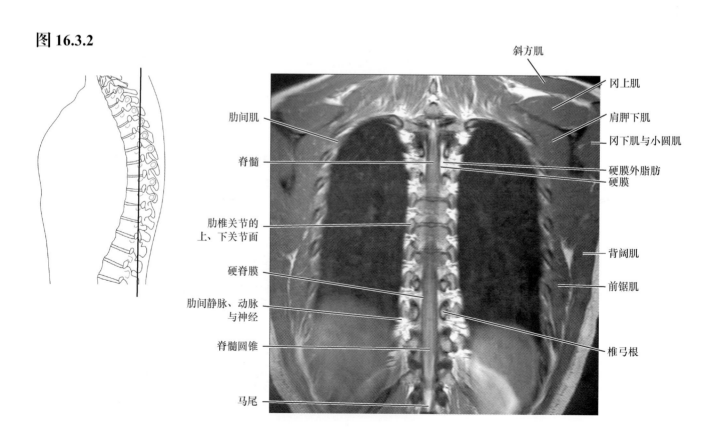

斜方肌
冈上肌
肋间肌
肩胛下肌
脊髓
冈下肌与小圆肌
硬膜外脂肪
硬膜
肋椎关节的
上、下关节面
硬脊膜
背阔肌
肋间静脉、动脉
与神经
前锯肌
脊髓圆锥
椎弓根
马尾

图 16.3.3

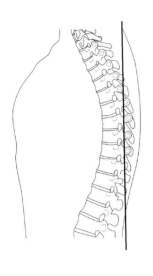

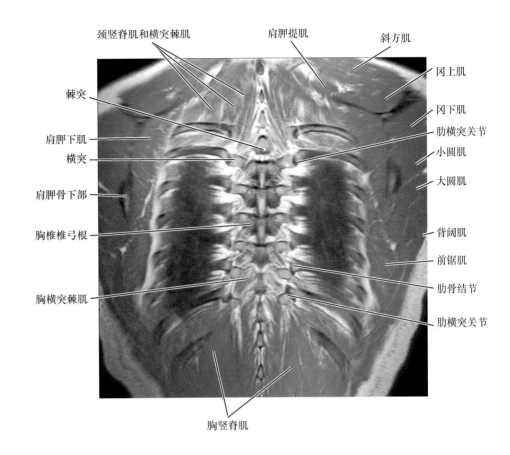

颈竖脊肌和横突棘肌 　肩胛提肌 　斜方肌

棘突

肩胛下肌

横突

肩胛骨下部

胸椎椎弓根

胸横突棘肌

冈上肌

冈下肌

肋横突关节

小圆肌

大圆肌

背阔肌

前锯肌

肋骨结节

肋横突关节

胸竖脊肌

图 16.3.4

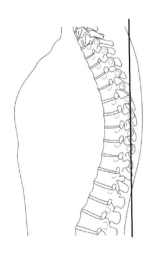

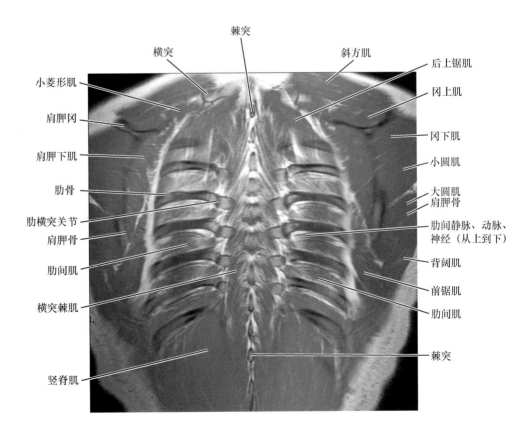

棘突

横突 　斜方肌

小菱形肌

肩胛冈

肩胛下肌

肋骨

肋横突关节

肩胛骨

肋间肌

横突棘肌

竖脊肌

后上锯肌

冈上肌

冈下肌

小圆肌

大圆肌
肩胛骨

肋间静脉、动脉、
神经（从上到下）

背阔肌

前锯肌

肋间肌

棘突

图 16.3.5

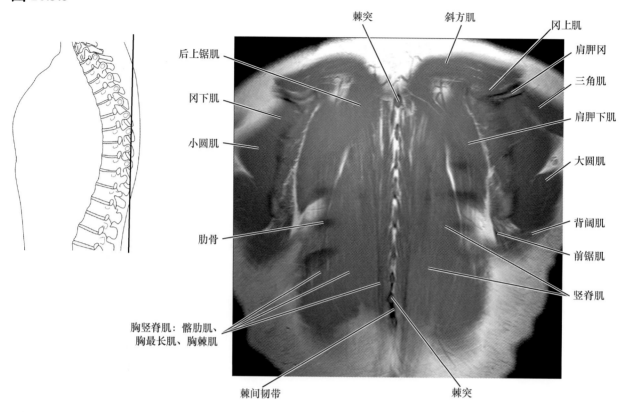

后上锯肌
冈下肌
小圆肌
肋骨
棘突
斜方肌
冈上肌
肩胛冈
三角肌
肩胛下肌
大圆肌
背阔肌
前锯肌
竖脊肌
胸竖脊肌：髂肋肌、胸最长肌、胸棘肌
棘间韧带
棘突

图 16.3.6

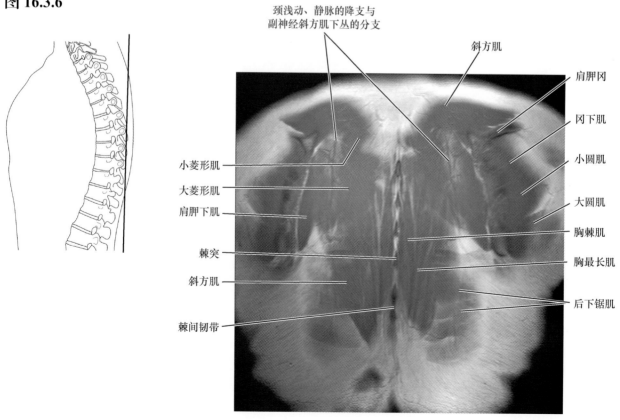

颈浅动、静脉的降支与
副神经斜方肌下丛的分支
斜方肌
肩胛冈
冈下肌
小圆肌
大圆肌
胸棘肌
胸最长肌
后下锯肌
小菱形肌
大菱形肌
肩胛下肌
棘突
斜方肌
棘间韧带

图 16.3.7

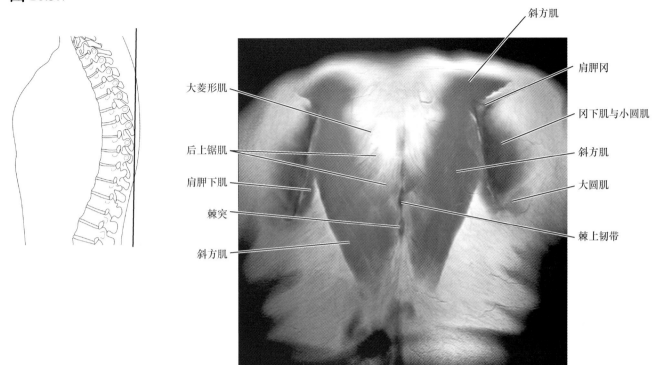

斜方肌

肩胛冈

冈下肌与小圆肌

斜方肌

大圆肌

棘上韧带

大菱形肌

后上锯肌

肩胛下肌

棘突

斜方肌

第 **17** 章

腰椎 MRI

17.1 轴位

图 17.1.1

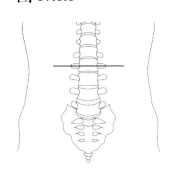

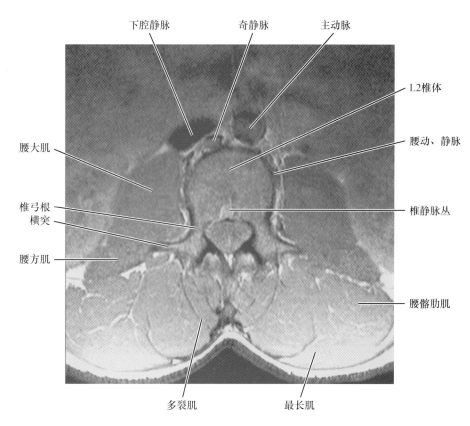

下腔静脉　　　奇静脉　　　主动脉

L2椎体

腰动、静脉

椎静脉丛

腰髂肋肌

腰大肌

椎弓根
横突

腰方肌

多裂肌　　　　最长肌

图 17.1.2

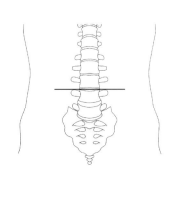

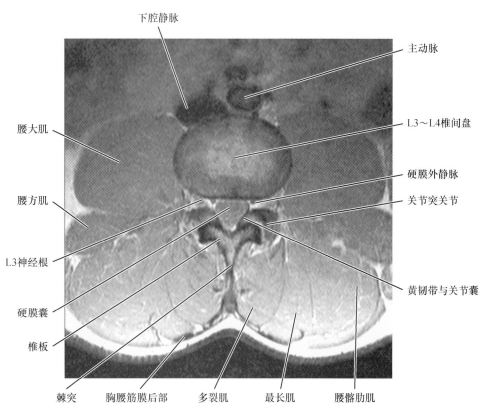

下腔静脉

主动脉

L3～L4椎间盘

硬膜外静脉

关节突关节

黄韧带与关节囊

腰大肌

腰方肌

L3神经根

硬膜囊

椎板

棘突　　胸腰筋膜后部　　多裂肌　　最长肌　　腰髂肋肌

图 17.1.3

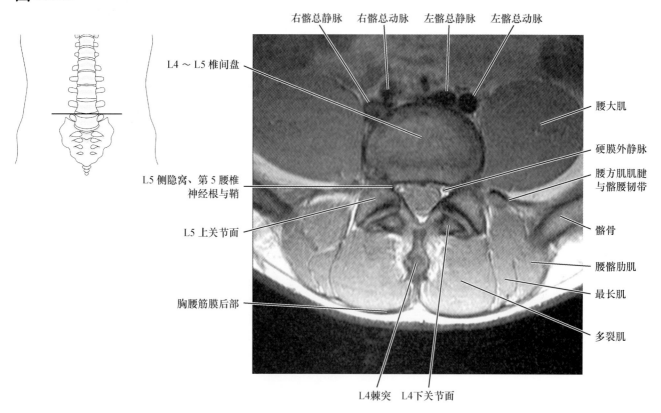

右髂总静脉　右髂总动脉　左髂总静脉　左髂总动脉

L4 ～ L5 椎间盘

腰大肌

硬膜外静脉

腰方肌肌腱与髂腰韧带

L5 侧隐窝、第 5 腰椎神经根与鞘

髂骨

L5 上关节面

腰髂肋肌

最长肌

胸腰筋膜后部

多裂肌

L4棘突　L4下关节面

图 17.1.4

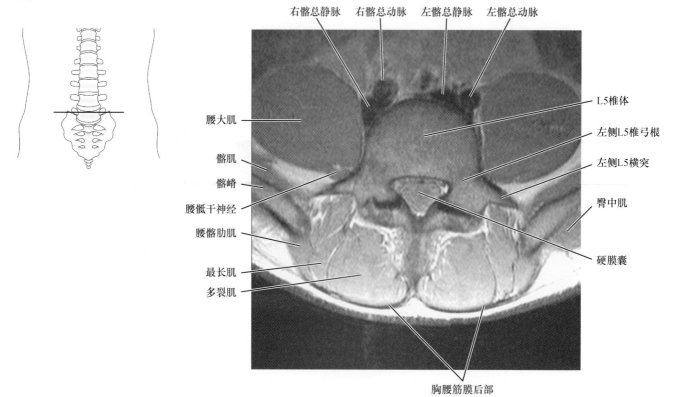

右髂总静脉　右髂总动脉　左髂总静脉　左髂总动脉

腰大肌

L5椎体

髂肌

左侧L5椎弓根

髂嵴

左侧L5横突

腰骶干神经

臀中肌

腰髂肋肌

最长肌

硬膜囊

多裂肌

胸腰筋膜后部

图 17.1.5

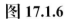

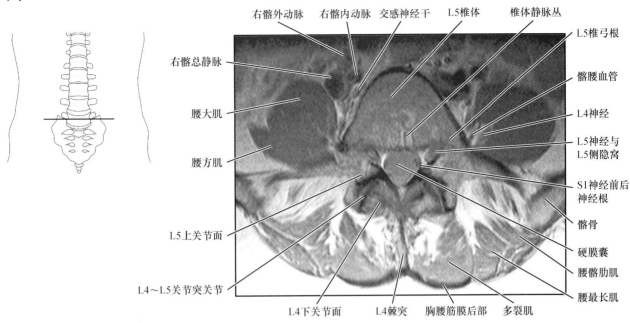

右髂外动脉　右髂内动脉　交感神经干　L5椎体　椎体静脉丛

右髂总静脉

腰大肌

腰方肌

L5上关节面

L4～L5关节突关节

L5椎弓根

髂腰血管

L4神经

L5神经与
L5侧隐窝

S1神经前后
神经根

髂骨

硬膜囊

腰髂肋肌

腰最长肌

L4下关节面　L4棘突　胸腰筋膜后部　多裂肌

图 17.1.6

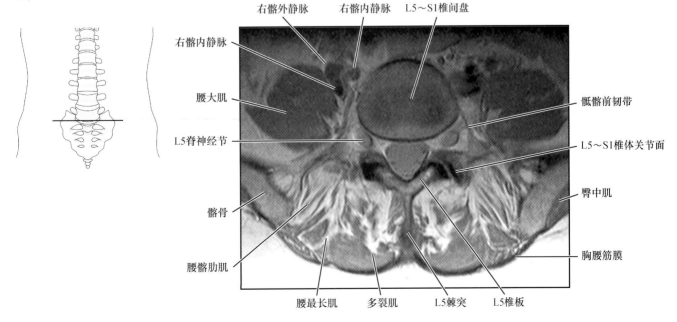

右髂外静脉　右髂内静脉　L5～S1椎间盘

右髂内静脉

腰大肌

L5脊神经节

髂骨

腰髂肋肌

骶髂前韧带

L5～S1椎体关节面

臀中肌

胸腰筋膜

腰最长肌　多裂肌　L5棘突　L5椎板

图 17.1.7

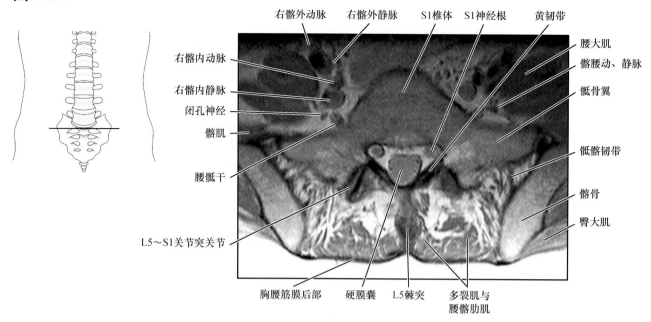

图 17.1.8

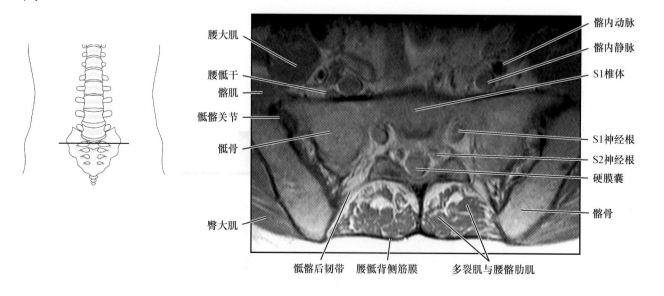

17.2 矢状位

图 17.2.1

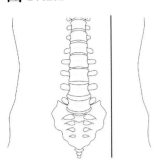

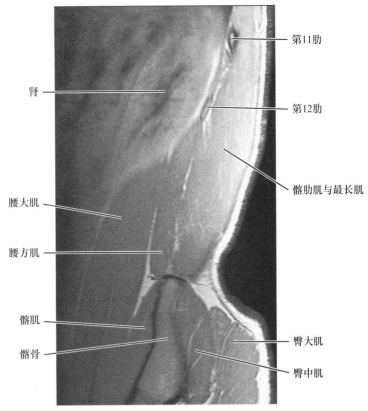

肾

腰大肌

腰方肌

髂肌

髂骨

第11肋

第12肋

髂肋肌与最长肌

臀大肌

臀中肌

图 17.2.2

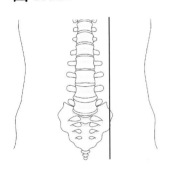

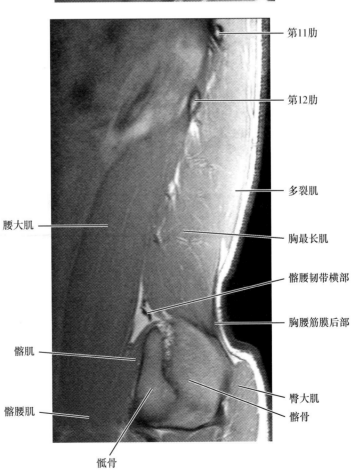

腰大肌

髂肌

髂腰肌

骶骨

第11肋

第12肋

多裂肌

胸最长肌

髂腰韧带横部

胸腰筋膜后部

臀大肌

髂骨

图 17.2.3

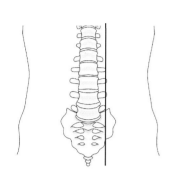

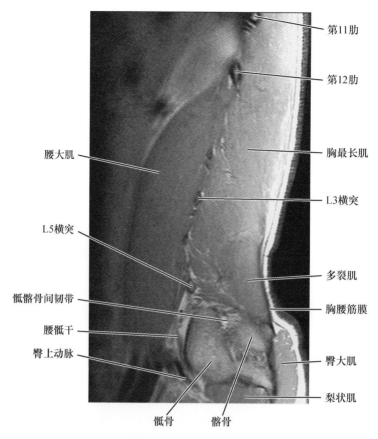

第11肋

第12肋

腰大肌

胸最长肌

L3横突

L5横突

多裂肌

骶髂骨间韧带

胸腰筋膜

腰骶干

臀上动脉

臀大肌

梨状肌

骶骨　　髂骨

图 17.2.4

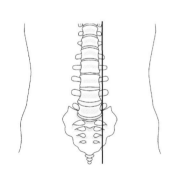

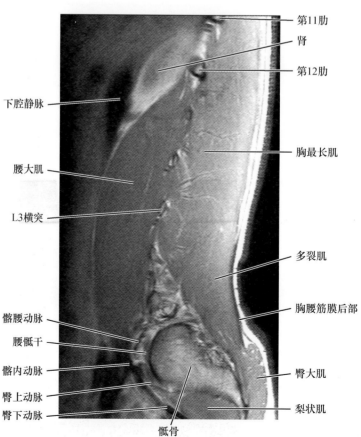

第11肋

肾

第12肋

下腔静脉

胸最长肌

腰大肌

L3横突

多裂肌

胸腰筋膜后部

髂腰动脉

腰骶干

髂内动脉

臀上动脉

臀大肌

臀下动脉

梨状肌

骶骨

图 17.2.5

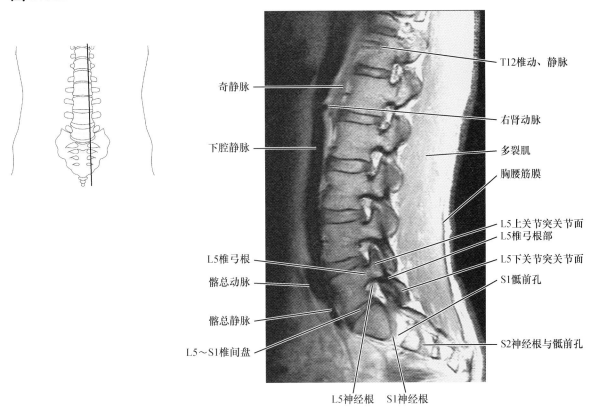

奇静脉

下腔静脉

L5椎弓根

髂总动脉

髂总静脉

L5～S1椎间盘

T12椎动、静脉

右肾动脉

多裂肌

胸腰筋膜

L5上关节突关节面
L5椎弓根部
L5下关节突关节面

S1骶前孔

S2神经根与骶前孔

L5神经根　　S1神经根

图 17.2.6

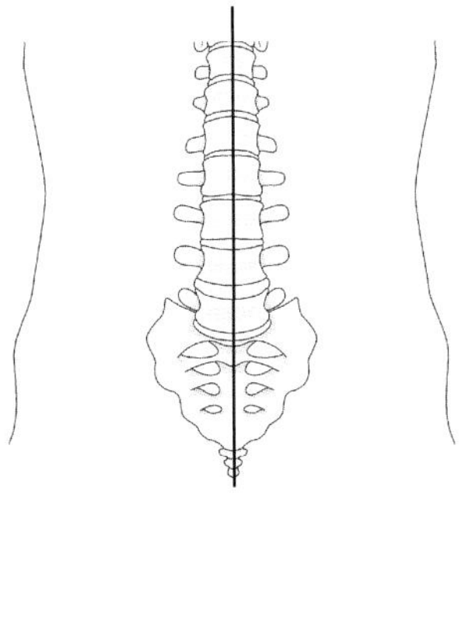

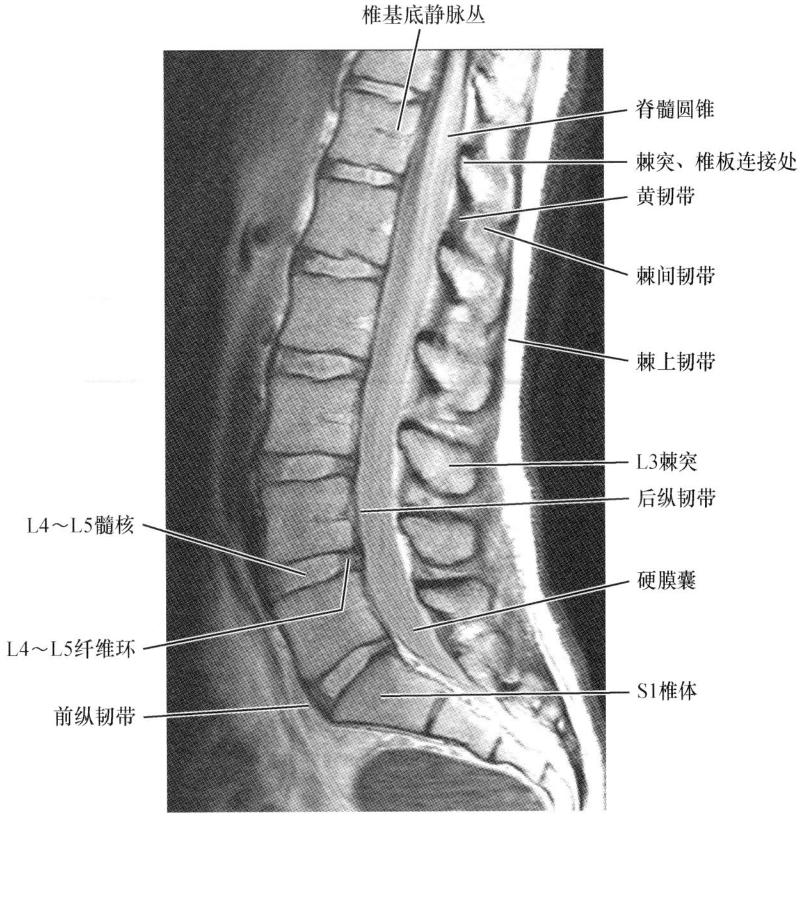

椎基底静脉丛

脊髓圆锥

棘突、椎板连接处

黄韧带

棘间韧带

棘上韧带

L3棘突

后纵韧带

硬膜囊

S1椎体

L4～L5髓核

L4～L5纤维环

前纵韧带

17.3 冠状位

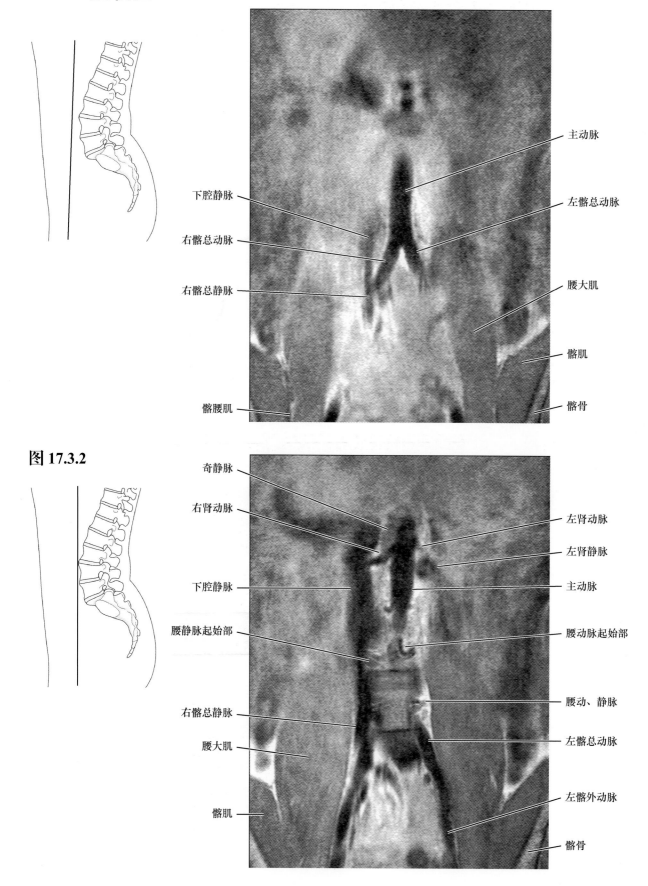

图 17.3.2

主动脉

左髂总动脉

腰大肌

髂肌

髂骨

下腔静脉

右髂总动脉

右髂总静脉

髂腰肌

奇静脉

右肾动脉

下腔静脉

腰静脉起始部

右髂总静脉

腰大肌

髂肌

髂骨

左肾动脉

左肾静脉

主动脉

腰动脉起始部

腰动、静脉

左髂总动脉

左髂外动脉

髂骨

图 17.3.3

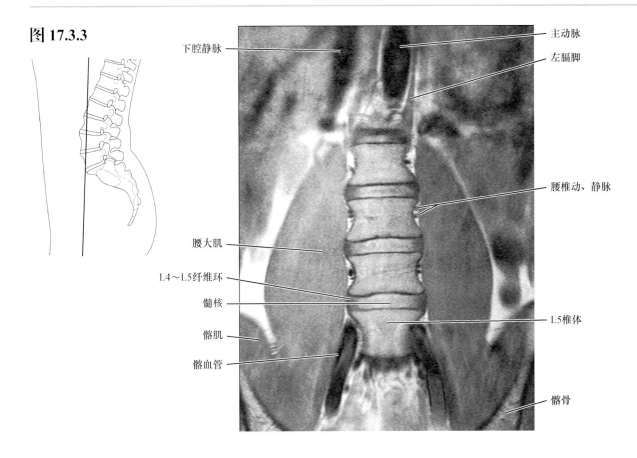

下腔静脉 —
主动脉
左膈脚

腰椎动、静脉

腰大肌

L4～L5纤维环
髓核

髂肌
髂血管

L5椎体

髂骨

图 17.3.4

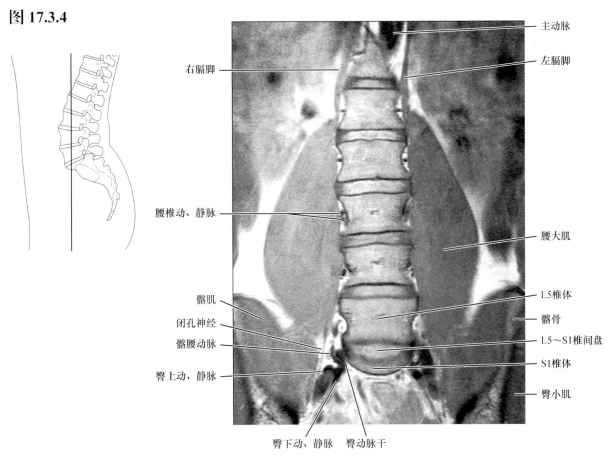

右膈脚

主动脉
左膈脚

腰椎动、静脉

腰大肌

髂肌
闭孔神经
髂腰动脉
臀上动、静脉

L5椎体
髂骨
L5～S1椎间盘
S1椎体
臀小肌

臀下动、静脉　臀动脉干

图 17.3.5

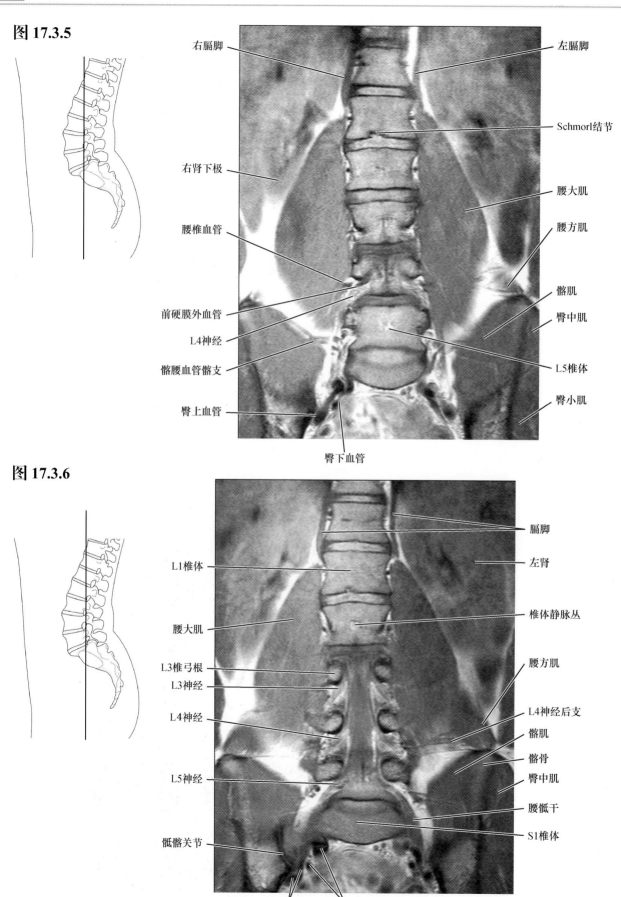

右膈脚

左膈脚

Schmorl结节

右肾下极

腰大肌

腰椎血管

腰方肌

髂肌

前硬膜外血管

臀中肌

L4神经

髂腰血管髂支

L5椎体

臀上血管

臀小肌

臀下血管

图 17.3.6

膈脚

L1椎体

左肾

腰大肌

椎体静脉丛

L3椎弓根

腰方肌

L3神经

L4神经后支

L4神经

髂肌

髂骨

臀中肌

L5神经

腰骶干

S1椎体

骶髂关节

臀上血管　臀下血管

图 17.3.7

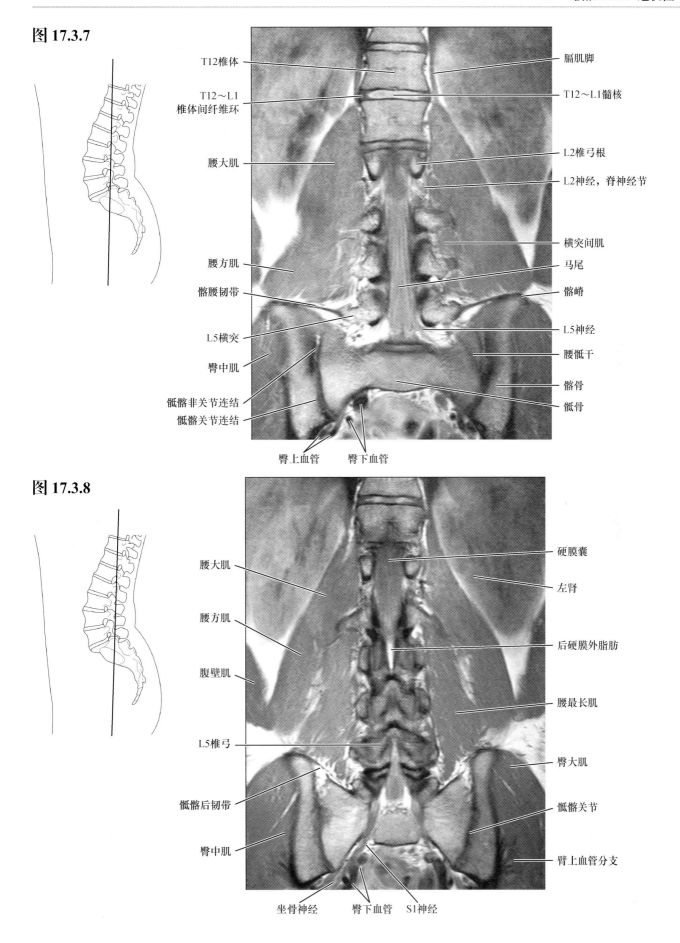

T12椎体
膈肌脚
T12～L1椎体间纤维环
T12～L1髓核
腰大肌
L2椎弓根
L2神经，脊神经节
横突间肌
腰方肌
马尾
髂腰韧带
髂嵴
L5横突
L5神经
臀中肌
腰骶干
骶髂非关节连结
髂骨
骶髂关节连结
骶骨
臀上血管　臀下血管

图 17.3.8

腰大肌
硬膜囊
左肾
腰方肌
后硬膜外脂肪
腹壁肌
腰最长肌
L5椎弓
臀大肌
骶髂后韧带
骶髂关节
臀中肌
臀上血管分支
坐骨神经　臀下血管　S1神经

图 17.3.9

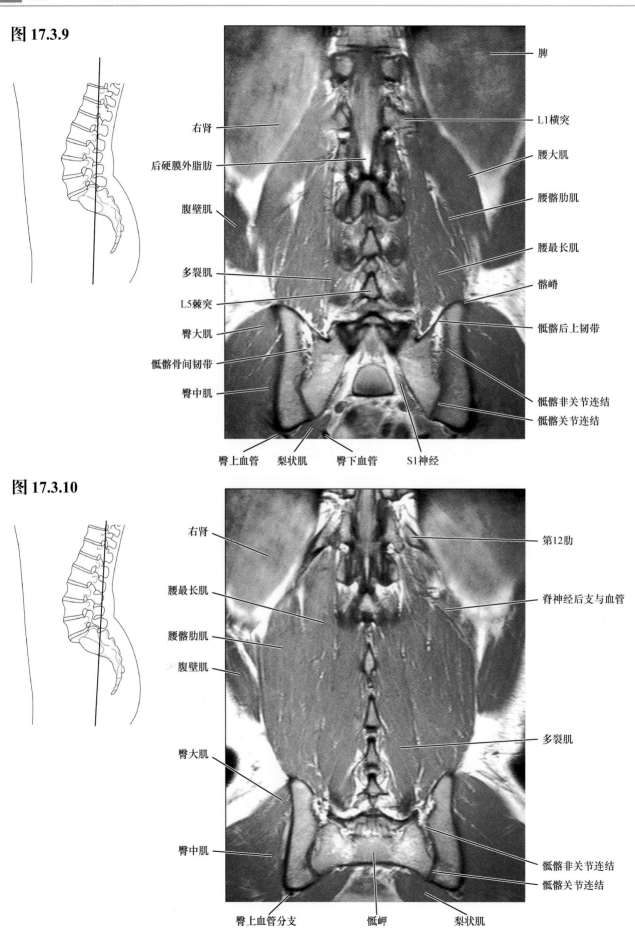

右肾
后硬膜外脂肪
腹壁肌
多裂肌
L5棘突
臀大肌
骶髂骨间韧带
臀中肌

脾
L1横突
腰大肌
腰髂肋肌
腰最长肌
髂嵴
骶髂后上韧带
骶髂非关节连结
骶髂关节连结

臀上血管　梨状肌　臀下血管　S1神经

图 17.3.10

右肾
腰最长肌
腰髂肋肌
腹壁肌
臀大肌
臀中肌

第12肋
脊神经后支与血管
多裂肌
骶髂非关节连结
骶髂关节连结

臀上血管分支　骶岬　梨状肌

图 17.3.11

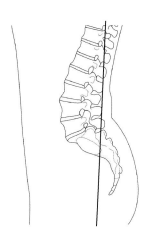

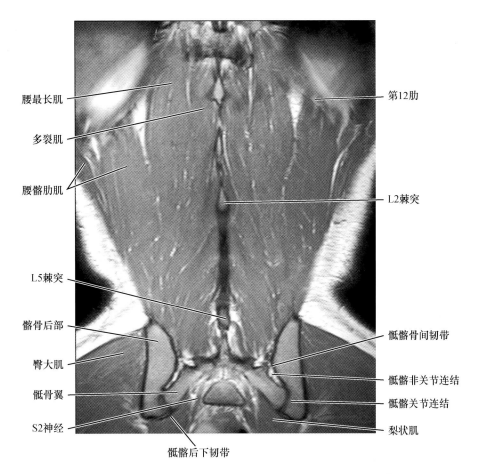

腰最长肌

多裂肌

腰髂肋肌

L5棘突

髂骨后部

臀大肌

骶骨翼

S2神经

骶髂后下韧带

第12肋

L2棘突

骶髂骨间韧带

骶髂非关节连结

骶髂关节连结

梨状肌

第四部分

胸　部

第 **18** 章

胸部 CT

18.1 轴位

图 18.1.1

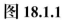

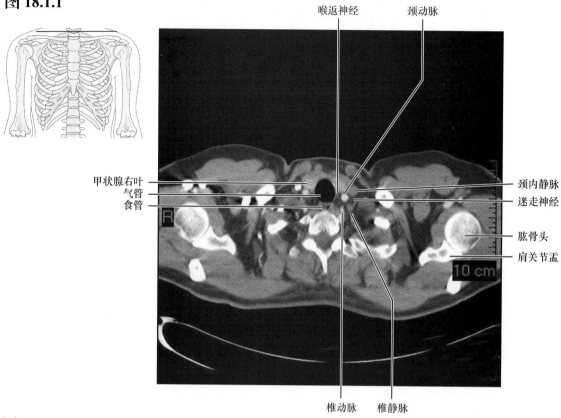

喉返神经　颈动脉

甲状腺右叶
气管
食管

颈内静脉
迷走神经

肱骨头
肩关节盂

10 cm

R

椎动脉　椎静脉

图 18.1.2

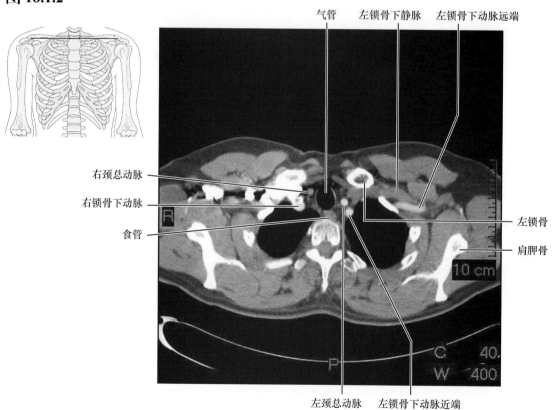

气管　左锁骨下静脉　左锁骨下动脉远端

右颈总动脉
右锁骨下动脉
食管

左锁骨
肩胛骨

10 cm

R

P　　C　40.
　　W　400

左颈总动脉　左锁骨下动脉近端

图 18.1.3

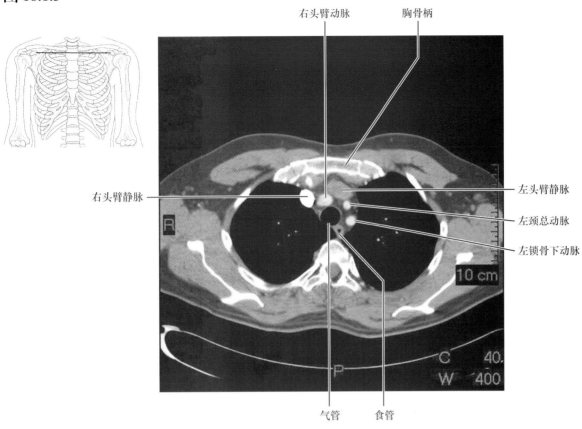

右头臂动脉　　胸骨柄

右头臂静脉

左头臂静脉

左颈总动脉

左锁骨下动脉

10 cm

气管　　食管

图 18.1.4

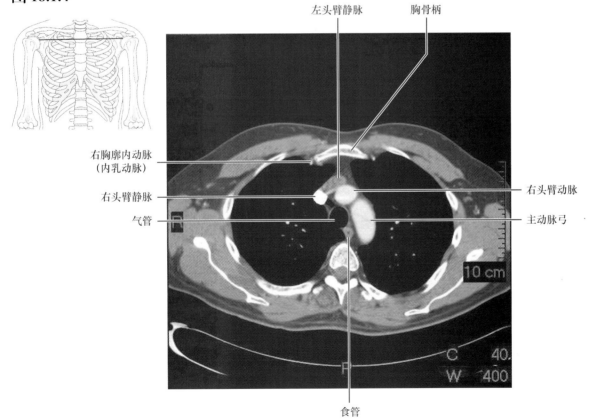

左头臂静脉　　胸骨柄

右胸廓内动脉
（内乳动脉）

右头臂静脉

右头臂动脉

气管

主动脉弓

10 cm

食管

图 18.1.5

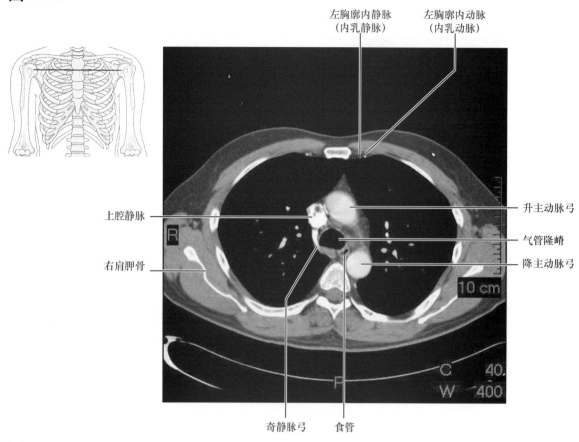

左胸廓内静脉
（内乳静脉）　　左胸廓内动脉
（内乳动脉）

上腔静脉

右肩胛骨

升主动脉弓

气管隆嵴

降主动脉弓

10 cm

C 40,
W 400

奇静脉弓　　食管

图 18.1.6

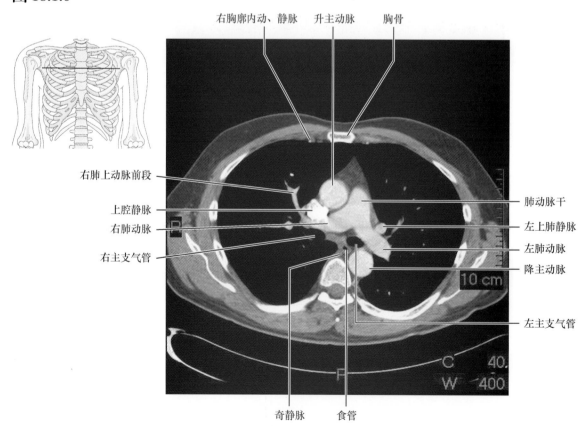

右胸廓内动、静脉　　升主动脉　　胸骨

右肺上动脉前段

上腔静脉

右肺动脉

右主支气管

肺动脉干

左上肺静脉

左肺动脉

降主动脉

10 cm

左主支气管

C 40,
W 400

奇静脉　　食管

图 18.1.7

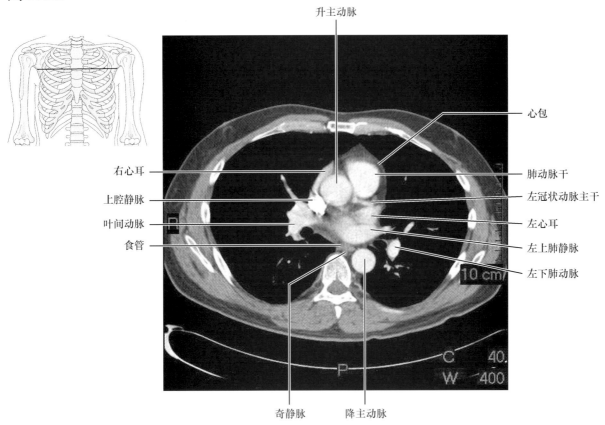

升主动脉
心包
右心耳
肺动脉干
上腔静脉
左冠状动脉主干
叶间动脉
左心耳
食管
左上肺静脉
左下肺动脉
奇静脉
降主动脉

图 18.1.8

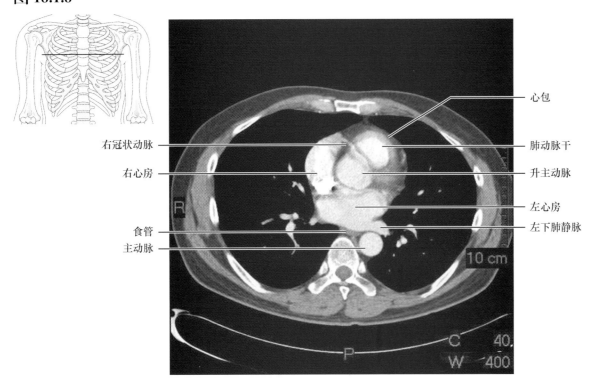

心包
右冠状动脉
肺动脉干
右心房
升主动脉
左心房
食管
左下肺静脉
主动脉

图 18.1.9

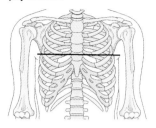

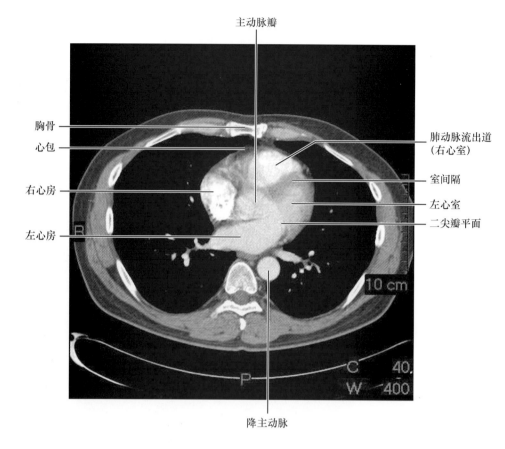

主动脉瓣

胸骨

心包

右心房

左心房

肺动脉流出道（右心室）

室间隔

左心室

二尖瓣平面

降主动脉

图 18.1.10

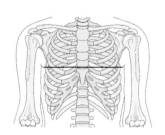

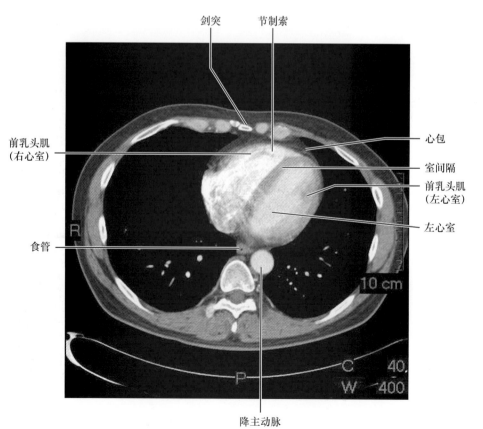

剑突

节制索

前乳头肌（右心室）

食管

心包

室间隔

前乳头肌（左心室）

左心室

降主动脉

图 18.1.11

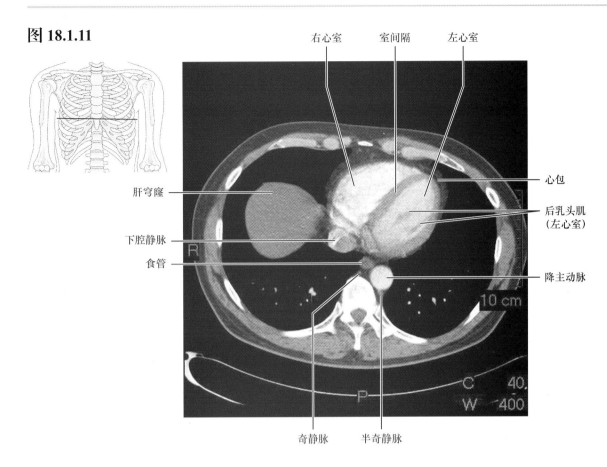

右心室　室间隔　左心室

肝穹窿

下腔静脉

食管

心包

后乳头肌
（左心室）

降主动脉

奇静脉　半奇静脉

图 18.1.12

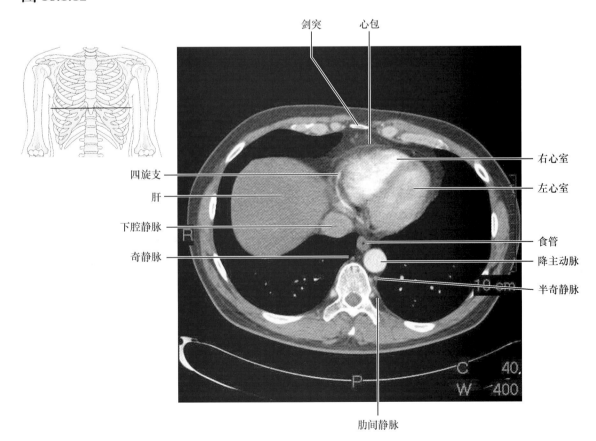

剑突　心包

四旋支

肝

下腔静脉

奇静脉

右心室

左心室

食管

降主动脉

半奇静脉

肋间静脉

图 18.1.13

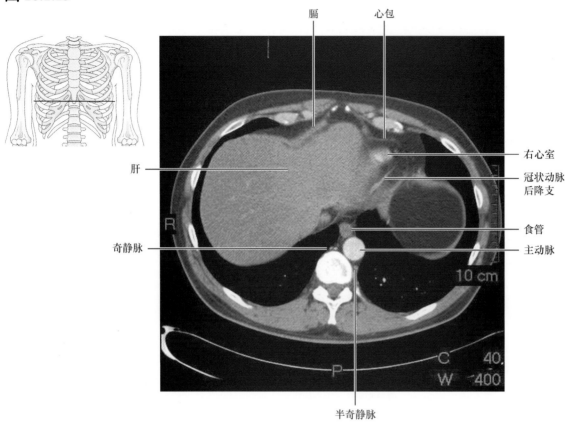

膈　　心包

肝

奇静脉

右心室

冠状动脉
后降支

食管

主动脉

半奇静脉

18.2　矢状位

图 18.2.1A

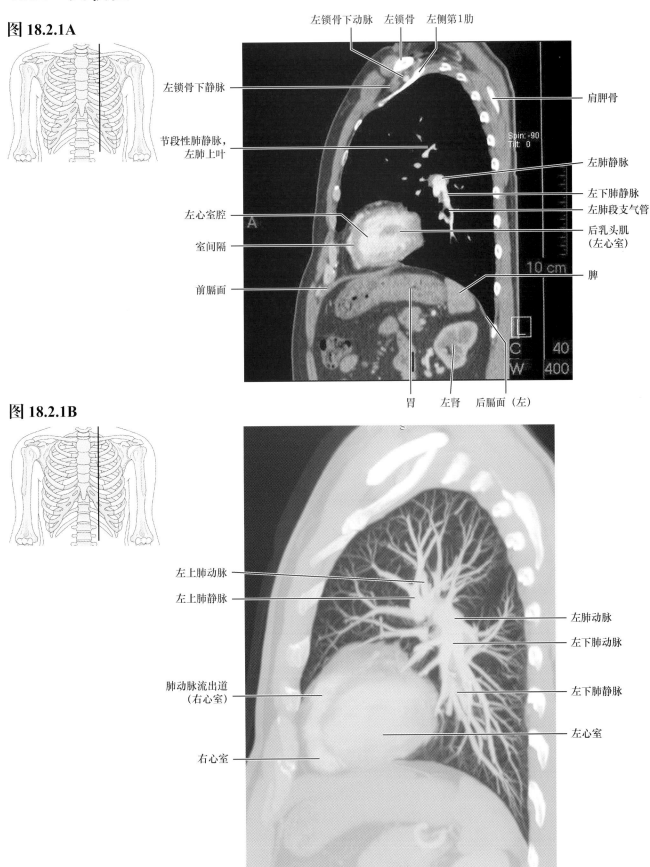

左锁骨下动脉　左锁骨　左侧第1肋

左锁骨下静脉

节段性肺静脉，
左肺上叶

肩胛骨

左肺静脉

左下肺静脉

左肺段支气管

后乳头肌
（左心室）

脾

左心室腔

室间隔

前膈面

胃　左肾　后膈面（左）

图 18.2.1B

左上肺动脉

左上肺静脉

左肺动脉

左下肺动脉

肺动脉流出道
（右心室）

左下肺静脉

左心室

右心室

图 18.2.2

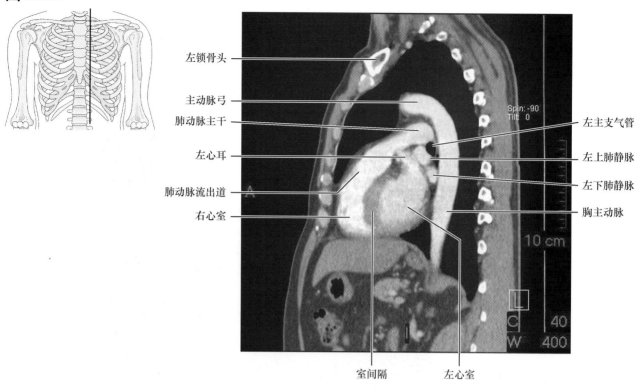

左锁骨头

主动脉弓

肺动脉主干

左心耳

肺动脉流出道

右心室

左主支气管

左上肺静脉

左下肺静脉

胸主动脉

室间隔　　　左心室

图 18.2.3

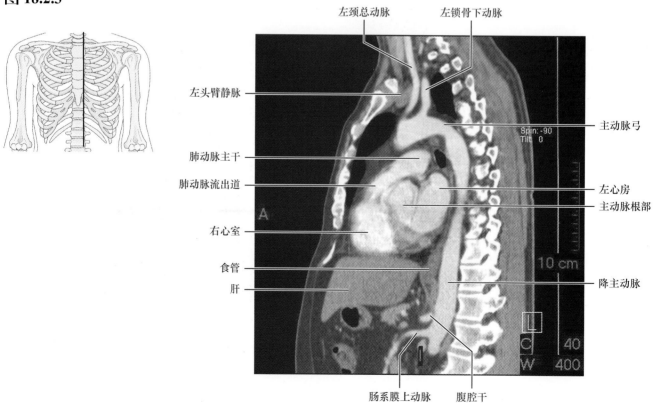

左颈总动脉　　　左锁骨下动脉

左头臂静脉

肺动脉主干

肺动脉流出道

右心室

食管

肝

主动脉弓

左心房

主动脉根部

降主动脉

肠系膜上动脉　　　腹腔干

图 18.2.4

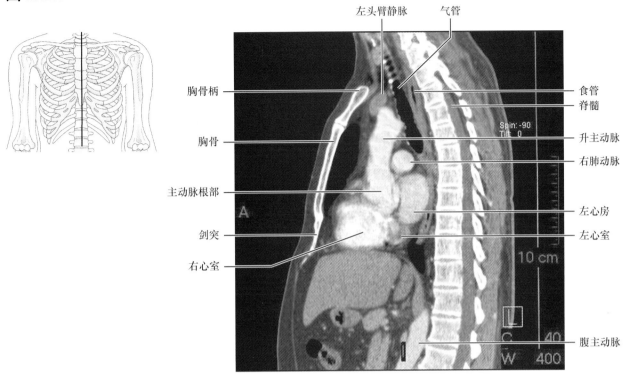

左头臂静脉
气管
胸骨柄
食管
脊髓
胸骨
升主动脉
右肺动脉
主动脉根部
左心房
剑突
左心室
右心室
腹主动脉
Spin: -90
Tilt: 0
A
10 cm
L
C 40
W 400

图 18.2.5

右颈总动脉
右锁骨下动脉
上腔静脉
奇静脉弓
主动脉弓
右肺动脉
左心房
右心房
肝上下腔静脉
肝
十二指肠
肝下下腔静脉
Spin: -90
A
10 cm
L
C 40
W 400

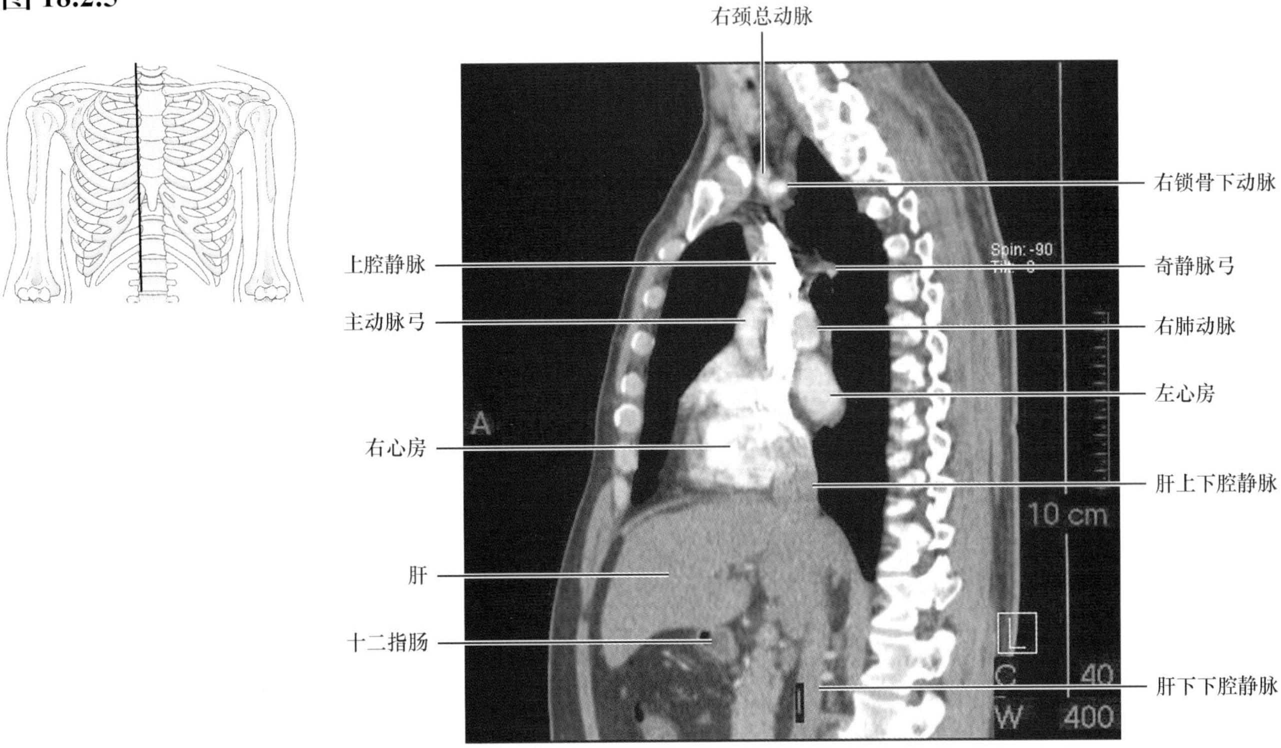

图 18.2.6

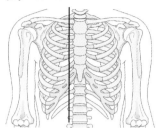

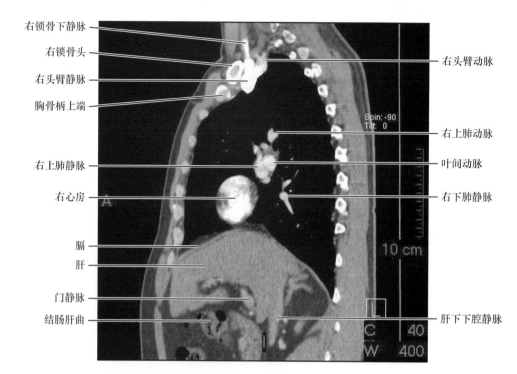

右锁骨下静脉

右锁骨头

右头臂静脉

胸骨柄上端

右上肺静脉

右心房

膈

肝

门静脉

结肠肝曲

右头臂动脉

右上肺动脉

叶间动脉

右下肺静脉

肝下下腔静脉

18.3 冠状位

图 18.3.1

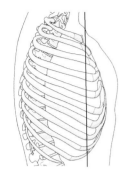

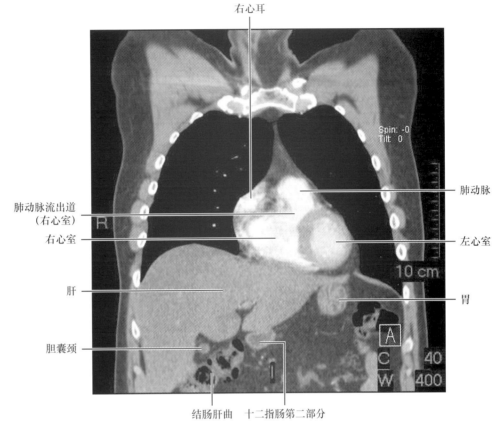

右心耳

肺动脉

肺动脉流出道（右心室）

右心室

左心室

肝

胃

胆囊颈

结肠肝曲　十二指肠第二部分

图 18.3.2

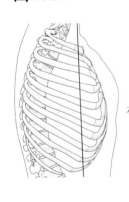

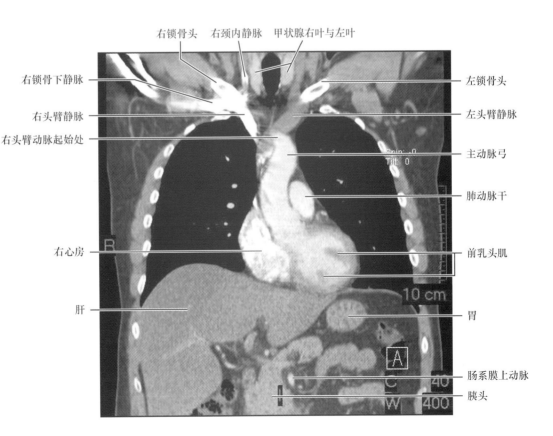

右锁骨头　右颈内静脉　甲状腺右叶与左叶

右锁骨下静脉

左锁骨头

右头臂静脉

左头臂静脉

右头臂动脉起始处

主动脉弓

肺动脉干

右心房

前乳头肌

肝

胃

肠系膜上动脉

胰头

图 18.3.3A

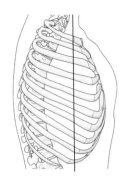

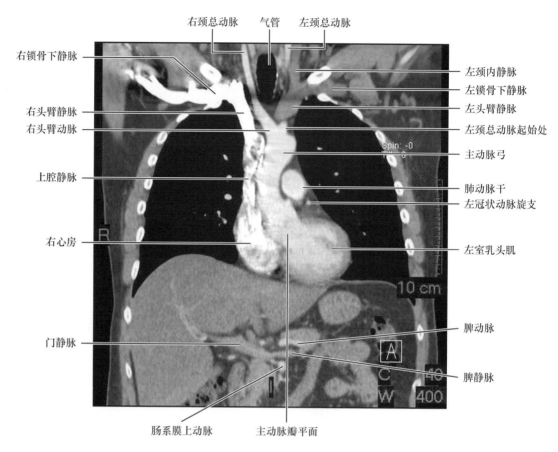

右颈总动脉　气管　左颈总动脉

右锁骨下静脉　　　　　　　　　　　　　　　左颈内静脉

　　　　　　　　　　　　　　　　　　　　　左锁骨下静脉

右头臂静脉　　　　　　　　　　　　　　　　左头臂静脉

右头臂动脉　　　　　　　　　　　　　　　　左颈总动脉起始处

　　　　　　　　　　　　　　　　　　　　　主动脉弓

上腔静脉　　　　　　　　　　　　　　　　　肺动脉干

　　　　　　　　　　　　　　　　　　　　　左冠状动脉旋支

右心房　　　　　　　　　　　　　　　　　　左室乳头肌

　　　　　　　　　　　　　　　　　　　　　脾动脉

门静脉　　　　　　　　　　　　　　　　　　脾静脉

肠系膜上动脉　　　主动脉瓣平面

图 18.3.3B

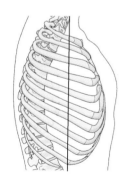

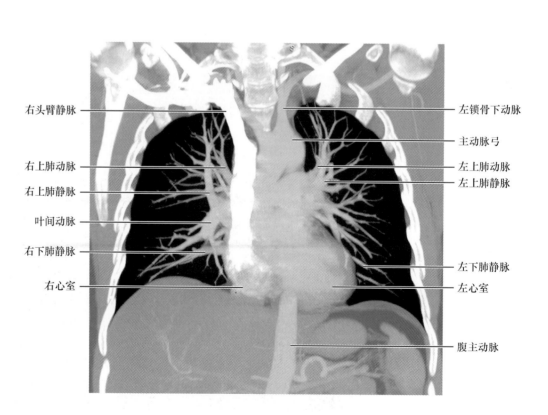

右头臂静脉　　　　　　　　　　　　　　　　左锁骨下动脉

　　　　　　　　　　　　　　　　　　　　　主动脉弓

右上肺动脉　　　　　　　　　　　　　　　　左上肺动脉

右上肺静脉　　　　　　　　　　　　　　　　左上肺静脉

叶间动脉

右下肺静脉　　　　　　　　　　　　　　　　左下肺静脉

右心室　　　　　　　　　　　　　　　　　　左心室

　　　　　　　　　　　　　　　　　　　　　腹主动脉

图 18.3.4

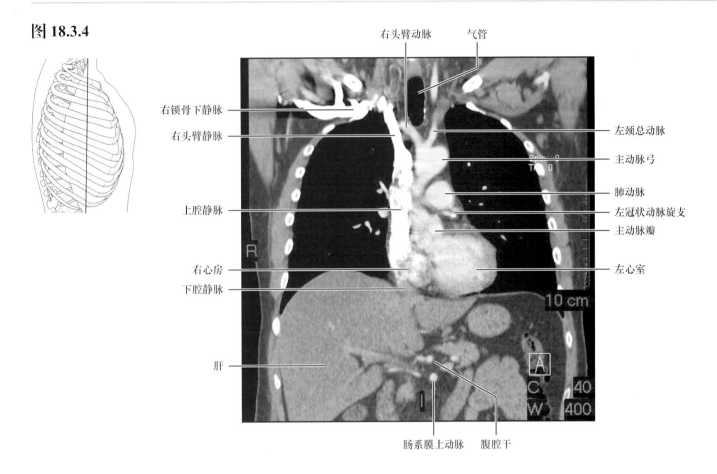

右头臂动脉　气管

右锁骨下静脉

右头臂静脉

上腔静脉

右心房

下腔静脉

肝

左颈总动脉

主动脉弓

肺动脉

左冠状动脉旋支

主动脉瓣

左心室

10 cm

肠系膜上动脉　腹腔干

图 18.3.5

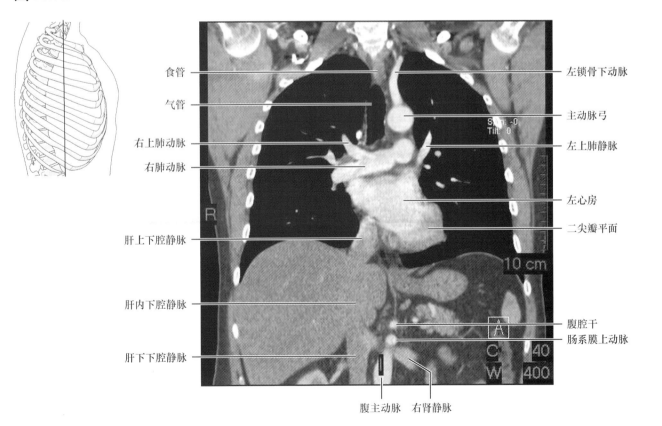

食管

气管

右上肺动脉

右肺动脉

肝上下腔静脉

肝内下腔静脉

肝下下腔静脉

左锁骨下动脉

主动脉弓

左上肺静脉

左心房

二尖瓣平面

10 cm

腹腔干

肠系膜上动脉

腹主动脉　右肾静脉

图 **18.3.6A**

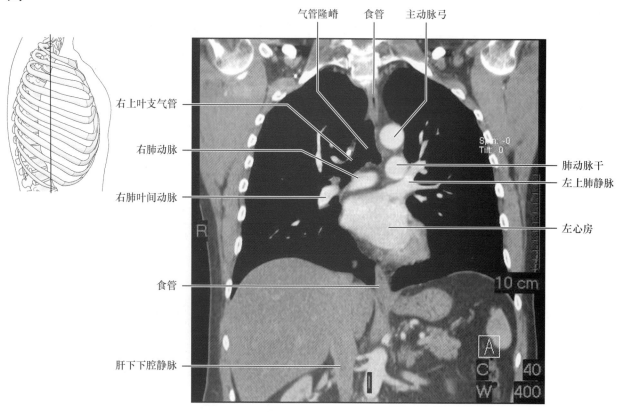

气管隆嵴　食管　主动脉弓

右上叶支气管

右肺动脉

右肺叶间动脉

肺动脉干

左上肺静脉

左心房

食管

肝下下腔静脉

图 **18.3.6B**

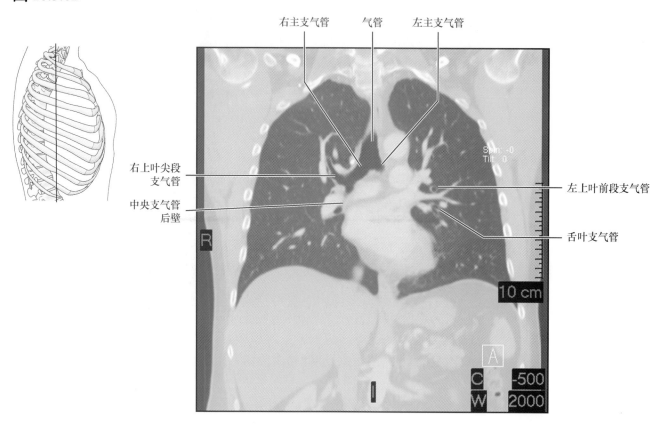

右主支气管　气管　左主支气管

右上叶尖段
支气管

中央支气管
后壁

左上叶前段支气管

舌叶支气管

图 18.3.7A

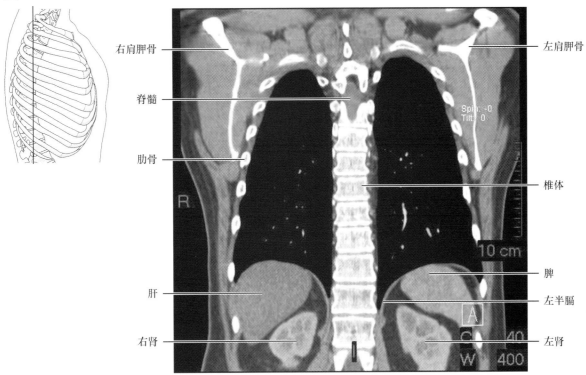

右肩胛骨

脊髓

肋骨

肝

右肾

左肩胛骨

椎体

脾

左半膈

左肾

图 18.3.7B

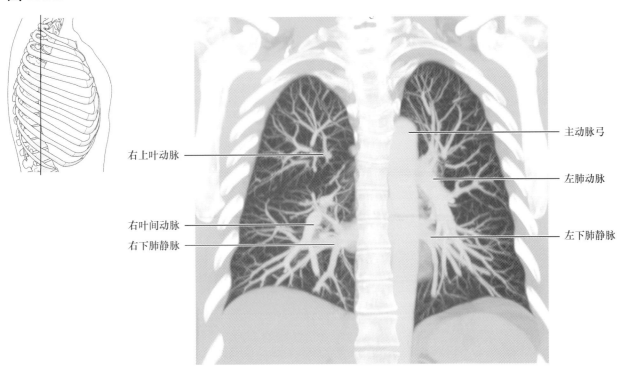

右上叶动脉

右叶间动脉

右下肺静脉

主动脉弓

左肺动脉

左下肺静脉

图 18.3.8

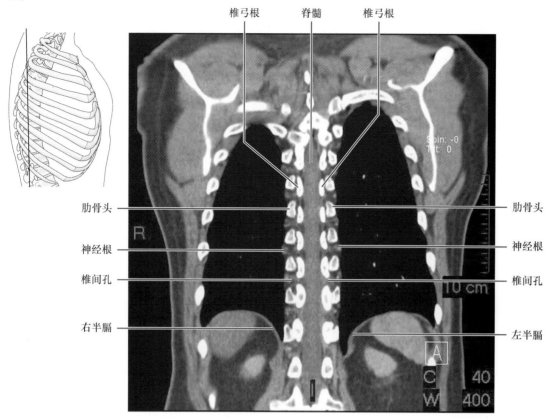

椎弓根　　脊髓　　椎弓根

肋骨头　　　　　　　　　　　　　　　肋骨头

神经根　　　　　　　　　　　　　　　神经根

椎间孔　　　　　　　　　　　　　　　椎间孔

右半膈　　　　　　　　　　　　　　　左半膈

第 **19** 章

心脏 MRI

19.1 轴位

图 19.1.1

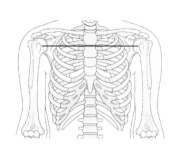

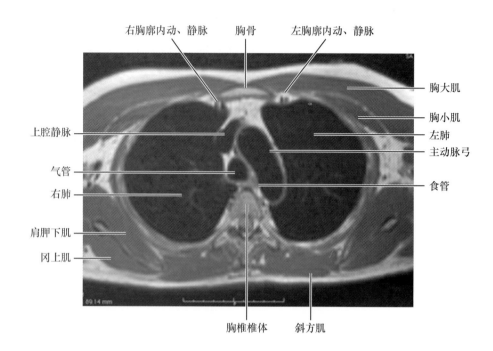

右胸廓内动、静脉　胸骨　左胸廓内动、静脉

胸大肌

胸小肌

左肺

主动脉弓

食管

上腔静脉

气管

右肺

肩胛下肌

冈上肌

胸椎椎体　斜方肌

图 19.1.2

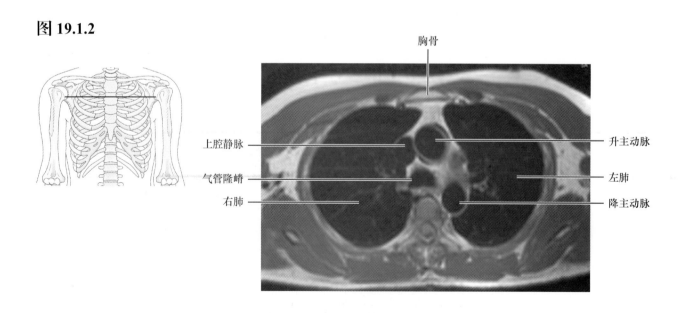

胸骨

上腔静脉

升主动脉

气管隆嵴

左肺

右肺

降主动脉

图 19.1.3

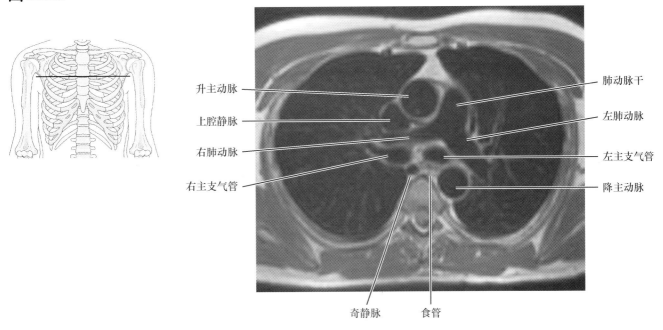

升主动脉
上腔静脉
右肺动脉
右主支气管

肺动脉干
左肺动脉
左主支气管
降主动脉

奇静脉　食管

图 19.1.4

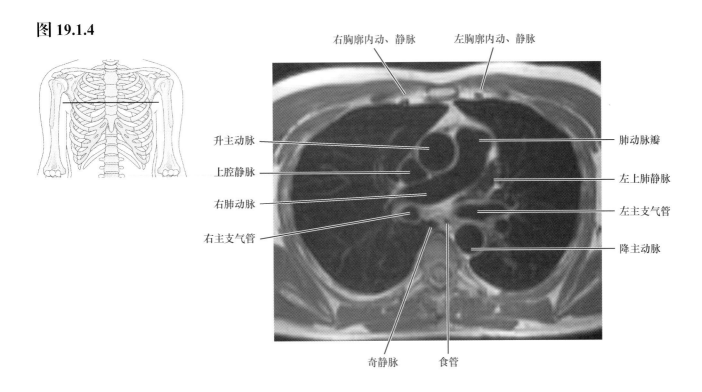

右胸廓内动、静脉　　左胸廓内动、静脉

升主动脉
上腔静脉
右肺动脉
右主支气管

肺动脉瓣
左上肺静脉
左主支气管
降主动脉

奇静脉　食管

图 19.1.5

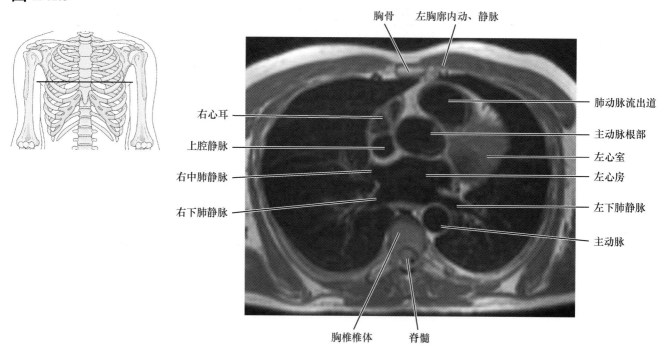

胸骨　左胸廓内动、静脉

右心耳

上腔静脉

右中肺静脉

右下肺静脉

肺动脉流出道

主动脉根部

左心室

左心房

左下肺静脉

主动脉

胸椎椎体　脊髓

图 19.1.6

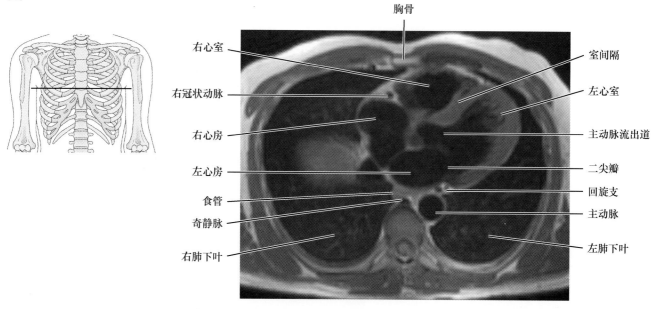

胸骨

右心室

右冠状动脉

右心房

左心房

食管

奇静脉

右肺下叶

室间隔

左心室

主动脉流出道

二尖瓣

回旋支

主动脉

左肺下叶

图 19.1.7

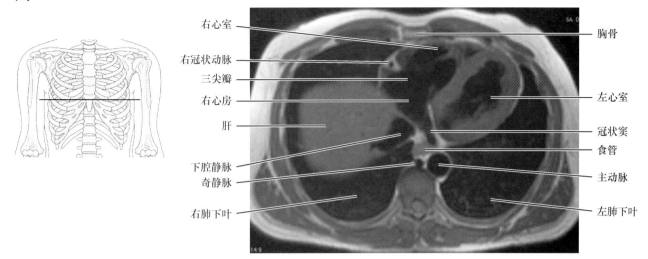

右心室 — 胸骨

右冠状动脉 —

三尖瓣 —

右心房 — 左心室

肝 — 冠状窦

下腔静脉 — 食管

奇静脉 — 主动脉

右肺下叶 — 左肺下叶

19.2 矢状位

图 19.2.1

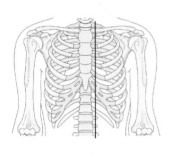

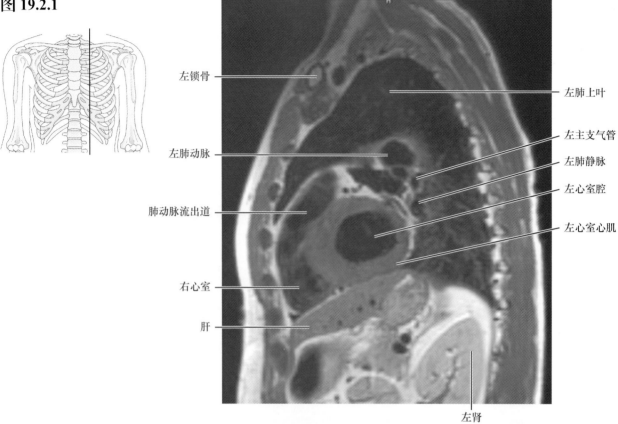

左锁骨

左肺动脉

肺动脉流出道

右心室

肝

左肺上叶

左主支气管

左肺静脉

左心室腔

左心室心肌

左肾

图 19.2.2

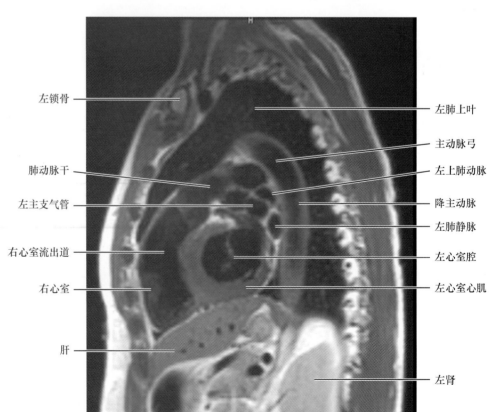

左锁骨

肺动脉干

左主支气管

右心室流出道

右心室

肝

左肺上叶

主动脉弓

左上肺动脉

降主动脉

左肺静脉

左心室腔

左心室心肌

左肾

图 19.2.3

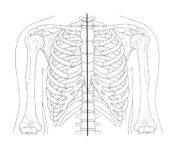

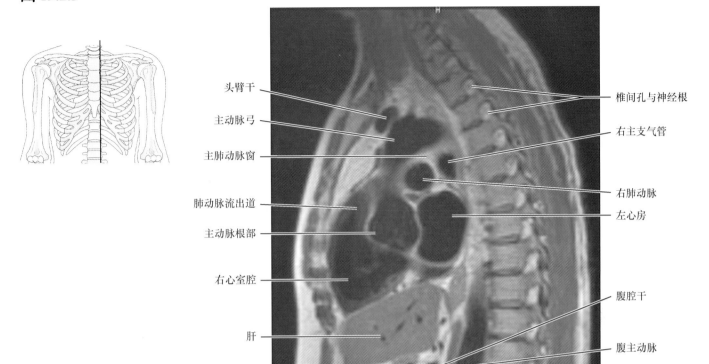

头臂干

主动脉弓

主肺动脉窗

肺动脉流出道

主动脉根部

右心室腔

肝

椎间孔与神经根

右主支气管

右肺动脉

左心房

腹腔干

腹主动脉

肠系膜上动脉

图 19.2.4

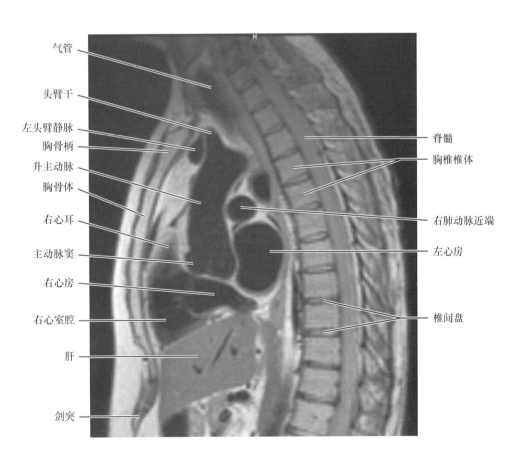

气管

头臂干

左头臂静脉

胸骨柄

升主动脉

胸骨体

右心耳

主动脉窦

右心房

右心室腔

肝

剑突

脊髓

胸椎椎体

右肺动脉近端

左心房

椎间盘

图 19.2.5

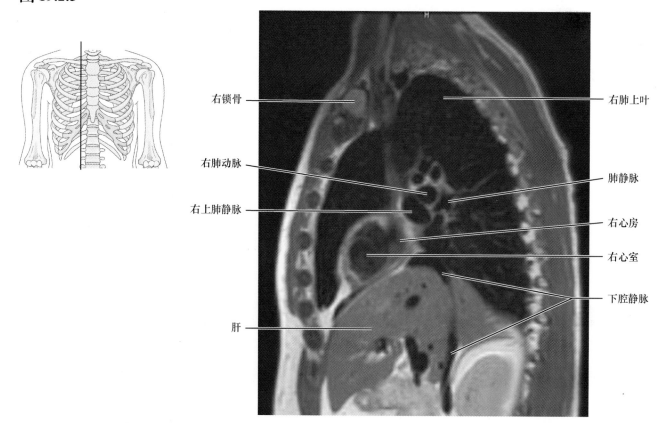

右锁骨 —————— 右肺上叶

右肺动脉 —————— 肺静脉

右上肺静脉 —————— 右心房

右心室

下腔静脉

肝 ——————

19.3 冠状位

图 19.3.1

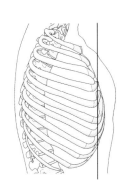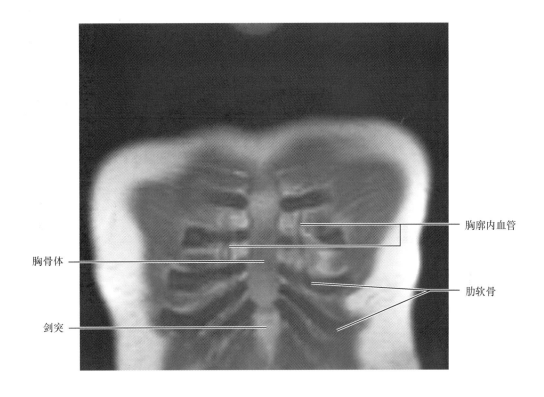

胸骨体

剑突

胸廓内血管

肋软骨

图 19.3.2

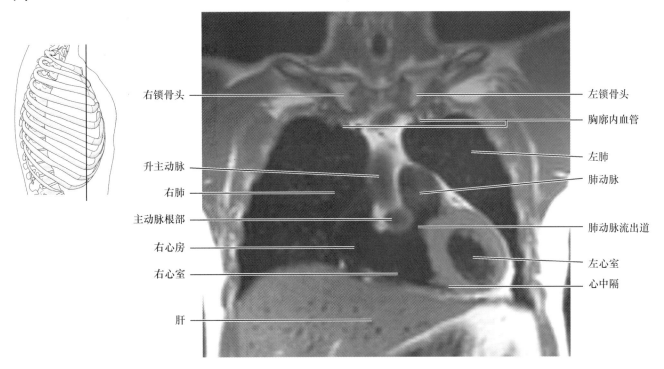

右锁骨头

升主动脉

右肺

主动脉根部

右心房

右心室

肝

左锁骨头

胸廓内血管

左肺

肺动脉

肺动脉流出道

左心室

心中隔

图 19.3.3

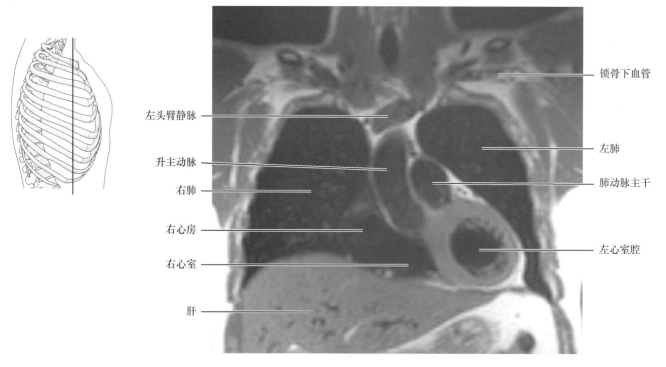

左头臂静脉

升主动脉

右肺

右心房

右心室

肝

锁骨下血管

左肺

肺动脉主干

左心室腔

图 19.3.4

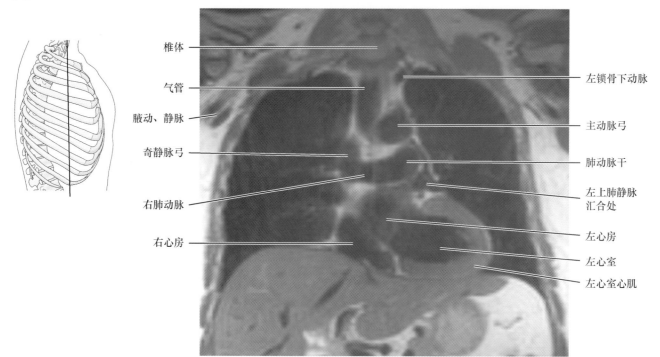

椎体

气管

腋动、静脉

奇静脉弓

右肺动脉

右心房

左锁骨下动脉

主动脉弓

肺动脉干

左上肺静脉汇合处

左心房

左心室

左心室心肌

图 19.3.5

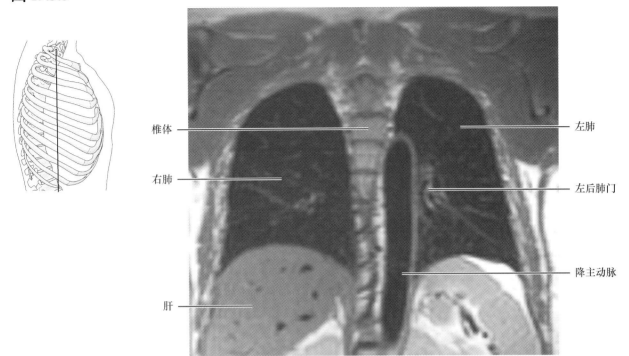

椎体 ——

右肺 ——

肝 ——

—— 左肺

—— 左后肺门

—— 降主动脉

第五部分

腹　部

第 20 章

腹部 CT

表 20-1　腹壁肌肉

肌肉	起点	止点	神经支配
腹直肌	耻骨联合与耻骨嵴	剑突与第 5～7 肋软骨	下位胸神经 * 的分支
腹外斜肌	第 5～12 肋	髂嵴前半，腹股沟韧带，腹直肌鞘的前层	下位胸神经 * 的前支
腹内斜肌	第 10～12 肋和腹直肌鞘；起于腹股沟韧带，止于腹股沟的纤维	腹股沟韧带外侧部深面的筋膜，髂嵴前半，胸腰筋膜	下位胸神经 *
腹横肌	第 7～12 肋软骨，胸腰筋膜，髂嵴与腹股沟韧带	剑突软骨与腹白线，腹股沟镰，耻骨结节与耻骨梳	下位胸神经 *

* 译者注：即下 6 对胸神经

20.1 轴位

图 20.1.1

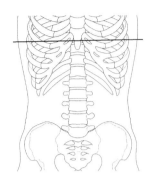

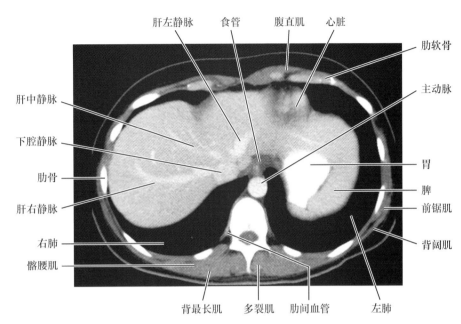

肝左静脉　食管　腹直肌　心脏

肋软骨

主动脉

肝中静脉

下腔静脉

肋骨

肝右静脉

右肺

髂腰肌

胃

脾

前锯肌

背阔肌

背最长肌　多裂肌　肋间血管　左肺

图 20.1.2

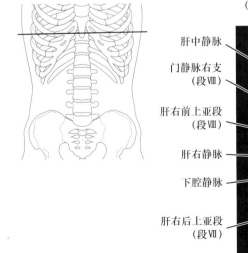

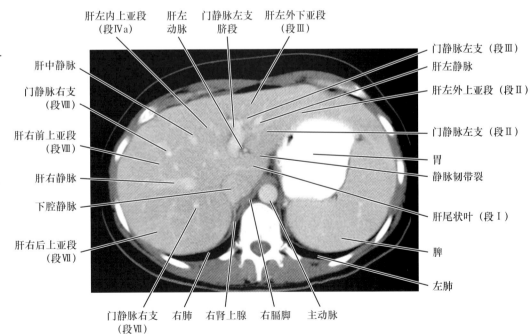

肝左内上亚段
（段Ⅳa）

肝左
动脉

门静脉左支
脐段

肝左外下亚段
（段Ⅲ）

门静脉左支（段Ⅲ）

肝左静脉

肝左外上亚段（段Ⅱ）

门静脉左支（段Ⅱ）

胃

静脉韧带裂

肝尾状叶（段Ⅰ）

脾

左肺

肝中静脉

门静脉右支
（段Ⅷ）

肝右前上亚段
（段Ⅷ）

肝右静脉

下腔静脉

肝右后上亚段
（段Ⅶ）

门静脉右支
（段Ⅶ）　右肺　右肾上腺　右膈脚　主动脉

图 20.1.3

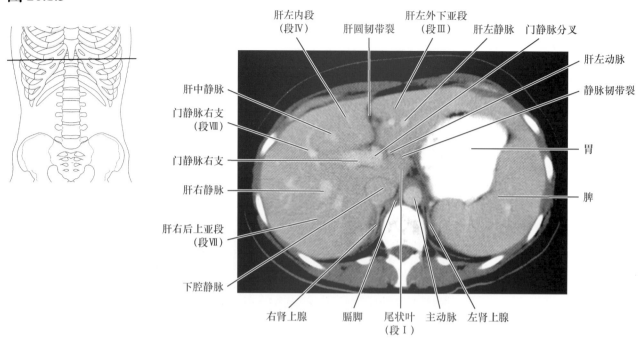

肝左内段（段Ⅳ）　肝圆韧带裂　肝左外下亚段（段Ⅲ）　肝左静脉　门静脉分叉

肝左动脉

静脉韧带裂

胃

脾

肝中静脉

门静脉右支（段Ⅷ）

门静脉右支

肝右静脉

肝右后上亚段（段Ⅶ）

下腔静脉

右肾上腺　膈脚　尾状叶（段Ⅰ）　主动脉　左肾上腺

图 20.1.4

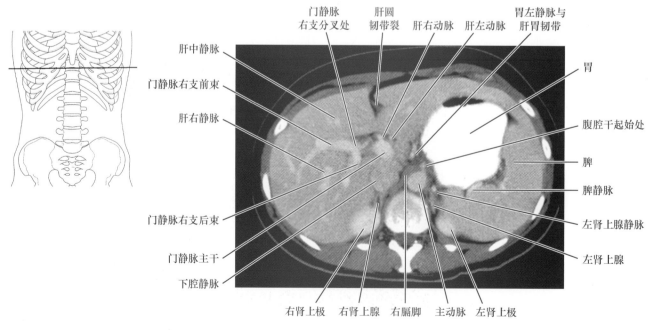

门静脉右支分叉处　肝圆韧带裂　肝右动脉　肝左动脉　胃左静脉与肝胃韧带

肝中静脉

门静脉右支前束

肝右静脉

门静脉右支后束

门静脉主干

下腔静脉

胃

腹腔干起始处

脾

脾静脉

左肾上腺静脉

左肾上腺

右肾上极　右肾上腺　右膈脚　主动脉　左肾上极

图 20.1.5

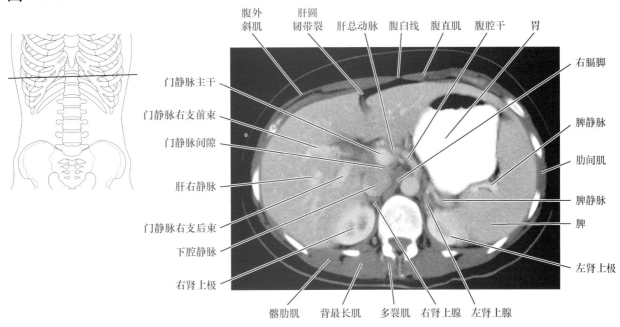

腹外斜肌　肝圆韧带裂　肝总动脉　腹白线　腹直肌　腹腔干　胃

门静脉主干

门静脉右支前束

门静脉间隙

肝右静脉

门静脉右支后束

下腔静脉

右肾上极

右膈脚

脾静脉

肋间肌

脾静脉

脾

左肾上极

髂肋肌　背最长肌　多裂肌　右肾上腺　左肾上腺

图 20.1.6

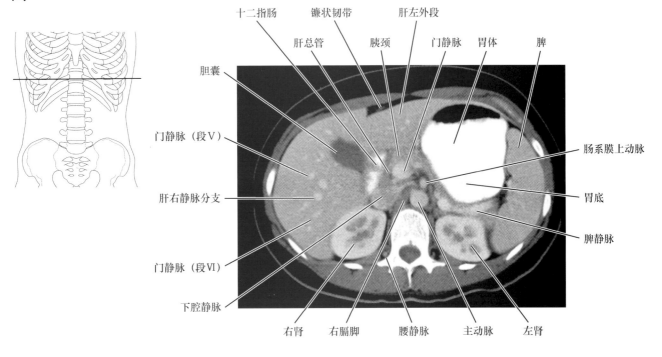

十二指肠　镰状韧带　肝左外段

肝总管　胰颈　门静脉　胃体　脾

胆囊

门静脉（段Ⅴ）

肝右静脉分支

门静脉（段Ⅵ）

下腔静脉

肠系膜上动脉

胃底

脾静脉

右肾　右膈脚　腰静脉　主动脉　左肾

图 20.1.7

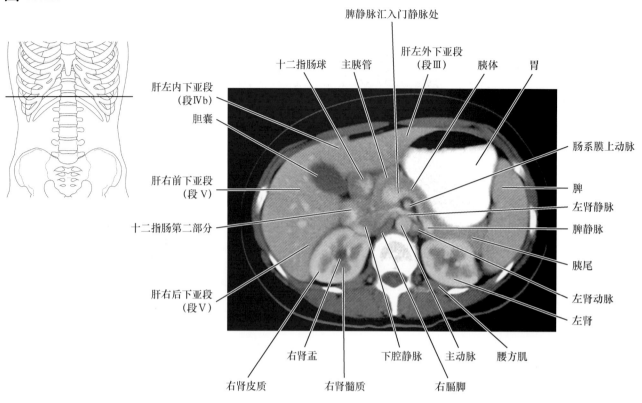

脾静脉汇入门静脉处

肝左外下亚段
（段Ⅲ）

十二指肠球　　主胰管　　　　　　　　　胰体　　　胃

肝左内下亚段
（段Ⅳb）

胆囊

肝右前下亚段
（段Ⅴ）

十二指肠第二部分

肝右后下亚段
（段Ⅴ）

肠系膜上动脉

脾

左肾静脉

脾静脉

胰尾

左肾动脉

左肾

右肾盂　　　　下腔静脉　　　主动脉　　腰方肌

右肾皮质　　　　右肾髓质　　　　右膈脚

图 20.1.8

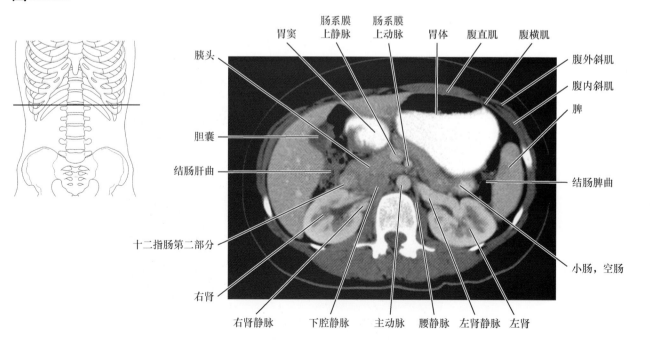

胃窦　　肠系膜　　肠系膜
　　　　上静脉　　上动脉　　胃体　　腹直肌　　腹横肌

胰头

胆囊

结肠肝曲

十二指肠第二部分

右肾

腹外斜肌

腹内斜肌

脾

结肠脾曲

小肠，空肠

右肾静脉　　下腔静脉　　主动脉　　腰静脉　　左肾静脉　　左肾

图 20.1.9

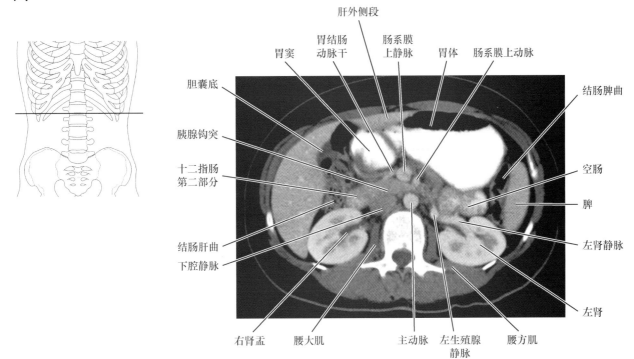

图 20.1.10

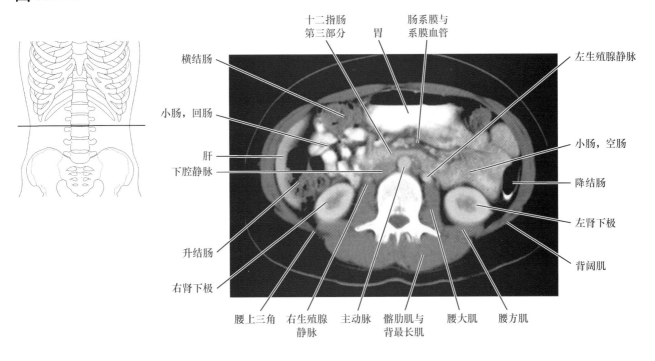

图 20.1.11

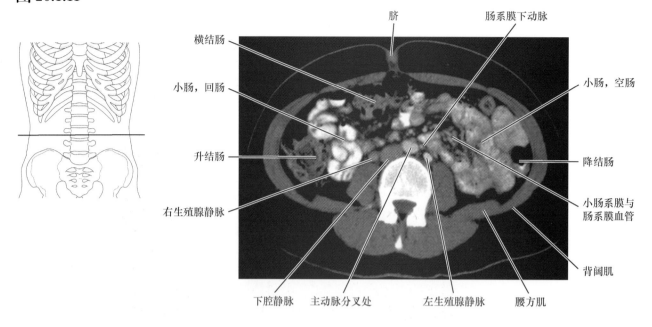

脐　肠系膜下动脉

横结肠
小肠，回肠
升结肠
右生殖腺静脉

小肠，空肠
降结肠
小肠系膜与肠系膜血管
背阔肌

下腔静脉　主动脉分叉处　左生殖腺静脉　腰方肌

图 20.1.12

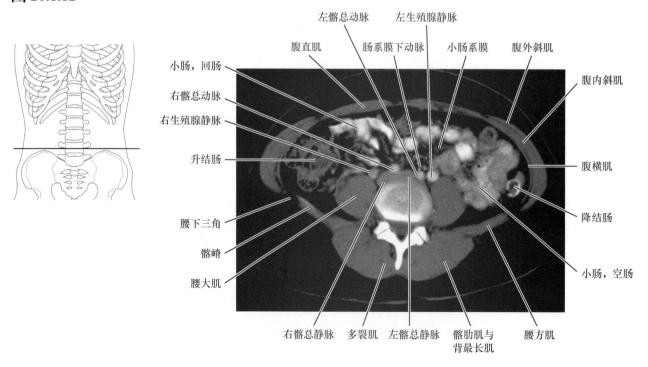

左髂总动脉　左生殖腺静脉

腹直肌　肠系膜下动脉　小肠系膜　腹外斜肌

小肠，回肠
右髂总动脉
右生殖腺静脉
升结肠
腰下三角
髂嵴
腰大肌

腹内斜肌
腹横肌
降结肠
小肠，空肠

右髂总静脉　多裂肌　左髂总静脉　髂肋肌与背最长肌　腰方肌

20.2 矢状位

图 20.2.1

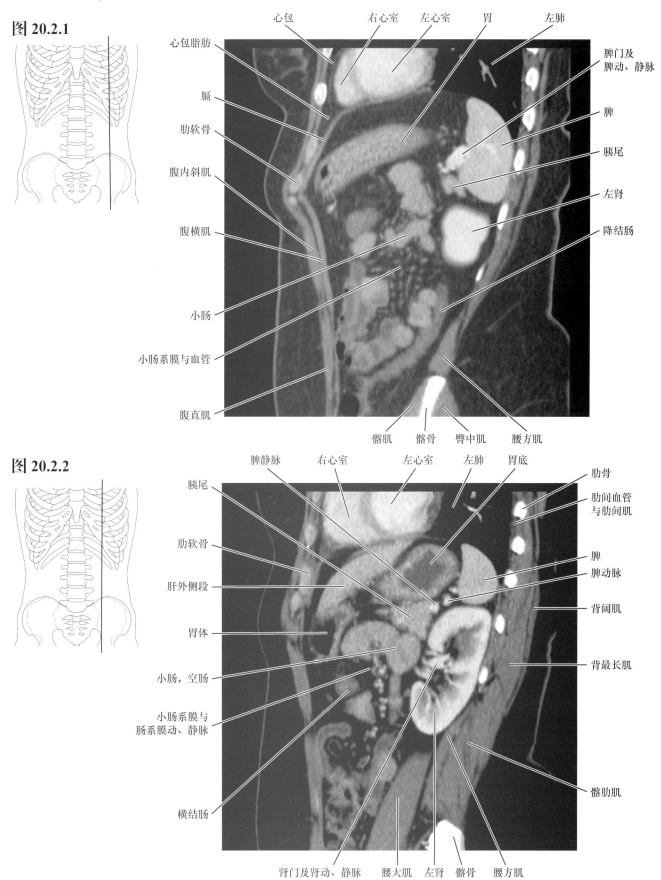

心包　右心室　左心室　胃　左肺

心包脂肪
膈
肋软骨
腹内斜肌
腹横肌
小肠
小肠系膜与血管
腹直肌

脾门及脾动、静脉
脾
胰尾
左肾
降结肠

髂肌　髂骨　臀中肌　腰方肌

图 20.2.2

脾静脉　右心室　左心室　左肺　胃底

胰尾
肋软骨
肝外侧段
胃体
小肠，空肠
小肠系膜与肠系膜动、静脉
横结肠

肋骨
肋间血管与肋间肌
脾
脾动脉
背阔肌
背最长肌
髂肋肌

肾门及肾动、静脉　腰大肌　左肾　髂骨　腰方肌

图 20.2.3

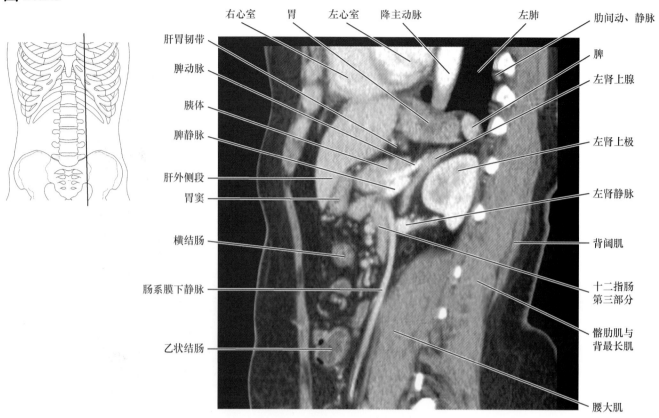

右心室　胃　左心室　降主动脉　左肺　肋间动、静脉

肝胃韧带　脾动脉　胰体　脾静脉　肝外侧段　胃窦　横结肠　肠系膜下静脉　乙状结肠

脾　左肾上腺　左肾上极　左肾静脉　背阔肌　十二指肠第三部分　髂肋肌与背最长肌　腰大肌

图 20.2.4

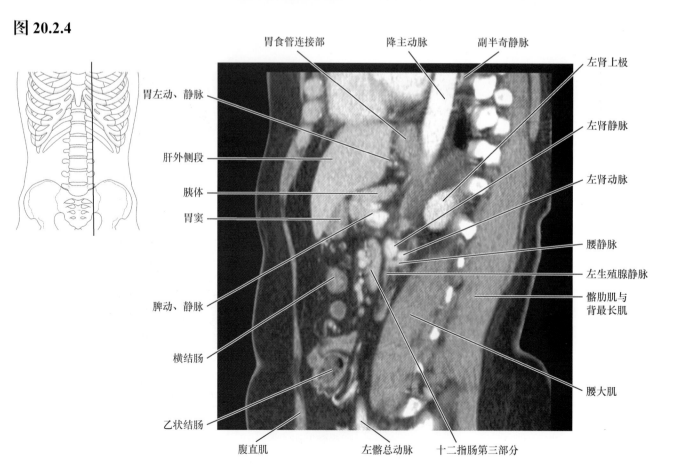

胃食管连接部　降主动脉　副半奇静脉　左肾上极

胃左动、静脉　肝外侧段　胰体　胃窦　脾动、静脉　横结肠　乙状结肠

左肾静脉　左肾动脉　腰静脉　左生殖腺静脉　髂肋肌与背最长肌　腰大肌

腹直肌　左髂总动脉　十二指肠第三部分

图 20.2.5

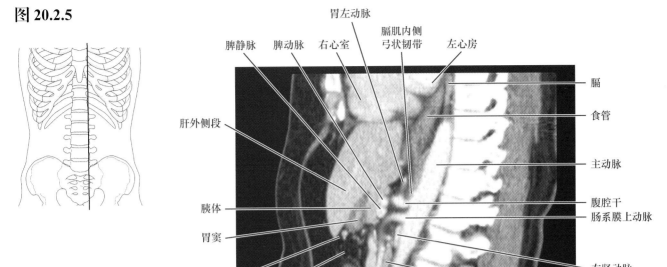

脾静脉　脾动脉　右心室　胃左动脉　膈肌内侧弓状韧带　左心房

膈
食管
主动脉
腹腔干
肠系膜上动脉
左肾动脉
十二指肠第三部分
髂肋肌与背最长肌
肠系膜下动脉

肝外侧段
胰体
胃窦
胃网膜动、静脉
胃结肠韧带
横结肠
脐

小肠　乙状结肠　乙状结肠系膜　左髂总静脉　左髂总动脉

图 20.2.6

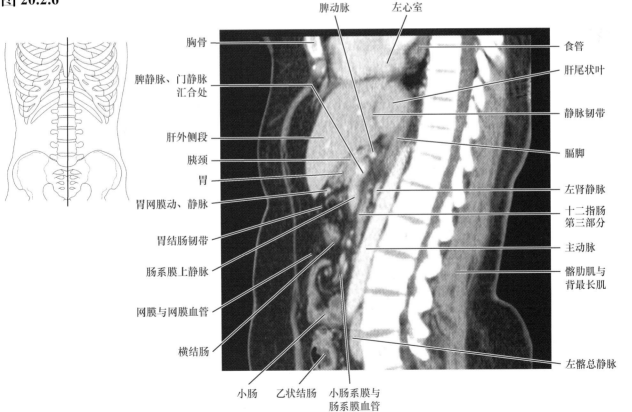

脾动脉　左心室

胸骨
脾静脉、门静脉汇合处
肝外侧段
胰颈
胃
胃网膜动、静脉
胃结肠韧带
肠系膜上静脉
网膜与网膜血管
横结肠

食管
肝尾状叶
静脉韧带
膈脚
左肾静脉
十二指肠第三部分
主动脉
髂肋肌与背最长肌
左髂总静脉

小肠　乙状结肠　小肠系膜与肠系膜血管

图 20.2.7

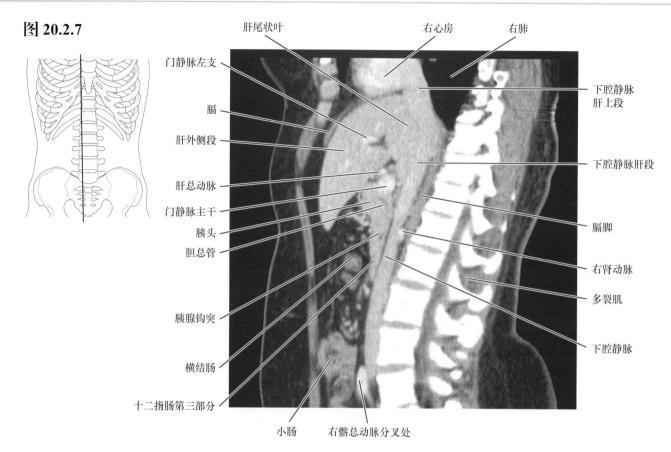

肝尾状叶　　　　右心房　　　右肺

门静脉左支

膈

肝外侧段

肝总动脉

门静脉主干

胰头

胆总管

胰腺钩突

横结肠

十二指肠第三部分

小肠　　右髂总动脉分叉处

下腔静脉肝上段

下腔静脉肝段

膈脚

右肾动脉

多裂肌

下腔静脉

图 20.2.8

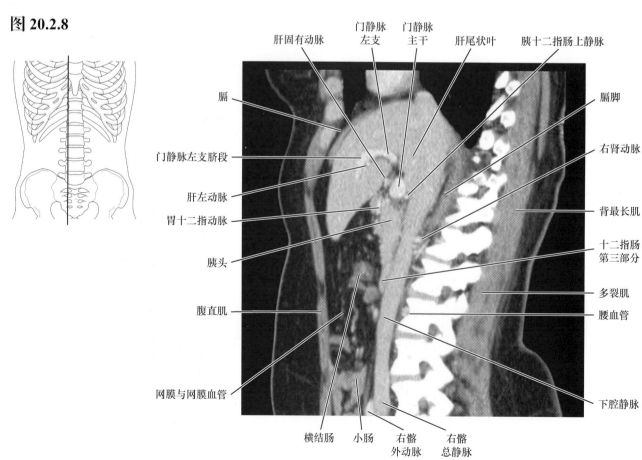

肝固有动脉　　门静脉左支　门静脉主干　肝尾状叶　　胰十二指肠上静脉

膈

门静脉左支脐段

肝左动脉

胃十二指动脉

胰头

腹直肌

网膜与网膜血管

膈脚

右肾动脉

背最长肌

十二指肠第三部分

多裂肌

腰血管

下腔静脉

横结肠　小肠　右髂外动脉　右髂总静脉

图 20.2.9

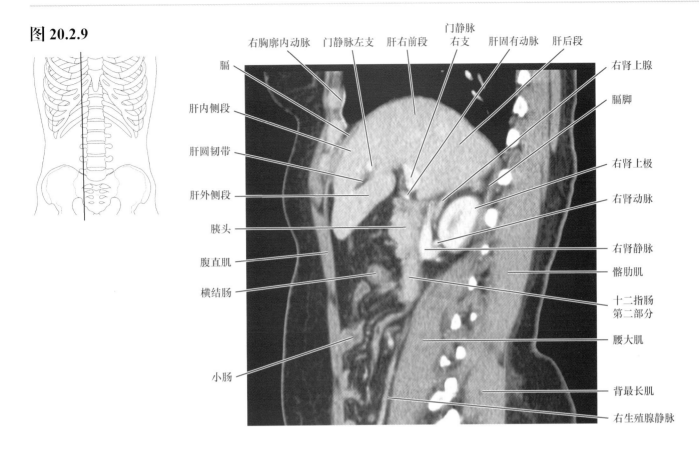

膈
肝内侧段
肝圆韧带
肝外侧段
胰头
腹直肌
横结肠
小肠

右胸廓内动脉　门静脉左支　肝右前段　门静脉右支　肝固有动脉　肝后段

右肾上腺
膈脚
右肾上极
右肾动脉
右肾静脉
髂肋肌
十二指肠第二部分
腰大肌
背最长肌
右生殖腺静脉

图 20.2.10

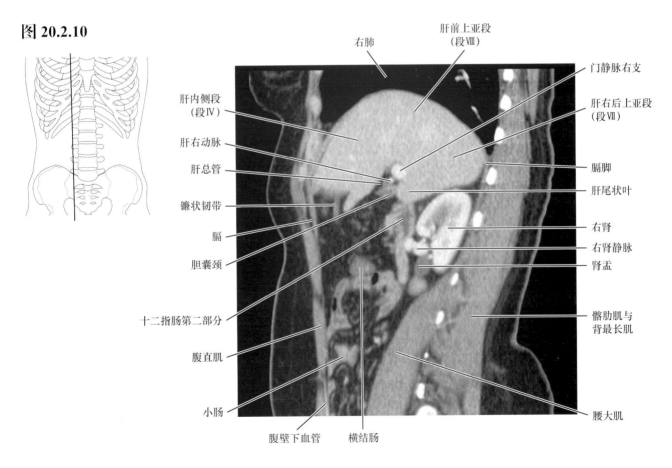

右肺　肝前上亚段（段Ⅷ）

肝内侧段（段Ⅳ）
肝右动脉
肝总管
镰状韧带
膈
胆囊颈
十二指肠第二部分
腹直肌
小肠

腹壁下血管　横结肠

门静脉右支
肝右后上亚段（段Ⅶ）
膈脚
肝尾状叶
右肾
右肾静脉
肾盂
髂肋肌与背最长肌
腰大肌

图 20.2.11

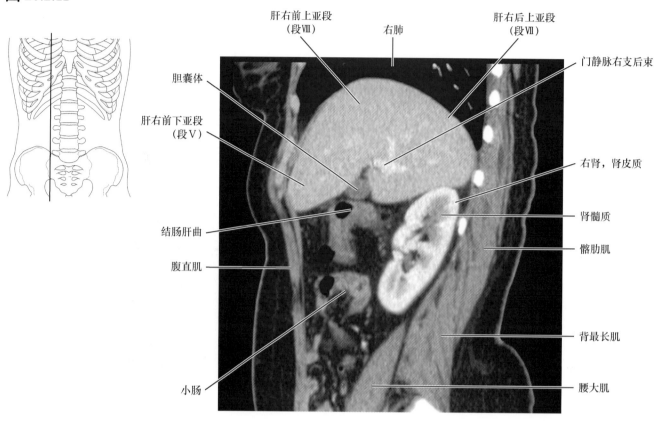

肝右前上亚段（段Ⅷ）
右肺
肝右后上亚段（段Ⅶ）
门静脉右支后束
胆囊体
肝右前下亚段（段Ⅴ）
右肾，肾皮质
肾髓质
髂肋肌
结肠肝曲
腹直肌
背最长肌
小肠
腰大肌

图 20.2.12

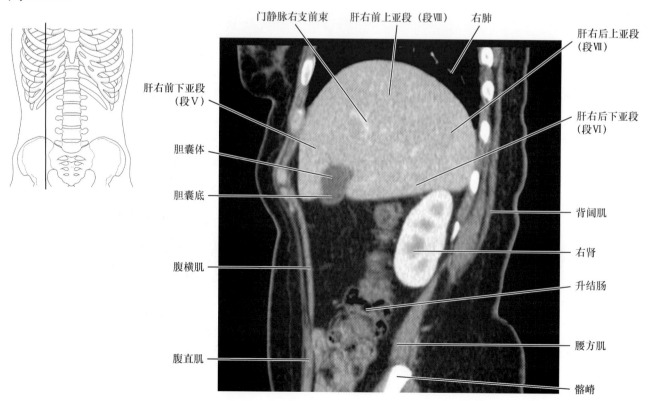

门静脉右支前束
肝右前上亚段（段Ⅷ）
右肺
肝右后上亚段（段Ⅶ）
肝右前下亚段（段Ⅴ）
肝右后下亚段（段Ⅵ）
胆囊体
胆囊底
背阔肌
腹横肌
右肾
升结肠
腹直肌
腰方肌
髂嵴

20.3 冠状位

图 20.3.1

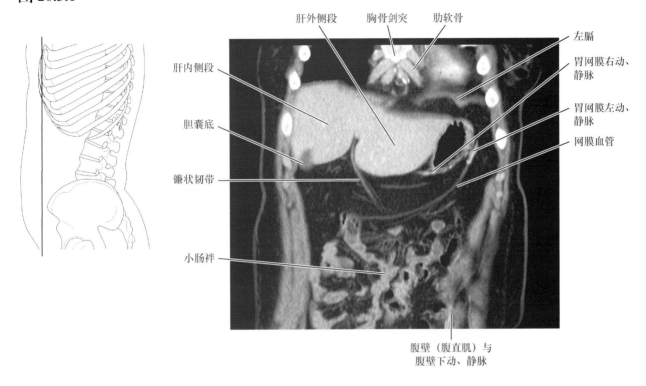

肝外侧段　　胸骨剑突　　肋软骨

肝内侧段

胆囊底

镰状韧带

小肠襻

左膈

胃网膜右动、静脉

胃网膜左动、静脉

网膜血管

腹壁（腹直肌）与
腹壁下动、静脉

图 20.3.2

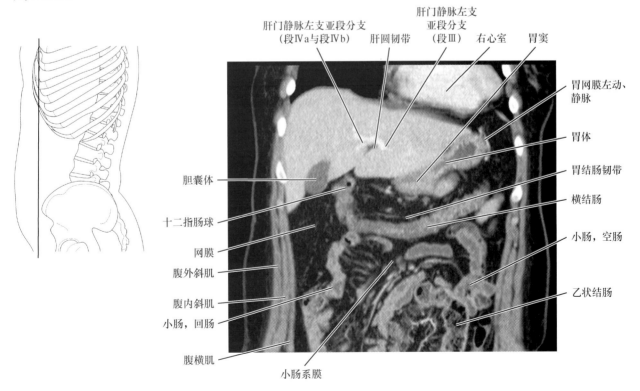

肝门静脉左支亚段分支
（段Ⅳa与段Ⅳb）　　肝圆韧带

肝门静脉左支
亚段分支
（段Ⅲ）　　右心室　　胃窦

胆囊体

十二指肠球

网膜

腹外斜肌

腹内斜肌

小肠，回肠

腹横肌

小肠系膜

胃网膜左动、静脉

胃体

胃结肠韧带

横结肠

小肠，空肠

乙状结肠

图 20.3.3

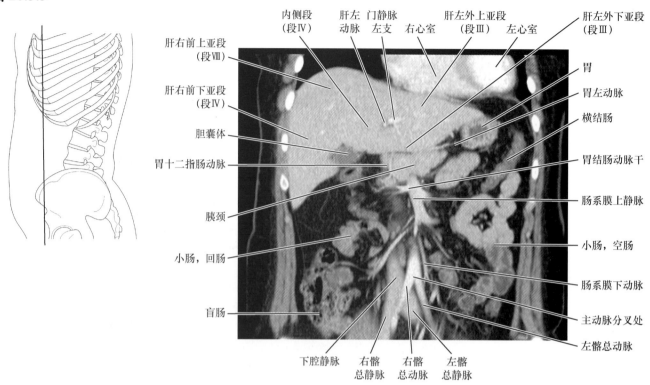

内侧段（段IV）　肝左动脉　门静脉左支　右心室　肝左外上亚段（段III）　左心室　肝左外下亚段（段III）
肝右前上亚段（段VIII）
胃
胃左动脉
肝右前下亚段（段IV）
横结肠
胆囊体
胃结肠动脉干
胃十二指肠动脉
肠系膜上静脉
胰颈
小肠，空肠
小肠，回肠
肠系膜下动脉
盲肠
主动脉分叉处
左髂总动脉
下腔静脉　右髂总静脉　右髂总动脉　左髂总静脉

图 20.3.4

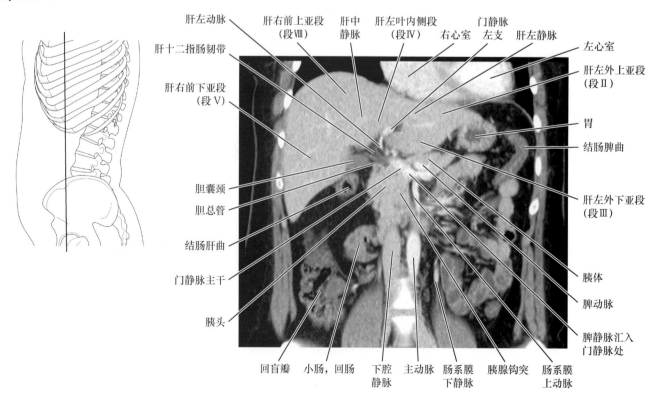

肝左动脉　肝右前上亚段（段VIII）　肝中静脉　肝左叶内侧段（段IV）　右心室　门静脉左支　肝左静脉
肝十二指肠韧带
左心室
肝左外上亚段（段II）
肝右前下亚段（段V）
胃
结肠脾曲
胆囊颈
胆总管
肝左外下亚段（段III）
结肠肝曲
门静脉主干
胰体
胰头
脾动脉
脾静脉汇入门静脉处
回盲瓣　小肠，回肠　下腔静脉　主动脉　肠系膜下静脉　胰腺钩突　肠系膜上动脉

图 20.3.5

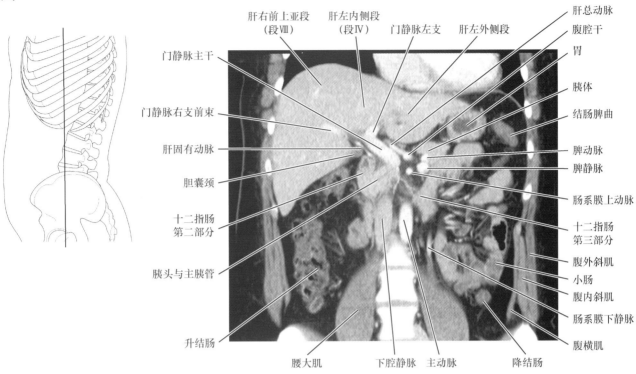

肝右前上亚段（段Ⅷ）　肝左内侧段（段Ⅳ）　门静脉左支　肝左外侧段　肝总动脉　腹腔干　胃　胰体　结肠脾曲　脾动脉　脾静脉　肠系膜上动脉　十二指肠第三部分　腹外斜肌　小肠　腹内斜肌　肠系膜下静脉　腹横肌

门静脉主干　门静脉右支前束　肝固有动脉　胆囊颈　十二指肠第二部分　胰头与主胰管　升结肠

腰大肌　下腔静脉　主动脉　降结肠

图 20.3.6

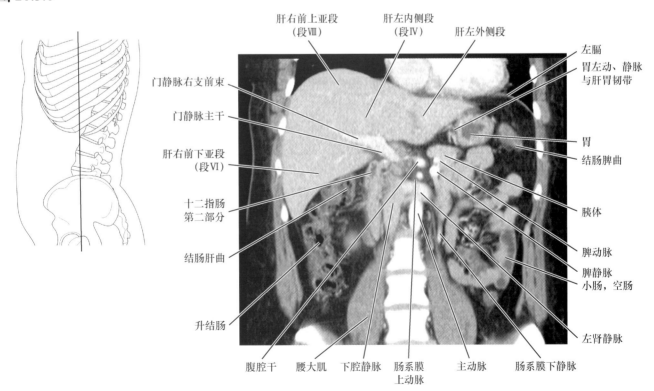

肝右前上亚段（段Ⅷ）　肝左内侧段（段Ⅳ）　肝左外侧段　左膈　胃左动、静脉与肝胃韧带　胃　结肠脾曲　胰体　脾动脉　脾静脉　小肠，空肠　左肾静脉

门静脉右支前束　门静脉主干　肝右前下亚段（段Ⅵ）　十二指肠第二部分　结肠肝曲　升结肠

腹腔干　腰大肌　下腔静脉　肠系膜上动脉　主动脉　肠系膜下静脉

图 20.3.7

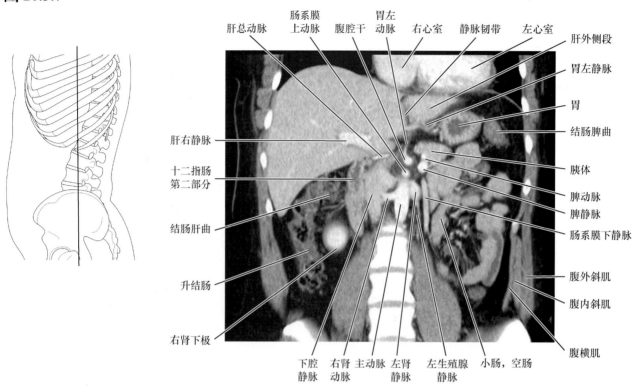

肝总动脉　肠系膜上动脉　腹腔干　胃左动脉　右心室　静脉韧带　左心室　肝外侧段　胃左静脉　胃　结肠脾曲　胰体　脾动脉　脾静脉　肠系膜下静脉　腹外斜肌　腹内斜肌　腹横肌

肝右静脉　十二指肠第二部分　结肠肝曲　升结肠　右肾下极

下腔静脉　右肾动脉　主动脉　左肾静脉　左生殖腺静脉　小肠，空肠

图 20.3.8

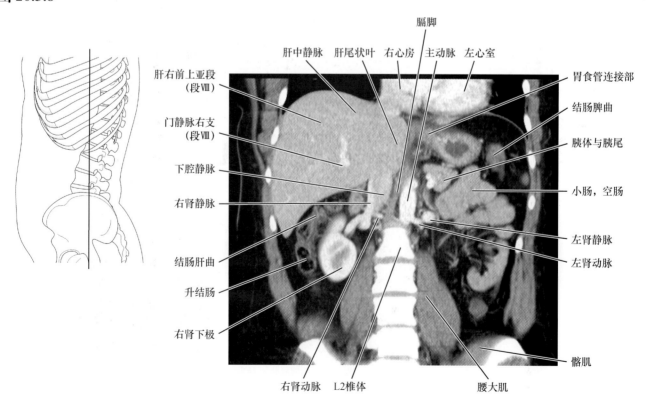

膈脚

肝中静脉　肝尾状叶　右心房　主动脉　左心室　胃食管连接部　结肠脾曲　胰体与胰尾　小肠，空肠　左肾静脉　左肾动脉

肝右前上亚段（段Ⅷ）　门静脉右支（段Ⅷ）　下腔静脉　右肾静脉　结肠肝曲　升结肠　右肾下极

右肾动脉　L2椎体　腰大肌　髂肌

图 20.3.9

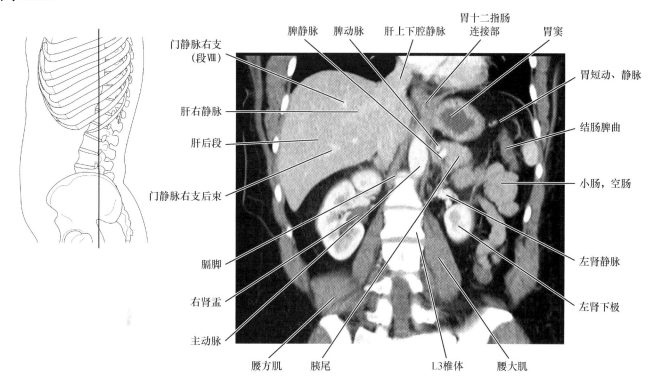

门静脉右支
（段Ⅷ）

脾静脉　脾动脉　肝上下腔静脉　胃十二指肠连接部　胃窦

肝右静脉

肝后段

门静脉右支后束

膈脚

右肾盂

主动脉

腰方肌　胰尾　　　　　　　L3椎体　腰大肌

胃短动、静脉

结肠脾曲

小肠，空肠

左肾静脉

左肾下极

图 20.3.10

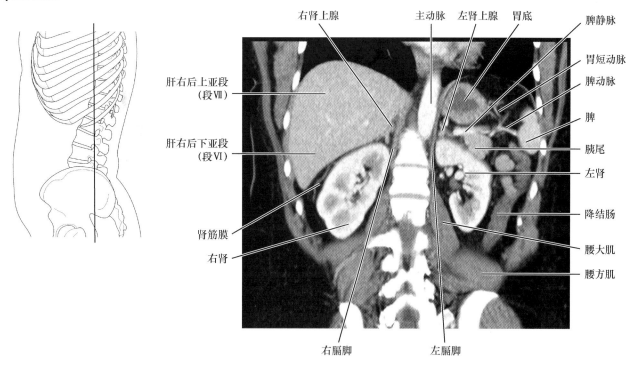

右肾上腺　　　主动脉　左肾上腺　胃底

肝右后上亚段
（段Ⅶ）

肝右后下亚段
（段Ⅵ）

肾筋膜

右肾

右膈脚　　　　左膈脚

脾静脉

胃短动脉

脾动脉

脾

胰尾

左肾

降结肠

腰大肌

腰方肌

图 20.3.11

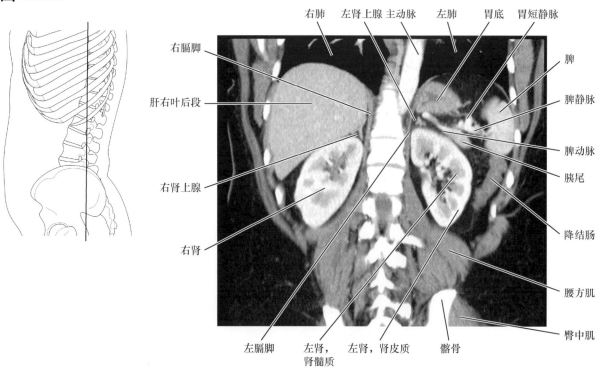

右肺　左肾上腺　主动脉　左肺　胃底　胃短静脉

右膈脚

肝右叶后段

右肾上腺

右肾

脾

脾静脉

脾动脉

胰尾

降结肠

腰方肌

臀中肌

左膈脚　　左肾，　左肾，肾皮质　髂骨
　　　　　肾髓质

图 20.3.12

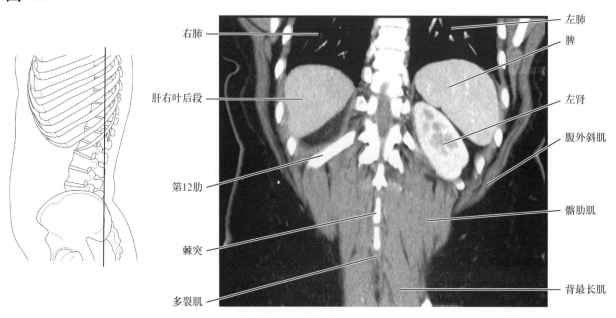

右肺

肝右叶后段

第12肋

棘突

多裂肌

左肺

脾

左肾

腹外斜肌

髂肋肌

背最长肌

第**21**章

腹部 MRI

21.1 轴位

图 21.1.1

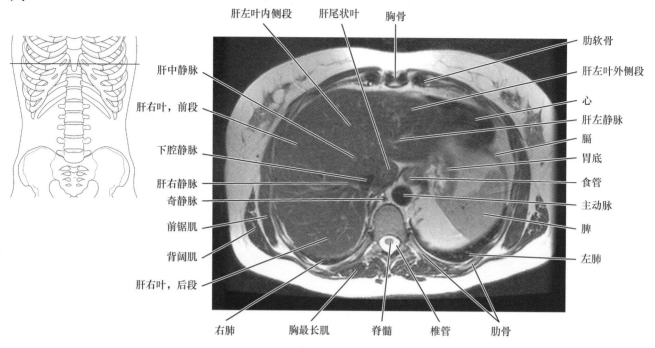

肝左叶内侧段　　肝尾状叶　　胸骨

肝中静脉

肝右叶，前段

下腔静脉

肝右静脉

奇静脉

前锯肌

背阔肌

肝右叶，后段

肋软骨

肝左叶外侧段

心

肝左静脉

膈

胃底

食管

主动脉

脾

左肺

右肺　　胸最长肌　　脊髓　　椎管　　肋骨

图 21.1.2

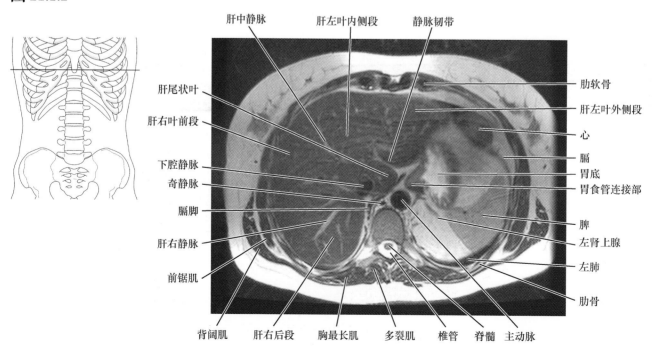

肝中静脉　　肝左叶内侧段　　静脉韧带

肝尾状叶

肝右叶前段

下腔静脉

奇静脉

膈脚

肝右静脉

前锯肌

肋软骨

肝左叶外侧段

心

膈

胃底

胃食管连接部

脾

左肾上腺

左肺

肋骨

背阔肌　　肝右后段　　胸最长肌　　多裂肌　　椎管　　脊髓　　主动脉

图 21.1.3

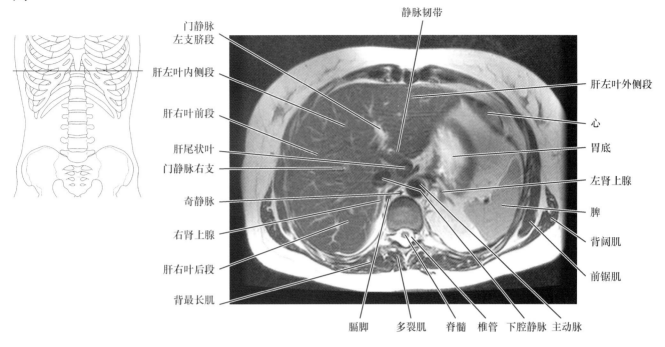

门静脉左支脐段
静脉韧带
肝左叶内侧段
肝左叶外侧段
肝右叶前段
心
肝尾状叶
胃底
门静脉右支
左肾上腺
奇静脉
脾
右肾上腺
背阔肌
肝右叶后段
前锯肌
背最长肌

膈脚　多裂肌　脊髓　椎管　下腔静脉　主动脉

图 21.1.4

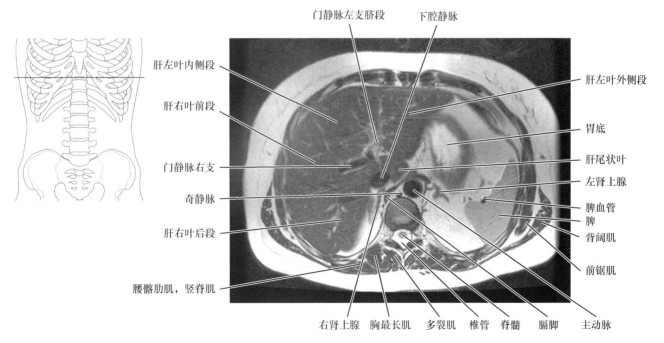

门静脉左支脐段
下腔静脉
肝左叶内侧段
肝左叶外侧段
肝右叶前段
胃底
门静脉右支
肝尾状叶
奇静脉
左肾上腺
脾血管
脾
肝右叶后段
背阔肌
前锯肌
腰髂肋肌，竖脊肌

右肾上腺　胸最长肌　多裂肌　椎管　脊髓　膈脚　主动脉

图 **21.1.5**

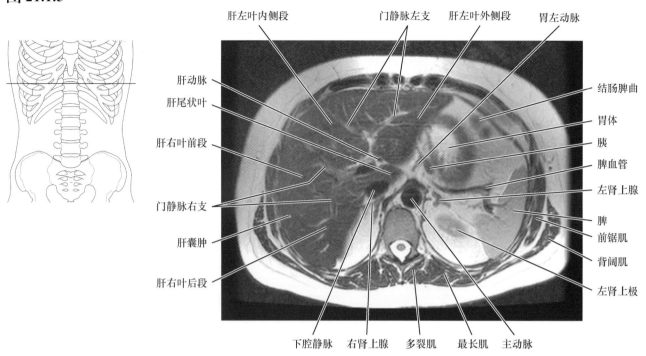

肝左叶内侧段　　门静脉左支　肝左叶外侧段　胃左动脉

肝动脉

肝尾状叶

肝右叶前段

门静脉右支

肝囊肿

肝右叶后段

结肠脾曲

胃体

胰

脾血管

左肾上腺

脾

前锯肌

背阔肌

左肾上极

下腔静脉　右肾上腺　多裂肌　最长肌　主动脉

图 **21.1.6**

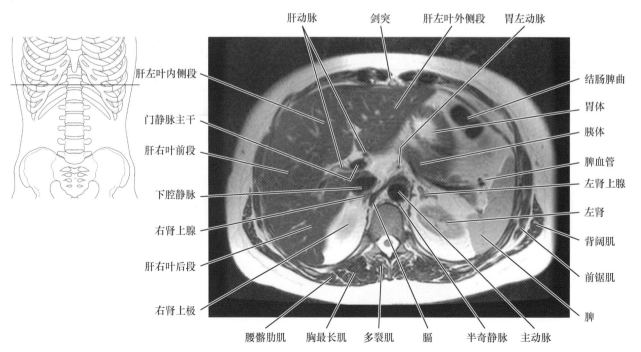

肝动脉　　剑突　肝左叶外侧段　胃左动脉

肝左叶内侧段

门静脉主干

肝右叶前段

下腔静脉

右肾上腺

肝右叶后段

右肾上极

结肠脾曲

胃体

胰体

脾血管

左肾上腺

左肾

背阔肌

前锯肌

脾

腰髂肋肌　胸最长肌　多裂肌　膈　半奇静脉　主动脉

图 21.1.7

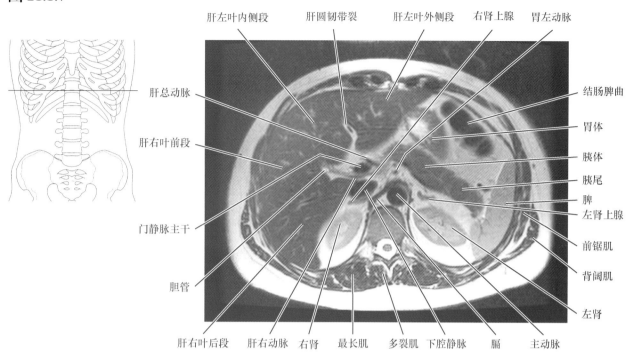

肝左叶内侧段　肝圆韧带裂　肝左叶外侧段　右肾上腺　胃左动脉

肝总动脉

肝右叶前段

门静脉主干

胆管

结肠脾曲

胃体

胰体

胰尾

脾

左肾上腺

前锯肌

背阔肌

左肾

肝右叶后段　肝右动脉　右肾　最长肌　多裂肌　下腔静脉　膈　主动脉

图 21.1.8

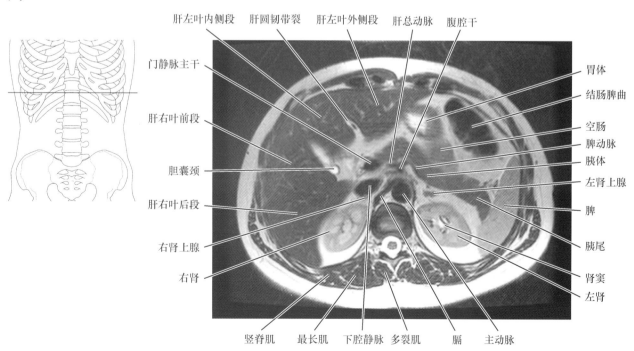

肝左叶内侧段　肝圆韧带裂　肝左叶外侧段　肝总动脉　腹腔干

门静脉主干

肝右叶前段

胆囊颈

肝右叶后段

右肾上腺

右肾

胃体

结肠脾曲

空肠

脾动脉

胰体

左肾上腺

脾

胰尾

肾窦

左肾

竖脊肌　最长肌　下腔静脉　多裂肌　膈　主动脉

图 21.1.9

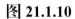

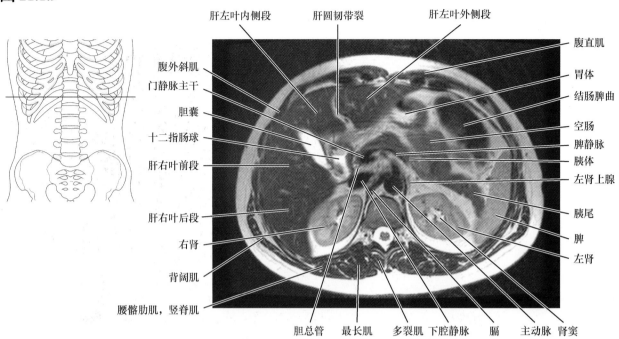

肝左叶内侧段　肝圆韧带裂　肝左叶外侧段

腹外斜肌
门静脉主干
胆囊
十二指肠球
肝右叶前段

肝右叶后段
右肾
背阔肌
腰髂肋肌，竖脊肌

腹直肌
胃体
结肠脾曲
空肠
脾静脉
胰体
左肾上腺
胰尾
脾
左肾

胆总管　最长肌　多裂肌　下腔静脉　膈　主动脉　肾窦

图 21.1.10

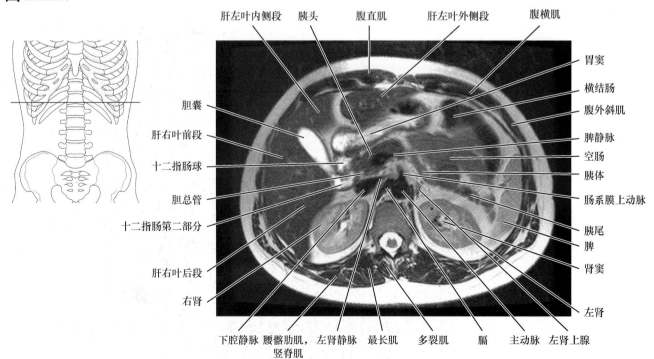

肝左叶内侧段　胰头　腹直肌　肝左叶外侧段　腹横肌

胆囊
肝右叶前段
十二指肠球
胆总管
十二指肠第二部分

肝右叶后段
右肾

胃窦
横结肠
腹外斜肌
脾静脉
空肠
胰体
肠系膜上动脉
胰尾
脾
肾窦
左肾

下腔静脉　腰髂肋肌，　左肾静脉　最长肌　多裂肌　膈　主动脉　左肾上腺
　　　　　竖脊肌

图 21.1.11

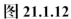

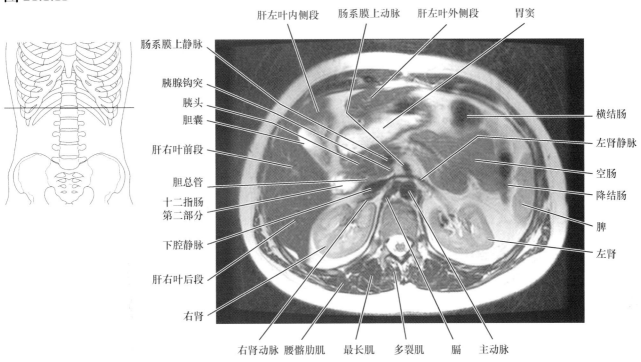

肝左叶内侧段　肠系膜上动脉　肝左叶外侧段　胃窦

肠系膜上静脉

胰腺钩突
胰头
胆囊

肝右叶前段

胆总管

十二指肠
第二部分

下腔静脉

肝右叶后段

右肾

横结肠
左肾静脉
空肠
降结肠
脾
左肾

右肾动脉　腰髂肋肌　最长肌　多裂肌　膈　主动脉

图 21.1.12

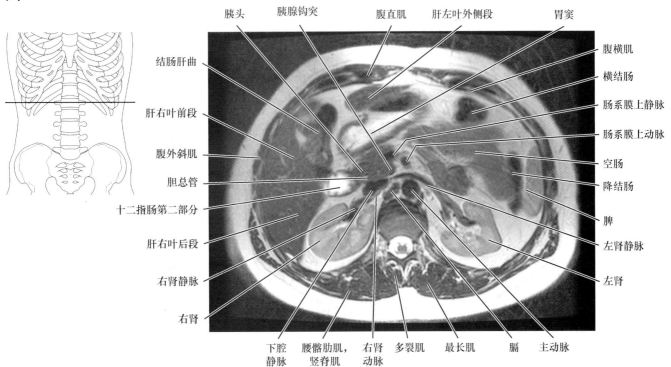

胰头　胰腺钩突　腹直肌　肝左叶外侧段　胃窦

结肠肝曲

肝右叶前段

腹外斜肌

胆总管

十二指肠第二部分

肝右叶后段

右肾静脉

右肾

腹横肌
横结肠
肠系膜上静脉
肠系膜上动脉
空肠
降结肠
脾
左肾静脉
左肾

下腔
静脉　腰髂肋肌，
竖脊肌　右肾
动脉　多裂肌　最长肌　膈　主动脉

图 21.1.13

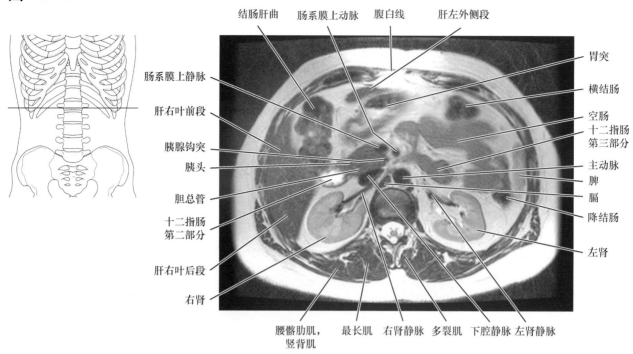

结肠肝曲　肠系膜上动脉　腹白线　肝左外侧段

肠系膜上静脉

肝右叶前段

胰腺钩突

胰头

胆总管

十二指肠
第二部分

肝右叶后段

右肾

胃突

横结肠

空肠

十二指肠
第三部分

主动脉

脾

膈

降结肠

左肾

腰髂肋肌，
竖背肌　最长肌　右肾静脉　多裂肌　下腔静脉　左肾静脉

图 21.1.14

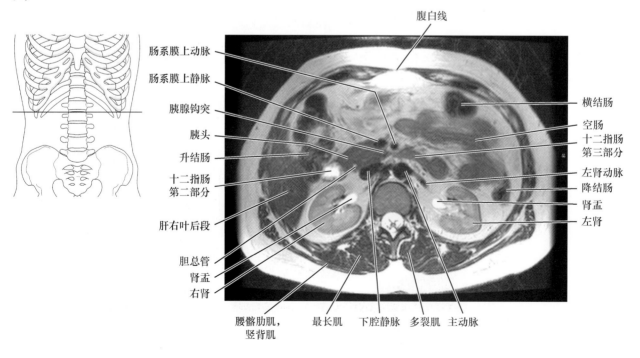

腹白线

肠系膜上动脉

肠系膜上静脉

胰腺钩突

胰头

升结肠

十二指肠
第二部分

肝右叶后段

胆总管

肾盂

右肾

横结肠

空肠

十二指肠
第三部分

左肾动脉

降结肠

肾盂

左肾

腰髂肋肌，
竖背肌　最长肌　下腔静脉　多裂肌　主动脉

图 21.1.15

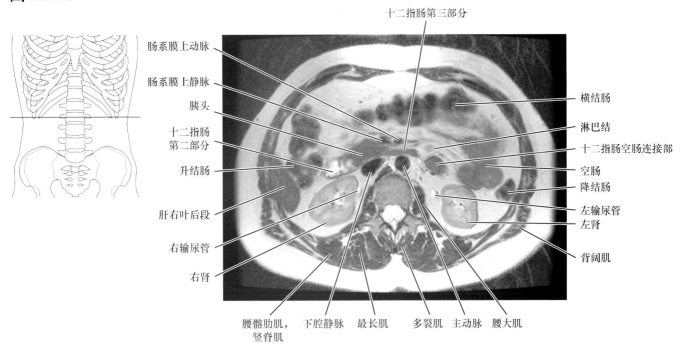

十二指肠第三部分

肠系膜上动脉
肠系膜上静脉
胰头
十二指肠第二部分
升结肠
肝右叶后段
右输尿管
右肾

横结肠
淋巴结
十二指肠空肠连接部
空肠
降结肠
左输尿管
左肾
背阔肌

腰髂肋肌，竖脊肌　下腔静脉　最长肌　多裂肌　主动脉　腰大肌

图 21.1.16

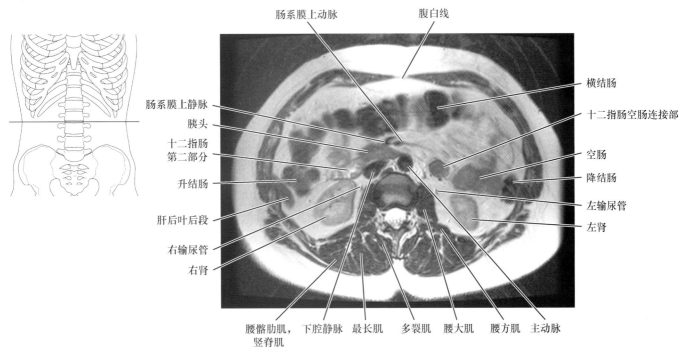

肠系膜上动脉　　　腹白线

肠系膜上静脉
胰头
十二指肠第二部分
升结肠
肝后叶后段
右输尿管
右肾

横结肠
十二指肠空肠连接部
空肠
降结肠
左输尿管
左肾

腰髂肋肌，竖脊肌　下腔静脉　最长肌　多裂肌　腰大肌　腰方肌　主动脉

21.2 矢状位

图 21.2.1

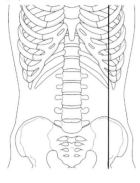

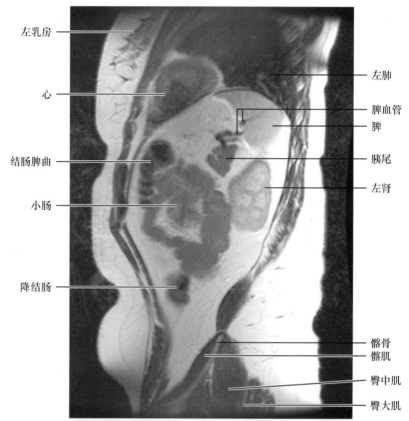

左乳房

心

结肠脾曲

小肠

降结肠

左肺
脾血管
脾
胰尾
左肾

髂骨
髂肌
臀中肌
臀大肌

图 21.2.2

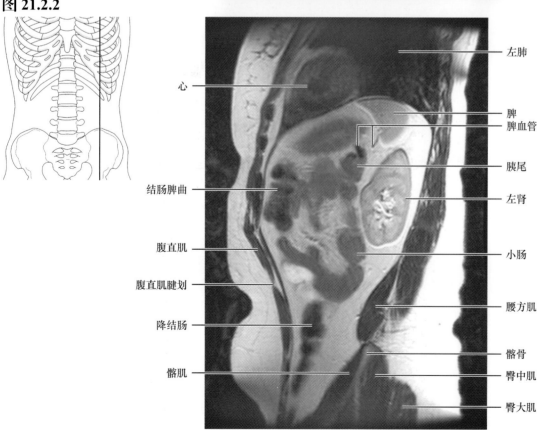

心

结肠脾曲

腹直肌

腹直肌腱划

降结肠

髂肌

左肺

脾
脾血管

胰尾

左肾

小肠

腰方肌

髂骨
臀中肌

臀大肌

图 21.2.3

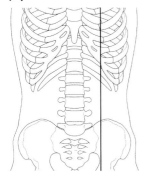

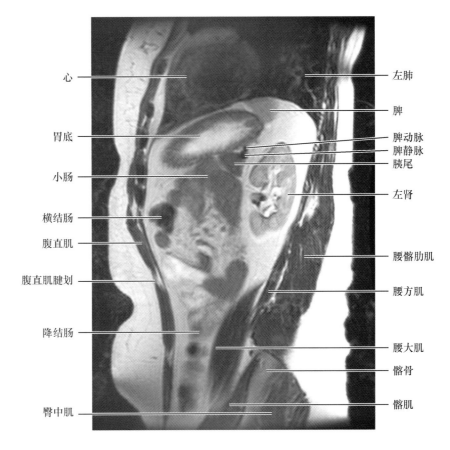

心 —— 左肺

—— 脾

胃底 —— 脾动脉
—— 脾静脉
—— 胰尾

小肠 —— 左肾

横结肠 —— 腰髂肋肌

腹直肌 —— 腰方肌

腹直肌腱划

降结肠 —— 腰大肌
—— 髂骨

臀中肌 —— 髂肌

图 21.2.4

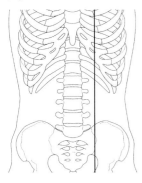

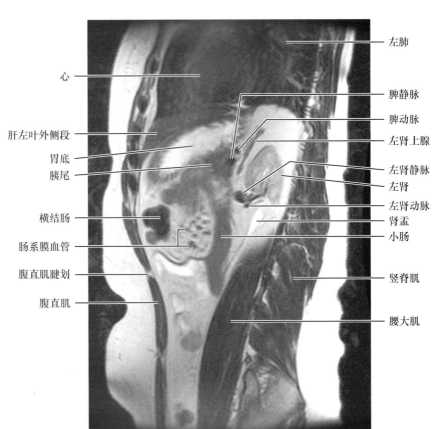

—— 左肺

心 —— 脾静脉

—— 脾动脉

肝左叶外侧段 —— 左肾上腺

胃底 —— 左肾静脉
—— 左肾
胰尾 —— 左肾动脉

横结肠 —— 肾盂

肠系膜血管 —— 小肠

腹直肌腱划 —— 竖脊肌

腹直肌 —— 腰大肌

图 21.2.5

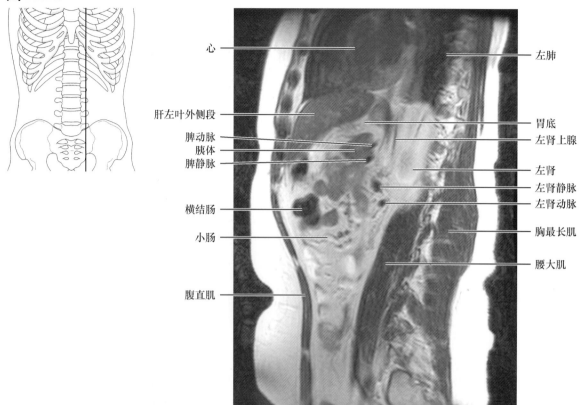

心
左肺
肝左叶外侧段
胃底
脾动脉
左肾上腺
胰体
脾静脉
左肾
左肾静脉
左肾动脉
横结肠
胸最长肌
小肠
腰大肌
腹直肌

图 21.2.6

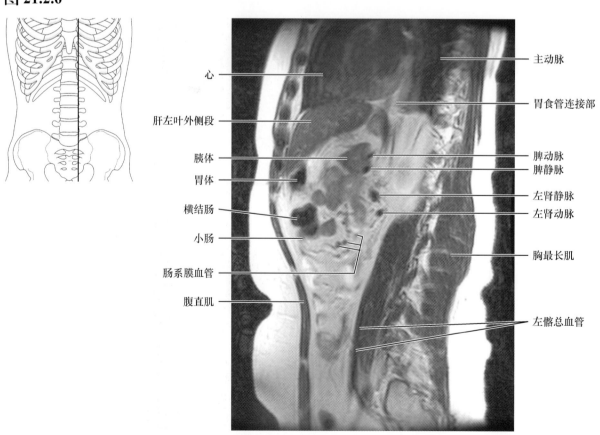

心
主动脉
肝左叶外侧段
胃食管连接部
胰体
脾动脉
胃体
脾静脉
横结肠
左肾静脉
左肾动脉
小肠
胸最长肌
肠系膜血管
腹直肌
左髂总血管

图 21.2.7

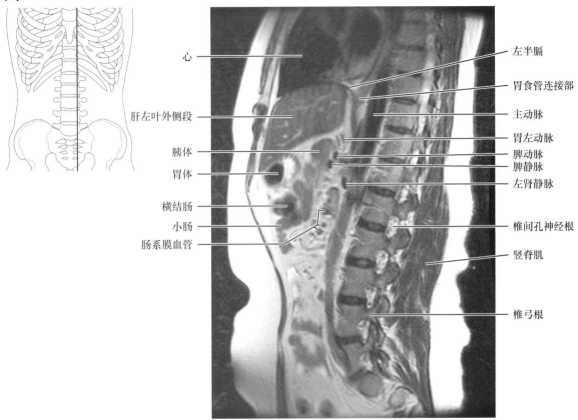

心

肝左叶外侧段

胰体

胃体

横结肠

小肠

肠系膜血管

左半膈

胃食管连接部

主动脉

胃左动脉

脾动脉

脾静脉

左肾静脉

椎间孔神经根

竖脊肌

椎弓根

图 21.2.8

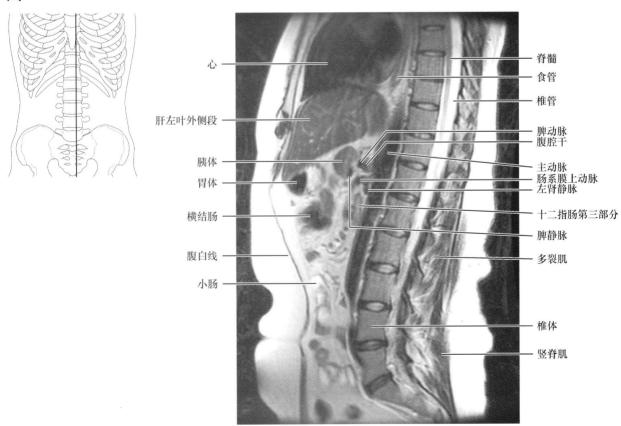

心

肝左叶外侧段

胰体

胃体

横结肠

腹白线

小肠

脊髓

食管

椎管

脾动脉

腹腔干

主动脉

肠系膜上动脉

左肾静脉

十二指肠第三部分

脾静脉

多裂肌

椎体

竖脊肌

图 21.2.9

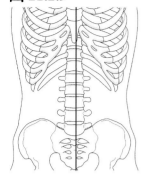

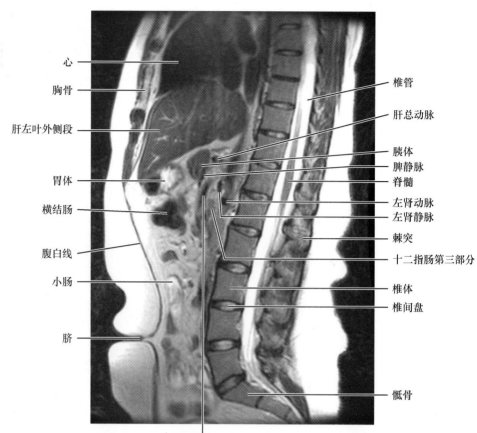

心
胸骨
肝左叶外侧段

胃体

横结肠

腹白线

小肠

脐

椎管
肝总动脉
胰体
脾静脉
脊髓
左肾动脉
左肾静脉
棘突
十二指肠第三部分
椎体
椎间盘

骶骨

肠系膜上动脉

图 21.2.10

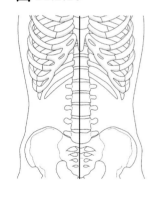

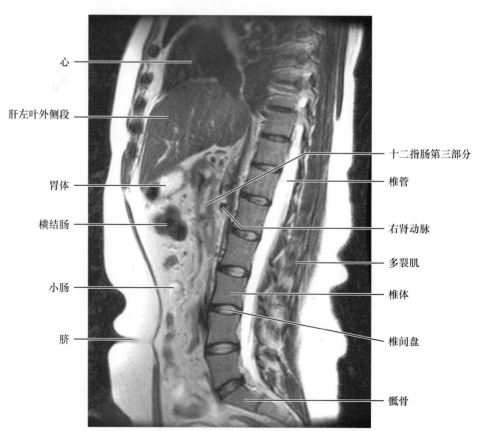

心

肝左叶外侧段

胃体

横结肠

小肠

脐

十二指肠第三部分
椎管

右肾动脉

多裂肌

椎体

椎间盘

骶骨

图 21.2.11

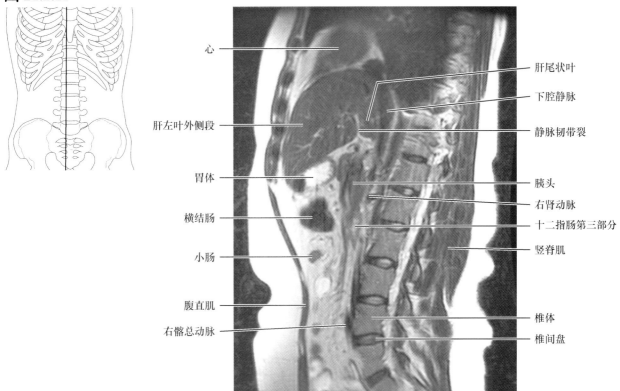

心
肝左叶外侧段
胃体
横结肠
小肠
腹直肌
右髂总动脉

肝尾状叶
下腔静脉
静脉韧带裂
胰头
右肾动脉
十二指肠第三部分
竖脊肌
椎体
椎间盘

图 21.2.12

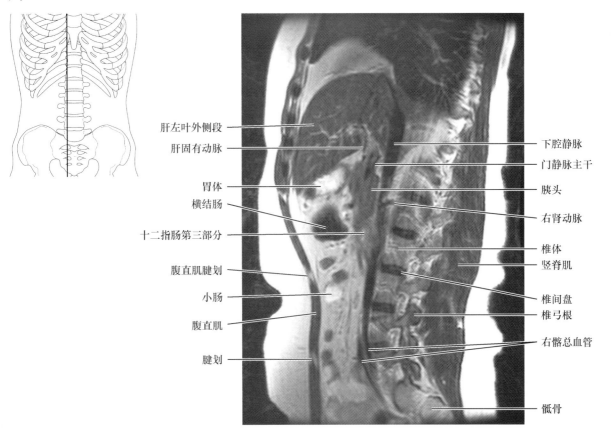

肝左叶外侧段
肝固有动脉
胃体
横结肠
十二指肠第三部分
腹直肌腱划
小肠
腹直肌
腱划

下腔静脉
门静脉主干
胰头
右肾动脉
椎体
竖脊肌
椎间盘
椎弓根
右髂总血管
骶骨

图 21.2.13

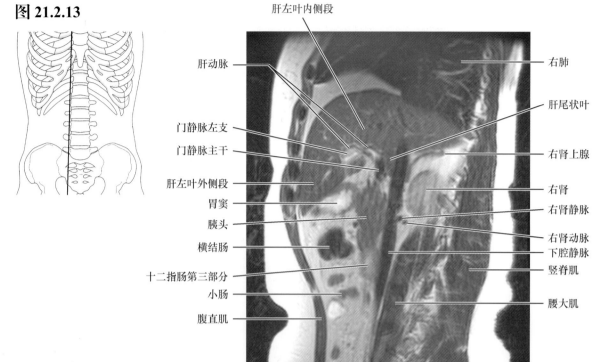

肝左叶内侧段

肝动脉

门静脉左支
门静脉主干

肝左叶外侧段
胃窦
胰头
横结肠
十二指肠第三部分
小肠
腹直肌

右肺

肝尾状叶

右肾上腺

右肾
右肾静脉
右肾动脉
下腔静脉
竖脊肌
腰大肌

骶骨

图 21.2.14

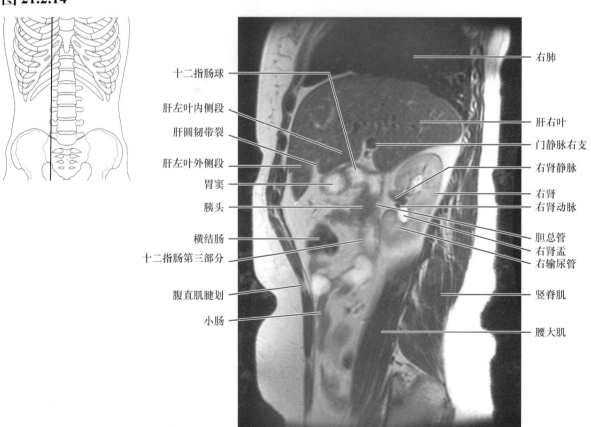

十二指肠球

肝左叶内侧段

肝圆韧带裂

肝左叶外侧段
胃窦
胰头
横结肠
十二指肠第三部分
腹直肌腱划
小肠

右肺

肝右叶
门静脉右支
右肾静脉
右肾
右肾动脉
胆总管
右肾盂
右输尿管
竖脊肌
腰大肌

图 21.2.15

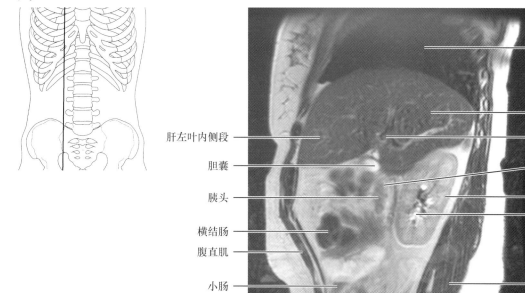

肝左叶内侧段

胆囊

胰头

横结肠

腹直肌

小肠

盲肠

右肺

肝右叶

门静脉右支

十二指肠第二部分

右肾

肾窦

腰髂肋肌

腰大肌

髂骨

髂肌

图 21.2.16

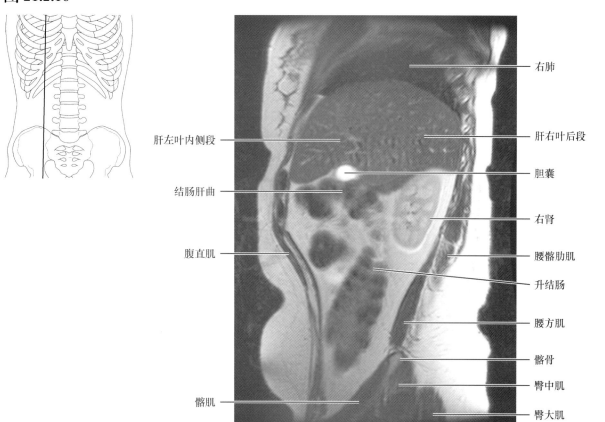

肝左叶内侧段

结肠肝曲

腹直肌

髂肌

右肺

肝右叶后段

胆囊

右肾

腰髂肋肌

升结肠

腰方肌

髂骨

臀中肌

臀大肌

21.3 冠状位

图 21.3.1

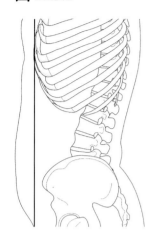

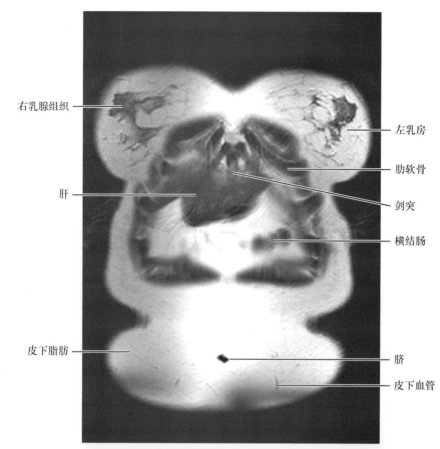

右乳腺组织

左乳房

肋软骨

肝

剑突

横结肠

皮下脂肪

脐

皮下血管

图 21.3.2

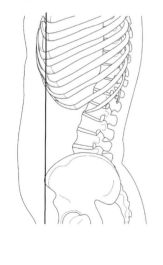

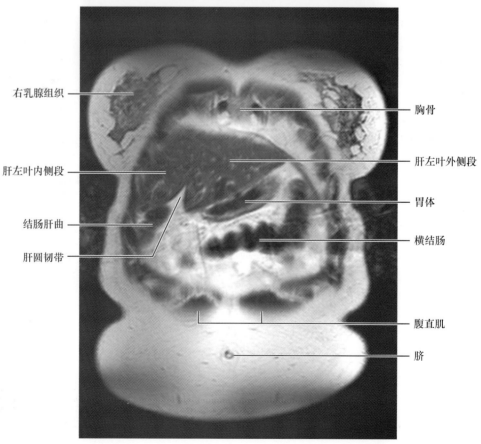

右乳腺组织

胸骨

肝左叶内侧段

肝左叶外侧段

结肠肝曲

胃体

肝圆韧带

横结肠

腹直肌

脐

图 21.3.3

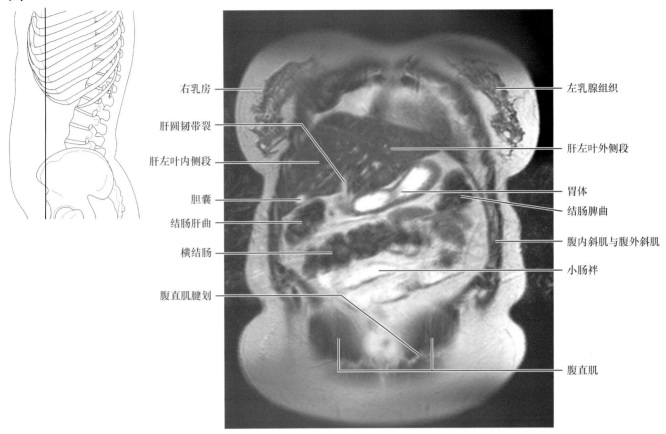

右乳房
肝圆韧带裂
肝左叶内侧段
胆囊
结肠肝曲
横结肠
腹直肌腱划

左乳腺组织
肝左叶外侧段
胃体
结肠脾曲
腹内斜肌与腹外斜肌
小肠袢
腹直肌

图 21.3.4

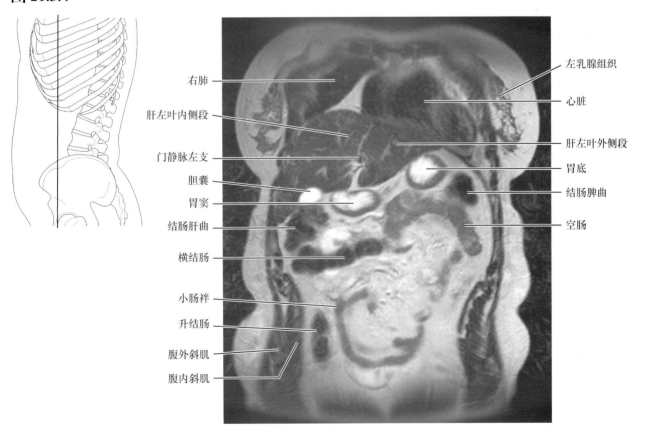

右肺
肝左叶内侧段
门静脉左支
胆囊
胃窦
结肠肝曲
横结肠
小肠袢
升结肠
腹外斜肌
腹内斜肌

左乳腺组织
心脏
肝左叶外侧段
胃底
结肠脾曲
空肠

图 21.3.5

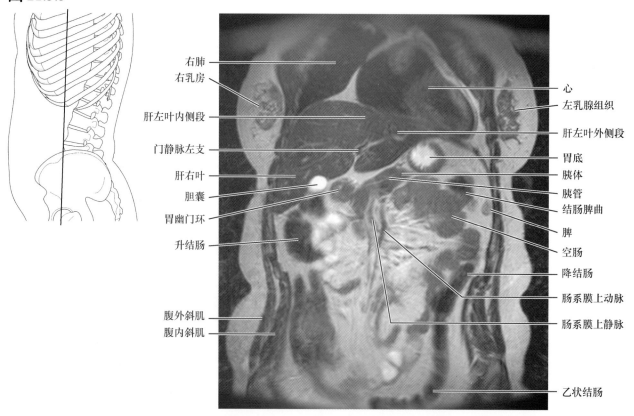

右肺
右乳房
肝左叶内侧段
门静脉左支
肝右叶
胆囊
胃幽门环
升结肠

腹外斜肌
腹内斜肌

心
左乳腺组织
肝左叶外侧段
胃底
胰体
胰管
结肠脾曲
脾
空肠
降结肠
肠系膜上动脉
肠系膜上静脉

乙状结肠

图 21.3.6

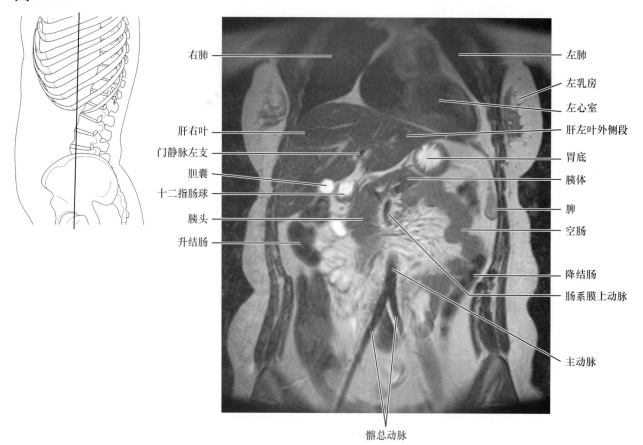

右肺
肝右叶
门静脉左支
胆囊
十二指肠球
胰头
升结肠

左肺
左乳房
左心室
肝左叶外侧段
胃底
胰体
脾
空肠
降结肠
肠系膜上动脉
主动脉

髂总动脉

图 21.3.7

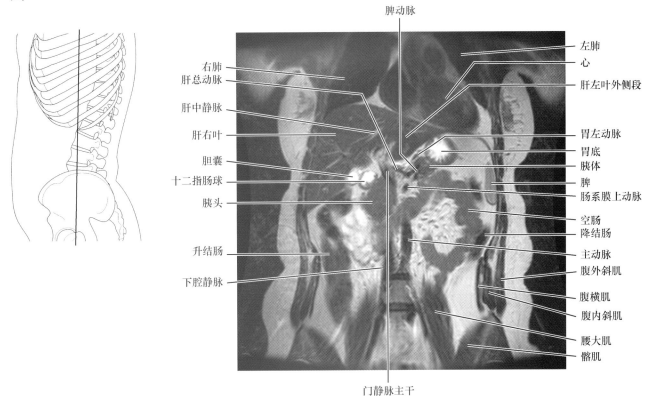

脾动脉

右肺
肝总动脉
肝中静脉
肝右叶
胆囊
十二指肠球
胰头
升结肠
下腔静脉

左肺
心
肝左叶外侧段
胃左动脉
胃底
胰体
脾
肠系膜上动脉
空肠
降结肠
主动脉
腹外斜肌
腹横肌
腹内斜肌
腰大肌
髂肌

门静脉主干

图 21.3.8

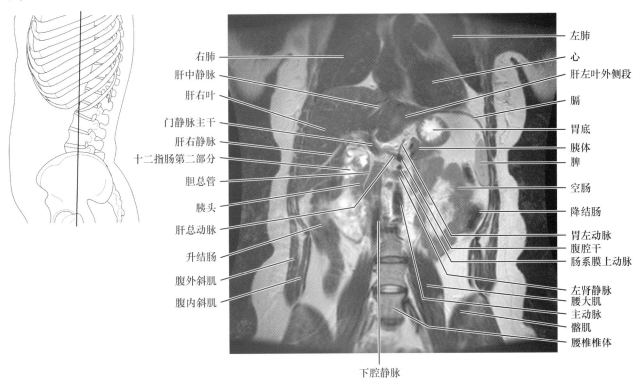

右肺
肝中静脉
肝右叶
门静脉主干
肝右静脉
十二指肠第二部分
胆总管
胰头
肝总动脉
升结肠
腹外斜肌
腹内斜肌

左肺
心
肝左叶外侧段
膈
胃底
胰体
脾
空肠
降结肠
胃左动脉
腹腔干
肠系膜上动脉
左肾静脉
腰大肌
主动脉
髂肌
腰椎椎体

下腔静脉

图 21.3.9

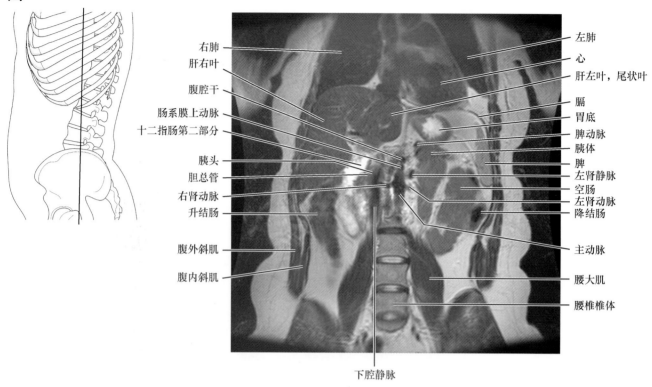

右肺
肝右叶
腹腔干
肠系膜上动脉
十二指肠第二部分
胰头
胆总管
右肾动脉
升结肠
腹外斜肌
腹内斜肌

左肺
心
肝左叶，尾状叶
膈
胃底
脾动脉
胰体
脾
左肾静脉
空肠
左肾动脉
降结肠
主动脉
腰大肌
腰椎椎体

下腔静脉

图 21.3.10

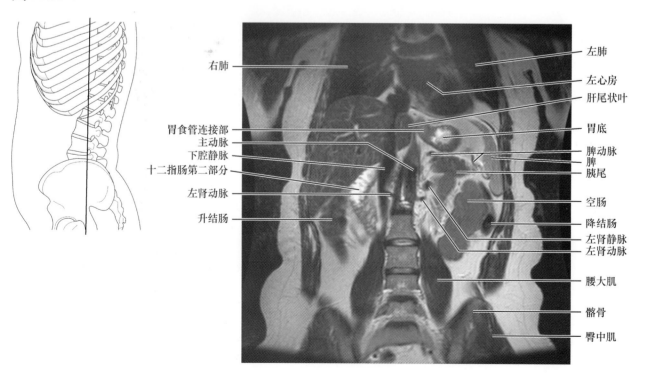

右肺
胃食管连接部
主动脉
下腔静脉
十二指肠第二部分
左肾动脉
升结肠

左肺
左心房
肝尾状叶
胃底
脾动脉
脾
胰尾
空肠
降结肠
左肾静脉
左肾动脉
腰大肌
髂骨
臀中肌

图 21.3.11

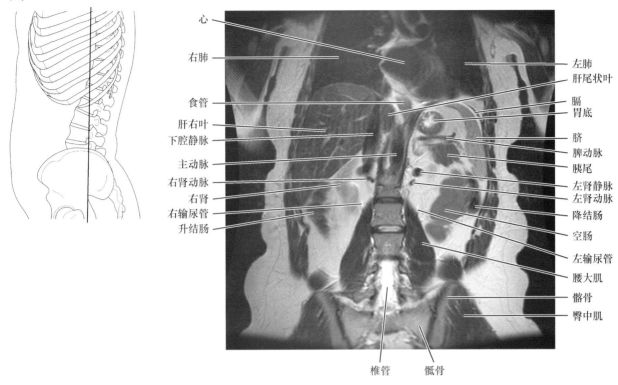

心
右肺
食管
肝右叶
下腔静脉
主动脉
右肾动脉
右肾
右输尿管
升结肠

左肺
肝尾状叶
膈
胃底
脐
脾动脉
胰尾
左肾静脉
左肾动脉
降结肠
空肠
左输尿管
腰大肌
髂骨
臀中肌

椎管　骶骨

图 21.3.12

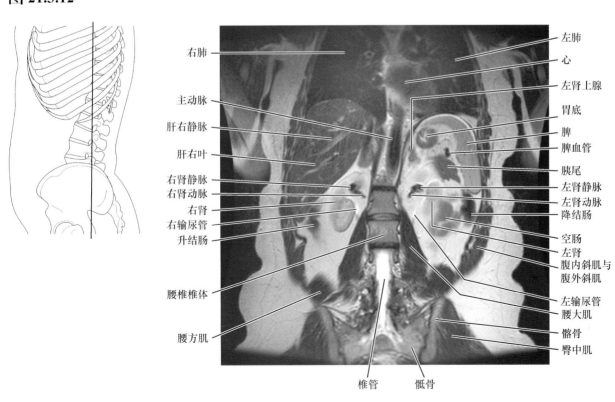

右肺
主动脉
肝右静脉
肝右叶
右肾静脉
右肾动脉
右肾
右输尿管
升结肠
腰椎椎体
腰方肌

左肺
心
左肾上腺
胃底
脾
脾血管
胰尾
左肾静脉
左肾动脉
降结肠
空肠
左肾
腹内斜肌与
腹外斜肌
左输尿管
腰大肌
髂骨
臀中肌

椎管　骶骨

图 21.3.13

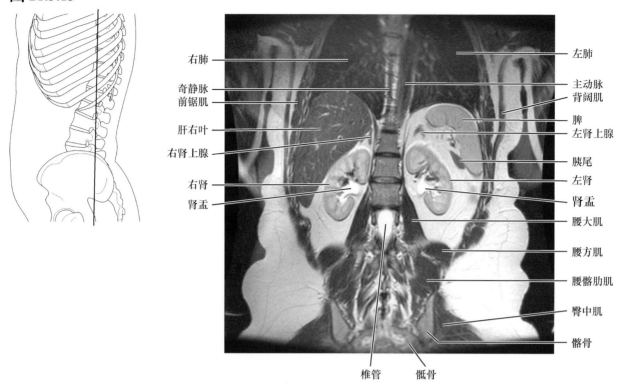

右肺 — 左肺
奇静脉 — 主动脉
前锯肌 — 背阔肌
— 脾
肝右叶 — 左肾上腺
右肾上腺 — 胰尾
右肾 — 左肾
肾盂 — 肾盂
— 腰大肌
— 腰方肌
— 腰髂肋肌
— 臀中肌
— 髂骨
椎管 骶骨

图 21.3.14

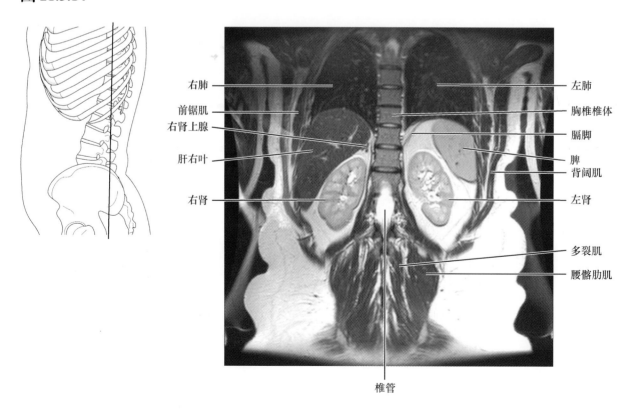

右肺 — 左肺
前锯肌 — 胸椎椎体
右肾上腺 — 膈脚
肝右叶 — 脾
— 背阔肌
右肾 — 左肾
— 多裂肌
— 腰髂肋肌
椎管

图 21.3.15

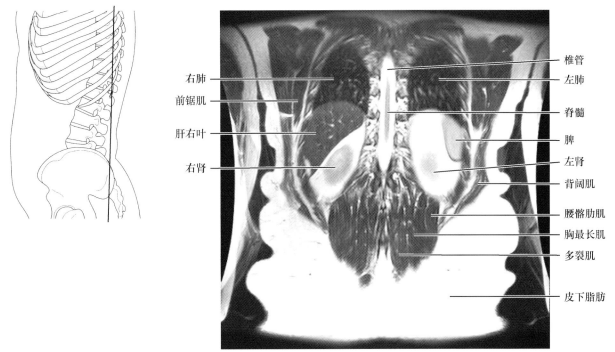

右肺
前锯肌
肝右叶
右肾

椎管
左肺
脊髓
脾
左肾
背阔肌
腰髂肋肌
胸最长肌
多裂肌
皮下脂肪

图 21.3.16

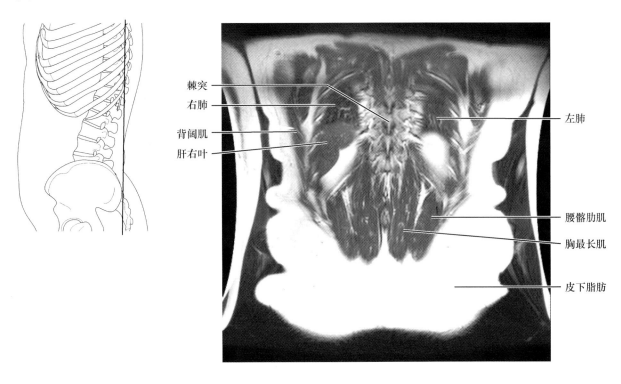

棘突
右肺
背阔肌
肝右叶

左肺
腰髂肋肌
胸最长肌
皮下脂肪

第六部分

盆　腔

第 **22** 章

男性盆腔 CT

22.1 轴位

图 **22.1.1**

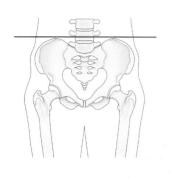

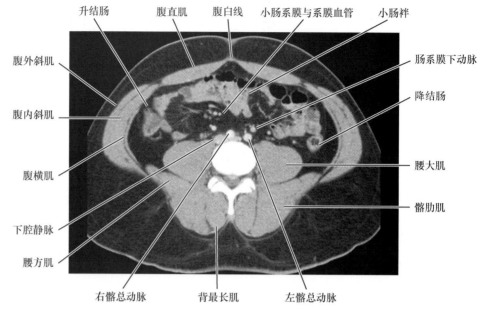

升结肠　腹直肌　腹白线　小肠系膜与系膜血管　小肠袢

腹外斜肌

腹内斜肌

腹横肌

下腔静脉

腰方肌

肠系膜下动脉

降结肠

腰大肌

髂肋肌

右髂总动脉　背最长肌　左髂总动脉

图 **22.1.2**

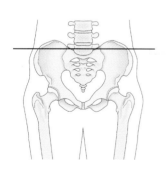

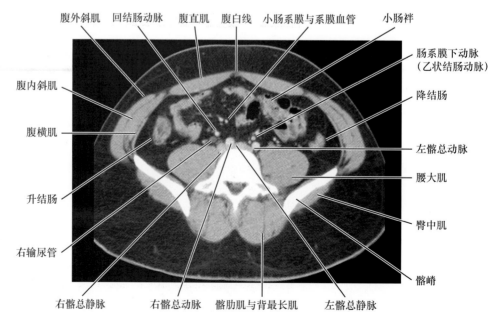

腹外斜肌　回结肠动脉　腹直肌　腹白线　小肠系膜与系膜血管　小肠袢

腹内斜肌

腹横肌

升结肠

右输尿管

肠系膜下动脉
（乙状结肠动脉）

降结肠

左髂总动脉

腰大肌

臀中肌

髂嵴

右髂总静脉　右髂总动脉　髂肋肌与背最长肌　左髂总静脉

图 22.1.3

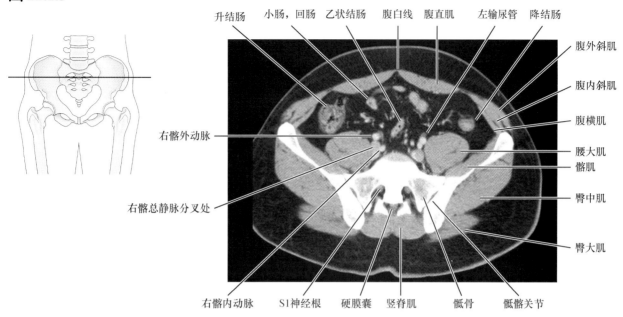

升结肠　小肠，回肠　乙状结肠　腹白线　腹直肌　左输尿管　降结肠

腹外斜肌

腹内斜肌

腹横肌

右髂外动脉

腰大肌

髂肌

臀中肌

右髂总静脉分叉处

臀大肌

右髂内动脉　S1神经根　硬膜囊　竖脊肌　骶骨　骶髂关节

图 22.1.4

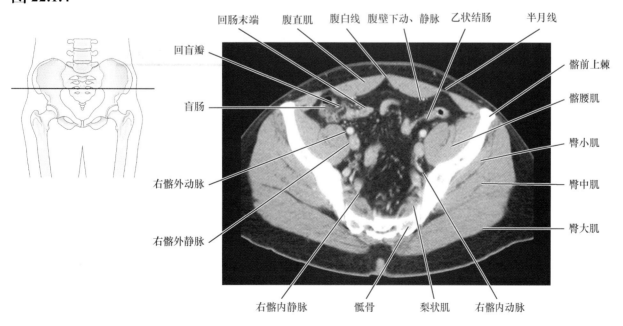

回肠末端　腹直肌　腹白线　腹壁下动、静脉　乙状结肠　半月线

回盲瓣

髂前上棘

髂腰肌

盲肠

臀小肌

右髂外动脉

臀中肌

右髂外静脉

臀大肌

右髂内静脉　骶骨　梨状肌　右髂内动脉

图 22.1.5

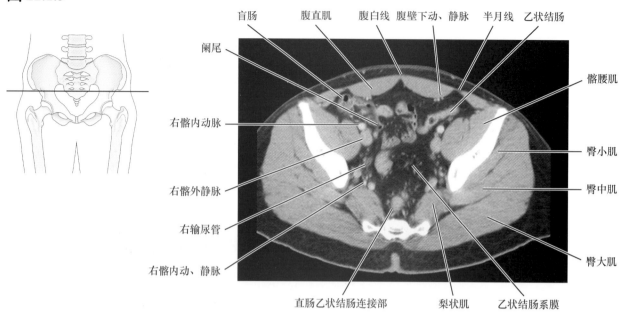

盲肠　腹直肌　腹白线　腹壁下动、静脉　半月线　乙状结肠

阑尾

髂腰肌

右髂内动脉

臀小肌

右髂外静脉

臀中肌

右输尿管

臀大肌

右髂内动、静脉

直肠乙状结肠连接部　　　梨状肌　　　乙状结肠系膜

图 22.1.6

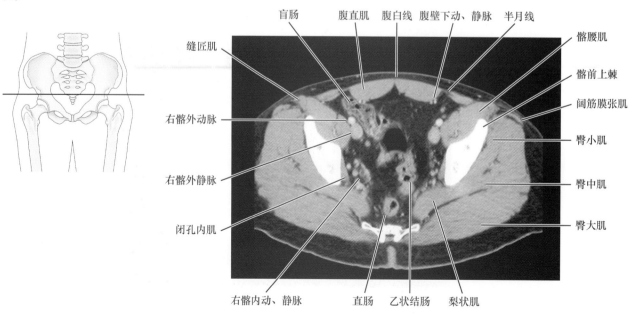

盲肠　　腹直肌　腹白线　腹壁下动、静脉　半月线

缝匠肌

髂腰肌

髂前上棘

右髂外动脉

阔筋膜张肌

臀小肌

右髂外静脉

臀中肌

闭孔内肌

臀大肌

右髂内动、静脉　　　直肠　　乙状结肠　　梨状肌

图 22.1.7

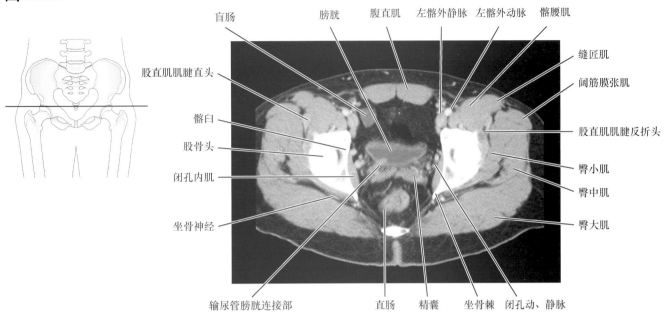

图 22.1.8

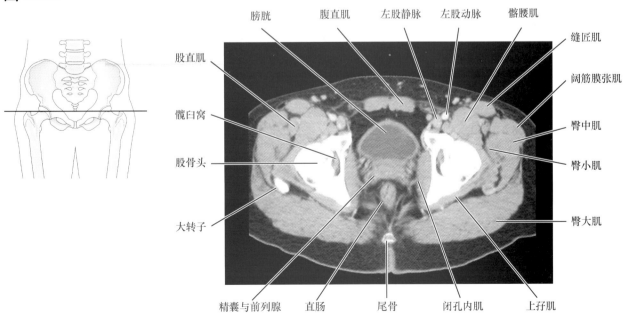

图 22.1.9

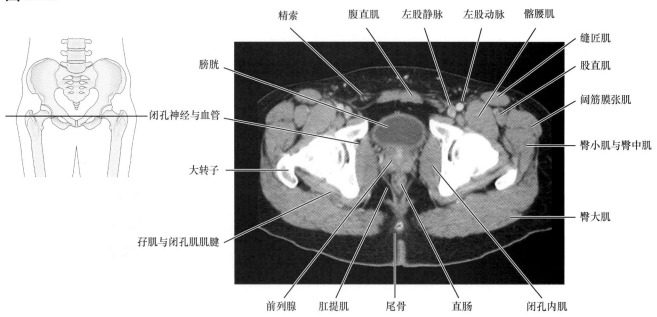

精索　腹直肌　左股静脉　左股动脉　髂腰肌

缝匠肌

股直肌

阔筋膜张肌

臀小肌与臀中肌

臀大肌

膀胱

闭孔神经与血管

大转子

孖肌与闭孔肌肌腱

前列腺　肛提肌　尾骨　直肠　闭孔内肌

图 22.1.10

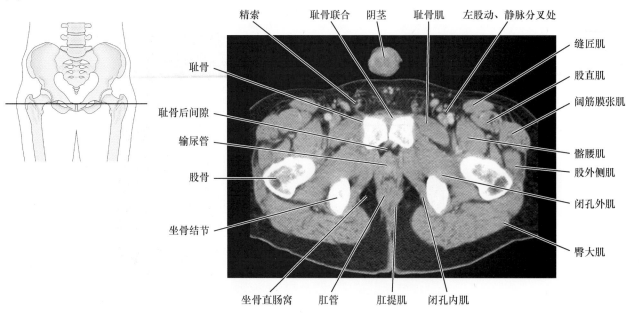

精索　耻骨联合　阴茎　耻骨肌　左股动、静脉分叉处

缝匠肌

股直肌

阔筋膜张肌

髂腰肌

股外侧肌

闭孔外肌

臀大肌

耻骨

耻骨后间隙

输尿管

股骨

坐骨结节

坐骨直肠窝　肛管　肛提肌　闭孔内肌

图 22.1.11

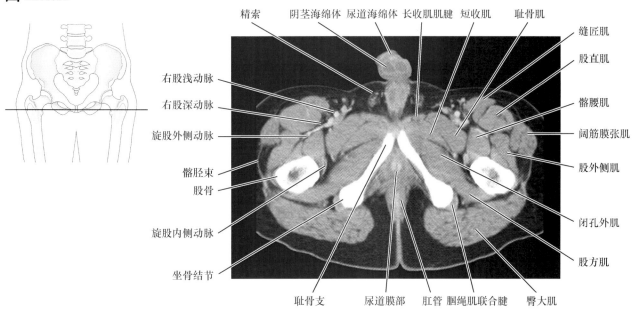

精索　阴茎海绵体　尿道海绵体　长收肌肌腱　短收肌　耻骨肌

缝匠肌

股直肌

右股浅动脉

右股深动脉

旋股外侧动脉

髂腰肌

阔筋膜张肌

髂胫束

股骨

股外侧肌

旋股内侧动脉

闭孔外肌

坐骨结节

股方肌

耻骨支　尿道膜部　肛管　腘绳肌联合腱　臀大肌

图 22.1.12

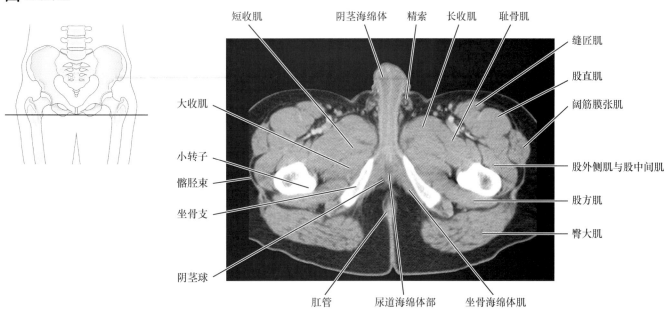

短收肌　　阴茎海绵体　精索　长收肌　耻骨肌

缝匠肌

股直肌

大收肌

阔筋膜张肌

小转子

股外侧肌与股中间肌

髂胫束

坐骨支

股方肌

臀大肌

阴茎球

肛管　尿道海绵体部　坐骨海绵体肌

22.2 矢状位

图 22.2.1

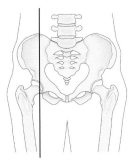

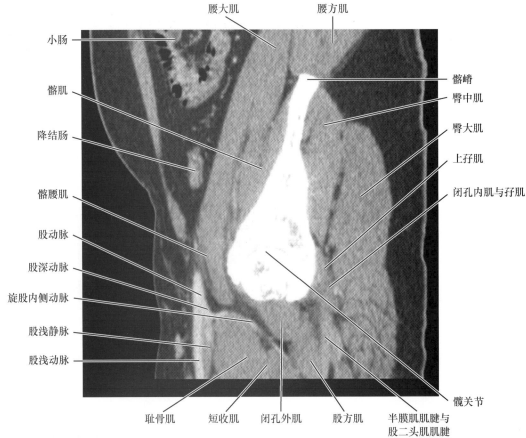

小肠	腰大肌　腰方肌
髂肌	髂嵴
降结肠	臀中肌
髂腰肌	臀大肌
股动脉	上孖肌
股深动脉	闭孔内肌与孖肌
旋股内侧动脉	
股浅静脉	
股浅动脉	髋关节

耻骨肌　短收肌　闭孔外肌　股方肌　半膜肌肌腱与股二头肌肌腱

图 22.2.2

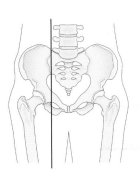

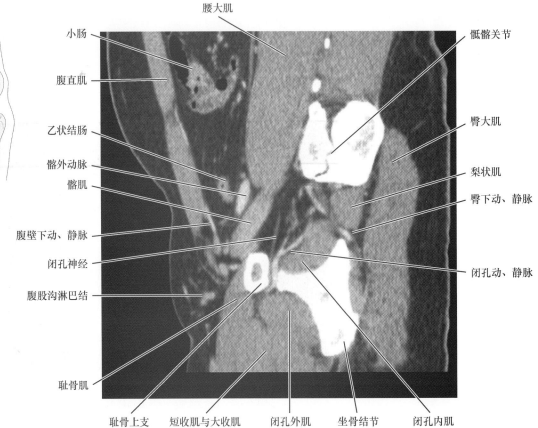

	腰大肌
小肠	骶髂关节
腹直肌	臀大肌
乙状结肠	梨状肌
髂外动脉	臀下动、静脉
髂肌	
腹壁下动、静脉	
闭孔神经	闭孔动、静脉
腹股沟淋巴结	
耻骨肌	

耻骨上支　短收肌与大收肌　闭孔外肌　坐骨结节　闭孔内肌

图 22.2.3

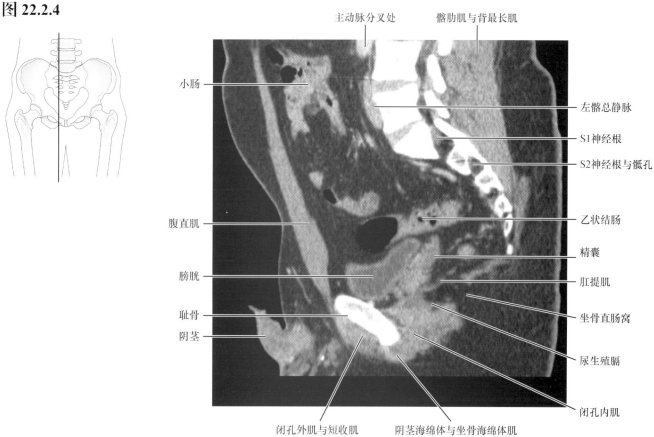

左输尿管　左髂总动脉　髂总动脉分叉处　左髂总静脉

小肠

腹直肌

膀胱

耻骨上支

精索

膀胱周围静脉丛与
前列腺周围静脉丛

骶骨

髂内动脉

髂内静脉

梨状肌

臀大肌

尾骨肌

肛提肌

闭孔内肌

短收肌　闭孔外肌　坐骨结节　坐骨海绵体肌

图 22.2.4

主动脉分叉处　髂肋肌与背最长肌

小肠

腹直肌

膀胱

耻骨

阴茎

左髂总静脉

S1神经根

S2神经根与骶孔

乙状结肠

精囊

肛提肌

坐骨直肠窝

尿生殖膈

闭孔内肌

闭孔外肌与短收肌　阴茎海绵体与坐骨海绵体肌

图 22.2.5

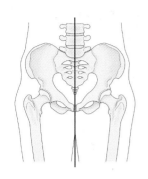

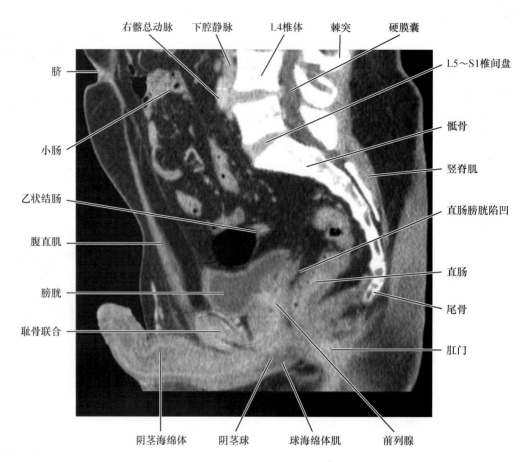

右髂总动脉　下腔静脉　　L4椎体　　棘突　　硬膜囊

脐

小肠

乙状结肠

腹直肌

膀胱

耻骨联合

L5～S1椎间盘

骶骨

竖脊肌

直肠膀胱陷凹

直肠

尾骨

肛门

阴茎海绵体　　阴茎球　　球海绵体肌　　前列腺

22.3 冠状位

图 22.3.1

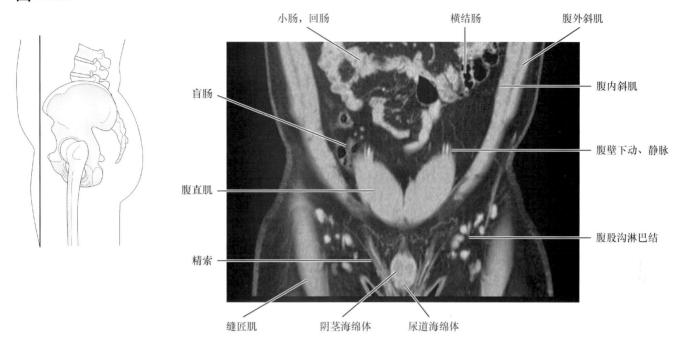

小肠，回肠　　　横结肠　　　腹外斜肌

盲肠

腹内斜肌

腹直肌

腹壁下动、静脉

精索

腹股沟淋巴结

缝匠肌　　　阴茎海绵体　　　尿道海绵体

图 22.3.2

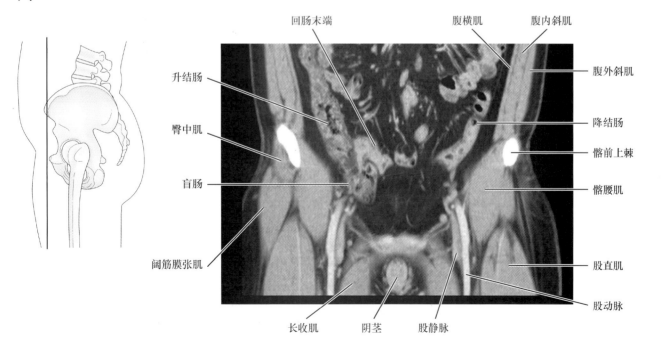

回肠末端　　　腹横肌　　　腹内斜肌

升结肠

腹外斜肌

臀中肌

降结肠

盲肠

髂前上棘

髂腰肌

阔筋膜张肌

股直肌

股动脉

长收肌　　　阴茎　　　股静脉

图 22.3.3

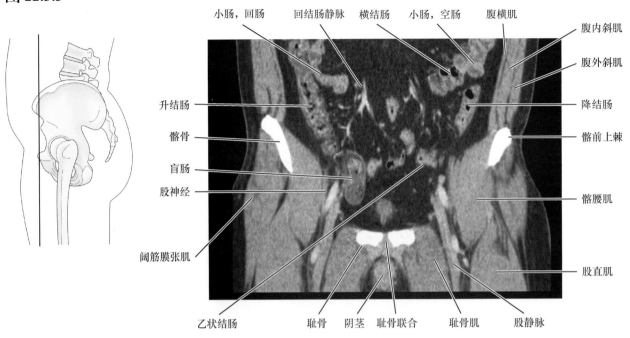

小肠，回肠　回结肠静脉　横结肠　小肠，空肠　腹横肌　腹内斜肌　腹外斜肌

升结肠　降结肠

髂骨　髂前上棘

盲肠

股神经　髂腰肌

阔筋膜张肌　股直肌

乙状结肠　耻骨　阴茎　耻骨联合　耻骨肌　股静脉

图 22.3.4

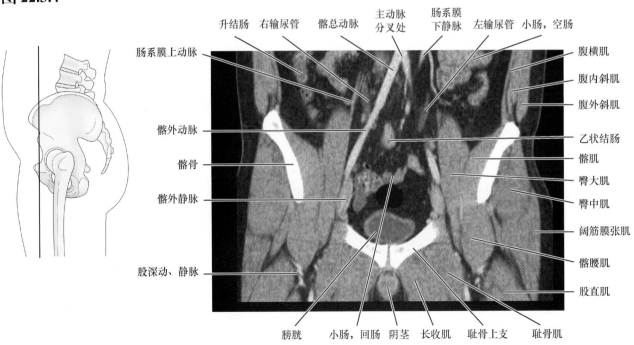

升结肠　右输尿管　髂总动脉　主动脉分叉处　肠系膜下静脉　左输尿管　小肠，空肠

肠系膜上动脉　腹横肌　腹内斜肌　腹外斜肌

髂外动脉　乙状结肠

髂骨　髂肌

髂外静脉　臀大肌　臀中肌

阔筋膜张肌　髂腰肌

股深动、静脉　股直肌

膀胱　小肠，回肠　阴茎　长收肌　耻骨上支　耻骨肌

图 22.3.5

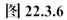

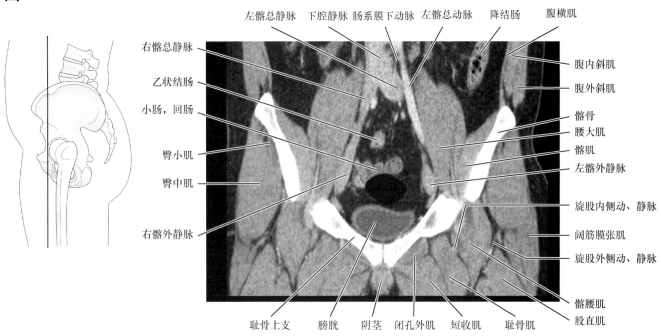

左髂总静脉　下腔静脉　肠系膜下动脉　左髂总动脉　降结肠　腹横肌

右髂总静脉

乙状结肠

小肠，回肠

臀小肌

臀中肌

右髂外静脉

腹内斜肌

腹外斜肌

髂骨

腰大肌

髂肌

左髂外静脉

旋股内侧动、静脉

阔筋膜张肌

旋股外侧动、静脉

髂腰肌

股直肌

耻骨上支　膀胱　阴茎　闭孔外肌　短收肌　耻骨肌

图 22.3.6

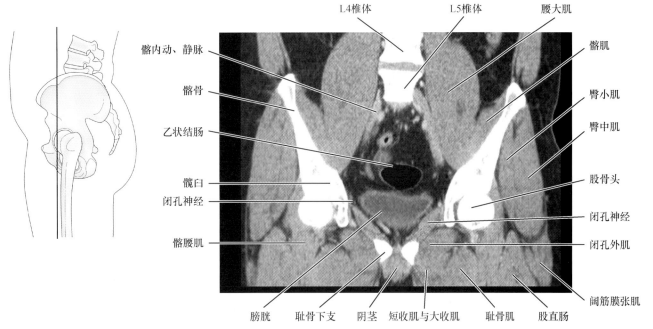

L4椎体　　L5椎体　　腰大肌

髂内动、静脉

髂骨

乙状结肠

髋臼

闭孔神经

髂腰肌

髂肌

臀小肌

臀中肌

股骨头

闭孔神经

闭孔外肌

阔筋膜张肌

膀胱　耻骨下支　阴茎　短收肌与大收肌　耻骨肌　股直肌

图 22.3.7

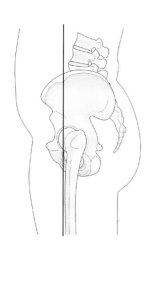

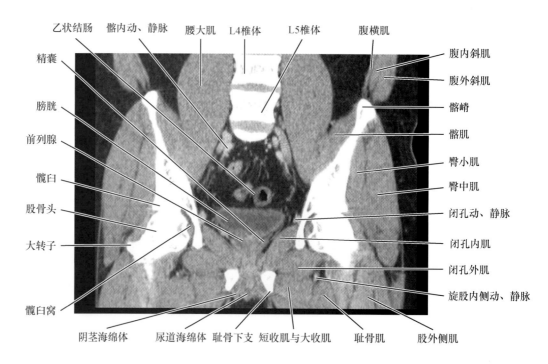

乙状结肠　髂内动、静脉　腰大肌　L4椎体　L5椎体　腹横肌

精囊

膀胱

前列腺

髋臼

股骨头

大转子

髋臼窝

腹内斜肌
腹外斜肌
髂嵴
髂肌
臀小肌
臀中肌
闭孔动、静脉
闭孔内肌
闭孔外肌
旋股内侧动、静脉
股外侧肌

阴茎海绵体　尿道海绵体　耻骨下支　短收肌与大收肌　耻骨肌

图 22.3.8

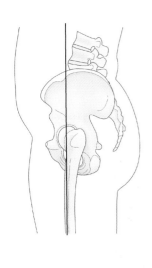

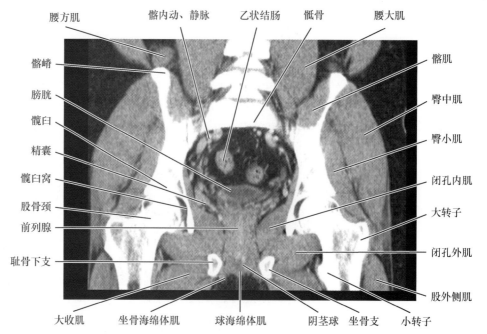

腰方肌　髂内动、静脉　乙状结肠　骶骨　腰大肌

髂嵴

膀胱

髋臼

精囊

髋臼窝

股骨颈

前列腺

耻骨下支

髂肌
臀中肌
臀小肌
闭孔内肌
大转子
闭孔外肌
股外侧肌

大收肌　坐骨海绵体肌　球海绵体肌　阴茎球　坐骨支　小转子

图 22.3.9

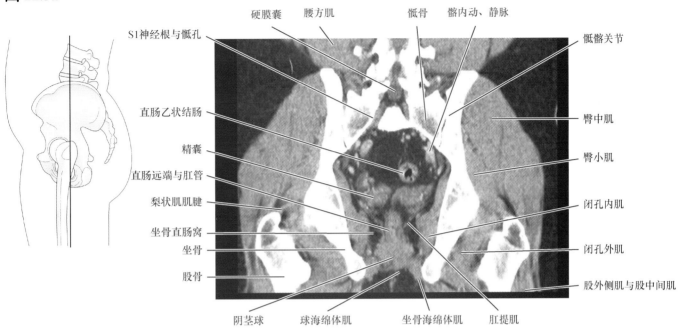

硬膜囊　腰方肌　骶骨　髂内动、静脉

S1神经根与骶孔

直肠乙状结肠

精囊

直肠远端与肛管

梨状肌肌腱

坐骨直肠窝

坐骨

股骨

骶髂关节

臀中肌

臀小肌

闭孔内肌

闭孔外肌

股外侧肌与股中间肌

阴茎球　球海绵体肌　坐骨海绵体肌　肛提肌

图 22.3.10

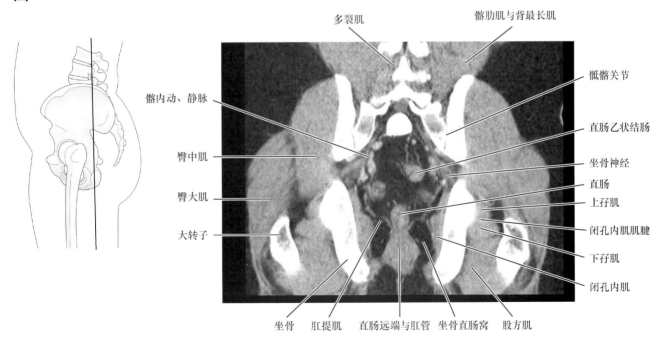

多裂肌　髂肋肌与背最长肌

髂内动、静脉

臀中肌

臀大肌

大转子

骶髂关节

直肠乙状结肠

坐骨神经

直肠

上孖肌

闭孔内肌肌腱

下孖肌

闭孔内肌

坐骨　肛提肌　直肠远端与肛管　坐骨直肠窝　股方肌

图 22.3.11

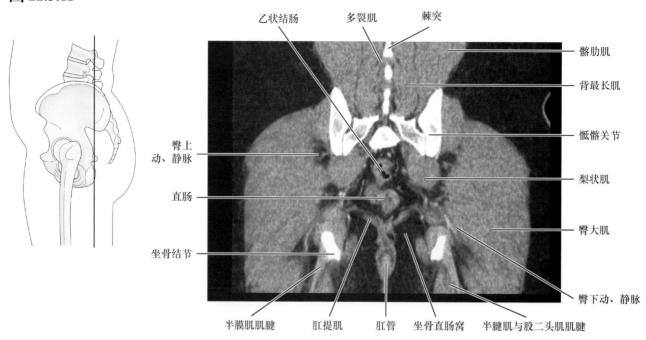

乙状结肠　　多裂肌　　棘突

髂肋肌

背最长肌

骶髂关节

梨状肌

臀大肌

臀下动、静脉

臀上动、静脉

直肠

坐骨结节

半膜肌肌腱　　肛提肌　　肛管　　坐骨直肠窝　　半腱肌与股二头肌肌腱

第 **23** 章

女性盆腔 CT

23.1 轴位

图 23.1.1

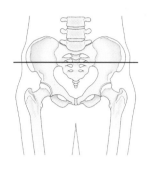

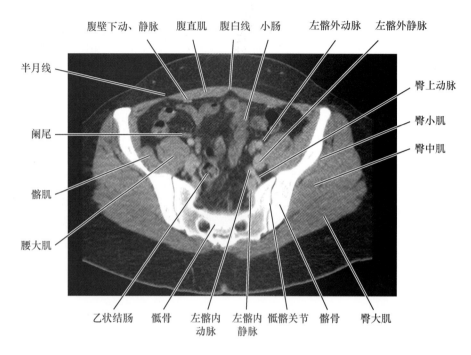

腹壁下动、静脉　腹直肌　腹白线　小肠　左髂外动脉　左髂外静脉

半月线

臀上动脉

臀小肌

臀中肌

阑尾

髂肌

腰大肌

乙状结肠　骶骨　左髂内动脉　左髂内静脉　骶髂关节　髂骨　臀大肌

图 23.1.2

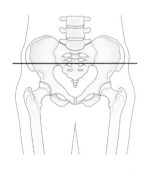

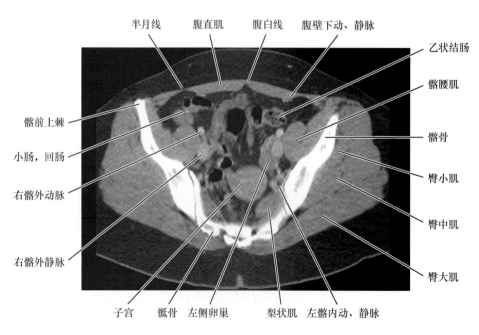

半月线　腹直肌　腹白线　腹壁下动、静脉

乙状结肠

髂腰肌

髂骨

臀小肌

臀中肌

臀大肌

髂前上棘

小肠，回肠

右髂外动脉

右髂外静脉

子宫　骶骨　左侧卵巢　梨状肌　左髂内动、静脉

图 23.1.3

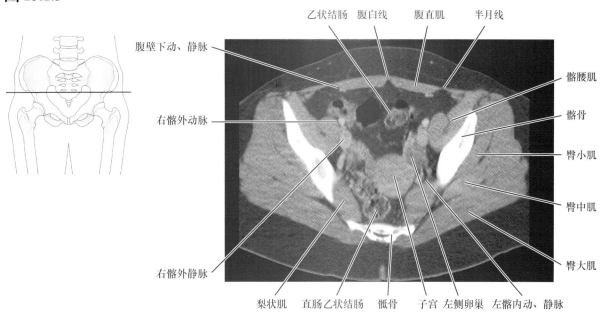

乙状结肠　腹白线　腹直肌　半月线

腹壁下动、静脉

髂腰肌

髂骨

臀小肌

右髂外动脉

臀中肌

臀大肌

右髂外静脉

梨状肌　直肠乙状结肠　骶骨　子宫　左侧卵巢　左髂内动、静脉

图 23.1.4

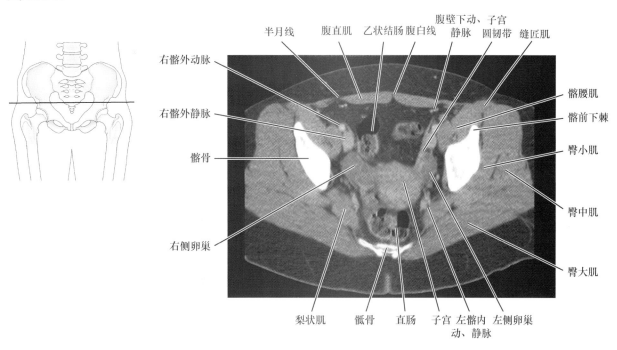

半月线　腹直肌　乙状结肠　腹白线　腹壁下动、静脉　子宫圆韧带　缝匠肌

右髂外动脉

髂腰肌

髂前下棘

右髂外静脉

臀小肌

髂骨

臀中肌

右侧卵巢

臀大肌

梨状肌　骶骨　直肠　子宫　左髂内动、静脉　左侧卵巢

图 23.1.5

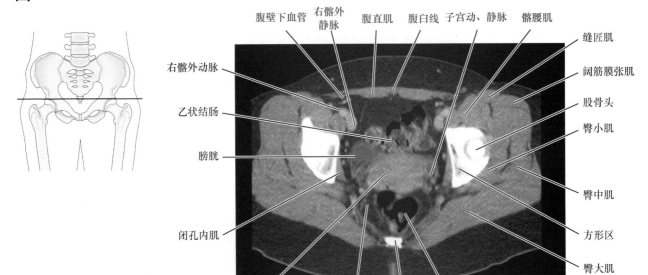

腹壁下血管　右髂外静脉　腹直肌　腹白线　子宫动、静脉　髂腰肌

右髂外动脉

乙状结肠

膀胱

闭孔内肌

缝匠肌
阔筋膜张肌
股骨头
臀小肌
臀中肌
方形区
臀大肌

子宫　　骶子宫韧带　尾骨　直肠

图 23.1.6

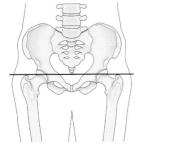

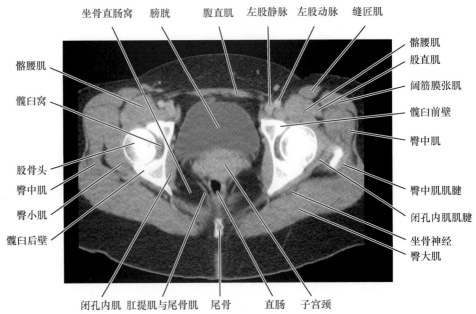

坐骨直肠窝　膀胱　腹直肌　左股静脉　左股动脉　缝匠肌

髂腰肌

髋臼窝

股骨头
臀中肌
臀小肌
髋臼后壁

髂腰肌
股直肌
阔筋膜张肌
髋臼前壁
臀中肌

臀中肌肌腱
闭孔内肌肌腱
坐骨神经
臀大肌

闭孔内肌　肛提肌与尾骨肌　尾骨　直肠　子宫颈

图 23.1.7

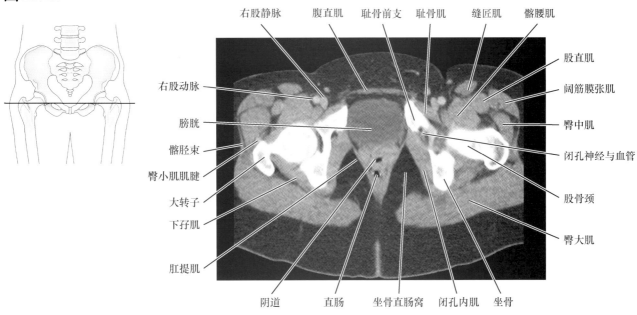

右股静脉　腹直肌　耻骨前支　耻骨肌　缝匠肌　髂腰肌

股直肌

阔筋膜张肌

臀中肌

闭孔神经与血管

股骨颈

臀大肌

右股动脉

膀胱

髂胫束

臀小肌肌腱

大转子

下孖肌

肛提肌

阴道　直肠　坐骨直肠窝　闭孔内肌　坐骨

图 23.1.8

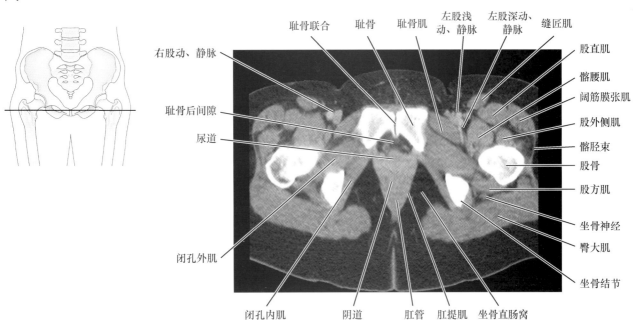

耻骨联合　耻骨　耻骨肌　左股浅动、静脉　左股深动、静脉　缝匠肌

股直肌

髂腰肌

阔筋膜张肌

股外侧肌

髂胫束

股骨

股方肌

坐骨神经

臀大肌

坐骨结节

右股动、静脉

耻骨后间隙

尿道

闭孔外肌

闭孔内肌　阴道　肛管　肛提肌　坐骨直肠窝

图 23.1.9

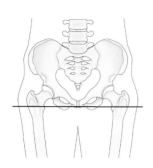

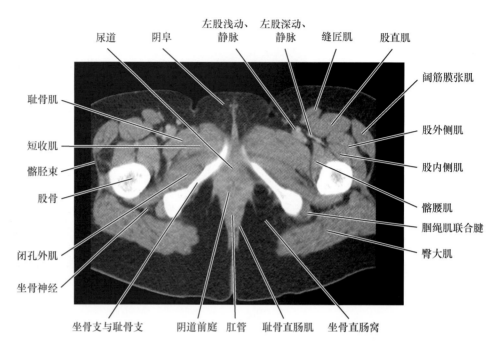

23.2 矢状位

图 23.2.1

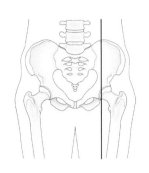

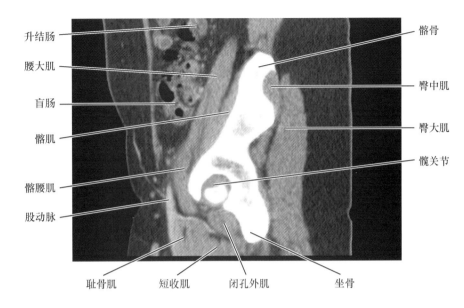

升结肠
腰大肌
盲肠
髂肌
髂腰肌
股动脉

髂骨
臀中肌
臀大肌
髋关节

耻骨肌　短收肌　闭孔外肌　坐骨

图 23.2.2

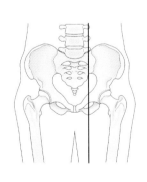

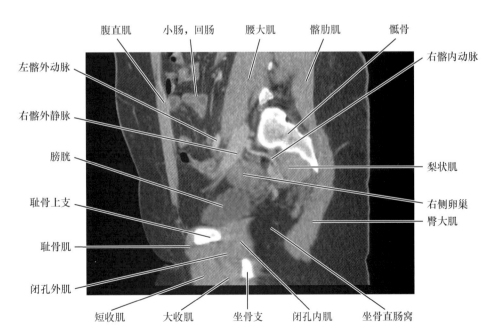

腹直肌　小肠，回肠　腰大肌　髂肋肌　骶骨
左髂外动脉
右髂外静脉
膀胱
耻骨上支
耻骨肌
闭孔外肌

右髂内动脉
梨状肌
右侧卵巢
臀大肌

短收肌　大收肌　坐骨支　闭孔内肌　坐骨直肠窝

图 23.2.3

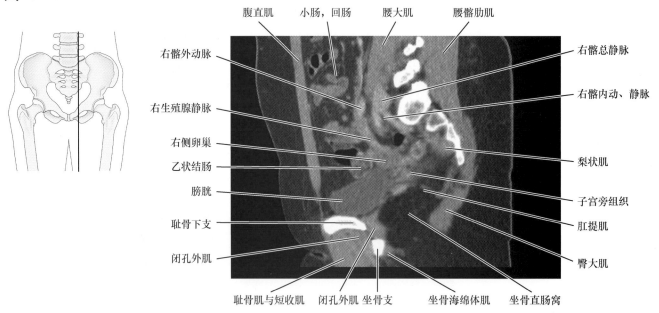

腹直肌　小肠，回肠　腰大肌　腰髂肋肌

右髂外动脉

右生殖腺静脉

右侧卵巢

乙状结肠

膀胱

耻骨下支

闭孔外肌

右髂总静脉

右髂内动、静脉

梨状肌

子宫旁组织

肛提肌

臀大肌

耻骨肌与短收肌　闭孔外肌　坐骨支　坐骨海绵体肌　坐骨直肠窝

图 23.2.4

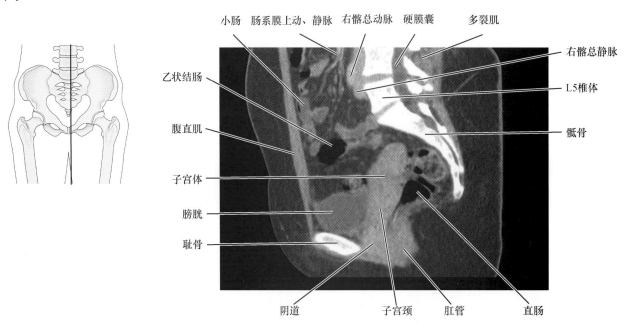

小肠　肠系膜上动、静脉　右髂总动脉　硬膜囊　多裂肌

乙状结肠

腹直肌

子宫体

膀胱

耻骨

右髂总静脉

L5椎体

骶骨

阴道　子宫颈　肛管　直肠

图 23.2.5

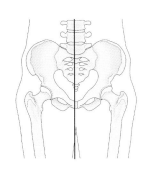

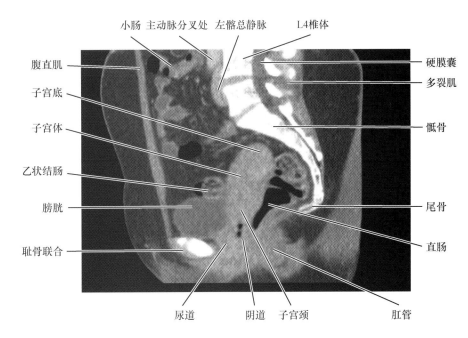

小肠　主动脉分叉处　左髂总静脉　L4椎体

腹直肌

子宫底

子宫体

乙状结肠

膀胱

耻骨联合

硬膜囊

多裂肌

骶骨

尾骨

直肠

尿道　　阴道　子宫颈　　　肛管

23.3 冠状位

图 23.3.1

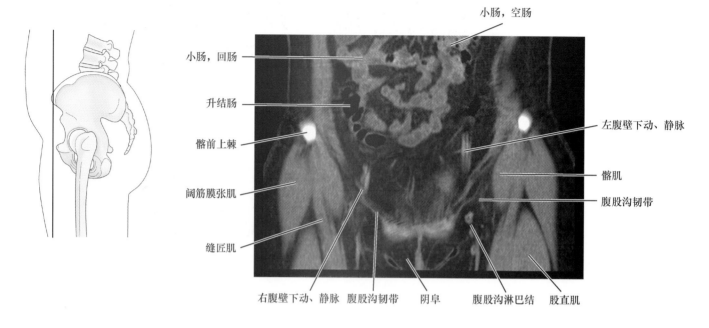

- 小肠，空肠
- 小肠，回肠
- 升结肠
- 髂前上棘
- 阔筋膜张肌
- 缝匠肌
- 左腹壁下动、静脉
- 髂肌
- 腹股沟韧带
- 右腹壁下动、静脉
- 腹股沟韧带
- 阴阜
- 腹股沟淋巴结
- 股直肌

图 23.3.2

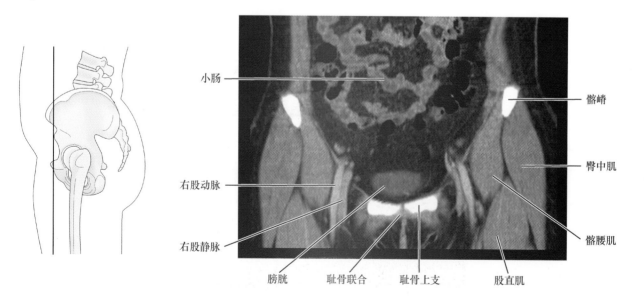

- 小肠
- 右股动脉
- 右股静脉
- 膀胱
- 耻骨联合
- 耻骨上支
- 股直肌
- 髂嵴
- 臀中肌
- 髂腰肌

图 23.3.3

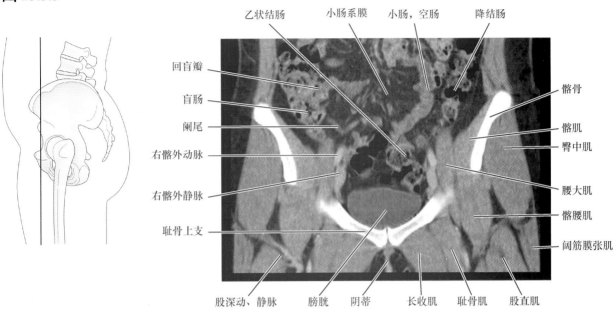

乙状结肠　小肠系膜　小肠，空肠　降结肠

回盲瓣
盲肠
阑尾
右髂外动脉
右髂外静脉
耻骨上支

髂骨
髂肌
臀中肌
腰大肌
髂腰肌
阔筋膜张肌

股深动、静脉　膀胱　阴蒂　长收肌　耻骨肌　股直肌

图 23.3.4

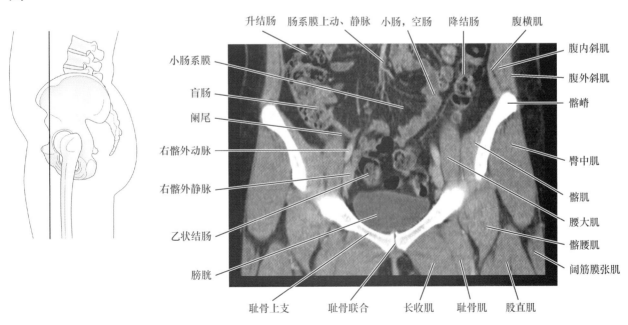

升结肠　肠系膜上动、静脉　小肠，空肠　降结肠　腹横肌

小肠系膜
盲肠
阑尾
右髂外动脉
右髂外静脉
乙状结肠
膀胱

腹内斜肌
腹外斜肌
髂嵴
臀中肌
髂肌
腰大肌
髂腰肌
阔筋膜张肌

耻骨上支　耻骨联合　长收肌　耻骨肌　股直肌

图 23.3.5

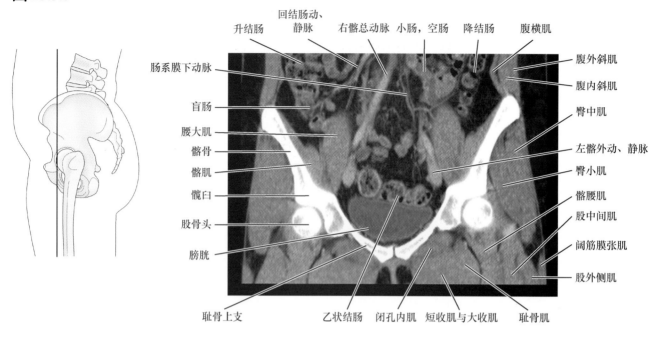

升结肠　回结肠动、静脉　右髂总动脉　小肠，空肠　降结肠　腹横肌

肠系膜下动脉
盲肠
腰大肌
髂骨
髂肌
髋臼
股骨头
膀胱

腹外斜肌
腹内斜肌
臀中肌
左髂外动、静脉
臀小肌
髂腰肌
股中间肌
阔筋膜张肌
股外侧肌

耻骨上支　　　乙状结肠　闭孔内肌　短收肌与大收肌　耻骨肌

图 23.3.6

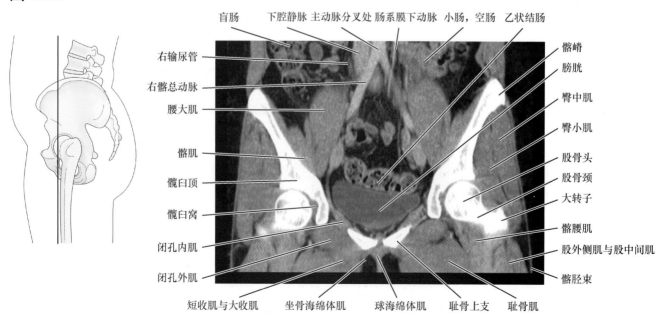

盲肠　下腔静脉　主动脉分叉处　肠系膜下动脉　小肠，空肠　乙状结肠

右输尿管
右髂总动脉
腰大肌
髂肌
髋臼顶
髋臼窝
闭孔内肌
闭孔外肌

髂嵴
膀胱
臀中肌
臀小肌
股骨头
股骨颈
大转子
髂腰肌
股外侧肌与股中间肌
髂胫束

短收肌与大收肌　坐骨海绵体肌　球海绵体肌　耻骨上支　耻骨肌

图 23.3.7

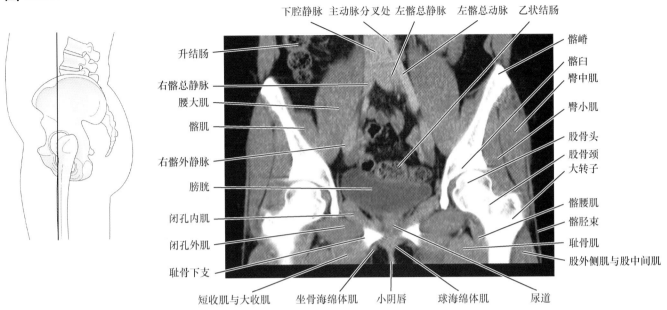

升结肠　右髂总静脉　腰大肌　髂肌　右髂外静脉　膀胱　闭孔内肌　闭孔外肌　耻骨下支

下腔静脉　主动脉分叉处　左髂总静脉　左髂总动脉　乙状结肠

髂嵴　髂臼　臀中肌　臀小肌　股骨头　股骨颈　大转子　髂腰肌　髂胫束　耻骨肌　股外侧肌与股中间肌

短收肌与大收肌　坐骨海绵体肌　小阴唇　球海绵体肌　尿道

图 23.3.8

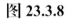

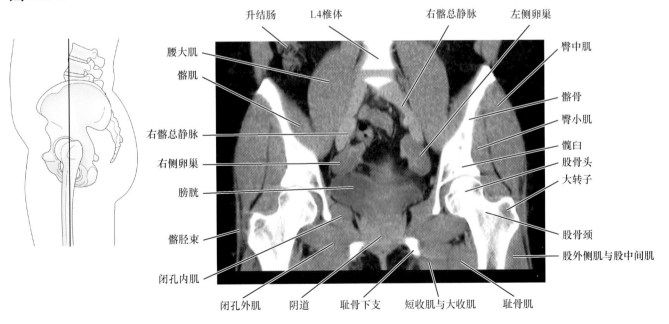

升结肠　L4椎体　右髂总静脉　左侧卵巢

腰大肌　髂肌　右髂总静脉　右侧卵巢　膀胱　髂胫束　闭孔内肌

臀中肌　髂骨　臀小肌　髋臼　股骨头　大转子　股骨颈　股外侧肌与股中间肌

闭孔外肌　阴道　耻骨下支　短收肌与大收肌　耻骨肌

图 23.3.9

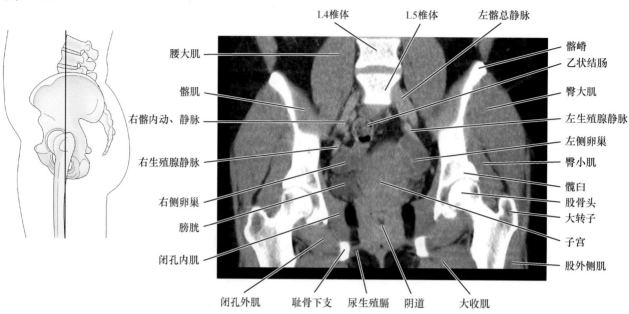

腰大肌 — L4椎体 — L5椎体 — 左髂总静脉
髂嵴
乙状结肠
髂肌 — 臀大肌
右髂内动、静脉 — 左生殖腺静脉
左侧卵巢
右生殖腺静脉 — 臀小肌
髋臼
右侧卵巢 — 股骨头
大转子
膀胱 — 子宫
闭孔内肌 — 股外侧肌

闭孔外肌 — 耻骨下支 — 尿生殖膈 — 阴道 — 大收肌

图 23.3.10

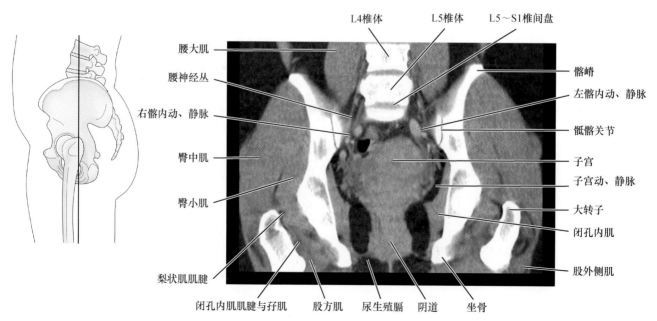

腰大肌 — L4椎体 — L5椎体 — L5～S1椎间盘
腰神经丛 — 髂嵴
右髂内动、静脉 — 左髂内动、静脉
骶髂关节
臀中肌 — 子宫
臀小肌 — 子宫动、静脉
大转子
闭孔内肌
梨状肌肌腱 — 股外侧肌

闭孔内肌肌腱与孖肌 — 股方肌 — 尿生殖膈 — 阴道 — 坐骨

图 23.3.11

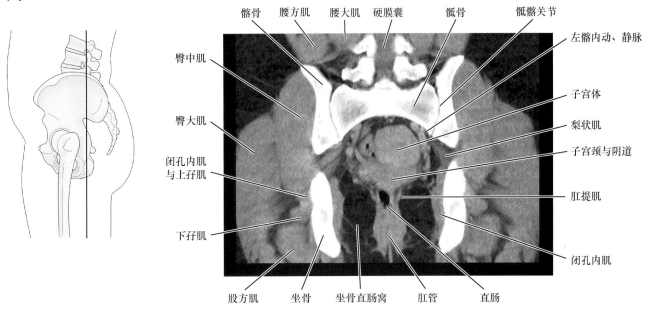

髂骨　腰方肌　腰大肌　硬膜囊　骶骨　骶髂关节

臀中肌

臀大肌

闭孔内肌
与上孖肌

下孖肌

左髂内动、静脉

子宫体

梨状肌

子宫颈与阴道

肛提肌

闭孔内肌

股方肌　坐骨　坐骨直肠窝　肛管　直肠

图 23.3.12

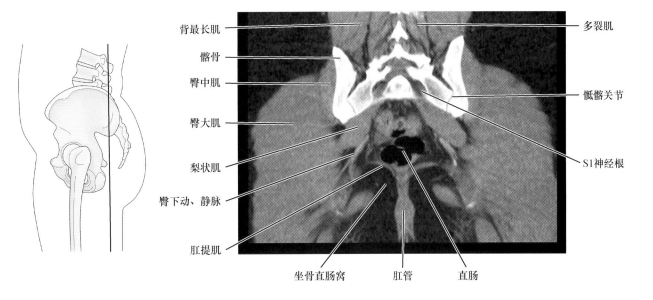

背最长肌

髂骨

臀中肌

臀大肌

梨状肌

臀下动、静脉

肛提肌

多裂肌

骶髂关节

S1神经根

坐骨直肠窝　肛管　直肠

第 24 章

男性盆腔 MRI

24.1 轴位

图 24.1.1

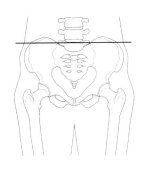

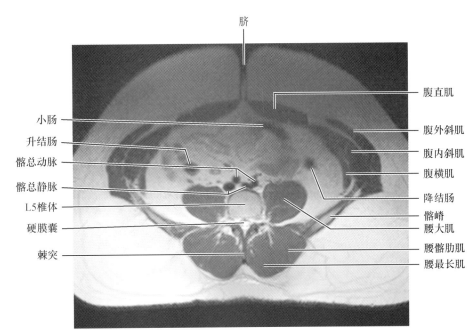

脐

小肠
升结肠
髂总动脉
髂总静脉
L5椎体
硬膜囊
棘突

腹直肌
腹外斜肌
腹内斜肌
腹横肌
降结肠
髂嵴
腰大肌
腰髂肋肌
腰最长肌

图 24.1.2

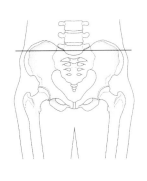

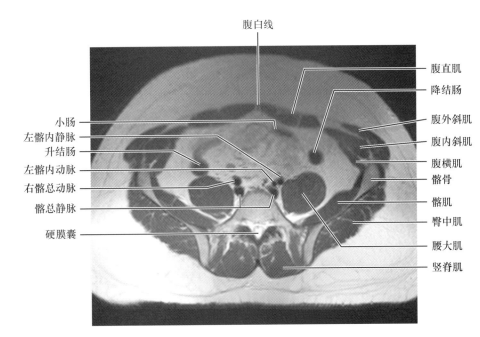

腹白线

小肠
左髂内静脉
升结肠
左髂内动脉
右髂总动脉
髂总静脉
硬膜囊

腹直肌
降结肠
腹外斜肌
腹内斜肌
腹横肌
髂骨
髂肌
臀中肌
腰大肌
竖脊肌

图 24.1.3

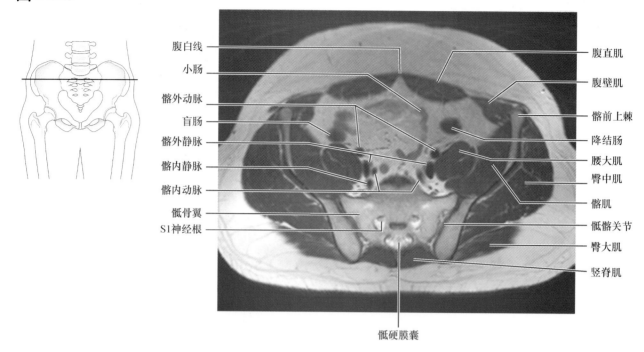

腹白线 — 腹直肌

小肠 — 腹壁肌

髂外动脉 — 髂前上棘

盲肠 — 降结肠

髂外静脉 — 腰大肌

髂内静脉 — 臀中肌

髂内动脉 — 髂肌

骶骨翼 — 骶髂关节

S1神经根 — 臀大肌

竖脊肌

骶硬膜囊

图 24.1.4

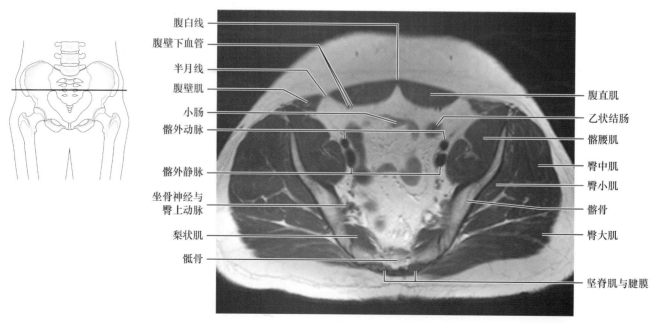

腹白线 — 腹直肌

腹壁下血管 — 乙状结肠

半月线 — 髂腰肌

腹壁肌 — 臀中肌

小肠 — 臀小肌

髂外动脉 — 髂骨

髂外静脉 — 臀大肌

坐骨神经与
臀上动脉 — 竖脊肌与腱膜

梨状肌

骶骨

图 24.1.5

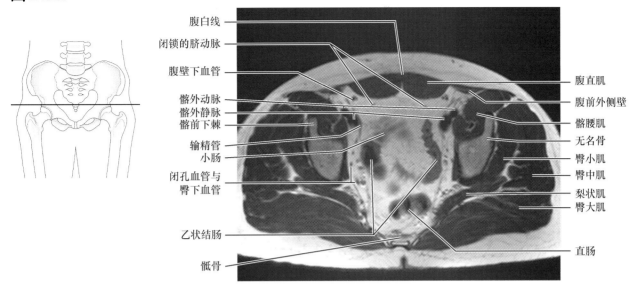

腹白线
闭锁的脐动脉
腹壁下血管
髂外动脉
髂外静脉
髂前下棘
输精管
小肠
闭孔血管与
臀下血管
乙状结肠
骶骨

腹直肌
腹前外侧壁
髂腰肌
无名骨
臀小肌
臀中肌
梨状肌
臀大肌
直肠

图 24.1.6

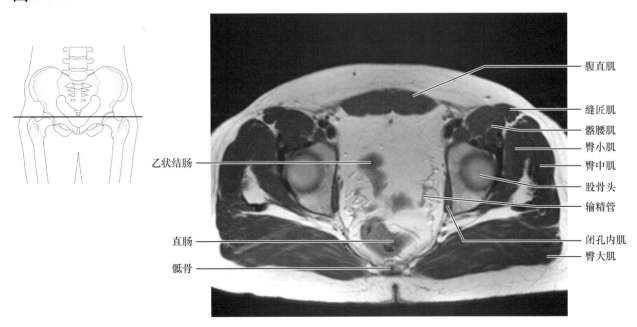

乙状结肠
直肠
骶骨

腹直肌
缝匠肌
髂腰肌
臀小肌
臀中肌
股骨头
输精管
闭孔内肌
臀大肌

图 24.1.7

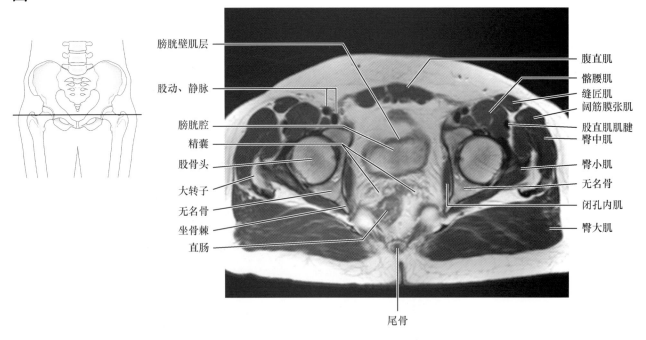

膀胱壁肌层
股动、静脉
膀胱腔
精囊
股骨头
大转子
无名骨
坐骨棘
直肠

腹直肌
髂腰肌
缝匠肌
阔筋膜张肌
股直肌肌腱
臀中肌
臀小肌
无名骨
闭孔内肌
臀大肌

尾骨

图 24.1.8

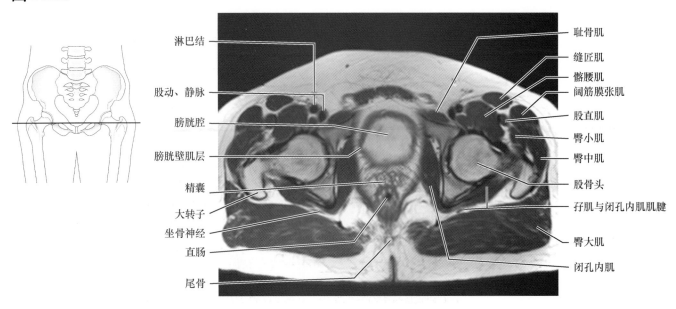

淋巴结
股动、静脉
膀胱腔
膀胱壁肌层
精囊
大转子
坐骨神经
直肠
尾骨

耻骨肌
缝匠肌
髂腰肌
阔筋膜张肌
股直肌
臀小肌
臀中肌
股骨头
孖肌与闭孔内肌肌腱
臀大肌
闭孔内肌

图 24.1.9

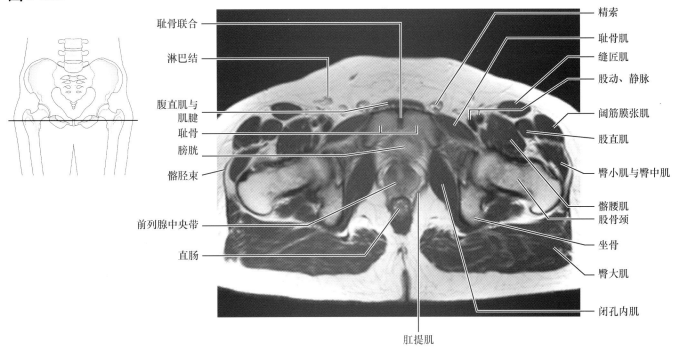

耻骨联合
淋巴结
腹直肌与肌腱
耻骨
膀胱
髂胫束
前列腺中央带
直肠
肛提肌
精索
耻骨肌
缝匠肌
股动、静脉
阔筋膜张肌
股直肌
臀小肌与臀中肌
髂腰肌
股骨颈
坐骨
臀大肌
闭孔内肌

图 24.1.10

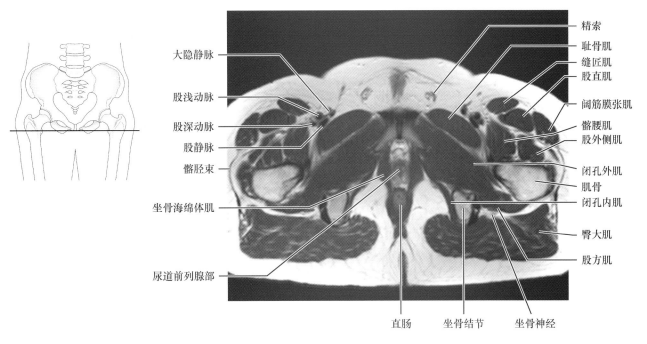

大隐静脉
股浅动脉
股深动脉
股静脉
髂胫束
坐骨海绵体肌
尿道前列腺部
精索
耻骨肌
缝匠肌
股直肌
阔筋膜张肌
髂腰肌
股外侧肌
闭孔外肌
肌骨
闭孔内肌
臀大肌
股方肌
直肠
坐骨结节
坐骨神经

图 24.1.11

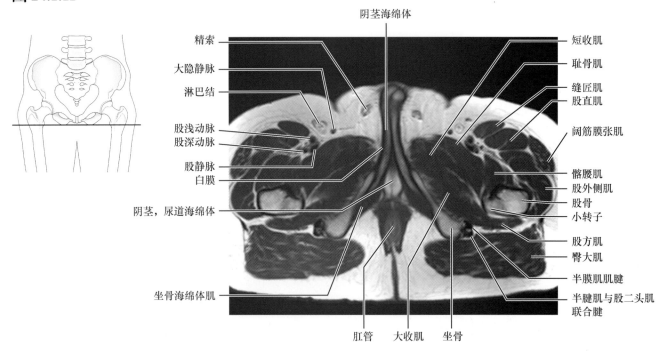

精索
大隐静脉
淋巴结
股浅动脉
股深动脉
股静脉
白膜
阴茎，尿道海绵体

坐骨海绵体肌

阴茎海绵体

短收肌
耻骨肌
缝匠肌
股直肌
阔筋膜张肌
髂腰肌
股外侧肌
股骨
小转子
股方肌
臀大肌
半膜肌肌腱
半腱肌与股二头肌
联合腱

肛管　大收肌　坐骨

图 24.1.12

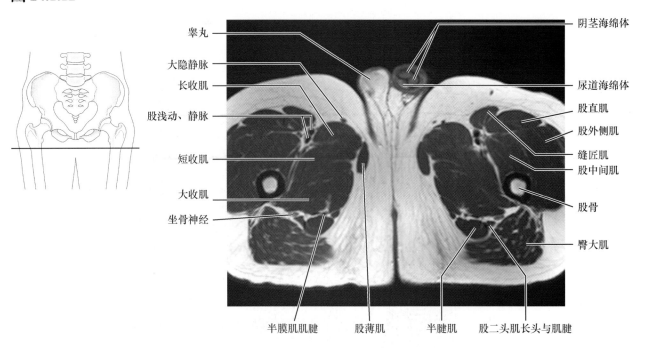

睾丸
大隐静脉
长收肌
股浅动、静脉
短收肌
大收肌
坐骨神经

阴茎海绵体

尿道海绵体
股直肌
股外侧肌
缝匠肌
股中间肌
股骨
臀大肌

半膜肌肌腱　股薄肌　半腱肌　股二头肌长头与肌腱

24.2 矢状位

图 **24.2.1**

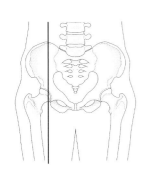

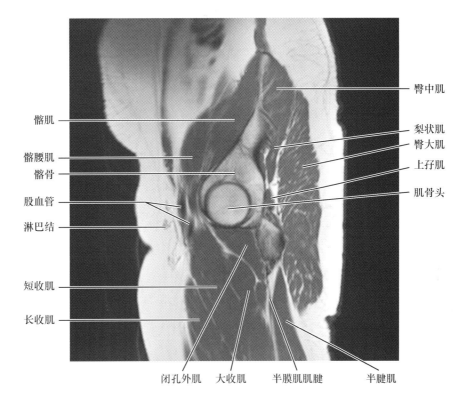

髂肌

髂腰肌

髂骨

股血管

淋巴结

短收肌

长收肌

臀中肌

梨状肌

臀大肌

上孖肌

肌骨头

闭孔外肌　大收肌　半膜肌肌腱　半腱肌

图 **24.2.2**

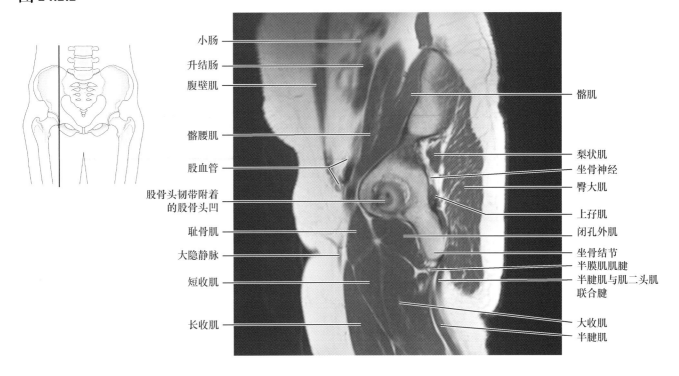

小肠

升结肠

腹壁肌

髂腰肌

股血管

股骨头韧带附着
的股骨头凹

耻骨肌

大隐静脉

短收肌

长收肌

髂肌

梨状肌

坐骨神经

臀大肌

上孖肌

闭孔外肌

坐骨结节

半膜肌肌腱

半腱肌与肌二头肌
联合腱

大收肌

半腱肌

图 24.2.3

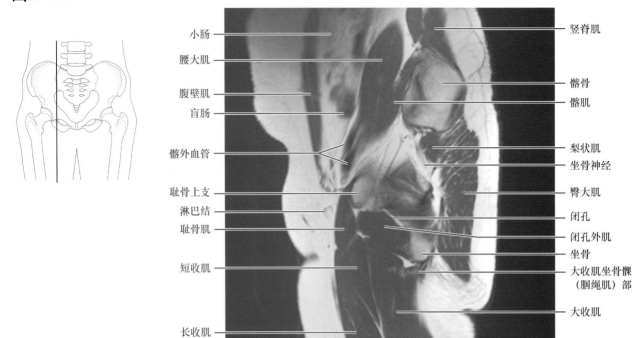

小肠
腰大肌
腹壁肌
盲肠
髂外血管
耻骨上支
淋巴结
耻骨肌
短收肌
长收肌

竖脊肌
髂骨
髂肌
梨状肌
坐骨神经
臀大肌
闭孔
闭孔外肌
坐骨
大收肌坐骨髁
（腘绳肌）部
大收肌

图 24.2.4

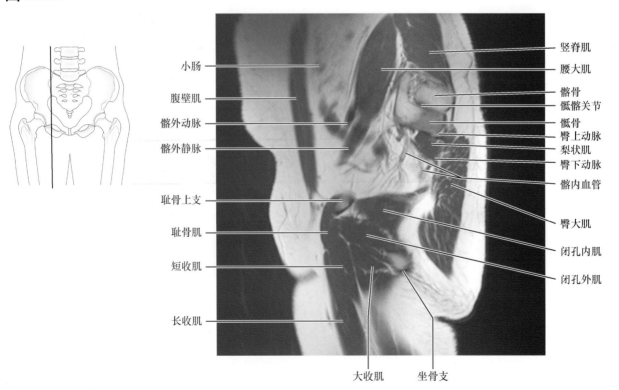

小肠
腹壁肌
髂外动脉
髂外静脉
耻骨上支
耻骨肌
短收肌
长收肌

竖脊肌
腰大肌
髂骨
骶髂关节
骶骨
臀上动脉
梨状肌
臀下动脉
髂内血管
臀大肌
闭孔内肌
闭孔外肌

大收肌　　坐骨支

图 24.2.5

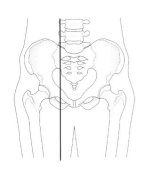

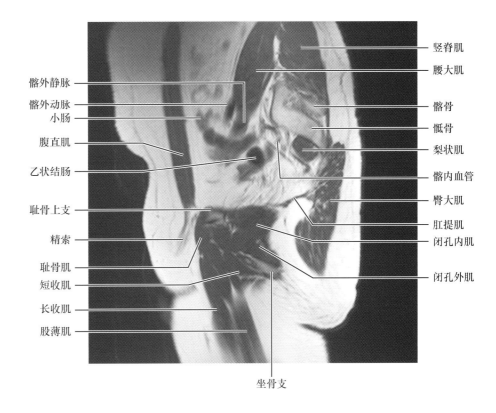

髂外静脉
髂外动脉
小肠
腹直肌
乙状结肠
耻骨上支
精索
耻骨肌
短收肌
长收肌
股薄肌

竖脊肌
腰大肌
髂骨
骶骨
梨状肌
髂内血管
臀大肌
肛提肌
闭孔内肌
闭孔外肌

坐骨支

图 24.2.6

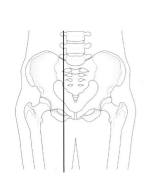

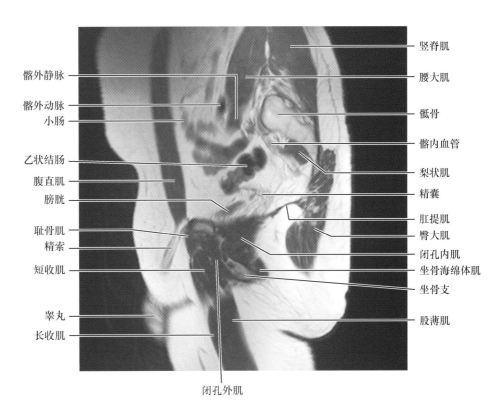

髂外静脉
髂外动脉
小肠
乙状结肠
腹直肌
膀胱
耻骨肌
精索
短收肌
睾丸
长收肌

竖脊肌
腰大肌
骶骨
髂内血管
梨状肌
精囊
肛提肌
臀大肌
闭孔内肌
坐骨海绵体肌
坐骨支
股薄肌

闭孔外肌

图 **24.2.7**

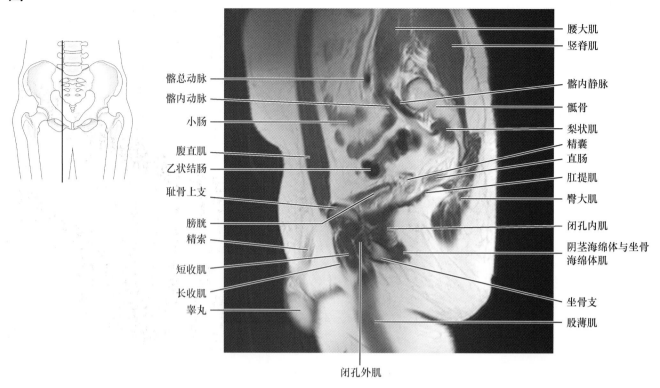

髂总动脉
髂内动脉
小肠
腹直肌
乙状结肠
耻骨上支
膀胱
精索
短收肌
长收肌
睾丸

腰大肌
竖脊肌
髂内静脉
骶骨
梨状肌
精囊
直肠
肛提肌
臀大肌
闭孔内肌
阴茎海绵体与坐骨海绵体肌
坐骨支
股薄肌

闭孔外肌

图 **24.2.8**

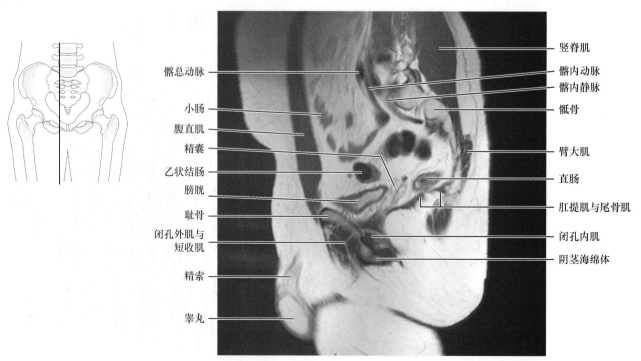

髂总动脉
小肠
腹直肌
精囊
乙状结肠
膀胱
耻骨
闭孔外肌与短收肌
精索
睾丸

竖脊肌
髂内动脉
髂内静脉
骶骨
臀大肌
直肠
肛提肌与尾骨肌
闭孔内肌
阴茎海绵体

图 24.2.9

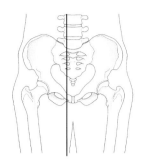

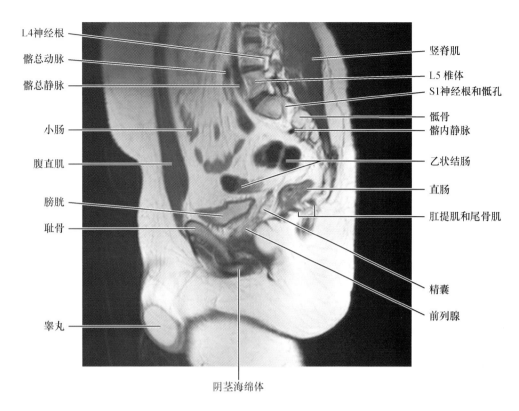

L4神经根
髂总动脉
髂总静脉
小肠
腹直肌
膀胱
耻骨
睾丸

竖脊肌
L5 椎体
S1神经根和骶孔
骶骨
髂内静脉
乙状结肠
直肠
肛提肌和尾骨肌
精囊
前列腺

阴茎海绵体

图 24.2.10

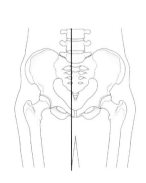

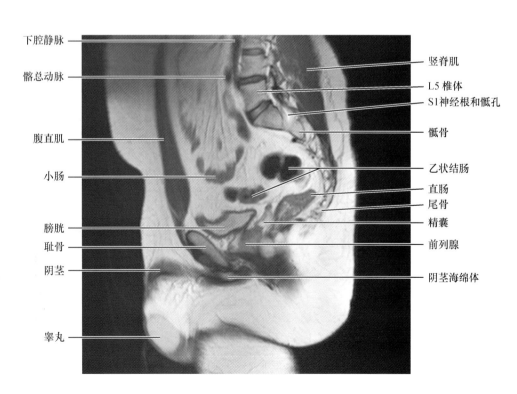

下腔静脉
髂总动脉
腹直肌
小肠
膀胱
耻骨
阴茎
睾丸

竖脊肌
L5 椎体
S1神经根和骶孔
骶骨
乙状结肠
直肠
尾骨
精囊
前列腺
阴茎海绵体

图 **24.2.11**

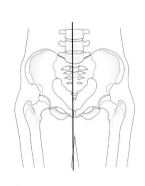

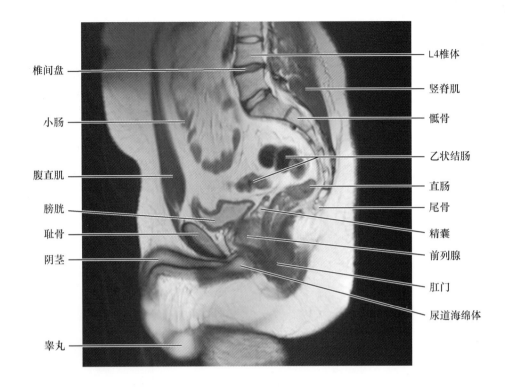

椎间盘

小肠

腹直肌

膀胱

耻骨

阴茎

睾丸

L4椎体

竖脊肌

骶骨

乙状结肠

直肠

尾骨

精囊

前列腺

肛门

尿道海绵体

图 **24.2.12**

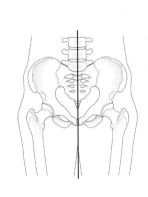

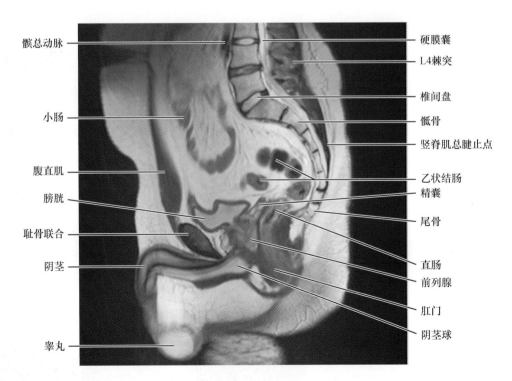

髂总动脉

小肠

腹直肌

膀胱

耻骨联合

阴茎

睾丸

硬膜囊

L4棘突

椎间盘

骶骨

竖脊肌总腱止点

乙状结肠

精囊

尾骨

直肠

前列腺

肛门

阴茎球

24.3 冠状位

图 24.3.1

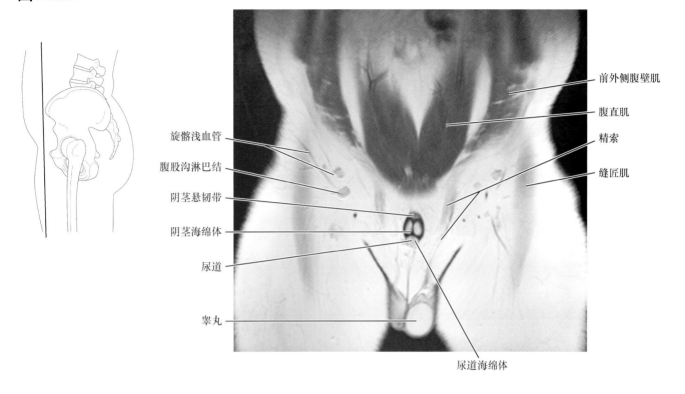

旋髂浅血管
腹股沟淋巴结
阴茎悬韧带
阴茎海绵体
尿道
睾丸

前外侧腹壁肌
腹直肌
精索
缝匠肌

尿道海绵体

图 24.3.2

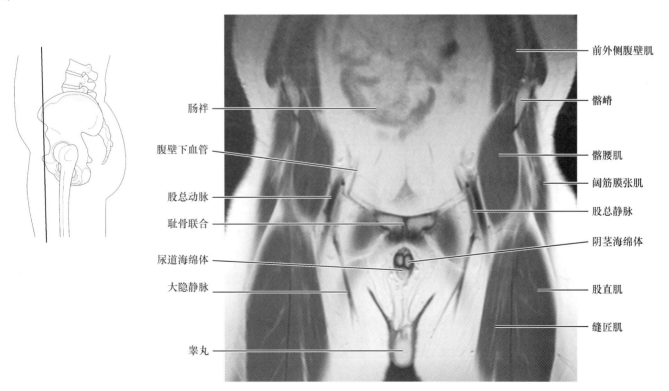

肠袢
腹壁下血管
股总动脉
耻骨联合
尿道海绵体
大隐静脉
睾丸

前外侧腹壁肌
髂嵴
髂腰肌
阔筋膜张肌
股总静脉
阴茎海绵体
股直肌
缝匠肌

图 24.3.3

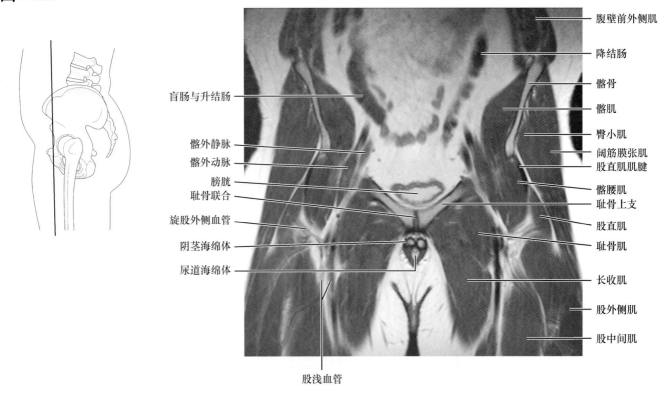

盲肠与升结肠

髂外静脉
髂外动脉
膀胱
耻骨联合
旋股外侧血管
阴茎海绵体
尿道海绵体

腹壁前外侧肌
降结肠
髂骨
髂肌
臀小肌
阔筋膜张肌
股直肌肌腱
髂腰肌
耻骨上支
股直肌
耻骨肌
长收肌
股外侧肌
股中间肌

股浅血管

图 24.3.4

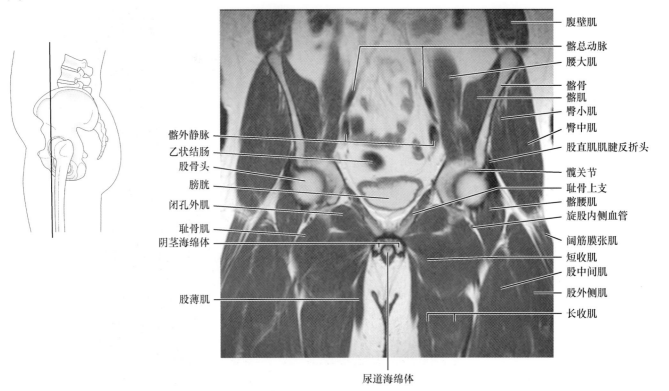

髂外静脉
乙状结肠
股骨头
膀胱
闭孔外肌
耻骨肌
阴茎海绵体

股薄肌

腹壁肌
髂总动脉
腰大肌
髂骨
髂肌
臀小肌
臀中肌
股直肌肌腱反折头
髋关节
耻骨上支
髂腰肌
旋股内侧血管
阔筋膜张肌
短收肌
股中间肌
股外侧肌
长收肌

尿道海绵体

图 24.3.5

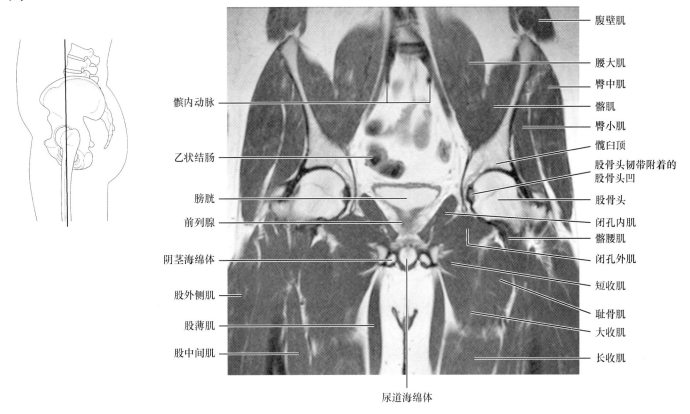

髂内动脉
乙状结肠
膀胱
前列腺
阴茎海绵体
股外侧肌
股薄肌
股中间肌

腹壁肌
腰大肌
臀中肌
髂肌
臀小肌
髋臼顶
股骨头韧带附着的股骨头凹
股骨头
闭孔内肌
髂腰肌
闭孔外肌
短收肌
耻骨肌
大收肌
长收肌

尿道海绵体

图 24.3.6

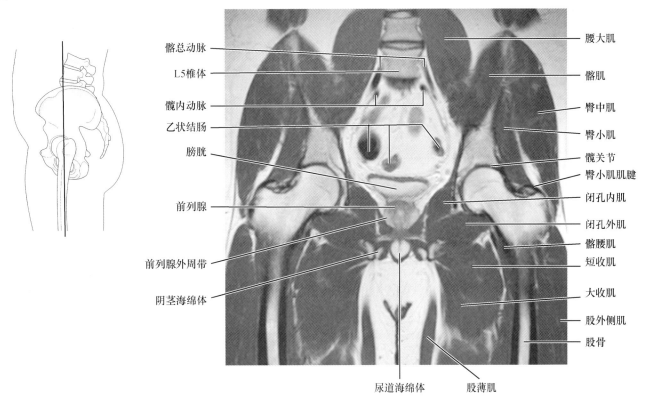

髂总动脉
L5椎体
髂内动脉
乙状结肠
膀胱
前列腺
前列腺外周带
阴茎海绵体

腰大肌
髂肌
臀中肌
臀小肌
髋关节
臀小肌肌腱
闭孔内肌
闭孔外肌
髂腰肌
短收肌
大收肌
股外侧肌
股骨

尿道海绵体   股薄肌

图 **24.3.7**

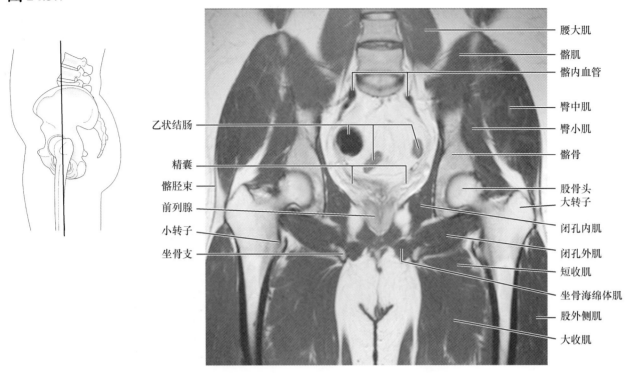

乙状结肠
精囊
髂胫束
前列腺
小转子
坐骨支

腰大肌
髂肌
髂内血管
臀中肌
臀小肌
髂骨
股骨头
大转子
闭孔内肌
闭孔外肌
短收肌
坐骨海绵体肌
股外侧肌
大收肌

图 **24.3.8**

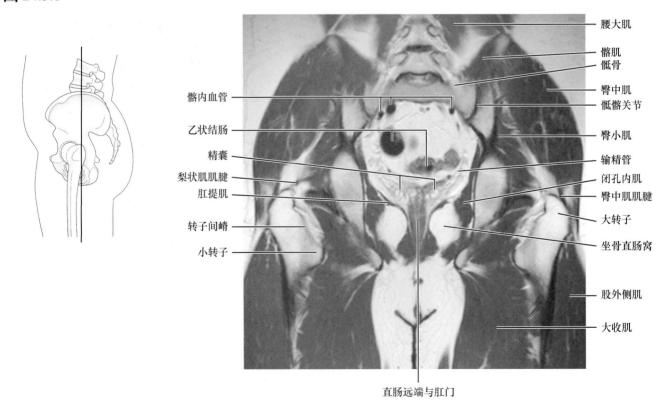

髂内血管
乙状结肠
精囊
梨状肌肌腱
肛提肌
转子间嵴
小转子

腰大肌
髂肌
骶骨
臀中肌
骶髂关节
臀小肌
输精管
闭孔内肌
臀中肌肌腱
大转子
坐骨直肠窝
股外侧肌
大收肌

直肠远端与肛门

图 24.3.9

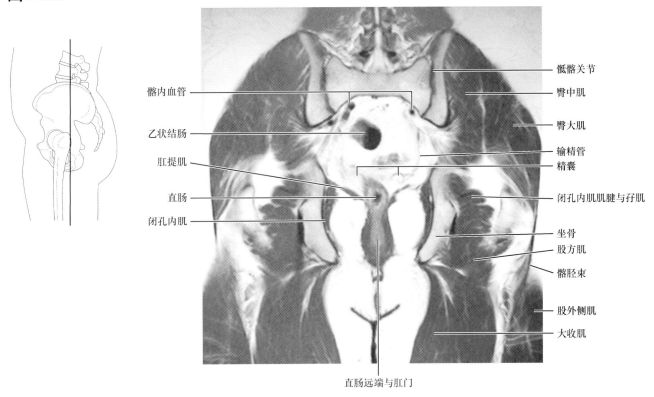

髂内血管

乙状结肠

肛提肌

直肠

闭孔内肌

骶髂关节

臀中肌

臀大肌

输精管

精囊

闭孔内肌肌腱与孖肌

坐骨

股方肌

髂胫束

股外侧肌

大收肌

直肠远端与肛门

图 24.3.10

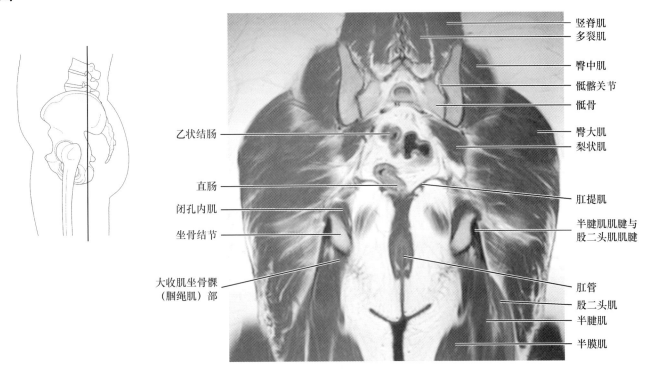

乙状结肠

直肠

闭孔内肌

坐骨结节

大收肌坐骨髁
（腘绳肌）部

竖脊肌

多裂肌

臀中肌

骶髂关节

骶骨

臀大肌

梨状肌

肛提肌

半腱肌肌腱与
股二头肌肌腱

肛管

股二头肌

半腱肌

半膜肌

图 24.3.11

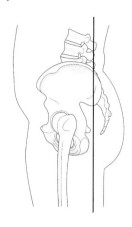

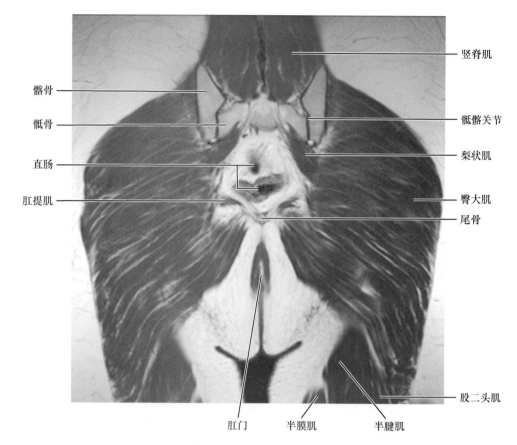

髂骨 — 竖脊肌

骶骨 — 骶髂关节

直肠 — 梨状肌

肛提肌 — 臀大肌

— 尾骨

股二头肌

肛门　半膜肌　半腱肌

图 24.3.12

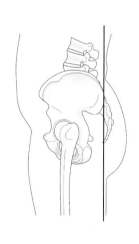

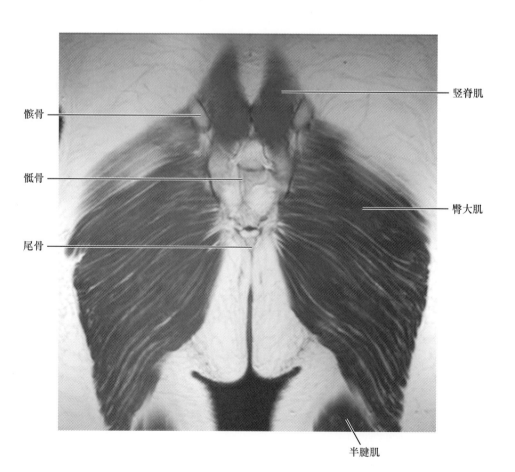

髋骨 — 竖脊肌

骶骨 —

尾骨 — 臀大肌

半腱肌

第 **25** 章

女性盆腔 MRI

25.1 轴位

图 25.1.1

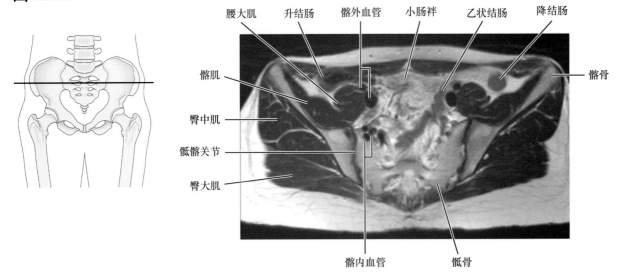

腰大肌　升结肠　髂外血管　小肠袢　乙状结肠　降结肠

髂肌

臀中肌

骶髂关节

臀大肌

髂骨

髂内血管　骶骨

图 25.1.2

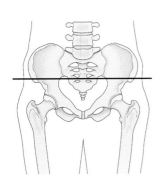

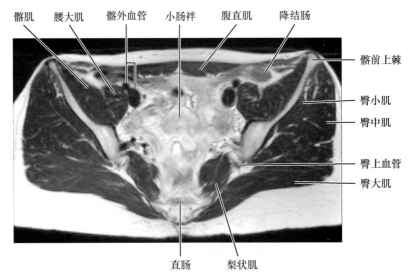

髂肌　腰大肌　髂外血管　小肠袢　腹直肌　降结肠

髂前上棘

臀小肌

臀中肌

臀上血管

臀大肌

直肠　梨状肌

图 25.1.3

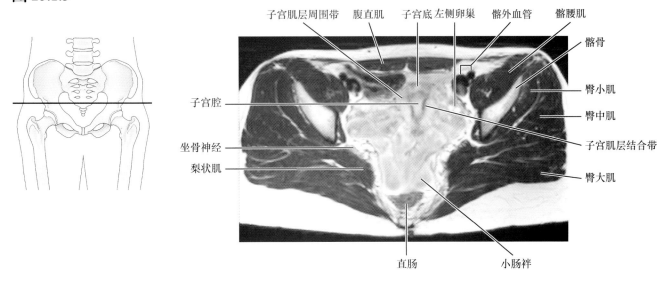

子宫肌层周围带　腹直肌　子宫底　左侧卵巢　髂外血管　髂腰肌

子宫腔

坐骨神经

梨状肌

髂骨

臀小肌

臀中肌

子宫肌层结合带

臀大肌

直肠　　　小肠袢

图 25.1.4

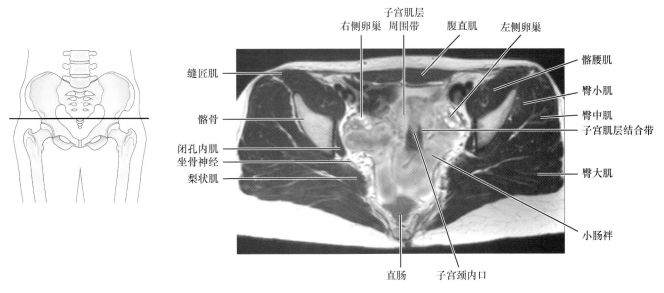

子宫肌层
右侧卵巢　周围带　腹直肌　左侧卵巢

缝匠肌

髂骨

闭孔内肌

坐骨神经

梨状肌

髂腰肌

臀小肌

臀中肌

子宫肌层结合带

臀大肌

小肠袢

直肠　　子宫颈内口

图 25.1.5

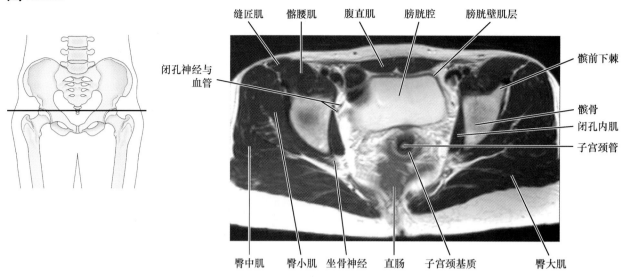

图 25.1.6

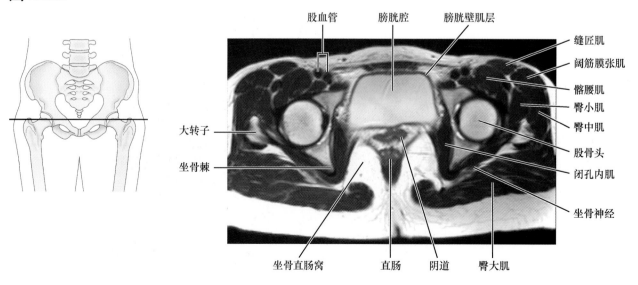

图 25.1.7

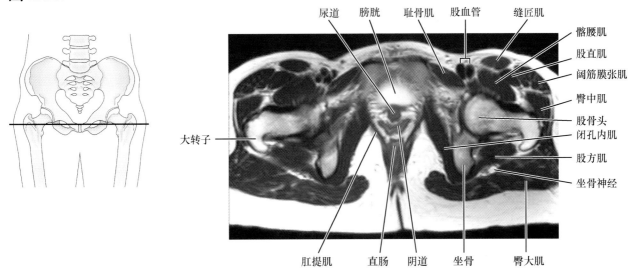

图 25.1.8

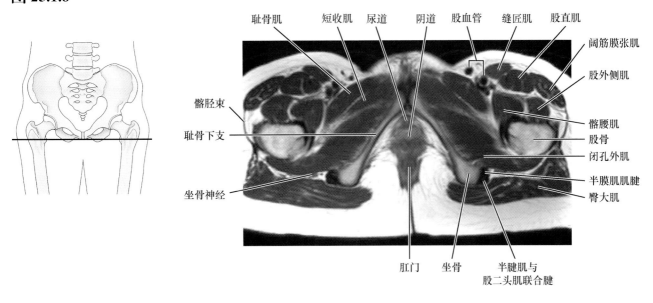

25.2　矢状位

图 25.2.1

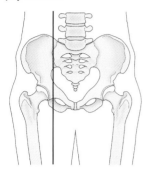

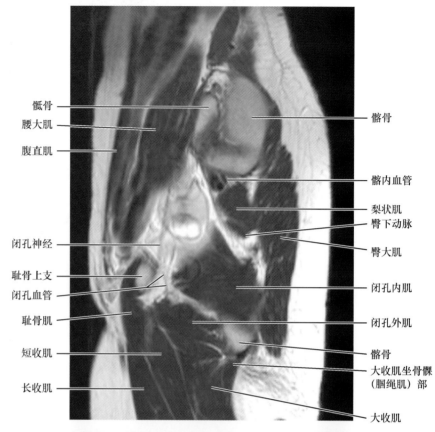

骶骨
腰大肌
腹直肌

闭孔神经
耻骨上支
闭孔血管
耻骨肌
短收肌
长收肌

髂骨
髂内血管
梨状肌
臀下动脉
臀大肌
闭孔内肌
闭孔外肌
髂骨
大收肌坐骨骼
（腘绳肌）部
大收肌

图 25.2.2

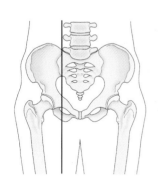

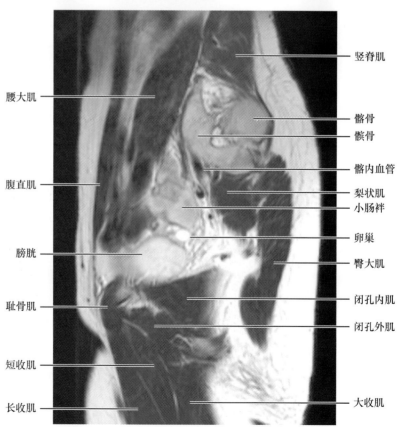

腰大肌

腹直肌

膀胱

耻骨肌

短收肌

长收肌

竖脊肌
髂骨
髋骨
髂内血管
梨状肌
小肠袢
卵巢
臀大肌
闭孔内肌
闭孔外肌
大收肌

图 25.2.3

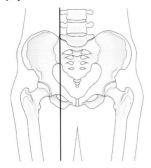

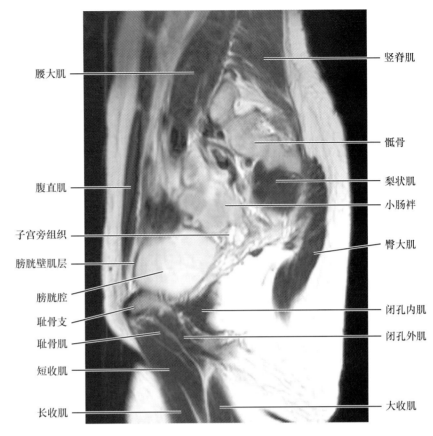

腰大肌

腹直肌

子宫旁组织

膀胱壁肌层

膀胱腔

耻骨支

耻骨肌

短收肌

长收肌

竖脊肌

骶骨

梨状肌

小肠袢

臀大肌

闭孔内肌

闭孔外肌

大收肌

图 25.2.4

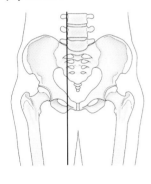

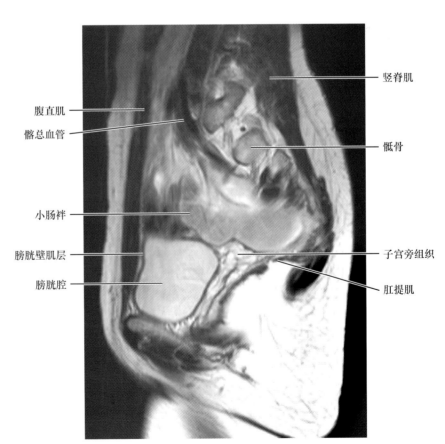

腹直肌

髂总血管

小肠袢

膀胱壁肌层

膀胱腔

竖脊肌

骶骨

子宫旁组织

肛提肌

图 25.2.5

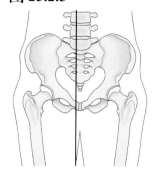

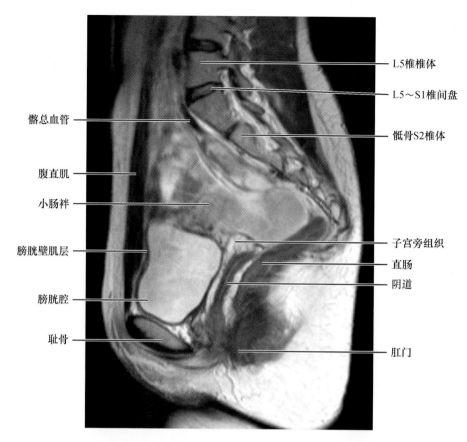

髂总血管

腹直肌

小肠袢

膀胱壁肌层

膀胱腔

耻骨

L5椎椎体

L5~S1椎间盘

骶骨S2椎体

子宫旁组织

直肠

阴道

肛门

图 25.2.6

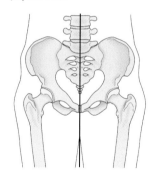

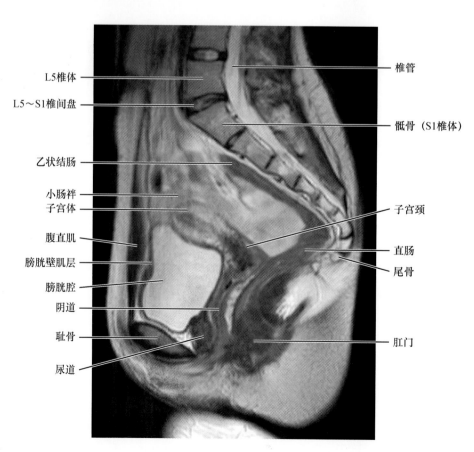

L5椎体

L5~S1椎间盘

乙状结肠

小肠袢

子宫体

腹直肌

膀胱壁肌层

膀胱腔

阴道

耻骨

尿道

椎管

骶骨（S1椎体）

子宫颈

直肠

尾骨

肛门

图 25.2.7

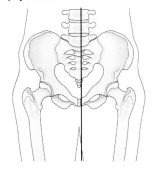

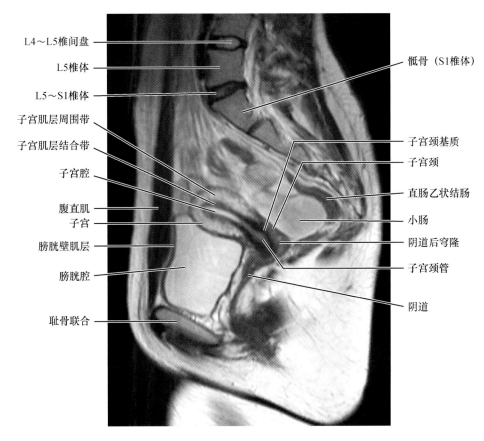

L4～L5椎间盘

L5椎体

L5～S1椎体

子宫肌层周围带

子宫肌层结合带

子宫腔

腹直肌

子宫

膀胱壁肌层

膀胱腔

耻骨联合

骶骨（S1椎体）

子宫颈基质

子宫颈

直肠乙状结肠

小肠

阴道后穹隆

子宫颈管

阴道

25.3 冠状位

图 25.3.1

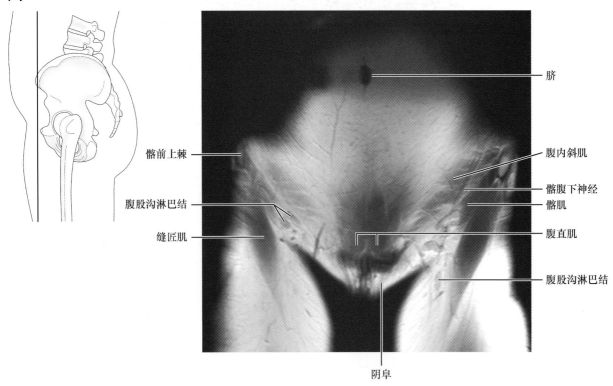

髂前上棘

腹股沟淋巴结

缝匠肌

脐

腹内斜肌

髂腹下神经

髂肌

腹直肌

腹股沟淋巴结

阴阜

图 25.3.2

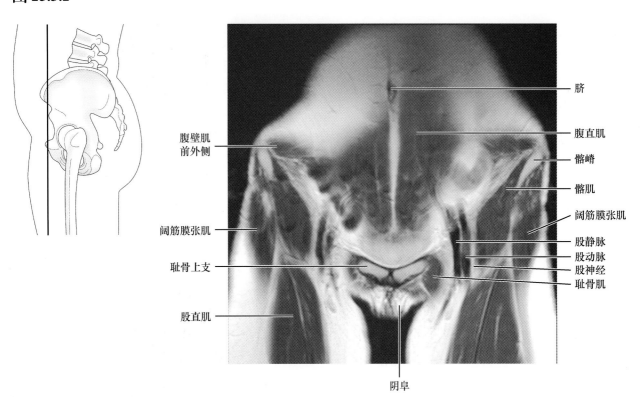

腹壁肌
前外侧

阔筋膜张肌

耻骨上支

股直肌

脐

腹直肌

髂嵴

髂肌

阔筋膜张肌

股静脉

股动脉

股神经

耻骨肌

阴阜

图 25.3.3

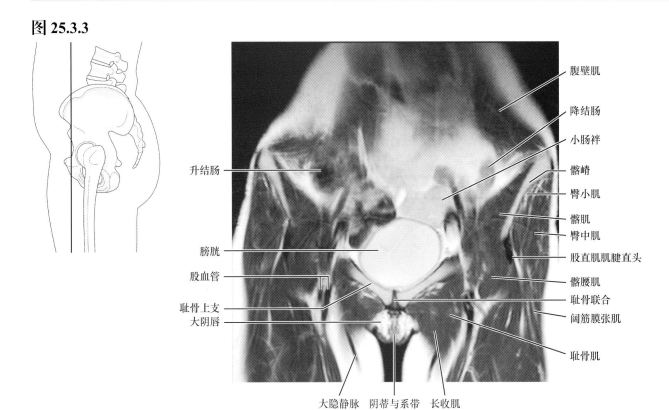

升结肠

膀胱

股血管

耻骨上支

大阴唇

腹壁肌
降结肠
小肠袢
髂嵴
臀小肌
髂肌
臀中肌
股直肌肌腱直头
髂腰肌
耻骨联合
阔筋膜张肌
耻骨肌

大隐静脉　阴蒂与系带　长收肌

图 25.3.4

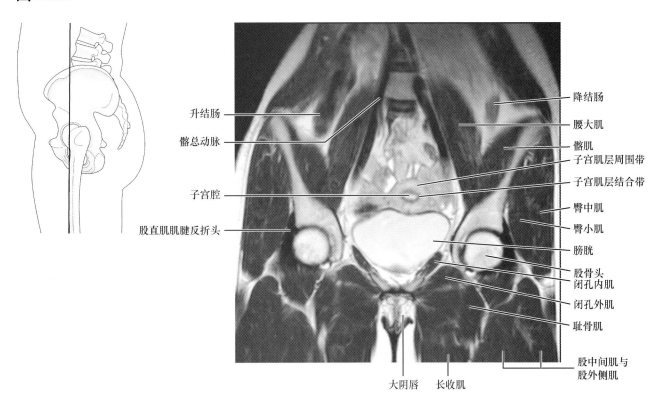

升结肠

髂总动脉

子宫腔

股直肌肌腱反折头

降结肠
腰大肌
髂肌
子宫肌层周围带
子宫肌层结合带
臀中肌
臀小肌
膀胱
股骨头
闭孔内肌
闭孔外肌
耻骨肌
股中间肌与
股外侧肌

大阴唇　长收肌

图 25.3.5

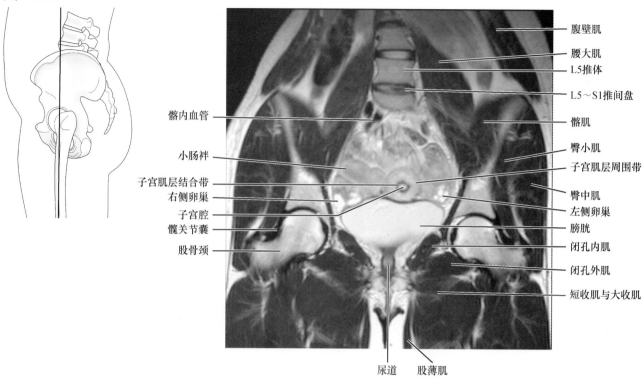

腹壁肌
腰大肌
L5椎体
L5~S1椎间盘
髂肌
臀小肌
子宫肌层周围带
臀中肌
左侧卵巢
膀胱
闭孔内肌
闭孔外肌
短收肌与大收肌

髂内血管
小肠袢
子宫肌层结合带
右侧卵巢
子宫腔
髋关节囊
股骨颈

尿道　股薄肌

图 25.3.6

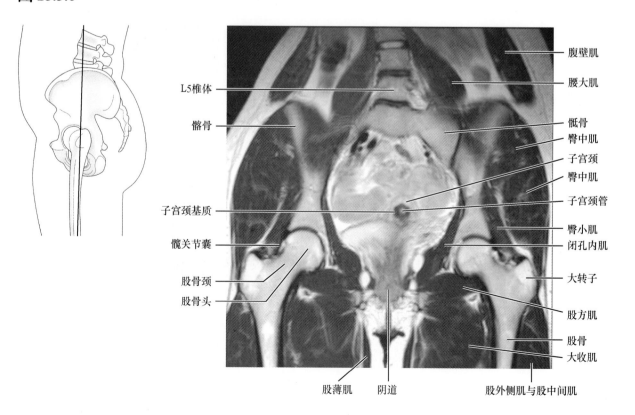

L5椎体
髂骨
子宫颈基质
髋关节囊
股骨颈
股骨头

腹壁肌
腰大肌
骶骨
臀中肌
子宫颈
臀中肌
子宫颈管
臀小肌
闭孔内肌
大转子
股方肌
股骨
大收肌

股薄肌　阴道　股外侧肌与股中间肌

图 25.3.7

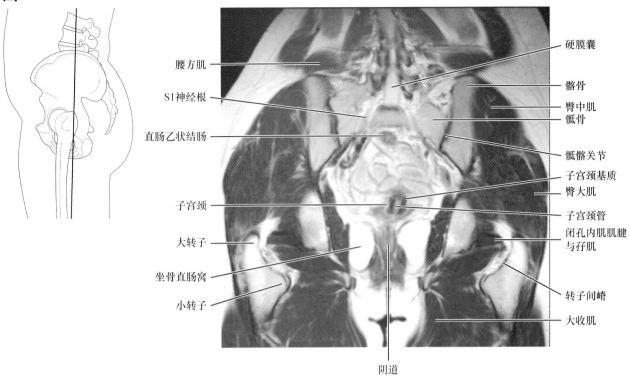

腰方肌

S1神经根

直肠乙状结肠

子宫颈

大转子

坐骨直肠窝

小转子

阴道

硬膜囊

髂骨

臀中肌

骶骨

骶髂关节

子宫颈基质

臀大肌

子宫颈管

闭孔内肌肌腱
与孖肌

转子间嵴

大收肌

图 25.3.8

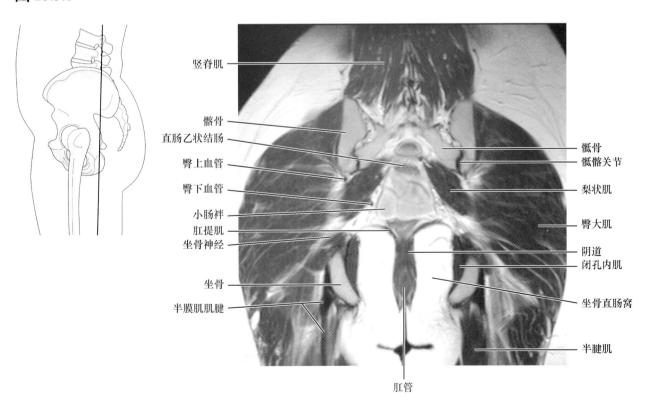

竖脊肌

髂骨

直肠乙状结肠

臀上血管

臀下血管

小肠袢

肛提肌

坐骨神经

坐骨

半膜肌肌腱

肛管

骶骨

骶髂关节

梨状肌

臀大肌

阴道

闭孔内肌

坐骨直肠窝

半腱肌

图 25.3.9

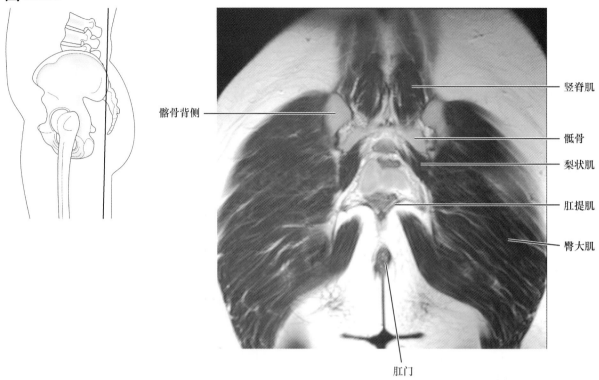

髂骨背侧

竖脊肌

骶骨

梨状肌

肛提肌

臀大肌

肛门

索引

注：页码数字后标有 t 表示该页有表格。a 代表动脉；ABER 代表外展与外旋；lig 代表韧带；m 代表肌肉；n 代表神经；t 代表肌腱；v 代表静脉

A

A2 滑车 A2 pulley
  轴位，手部 axial view, hand, 204
  矢状位，手部 sagittal view, hand, 209, 210
A1 滑车 A1 pulley
  轴位，手部 axial view, hand, 202, 204
  矢状位，手部 sagittal view, hand, 209
A5 滑车，矢状位，手部 A5 pulley, sagittal view, hand, 209
A4 滑车，矢状位，手部 A4 pulley, sagittal view, hand, 209
A3 滑车，矢状位，手部 A3 pulley, sagittal view, hand, 209, 210

B

Blumensaat 线，矢状位，膝部 Blumensaat's line, sagittal view, knee, 306
白膜，轴位，男性盆腔 MRI Tunica albuginea, axial view, male pelvis MRI, 558
板股韧带（Humphrey 韧带） Meniscofemoral (Humphrey's) lig.
  轴位，膝部 axial view, knee, 298
  冠状位，膝部 coronal view, knee, 317
  矢状位，膝部 sagittal view, knee, 307
半膈 Hemidiaphragm
  冠状位，胸部 CT coronal view, thorax CT, 457, 458
  矢状位，腹部 MRI sagittal view, abdomen MRI, 505
半腱肌 Semitendinosus m.
  轴位 axial view
    髋部 hip, 230, 231, 232
    膝部 knee, 295
    男性盆腔 MRI male pelvis MRI, 558
    股部 thigh, 269, 272, 273, 274, 275, 276
  冠状位 coronal view
    女性盆腔 MRI female pelvis MRI, 583
    髋部 hip, 247, 248
    男性盆腔 MRI male pelvis MRI, 569, 570
    股部 thigh, 291, 292, 293
  起点、止点及神经支配 origin, insertion, and nerve supply, 222-223t
  矢状位 sagittal view
    髋部 hip, 237, 238, 239, 240

男性盆腔 MRI male pelvis MRI, 559
    股部 thigh, 279, 280, 281, 282
半腱肌肌腱 Semitendinosus t.
  轴位 axial view
    髋部 hip, 232
    膝部 knee, 295, 297, 298, 299, 300
    股部 thigh, 269, 272, 273
  冠状位 coronal view
    髋部 hip, 247
    膝部 knee, 317, 318, 319, 320
    男性盆腔 MRI male pelvis MRI, 569
  矢状位 sagittal view
    髋部 hip, 238, 239
    髋关节造影 hip arthrogram, 259
    膝部 knee, 308, 309, 310
    小腿部 leg, 340
    男性盆腔 MRI male pelvis MRI, 559
半膜肌 Semimembranosus m.
  轴位 axial view
    膝部 knee, 295, 296
    男性盆腔 MRI male pelvis MRI, 558
    股部 thigh, 269, 270, 271, 272, 273, 274, 275, 276
  冠状位 coronal view
    膝部 knee, 319, 320
    小腿部 leg, 345
    男性盆腔 CT male pelvis MRI, 569, 570
    股部 thigh, 290, 291, 292, 293
  起点、止点及神经支配 origin, insertion, and nerve supply, 222-223t
  矢状位 sagittal view
    膝部 knee, 306, 307, 308
    股部 thigh, 279, 280, 281, 282
半膜肌肌腱 Semimembranosus t.
  轴位 axial view
    女性盆腔 MRI female pelvis MRI, 575
    髋部 hip, 230, 231, 232
    膝部 knee, 295, 296, 297, 298, 299
    男性盆腔 MRI male pelvis MRI, 558

股部　thigh,269,270,271,272,273
　　冠状位　coronal view
　　　女性盆腔 MRI　female pelvis MRI,583
　　　膝部　knee,318,319,320
　　　小腿部　leg,345
　　　男性盆腔 CT　male pelvis CT,536
　　　股部　thigh,291
　　矢状位　sagittal view
　　　髋部　hip,239
　　　髋关节造影　hip arthrogram,259
　　　膝部　knee,308,309
　　　小腿部　leg,339,340
　　　男性盆腔 CT　male pelvis CT,528
　　　男性盆腔 MRI　male pelvis MRI,559
　　　股部　thigh,280,281,282
半奇静脉　Hemiazygos v.
　　轴位　axial view
　　　腹部 MRI　abdomen MRI,496
　　　胸椎　thoracic spine,416
　　　胸部 CT　thorax CT,447,448
　　冠状位，胸椎　coronal view,thoracic spine,420
　　矢状位，胸椎　sagittal view,thoracic spine,418
半月板，冠状位，手部　Meniscus homologue,coronal view,hand,216
半月线，轴位　Linea semilunaris,axial view
　　女性盆腔 CT　female pelvis CT,538,539
　　男性盆腔 CT　male pelvis CT,523,524
　　男性盆腔 MRI　male pelvis MRI,554
背侧小多角三角韧带，冠状位，手部　Trapezotriquetral lig.,dorsal,coronal view,hand,216,217
背根神经节，矢状位，胸椎　Dorsal nerve root ganglion,sagittal view,thoracicspine,418,419
背阔肌　Latissimus dorsi m.
　　轴位　axial view
　　　腹部 CT　abdomen CT,475,479,480
　　　腹部 MRI　abdomen MRI,494,495,496,497,498,501
　　　胸带与胸壁　pectoral girdle and chest wall,9,10,11,12,13
　　　肩部　shoulder,45
　　冠状位　coronal view
　　　腹部 MRI　abdomen MRI,516,517
　　　上臂　arm,108,109,110,111,112,113
　　　胸带与胸壁　pectoral girdle and chest wall,27,28,29,30,31,32,33
　　　胸椎　thoracic spine,420,421,422
　　斜冠状位，肩部　oblique coronal view,shoulder,60,61,62,63,64,65
　　斜矢状位，肩部　oblique sagittal view,shoulder,51,52,53,54,55
　　起点、止点及神经支配　origin,insertion,and nerve supply,35t,412-414t
　　矢状位　sagittal view

腹部 CT　abdomen CT,481,482,486
　　上臂　arm,102,103,104
　　胸带与胸壁　pectoral girdle and chest wall,16,17,18,19,20,21,22
背阔肌肌腱　Latissimus dorsi t.
　　轴位　axial view
　　　胸带与胸壁　pectoral girdle and chest wall,10
　　　肩部　shoulder,44,45
　　冠状位，上臂　coronal view,arm,108
　　斜矢状位，肩部　oblique sagittal view,shoulder,49,50,51
　　矢状位，上臂　sagittal view,arm,102,103
背最长肌　Longissimus dorsi m.
　　轴位　axial view
　　　腹部 CT　abdomen CT,475,477,479,480
　　　男性盆腔 CT　male pelvis CT,522
　　冠状位　coronal view
　　　腹部 CT　abdomen CT,492
　　　女性盆腔 CT　female pelvis CT,551
　　　男性盆腔 CT　male pelvis CT,535,536
　　矢状位　sagittal view
　　　腹部 CT　abdomen CT,481,482,483,484,485,486
　　　男性盆腔 CT　male pelvis CT,529
闭孔动脉　Obturator a.
　　轴位，男性盆腔 CT　axial view,male pelvis CT,525
　　冠状位，男性盆腔 CT　coronal view,male pelvis CT,534
　　矢状位，髋部　sagittal view,hip,242
闭孔静脉　Obturator v.
　　轴位，男性盆腔 CT　axial view,male pelvis CT,525
　　冠状位，男性盆腔 CT　coronal view,male pelvis CT,534
　　矢状位，髋部　sagittal view,hip,242
闭孔内肌　Obturator internus m.
　　轴位　axial view
　　　女性盆腔 CT　female pelvis CT,540,541
　　　女性盆腔 MRI　female pelvis MRI,573,574,575
　　　髋部　hip,225,226,227,228,229
　　　男性盆腔 CT　male pelvis CT,524,525,526
　　　男性盆腔 MRI　male pelvis MRI,555,556,557
　　冠状位　coronal view
　　　女性盆腔 CT　female pelvis CT,548,549,550,551
　　　女性盆腔 MRI　female pelvis MRI,581,582,583
　　　髋关节　hip,245,246,247
　　　男性盆腔 CT　male pelvis CT,533,534,535
　　　男性盆腔 MRI　male pelvis MRI,567,568,569
　　起点、止点及神经支配　origin,insertion,and nerve supply,222-223t
　　矢状位　sagittal view
　　　女性盆腔 CT　female pelvis CT,543,544
　　　女性盆腔 MRI　female pelvis MRI,576,577
　　　髋部　hip,236,237,238,239,240,241,242
　　　男性盆腔 CT　male pelvis CT,528,529
　　　男性盆腔 MRI　male pelvis MRI,560,561,562

股部　thigh,285
闭孔内肌肌腱　Obturator internus t.
　轴位　axial view
　　女性盆腔 CT　female pelvis CT,540
　　髋部　hip,227,228
　　髋关节造影　hip arthrogram,254
　　男性盆腔 CT　male pelvis CT,526
　　男性盆腔 MRI　male pelvis MRI,556
　冠状位　coronal view
　　女性盆腔 CT　female pelvis CT,550
　　女性盆腔 MRI　female pelvis MRI,583
　　髋关节造影　hip arthrogram,266
　　男性盆腔 CT　male pelvis CT,535
　　男性盆腔 MRI　male pelvis MRI,569
　矢状位　sagittal view
　　髋部　hip,237
　　髋关节造影　hip arthrogram,257,258,259,260,261
闭孔神经　Obturator n.
　轴位　axial view
　　女性盆腔 CT　female pelvis CT,541
　　女性盆腔 MRI　female pelvis MRI,574
　　髋部　hip,227
　　腰椎　lumbar spine,428
　　男性盆腔 CT　male pelvis CT,526
　冠状位　coronal view
　　髋部　hip,245
　　腰椎　lumbar spine,433
　　男性盆腔 CT　male pelvis CT,533
　矢状位　sagittal view
　　女性盆腔 MRI　female pelvis MRI,576
　　髋部　hip,242
　　男性盆腔 CT　male pelvis CT,528
闭孔,矢状位　Obturator foramen,sagittal view
　髋部　hip,242
　男性盆腔 MRI　male pelvis MRI,560
闭孔外肌　Obturator externus m.
　轴位　axial view
　　女性盆腔 CT　female pelvis CT,541,542
　　女性盆腔 MRI　female pelvis MRI,575
　　髋部　hip,228,229
　　男性盆腔 CT　male pelvis CT,526,527
　　男性盆腔 MRI　male pelvis MRI,557
　冠状位　coronal view
　　女性盆腔 CT　female pelvis CT,548,549,550
　　女性盆腔 MRI　female pelvis MRI,581,582
　　髋部　hip,244,245,246,247
　　男性盆腔 CT　male pelvis CT,533,534,535
　　男性盆腔 MRI　male pelvis MRI,566,567,568
　起点、止点及神经支配　origin,insertion,and nerve supply,222-223t
　矢状位　sagittal view

女性盆腔 CT　female pelvis CT,543,544
女性盆腔 MRI　female pelvis MRI,576,577
髋部　hip,239,240,241,242
男性盆腔 CT　male pelvis CT,528,529
男性盆腔 MRI　male pelvis MRI,559,560,561,562
股部　thigh,282,283,284,285
闭孔外肌肌腱　Obturator externus t.
　轴位　axial view
　　髋部　hip,228
　　髋关节造影　hip arthrogram,253
　冠状位　coronal view
　　髋部　hip,246,247
　　髋关节造影　hip arthrogram,266
　矢状位,髋部　sagittal view,hip,236,237
闭孔血管　Obturator vessels
　轴位　axial view
　　女性盆腔 CT　female pelvis CT,541
　　女性盆腔 MRI　female pelvis MRI,574
　　髋部　hip,227
　　男性盆腔 CT　male pelvis CT,526
　矢状位,女性盆腔 MRI　sagittal view,female pelvis MRI,576
闭锁的脐动脉,轴位,男性盆腔 MRI　Umbilical a.,obliterated,axial view,male pelvis MRI,555
臂神经血管束　Brachial neurovascular bundle
　轴位,胸带与胸壁　axial view,pectoral girdle and chest wall,11,12,13
　冠状位　coronal view
　　上臂　arm,107,108
　　胸带与胸壁　pectoral girdle and chest wall,29
　矢状位,胸带与胸壁　sagittal view,pectoral girdle and chest wall,16
臂丛神经　Brachial plexus
　冠状位,胸带与胸壁　coronal view,pectoral girdle and chest wall,27,28
　斜矢状位,肩部　oblique sagittal view,shoulder,53,55
　矢状位　sagittal view
　　胸带与胸壁　pectoral girdle and chest wall,19,20,21
　　胸椎　thoracic spine,417
髌骨　Patella
　轴位,膝部　axial view,knee,297,298
　冠状位,膝部　coronal view,knee,311
　斜矢状位,膝部　sagittal view,knee,303,304,305,306,307
　上极,轴位,膝部　upper pole,axial view,knee,296
髌骨关节面　Patellar facet
　髌骨外侧关节面,轴位,膝部　lateral,axial view,knee,297
　髌骨内侧关节面,轴位,膝部　medial,axial view,knee,297
髌韧带,轴位,膝部　Patellar t.,axial view,knee,298,299,300,301
髌韧带　Patellar lig.
　冠状位,膝部　coronal view,knee,311,312,313
　矢状位　sagittal view

膝部　knee,304,305,306

小腿部　leg,336,337,338

髌下脂肪垫　Infrapatellar fat pad

轴位，膝部　axial view,knee,298,299,300

冠状位　coronal view

膝部　knee,311,312

小腿部　leg,342

矢状位　sagittal view

膝部　knee,304,305,306,307

小腿部　leg,336,337,338

髌支持带　Patellar retinaculum

冠状位，膝部　coronal view,knee,311

髌外侧支持带　lateral

轴位，膝部　axial view,knee,296,297,299

冠状位，膝部　coronal view,knee,311,312,313

髌内侧支持带　medial

轴位，膝部　axial view,knee,296,297,298

冠状位，膝部　coronal view,knee,311,312,313,314

矢状位，膝部　sagittal view,knee,308

胸三角 Deltopectoral triangle

轴位，肩部　axial view,shoulder,42,43,44,45

斜矢状位，肩部　oblique sagittal view,shoulder,50

C

C5～C6 椎间盘水平，轴位，胸带与胸壁　C5-6 disc level,axial view,pectoral girdle and chest wall,4

C1 滑车，矢状位，手部　C1 pulley,sagittal view,hand,209,210

C7 椎体，轴位，胸带与胸壁　C7 vertebral body,axial view,pectoral girdle and chest wall,5

长收肌　Adductor longus m.

轴位　axial view

髋部　hip,229,230,231,232

男性盆腔 CT　male pelvis CT,527

男性盆腔 MRI　male pelvis MRI,558

股部　thigh,269,270,271,272,273,274

冠状位　coronal view

女性盆腔 CT　female pelvis CT,547

女性盆腔 MRI　female pelvis MRI,581

髋部　hip,243,244,245

男性盆腔 CT　male pelvis CT,531,532

男性盆腔 MRI　male pelvis MRI,566,567

股部　thigh,288,289,290

起点、止点及神经支配　origin,insertion,and nerve supply,268t

矢状位　sagittal view

女性盆腔 MRI　female pelvis MRI,576,577

髋部　hip,239,240,241,242

男性盆腔 MRI　male pelvis MRI,559,560,561,562

股部　thigh,282,283,285

长收肌肌腱，轴位，男性盆腔 CT　Adductor longus t.,axial view,male pelvis CT,527

肠　Jejunum

轴位　axial view

腹部 CT　abdomen CT,478,479,480

腹部 MRI　abdomen MRI,497,498,499,500,501

冠状位　coronal view

腹部 CT　abdomen CT,487,489,490,491

腹部 MRI　abdomen MRI,511,512,513,514,515

女性盆腔 CT　female pelvis CT,546,547,548

男性盆腔 CT　male pelvis CT,532

矢状位，腹部 CT　sagittal view,abdomen CT,481

肠系膜　Mesentery

轴位　axial view

腹部 CT　abdomen CT,479,480

男性盆腔 CT　male pelvis CT,522

冠状位　coronal view

腹部 CT　abdomen CT,487

女性盆腔 CT　female pelvis CT,547

矢状位，腹部 CT　sagittal view,abdomen CT,481,483

肠系膜上动脉　Mesenteric a.,superior

轴位　axial view

腹部 CT　abdomen CT,477,478,479

腹部 MRI　abdomen MRI,498,499,500,501

冠状位　coronal view

腹部 CT　abdomen CT,488,489,490

腹部 MRI　abdomen MRI,512,513,514

女性盆腔 CT　female pelvis CT,547

男性盆腔 CT　male pelvis CT,532

胸部 CT　thorax CT,453,454,455

矢状位　sagittal view

腹部 CT　abdomen CT,483

腹部 MRI　abdomen MRI,505,506

女性盆腔 CT　female pelvis CT,544

心脏 MRI　heart MRI,465

胸部 CT　thorax CT,450

肠系膜上静脉　Mesenteric v.,superior

轴位　axial view

腹部 CT　abdomen CT,478,479

腹部 MRI　abdomen MRI,499,500,501

冠状位　coronal view

腹部 CT　abdomen CT,488

腹部 MRI　abdomen MRI,512

女性盆腔 CT　female pelvis CT,547

矢状位　sagittal view

腹部 CT　abdomen CT,483

女性盆腔 CT　female pelvis CT,544

肠系膜下动脉　Mesenteric a.,inferior

轴位　axial view

腹部 CT　abdomen CT,480

男性盆腔 CT　male pelvis CT,522

冠状位　coronal view

腹部 CT　abdomen CT,488

女性盆腔 CT　female pelvis CT,548

男性盆腔 CT　male pelvis CT,532,533

矢状位,腹部 CT　sagittal view,abdomen CT,483

肠系膜下动脉　Mesenteric v.,inferior

冠状位　coronal view

腹部 CT　abdomen CT,488,489,490

男性盆腔 CT　male pelvis CT,532

矢状位,腹部 CT　sagittal view,abdomen CT,482

肠系膜血管　Mesenteric vessels

轴位　axial view

腹部 CT　abdomen CT,479,480

男性盆腔 CT　male pelvis CT,522

矢状位　sagittal view

腹部 CT　abdomen CT,481,483

腹部 MRI　abdomen MRI,503,504,505

尺侧返动脉,冠状位,肘部　Ulnar recurrent a.,oblique coronal view,elbow,138

尺侧副韧带　Ulnar collateral lig.

冠状位,手部　coronal view,hand,216

轴位　axial view

肘部　elbow,117,118,119

手部　hand,204

冠状位　coronal view

上臂　arm,107

手部　hand,216,217

外侧束　lateral

轴位,肘部　axial view,elbow,119,120,121,122

斜冠状位,肘部　oblique coronal view,elbow,139,140

斜矢状位,肘部　oblique sagittal view,elbow,126,127,128

斜冠状位,肘部　oblique coronal view,elbow,139

斜矢状位,肘部　oblique sagittal view,elbow,132

矢状位,手部　sagittal view,hand,205,206

尺侧上副动脉,轴位　Ulnar collateral a.,superior,axial view

上臂　arm,93,94,95,96,97

肘部　elbow,117,118,119,120,121,122

尺侧腕屈肌　Flexor carpi ulnaris m.

轴位　axial view

肘部　elbow,118,119,120,121,122,123,124

前臂　forearm,146,147,148,149,151,152,153,154,155

冠状位　coronal view

肘部　elbow,138,139,140,141

前臂　forearm,162,163,164

手部　hand,214

斜冠状位,肘部　oblique coronal view,elbow,138,139,140,141

斜矢状位,肘部　oblique sagittal view,elbow,131,132,133

起点、止点及神经支配　origin,insertion,and nerve supply,144-145t

矢状位　sagittal view

肘部　elbow,131,132,133

前臂　forearm,160,161

尺侧腕屈肌肌腱　Flexor carpi ulnaris t.

轴位,前臂　axial view,forearm,150,153,154,155

矢状位　sagittal view

前臂　forearm,158,159

手部　hand,211

尺侧腕伸肌　Extensor carpi ulnaris m.

轴位　axial view

肘部　elbow,121,122,123,124

前臂　forearm,146,147,148,149,150,151,152,153,154,155

冠状位　coronal view

肘部　elbow,139,140,141

前臂　forearm,166,167,168,169

斜冠状位,肘部　oblique coronal view,elbow,139,140,141

斜矢状位,肘部　oblique sagittal view,elbow,126,127,128

起点、止点及神经支配　origin,insertion,and nerve supply,144-145t

矢状位　sagittal view

肘部　elbow,126,127,128

前臂　forearm,160,161

尺侧腕伸肌肌腱　Extensor carpi ulnaris t.

轴位　axial view

肘部　elbow,118,119,120

前臂　forearm,154,155

冠状位　coronal view

肘部　elbow,139

前臂　forearm,164,165,166

手部　hand,216,217

斜冠状位,肘部　oblique coronal view,elbow,139

矢状位,手部　sagittal view,hand,211,212

尺侧下副动脉,轴位,上臂　Ulnar collateral a.,inferior,axial view,arm,96,97

尺侧籽骨　Ulnar sesamoid

轴位,手部　axial view,hand,201

矢状位,手部　sagittal view,hand,206

尺动脉　Ulnar a.

轴位　axial view

肘部　elbow,119,120,121,122,123,124

前臂　forearm,146,147,148,149,150,151,152,153,154,155

冠状位　coronal view

前臂　forearm,162,163,164,165

手部　hand,214,215

斜冠状位,肘部　oblique coronal,elbow,136,137,138

斜矢状位,肘部　oblique sagittal view,elbow,129

矢状位,前臂　sagittal view,forearm,158,159

尺动脉浅支,轴位,手部　Ulnar a.,superficial,axial view,hand,198,199

尺动脉深支　Ulnar a.,deep

轴位,手部　axial view,hand,198

冠状位,手部　coronal view,hand,215

尺骨　Ulna

轴位,肘部　axial view,elbow,120,121,122,123,124

冠状位　coronal view

前臂　forearm,163,164,165,166,167
　　手部　hand,216,217,218
　斜冠状位，肘部　oblique coronal,elbow,139,140
　斜矢状位，肘部　oblique sagittal view,elbow,128,129
　桡切迹，轴位，肘部　radial notch,axial view,elbow,119
　矢状位　sagittal view
　　上臂　arm,101
　　前臂　forearm,159,160,161
尺骨粗隆，斜矢状位，肘部　Ulnar tuberosity,oblique sagittal view,elbow,130
尺骨茎突，冠状位，手部　Ulnar styloid,coronal view,hand,216,217
尺骨桡切迹，轴位，肘部　Radial notchulna,axial view,elbow,119
尺骨头　Ulnar head
　轴位，肘部　axial view,elbow,123
　斜矢状位，肘部　oblique sagittal view,elbow,131,132
尺神经　Ulnar n.
　轴位　axial view
　　上臂　arm,92,94,95,96
　　肘部　elbow,115,116,117,118,119,120,121,122,123,124
　　前臂　forearm,146,147,148,149,150,151,152,153,154,155
　冠状位　coronal view
　　前臂　forearm,162,163
　　手部　hand,214,215
　斜冠状位，肘部　oblique coronal view,elbow,138,139,140,141
　斜矢状位，肘部　oblique sagittal view,elbow,131,132
　矢状位　sagittal view
　　前臂　forearm,159,160
　　手部　hand,210
耻骨　Pubic bone
　轴位　axial view
　　女性盆腔 CT　female pelvis CT,541
　　男性盆腔 CT　male pelvis CT,526
　冠状位，男性盆腔 CT　coronal view,male pelvis CT,532
　矢状位　sagittal view
　　男性盆腔 CT　male pelvis CT,529
　　男性盆腔 MRI　male pelvis MRI,562
耻骨　Pubis
　轴位，男性盆腔 MRI　axial view,male pelvis MRI,557
　冠状位，髋部　coronal view,hip,245
　矢状位　sagittal view
　　女性盆腔 CT　female pelvis CT,544
　　女性盆腔 MRI　female pelvis MRI,578
　　男性盆腔 MRI　male pelvis MRI,563,564
　　股部　thigh,284,285
耻骨后间隙，轴位　Retropubic space of Retzius,axial view
　　女性盆腔 CT　female pelvis CT,541
　　男性盆腔 CT　male pelvis CT,526
耻骨肌　Pectineus m.

轴位　axial view
　女性盆腔 CT　female pelvis CT,541,542
　女性盆腔 MRI　female pelvis MRI,575
　髋部　hip,227,228,229,230
　男性盆腔 CT　male pelvis CT,526,527
　男性盆腔 MRI　male pelvis MRI,556,557,558
　股部　thigh,269
冠状位　coronal view
　女性盆腔 CT　female pelvis CT,547,548,549
　女性盆腔 MRI　female pelvis MRI,580,581
　髋部　hip,244,245
　男性盆腔 CT　male pelvis CT,532,533,534
　男性盆腔 MRI　male pelvis MRI,566,567
起点、止点及神经支配　origin,insertion,and nerve supply,268t
矢状位　sagittal view
　女性盆腔 CT　female pelvis CT,543,544
　女性盆腔 MRI　female pelvis MRI,576
　髋部　hip,238,239,240,241,242
　男性盆腔 CT　male pelvis CT,528
　男性盆腔 MRI　male pelvis MRI,559,560,561
　股部　thigh,281,282,283,284,285
耻骨联合　Pubic symphysis
　轴位　axial view
　　女性盆腔 CT　female pelvis CT,541
　　男性盆腔 MRI　male pelvis MRI,557
　冠状位　coronal view
　　女性盆腔 CT　female pelvis CT,547
　　女性盆腔 MRI　female pelvis MRI,581
　　男性盆腔 MRI　male pelvis MRI,565,566
　　股部　thigh,288
　矢状位　sagittal view
　　女性盆腔 CT　female pelvis CT,545
　　女性盆腔 MRI　female pelvis MRI,579
　　男性盆腔 MRI　male pelvis MRI,564
耻骨联合　Symphysis pubis
　轴位，男性盆腔 CT　axial view,male pelvis CT,526
　冠状位　coronal view
　　女性盆腔 CT　female pelvis CT,546
　　男性盆腔 CT　male pelvis CT,532
　矢状位，男性盆腔 CT　sagittal view,male pelvis CT,530
耻骨上支　Pubic ramus,superior
　轴位　axial view
　　女性盆腔 CT　female pelvis CT,541
　　髋部　hip,227,228
　冠状位　coronal view
　　女性盆腔 CT　female pelvis CT,546,547,548
　　女性盆腔 MRI　female pelvis MRI,580,581
　　髋部　hip,244,245
　　髋关节造影　hip arthrogram,262
　　男性盆腔 CT　male pelvis CT,532,533

男性盆腔 MRI　male pelvis MRI,566
　　股部　thigh,288
　　矢状位　sagittal view
　　　女性盆腔 CT　female pelvis CT,543
　　　女性盆腔 MRI　female pelvis MRI,576
　　　髋部　hip,242
　　　男性盆腔 CT　male pelvis CT,528,529
　　　男性盆腔 MRI　male pelvis MRI,560,561,562
耻骨下支　Pubic ramus,inferior
　　轴位　axial view
　　　女性盆腔 MRI　female pelvis MRI,575
　　　髋部　hip,229,230
　　冠状位　coronal view
　　　女性盆腔 CT　female pelvis CT,549,550
　　　髋部　hip,246
　　　男性盆腔 CT　male pelvis CT,533,534
　　矢状位，女性盆腔 CT　sagittal view,female pelvis CT,544
耻骨支　Pubic ramus
　　轴位　axial view
　　　女性盆腔 CT　female pelvis CT,542
　　　男性盆腔 CT　male pelvis CT,527
　　矢状位，女性盆腔 MRI　sagittal view,female pelvis MRI,577
耻骨肌，轴位，女性盆腔 CT　Puborectalis m.,axial view,female pelvis CT,542
粗线，轴位，股部　Linea aspera,axial view,thigh,272

D

大多角骨　Trapezium
　　轴位，手部　coronal view,hand,214,215,216
　　矢状位，手部　sagittal view,hand,207,208
大菱形肌　Rhomboid major m.
　　轴位　axial view
　　　胸带与胸壁　pectoral girdle and chest wall,7,8,9,10,11,12
　　　胸椎　thoracic spine,415
　　冠状位　coronal view
　　　胸带与胸壁　pectoral girdle and chest wall,32,33
　　　胸椎　thoracic spine,422
　　起点、止点及神经支配　origin,insertion,and nerve supply,412-414t
　　矢状位　sagittal view
　　　胸带与胸壁　pectoral girdle and chest wall,20,21,22,23
　　　胸椎　thoracic spine,417
大收肌　Adductor magnus m.
　　轴位　axial view
　　　髋部　hip,230,231,232
　　　膝部　male pelvis CT,527
　　　男性盆腔 MRI　male pelvis MRI,558
　　　股部　thigh,269,270,271,272,273,274,275
　　冠状位　coronal view
　　　女性盆腔 CT　female pelvis CT,548,549,550
　　　女性盆腔 MRI　female pelvis MRI,582,583

髋部　hip,246,247
　　男性盆腔 CT　male pelvis CT,533,534
　　男性盆腔 MRI　male pelvis MRI,567,568,569
　　股部　thigh,290,291
　　起点、止点及神经支配　origin,insertion,and nerve supply,268t
　　矢状位　sagittal view
　　　女性盆腔 CT　female pelvis CT,543
　　　女性盆腔 MRI　female pelvis MRI,576,577
　　　髋部　hip,236,237,238,239,240,241,242
　　　男性盆腔 CT　male pelvis CT,528
　　　男性盆腔 MRI　male pelvis MRI,559,560
　　　股部　thigh,279,280,281,282,283,284,285
大收肌肌腱　Adductor magnus t.
　　轴位，膝部　axial view,knee,295,296,297
　　冠状位　coronal view
　　　膝部　knee,316
　　　股部　thigh,292
　　矢状位　sagittal view
　　　膝部　knee,309
　　　股部　thigh,282
大收肌坐骨支（腘绳肌）部　Adductor magnus m.,ischiocondylar(hamstring)part
　　冠状位，男性盆腔 MRI　coronal view,male pelvis MRI,569
　　矢状位　sagittal view
　　　女性盆腔 MRI　female pelvis MRI,576
　　　男性盆腔 MRI　male pelvis MRI,560
大阴唇，冠状位，女性盆腔 MRI　Labium majus pudendi,coronal view,female pelvisMRI,581
大隐静脉　Greater saphenous v.
　　轴位　axial view
　　　踝部　ankle,349,350,351,352,353
　　　髋部　hip,229,230,231,232
　　　膝部　knee,295,296,297,298,299,300,301
　　　小腿部　leg,324,325,326,327,328,329,330,331,332,333
　　　男性盆腔 MRI　male pelvis MRI,557,558
　　　股部　thigh,269,272,275,276
　　冠状位　coronal view
　　　踝部　ankle,372,373,374
　　　女性盆腔 MRI　female pelvis MRI,581
　　　足部　foot,407
　　　髋部　hip,243
　　　膝部　knee,316,317
　　　小腿部　leg,343,344
　　　男性盆腔 MRI　male pelvis MRI,565
　　　股部　thigh,286,287,288,289,290,291
　　斜轴位，踝部　oblique axial view,ankle,359,360,361,362
　　矢状位　sagittal view
　　　踝部　ankle,370
　　　髋部　hip,239,240
　　　小腿部　leg,340,341
　　　男性盆腔 MRI　male pelvis MRI,559

股部 thigh,284,285

大圆肌 Teres major m.

  轴位 axial view

    胸带与胸壁 pectoral girdle and chest wall,9,10,11,12

    肩部 shoulder,45

  冠状位 coronal view

    上臂 arm,109,110,111,113

    胸带与胸壁 pectoral girdle and chest wall,28,29,30,31,32,33

    胸椎 thoracic spine,421,422,423

  斜冠状位,肩部 oblique coronal view,shoulder,61,62,63,64

  斜矢状位 oblique sagittal view

    肩部 shoulder,50,51,52,53,54,55

    肩关节造影 shoulder arthrogram,77

  起点、止点及神经支配 origin,insertion,and nerve supply,35t,412-414t

  矢状位 sagittal view

    上臂 arm,101,103,104

    胸带与胸壁 pectoral girdle and chest wall,15,16,17,18,19

大圆肌肌腱 Teres major t.

  轴位 axial view

    胸带与胸壁 pectoral girdle and chest wall,10

    肩部 shoulder,44,45

  冠状位 coronal view

    上臂 arm,108

    胸带与胸壁 pectoral girdle and chest wall,28

  斜矢状位,肩部 oblique sagittal view,shoulder,49,50,51

大转子 Greater trochanter

  轴位 axial view

    女性盆腔 CT female pelvis CT,541

    女性盆腔 MRI female pelvis MRI,574,575

    髋部 hip,227,228

    髋关节造影 hip arthrogram,254,255

    男性盆腔 CT male pelvis CT,525

    男性盆腔 MRI male pelvis MRI,556

  冠状位 coronal view

    女性盆腔 CT female pelvis CT,548,549,550

    女性盆腔 MRI female pelvis MRI,582,583

    髋部 hip,246,247

    髋关节造影 hip arthrogram,265,266

    男性盆腔 CT male pelvis CT,534,535

    男性盆腔 MRI male pelvis MRI,568

    股部 thigh,288,289

  矢状位 sagittal view

    髋部 hip,234,235,236,237

    股部 thigh,277,278

胆囊 Gallbladder

  轴位 axial view

    腹部 CT abdomen CT,477,478

    腹部 MRI abdomen MRI,498,499

  胆囊体 body

    冠状位,腹部 CT coronal view,abdomen CT,487,488

    矢状位,腹部 CT sagittal view,abdomen CT,486

    冠状位,腹部 MRI coronal view,abdomen MRI,511,512,513

  胆囊底 fundus

    轴位,腹部 CT axial view,abdomen CT,479

    冠状位,腹部 CT coronal view,abdomen CT,487

    矢状位,腹部 CT sagittal view,abdomen CT,486

  胆囊颈 neck

    轴位,腹部 MRI axial view,abdomen MRI,497

    冠状位 coronal view

      腹部 CT abdomen CT,488,489

      胸部 CT thorax CT,453

    矢状位 sagittal view

      腹部 CT abdomen CT,485

      腹部 MRI abdomen MRI,509

胆囊管,轴位,腹部 MRI Cystic duct,axial view,abdomen MRI,497

胆总管 Bile duct,common

  轴位 axial view

    腹部 CT abdomen CT,477

    腹部 MRI abdomen MRI,498,499,500

  冠状位 coronal view

    腹部 CT abdomen CT,488

    腹部 MRI abdomen MRI,513,514

  矢状位 sagittal view

    腹部 CT abdomen CT,484

    腹部 MRI abdomen MRI,508

骶骨 Sacral ala

  轴位 axial view

    腰椎 lumbar spine,428

    男性盆腔 MRI male pelvis MRI,554

  冠状位,腰椎 coronal view,lumbar spine,437

骶骨 Sacrum

  轴位 axial view

    女性盆腔 CT female pelvis CT,538,539

    女性盆腔 MRI female pelvis MRI,572

    髋部 hip,224,225,226

    腰椎 lumbar spine,428

    男性盆腔 CT male pelvis CT,523

    男性盆腔 MRI male pelvis MRI,554,555

  冠状位 coronal view

    腹部 MRI abdomen MRI,516

    女性盆腔 CT female pelvis CT,551

    女性盆腔 MRI female pelvis MRI,582,583,584

    髋部 hip,247,248,249

    腰椎 lumbar spine,435

    男性盆腔 CT male pelvis CT,534,535

    男性盆腔 MRI male pelvis MRI,569,570

  矢状位 sagittal view

    腹部 MRI abdomen MRI,506,507,508

女性盆腔 CT　female pelvis CT,543,544,545

女性盆腔 MRI　female pelvis MRI,576,577,578,579

髋部　hip,242

腰椎　lumbar spine,429,430

男性盆腔 CT　male pelvis CT,529,530

男性盆腔 MRI　male pelvis MRI,560,561,562,563,564

骶棘韧带，轴位，髋部　Sacrospinous lig.,axial view,hip,227

骶岬，冠状位，腰椎　Sacral promontory,coronal view,lumbar spine,436

骶结节韧带　Sacrotuberous lig.

　轴位　axial view

　　髋部　hip,227,228

　　髋关节造影　hip arthrogram,251,252,253,254,255,256

　矢状位，髋部　sagittal view,hip,241

骶孔　Sacral foramen

　冠状位，男性盆腔 CT　coronal view,male pelvis CT,535

　矢状位　sagittal view

　　男性盆腔 CT　male pelvis CT,529

　　男性盆腔 MRI　male pelvis MRI,563

骶髂骨间韧带　Interosseous sacroiliac lig.

　冠状位，腰椎　coronal view,lumbar spine,436,437

　矢状位，腰椎　sagittal view,lumbar spine,430

骶髂关节　Sacroiliac joint

　轴位　axial view

　　女性盆腔 CT　female pelvis CT,538

　　女性盆腔 MRI　female pelvis MRI,572

　　腰椎　lumbar spine,427,428

　　男性盆腔 CT　male pelvis CT,523

　　男性盆腔 MRI　male pelvis MRI,554

　冠状位　coronal view

　　女性盆腔 CT　female pelvis CT,550,551

　　女性盆腔 MRI　female pelvis MRI,583

　　髋部　hip,247,248

　　腰椎　lumbar spine,434,435,437

　　男性盆腔 CT　male pelvis CT,535,536

　　男性盆腔 MRI　male pelvis MRI,569,570

　矢状位　sagittal view

　　男性盆腔 CT　male pelvis CT,528

　　男性盆腔 MRI　male pelvis MRI,560

骶髂韧带　Sacroiliac lig.

　骶髂前韧带，轴位，腰椎　anterior,axial view,lumbar spine,427

　轴位，腰椎　axial view,lumbar spine,428

　骶髂后韧带　posterior

　　轴位，腰椎　axial view,lumbar spine,428

　　冠状位，腰椎　coronal view,lumbar spine,435,436,437

骶外侧嵴，冠状位，髋部　Sacral crest,lateral,coronal view,hip,249

骶子宫韧带，轴位，女性盆腔 CT　Uterosacral lig.,axial view,female pelvis CT,540

第 2 骶椎　S2

孔　foramen,431

神经　nerve,437

神经根　nerve root,428,431,529

第 1 骶椎　S1

孔　foramen,431

神经　nerve,435,436

神经根　nerve root,427

　轴位　axial view,428,523,554

　冠状位　coronal view,535,551,583

　矢状位　sagittal view,431,529,563

椎骨　vertebra,428,433,434

椎体　vertebral body,431

第 4 腓骨肌　Peroneus quartus m.

冠状位，踝部　coronal view,ankle,378

矢状位，踝部　sagittal view,ankle,366

第 3 腓骨肌　Peroneus tertius m.

斜轴位，踝部　oblique axial view,ankle,360,361,362

轴位，踝部　axial view,ankle,352,353,354,355

起点、止点及神经支配　origin,insertion,and nerve supply,322-323t

第 4 腓骨肌肌腱，冠状位，踝部　Peroneus quartus t. coronal view,ankle,378

第 3 腓骨肌肌腱　Peroneus tertius t.

斜轴位，踝部　oblique axial view,ankle,363,364

轴位，踝部　axial view,ankle,355

第 5 跗跖关节，轴位，踝部　Tarsometatarsal joint,5th,axial view,ankle,356

第 12 胸椎　T12 vertebra,435

第 7 胸椎　T7

下关节面　inferior facet,415

上关节面　superior facet,415

第 6 胸椎　T6

椎板　lamina,415

椎体　vertebra,415

第 10 胸椎　T10

椎弓根　pedicle,416

椎体　vertebra,416

第 9 胸椎　T9

椎弓根　pedicle,416

椎体　vertebra,416

第 12 胸椎动、静脉，矢状位，腰椎　T12 vertebral a. and v.,sagittal view,lumbar spine,431

第 5 胸椎棘突　T5,spinous process,415

第 1 腰椎　L1

横突　transverse process,436

椎骨　vertebra,434

第 2 腰椎　L2

神经　nerve,435

蒂　pedicle,435

脊神经节　spinal ganglion,435

棘突　spinous process,437

椎骨　vertebra,425
椎体　vertebral body,490
第 3 腰椎　L3
　　神经　nerve,434
　　神经根　nerve root,425
　　椎弓根　spedicle,434
　　棘突　spinous process,431
　　横突　transverse process,430
　　椎体　vertebral body,491
　　L3～L4 椎间盘　L3～L4 disc,425
第 4 腰椎　L4
　　神经后支　dorsal ramusspinal n.,434
　　下关节面　inferior facet,426,427
　　神经　nerve,434
　　神经根,矢状位　nerve root,sagittal view,563
　　棘突　spinous process,426,427,564
　　椎体　vertebral body
　　　　冠状位　coronal view,533,534,549,550
　　　　矢状位　sagittal view,530,545,564
第 5 腰椎　L5
　　下关节面　inferior facet,431
　　椎板　lamina,427
　　椎弓　laminar arch,435
　　外侧隐窝　lateral recess,426,427
　　神经　nerve,427,434,435
　　神经根　nerve root,431
　　椎弓根部　pars interarticularis,431
　　椎弓根　pedicle,426,427,431
　　脊神经节　spinal ganglion,427
　　棘突　spinous process,427,428,436,437
　　上关节面　superior facet,426,427,431
　　横突　transverse process,435
　　棘突　vertebra,426,427,433
　　椎体　vertebral body
　　　　轴位　axial view,553
　　　　冠状位　coronal view,533,534,550,567,582
　　　　矢状位　sagittal view,544,563,578,579
第 5 掌骨头　5th
　　冠状位,手部　coronal view,hand,216
　　矢状位,手部　sagittal view,hand,212,213
第 2 趾　Toe,2nd
　　伸肌肌腱,矢状位　extensor t.,sagittal view,395
　　近节趾骨　proximal phalanx
　　　　冠状位　coronal view,399
　　　　矢状位　sagittal view,395,396
第 4 趾　Toe,4th
　　屈肌肌腱,矢状位　flexor t.,sagittal view,393
第 3 趾近节趾骨　Toe,3rd,proximal phalanx
　　轴位　axial view,389
　　冠状位　coronal view,399
　　矢状位　sagittal view,394

蒂　Pedicle
　　轴位,腰椎　axial view,lumbar spine,425
　　冠状位,胸部 CT　coronal view,thorax CT,458
　　矢状位,腹部 MRI　sagittal view,abdomen MRI,505,507
豆钩韧带,冠状位,手部　Pisohamate lig.,coronal view,hand,215
短收肌　Adductor brevis m.
　　轴位　axial view
　　　　女性盆腔 CT　female pelvis CT,542
　　　　女性盆腔 MRI　female pelvis MRI,575
　　　　髋部　hip,229,230,231,232
　　　　男性盆腔 CT　male pelvis CT,527
　　　　男性盆腔 MRI　male pelvis MRI,558
　　　　股部　thigh,269,270,270,271
　　冠状位　coronal view
　　　　女性盆腔 CT　female pelvis CT,548,549
　　　　女性盆腔 MRI　female pelvis MRI,582
　　　　髋部　hip,244,245,246
　　　　男性盆腔 CT　male pelvis CT,533,534
　　　　男性盆腔 MRI　male pelvis MRI,566,567,568
　　　　股部　thigh,289,290
　　起点、止点及神经支配　origin,insertion,and nerve supply,268t
　　矢状位　sagittal view
　　　　女性盆腔 CT　female pelvis CT,543,544
　　　　女性盆腔 MRI　female pelvis MRI,576,577
　　　　髋部　hip,238,239,240,241,242
　　　　男性盆腔 CT　male pelvis CT,528,529
　　　　男性盆腔 MRI　male pelvis MRI,559,560,561,562
　　　　股部　thigh,283,284,285
多裂肌　Multifi dus m.
　　轴位　axial view
　　　　腹部 CT　abdomen CT,475,477,480
　　　　腹部 MRI　abdomen MRI,494,495,496,497,498,499,500,501
　　　　腰椎　lumbar spine,425,426,427,428
　　　　胸带与胸壁　pectoral girdle and chest wall,4,5
　　　　胸椎　thoracic spine,415
　　冠状位　coronal view
　　　　腹部 CT　abdomen CT,492
　　　　腹部 MRI　abdomen MRI,517
　　　　女性盆腔 CT　female pelvis CT,551
　　　　腰椎　lumbar spine,436,437
　　　　男性盆腔 CT　male pelvis CT,535,536
　　　　男性盆腔 MRI　male pelvis MRI,569
　　　　胸带与胸壁　pectoral girdle and chest wall,28,30
　　起点、止点及神经支配　origin,insertion,and nerve supply,412-414t
　　矢状位　sagittal view
　　　　腹部 CT　abdomen CT,484
　　　　腹部 MRI　abdomen MRI,505,506

女性盆腔 CT female pelvis CT,544,545
腰椎 lumbar spine,429,430,431

E

鹅足 Pes anserinus
  轴位,膝部 axial view,knee,301
  冠状位 coronal view
    膝部 knee,315
    小腿部 leg,344
  矢状位,膝部 sagittal view,knee,310
二尖瓣平面 Mitral valve plane
  轴位,胸部 CT axial view,thorax CT,446
  冠状位,胸部 CT coronal view,thorax CT,455
二尖瓣,轴位,心脏 MRI Mitral valve,axial view,heart MRI,462

F

腓肠肌腱膜 Gastrocnemius aponeurosis
  轴位,小腿部 axial view,leg,324,326
  矢状位,小腿部 sagittal view,leg,337,338,339
腓肠肌内侧头 Gastrocnemius m.,medial head
  轴位 axial view
    膝部 knee,296,297,298,299,300,301
    小腿部 leg,324,325,326,327,328,329
    冠状位 coronal view
    膝部 knee,316,317,318,319,320
    小腿部 leg,343,344,345,346,347
  矢状位 sagittal view
    膝部 knee,307,308,309,310
    小腿部 leg,337,338,339,340,341
腓肠肌内侧头肌腱 Gastrocnemius t.medial head
  轴位,膝部 axial view,knee,298
  冠状位,膝部 coronal view,knee,319
腓肠肌,起点、止点及神经支配 Gastrocnemius m.,origin,insertion,and nerve supply,322-323t
腓肠肌外侧头 Gastrocnemius m.,lateral head
  轴位 axial view
    膝部 knee,297,298,299,300,301
    小腿部 leg,324,325,326,327,328
    冠状位 coronal view
    膝部 knee,317,318,319,320
    小腿部 leg,345,346,347
  矢状位 sagittal view
    膝部 knee,302,303,304,305
    小腿部 leg,334,335,336,337
腓肠内侧皮神经,轴位,小腿部 Sural cutaneous n.,medial,axial view,leg,327,328
腓肠神经 Sural n.
  轴位,踝部 axial view,ankle,349,350
  内侧,轴位,小腿部 medial,axial view,leg,324,325,326,329

腓动脉 Peroneal a.
  轴位,踝部 axial view,ankle,349
  斜轴位,踝部 oblique axial view,ankle,360
腓骨 Fibula
  轴位 axial view
    踝部 ankle,349,350,351
    膝部 knee,301
    小腿部 leg,324,325,326,327,328,329,330,331,332,333
  冠状位 coronal view
    踝部 ankle,376,377
    小腿部 leg,342,343,344,345
  斜轴位,踝部 oblique axial view,ankle,359,360,361
  矢状位 sagittal view
    踝部 ankle,365,366
    膝部 knee,304
    小腿部 leg,336
腓骨长肌 Peroneus longus m.
  轴位 axial view
    膝部 knee,301
    小腿部 leg,324,325,326,327,328,329,330,331,332,333
  冠状位 coronal view
    膝部 knee,317,319,320
    小腿部 leg,344,345
  起点、止点及神经支配 origin,insertion,and nerve supply,322-323t
  矢状位 sagittal view
    膝部 knee,302,303
    小腿部 leg,334,335,336
腓骨长肌肌腱 Peroneus longus t.
  轴位 axial view
    踝部 ankle,349,350,351,352,353,354,355,356,357
    足部 foot,387,388,389
    小腿部 leg,327,328,329,330,331,332,333
  冠状位 coronal view
    踝部 ankle,372,373,374,375,376,377,378
    足部 foot,405,406,407
    小腿部 leg,344,345
  斜轴位,踝部 oblique axial view,ankle,359,360,361,362,363,364
  矢状位 sagittal view
    踝部 ankle,365,366,367,368
    足部 foot,391,392,393
    小腿部 leg,334,336
腓骨短肌 Peroneus brevis m.
  轴位 axial view
    踝部 ankle,349,350,351,352,353
    小腿部 leg,326,327,328,329,330,331,332,333
  冠状位 coronal view
    踝部 ankle,378,379
    小腿部 leg,344
  斜轴位,踝部 oblique axial view,ankle,359,360

起点、止点及神经支配　origin,insertion,and nerve supply, 322-323t

矢状位　sagittal view

踝部　ankle,365,366

小腿部　leg,334,335

腓骨短肌肌腱　Peroneus brevis t.

轴位　axial view

踝部　ankle,349,350,351,352,353,354,355,356,357

足部　foot,388,389

小腿部　leg,327,328,329,330,331,332,333

冠状位　coronal view

踝部　ankle,372,373,374,375,376,377,378

足部　foot,407

斜轴位，踝部　oblique axial view,ankle,359,360,361,362, 363,364

矢状位　sagittal view

踝部　ankle,365,366

足部　foot,391

小腿部　leg,334,335

腓骨干，矢状位，小腿部　Fibular shaft,sagittal view,leg,335

腓骨肌肌腱沟，矢状位，足部　Peroneal sulcus,sagittal view,foot, 391,392

腓骨肌支持带　Peroneal retinaculum

腓骨肌下支持带　inferior

轴位，踝部　axial view,ankle,354

冠状位，踝部　coronal view,ankle,376

斜轴位，踝部　oblique axial view,ankle,361

腓骨肌上支持带，轴位，踝部　superior,axial view,ankle,351, 352,353

腓骨结节　Peroneal tubercle

轴位，踝部　axial view,ankle,356

冠状位，踝部　coronal view,ankle,376

腓切迹，轴位，踝部　Fibular notch,axial view,ankle,350,351

腓骨头　Fibular head

轴位，膝部　axial view,knee,300

冠状位　coronal view

膝部　knee,318,319,320

小腿部　leg,344,345

矢状位　sagittal view

膝部　knee,302,303

小腿部　leg,334,335,336

腓静脉　Peroneal v.

轴位，踝部　axial view,ankle,349

斜轴位，踝部　oblique axial view,ankle,360

腓浅神经　Peroneal n.,superficial

轴位，小腿部　axial view,leg,325,326

斜轴位，踝部　oblique axial view,ankle,360

腓深神经　Peroneal n.,deep

轴位　axial view

踝部　ankle,349,350

小腿部　leg,325

冠状位，小腿部　coronal view,leg,343

斜轴位，踝部　oblique axial view,ankle,360,361,362

腓神经交通支，轴位，膝部　Peroneal n.,communicating,axial view,knee,296,297,298

腓（外）侧副韧带　Fibular(lateral)collateral lig.

轴位，膝部　axial view,knee,298,299,300

冠状位　coronal view

膝部　knee,317,318,319

小腿部　leg,344

矢状位，膝部　sagittal view,knee,302

腓血管，轴位，小腿部　Peroneal vessels,axial view,leg,325, 326,327,328,329,330,331,333

腓总神经　Peroneal n.,common

轴位　axial view

膝部　knee,295,296,297,298,299,300,301

小腿部　leg,324

股部　thigh,275,276

冠状位，膝部　coronal view,knee,318,319,320

矢状位　sagittal view

膝部　knee,302,303,304

小腿部　leg,334

肺　Lung

左肺　left

轴位　axial view

腹部CT　abdomen CT,475,476

腹部MRI　abdomen MRI,494

心脏MRI　heart MRI,460,462,463

冠状位　coronal view

腹部CT　abdomen CT,492

腹部MRI　abdomen MRI,512,513,514,515,516,517

心脏MRI　heart MRI,467,468,469

矢状位　sagittal view

腹部CT　abdomen CT,481,482

腹部MRI　abdomen MRI,502,503,504

心脏MRI　heart MRI,464

胸椎　thoracic spine,417,418

右肺　right

轴位　axial view

腹部CT　abdomen CT,475,476

腹部MRI　abdomen MRI,494

心脏MRI　heart MRI,460,462,463

胸带与胸壁　pectoral girdle and chest wall,7,8,9,10

冠状位　coronal view

腹部CT　abdomen CT,492

腹部MRI　abdomen MRI,512,513,514,515,516,517

心脏MRI　heart MRI,467,468,469

胸带与胸壁　pectoral girdle and chest wall,25,26,27, 28,29,30

矢状位　sagittal view

腹部CT　abdomen CT,484,486

腹部MRI　abdomen MRI,508,509

心脏 MRI　heart MRI,466
胸带与胸壁　pectoral girdle and chest wall,19,20,21
肺动脉　Pulmonary a.
　冠状位　coronal view
　　心脏 MRI　heart MRI,467
　　胸部 CT　thorax CT,453,455
　左肺动脉　left
　　轴位　axial view
　　　心脏 MRI　heart MRI,461
　　　胸部 CT　thorax CT,444
　　冠状位,胸部 CT　coronal view,thorax CT,457
　　矢状位　sagittal view
　　　心脏 MRI　heart MRI,464
　　　胸部 CT　thorax CT,449
　肺动脉干　main
　　轴位　axial view
　　　心脏 MRI　heart MRI,461
　　　胸带与胸壁　pectoral girdle and chest wall,11
　　　胸部 CT　thorax CT,444,445
　　冠状位　coronal view
　　　心脏 MRI　heart MRI,468
　　　胸部 CT　thorax CT,453,454,456
　　矢状位　sagittal view
　　　心脏 MRI　heart MRI,464
　　　胸部 CT　thorax CT,450
　右肺动脉　right
　　轴位　axial view
　　　心脏 MRI　heart MRI,461
　　　胸带与胸壁　pectoral girdle and chest wall,11
　　　胸部 CT　thorax CT,444
　　冠状位　coronal view
　　　心脏 MRI　heart MRI,468
　　　胸部 CT　thorax CT,455
　　矢状位　sagittal view
　　　心脏 MRI　heart MRI,465
　　　胸部 CT　thorax CT,451
　　矢状位,胸部 CT　sagittal view,thorax CT,449,450,451
肺动脉瓣,轴位,心脏 MRI　Pulmonic valve,axial view,heart MRI,461
肺动脉流出道　Pulmonary outflow tract
　轴位　axial view
　　心脏 MRI　heart MRI,462
　　胸部 CT　thorax CT,446
　冠状位　coronal view
　　心脏 MRI　heart MRI,467
　　胸部 CT　thorax CT,453
　矢状位　sagittal view
　　心脏 MRI　heart MRI,464,465
　　胸部 CT　thorax CT,449,450
肺静脉　Pulmonary v.
　左肺静脉　left

轴位　axial view
　心脏 MRI　heart MRI,461,462
　胸部 CT　thorax CT,445
冠状位　coronal view
　心脏 MRI　heart MRI,468
　胸部 CT　thorax CT,454,456
矢状位　sagittal view
　心脏 MRI　heart MRI,464
　胸部 CT　thorax CT,449,450
中肺静脉,轴位,心脏 MRI　middle,axial view,heart MRI,462
右肺静脉　right
　轴位,心脏 MRI　axial view,heart MRI,462
　冠状位,胸部 CT　coronal view,thorax CT,454,457
　矢状位　sagittal view
　　心脏 MRI　heart MRI,466
　　胸部 CT　thorax CT,452
　矢状位,心脏 MRI　sagittal view,heart MRI,466
　肺段,矢状位,胸部 CT　segmental,sagittal view,thorax CT,449
缝匠肌　Sartorius m.
　轴位　axial view
　　女性盆腔 CT　female pelvis CT,539,540,541,542
　　女性盆腔 MRI　female pelvis MRI,573,574,575
　　髋部　hip,224,225,226,227,228,229,230,231,232
　　膝部　knee,295,296,297,298,299
　　男性盆腔 CT　male pelvis CT,524,525,527
　　男性盆腔 MRI　male pelvis MRI,555,556,557,558
　　股部　thigh,269,270,271,272,273,274,275,276
　冠状位　coronal view
　　女性盆腔 CT　female pelvis CT,546
　　女性盆腔 MRI　female pelvis MRI,580
　　髋部　hip,243
　　膝部　knee,317,318,319
　　小腿部　leg,345
　　男性盆腔 CT　male pelvis CT,531
　　男性盆腔 MRI　male pelvis MRI,565
　　股部　thigh,286,287,288,289,290,291
　起点、止点及神经支配　origin,insertion,and nerve supply,268t
　矢状位　sagittal view
　　髋部　hip,235,236,237,238,239
　　膝部　knee,309,310
　　股部　thigh,281,282,283,284
缝匠肌肌腱　Sartorius t.
　轴位　axial view
　　髋关节造影　hip arthrogram,254
　　膝部　knee,300
　冠状位,膝部　coronal view,knee,317,318
跗骨窦　Tarsal sinus
　轴位,踝部　axial view,ankle,354
　冠状位,踝部　coronal view,ankle,374

矢状位，踝部　sagittal view,ankle,368
副半奇静脉　Accessory hemiazygos v.
　轴位，胸椎　axial view,thoracic spine,415
　矢状位　sagittal view
　　腹部 CT　abdomen CT,482
　　胸椎　thoracic spine,418
副韧带　Accessory collateral ligs.
　轴位，手部　axial view,hand,204
　冠状位，手部　coronal view,hand,216
副韧带　Collateral ligs
　轴位，手部　axial view,hand,204
　冠状位，手部　coronal view,hand,216
　矢状位，手部　sagittal view,hand,205
副头静脉　Accessory cephalic v.
　轴位　axial view
　　肘部　elbow,115,116,117,118,119,120,121,122,123,124
　　前臂　forearm,146
　斜冠状位，肘部　oblique coronal,elbow,134,135
　斜矢状位，肘部　oblique sagittal view,elbow,125,126
　矢状位，前臂　sagittal view,forearm,156
副趾长屈肌　Accessory flexor digitorum longus m.
　轴位，踝部　axial view,ankle,351,352,353,354,355
　冠状位，踝部　coronal view,ankle,378
　矢状位，踝部　sagittal view,ankle,369
腹白线　Linea alba
　轴位　axial view
　　腹部 CT　abdomen CT,477
　　腹部 MRI　abdomen MRI,500,501
　　女性盆腔 CT　female pelvis CT,538,539,540
　　男性盆腔 CT　male pelvis CT,522,523,524
　　男性盆腔 MRI　male pelvis MRI,553,554,555
　矢状位，腹部 MRI　sagittal view,abdomen MRI,505,506
腹壁肌　Abdominal wall m.
　轴位，男性盆腔 MRI　axial view,male pelvis MRI,554,555
　冠状位　coronal view
　　腹部 CT　abdomen CT,487
　　女性盆腔 MRI　female pelvis MRI,580,581,582
　　腰椎　lumbar spine,435,436
　　男性盆腔 MRI　male pelvis MRI,565,566,567
　矢状位，男性盆腔 MRI　sagittal view,male pelvis MRI,559,560
腹壁下血管　Epigastric vessels,inferior
　轴位　axial view
　　女性盆腔 CT　female pelvis CT,540
　　男性盆腔 MRI　male pelvis MRI,554,555
　冠状位，男性盆腔 MRI　coronal view,male pelvis MRI,565
　矢状位，腹部 CT　sagittal view,abdomen CT,485
腹部下静脉　Epigastric v.,inferior
　轴位　axial view
　　女性盆腔 CT　female pelvis CT,538,539
　　男性盆腔 CT　male pelvis CT,524

　冠状位　coronal view
　　腹部 CT　abdomen CT,487
　　女性盆腔 CT　female pelvis CT,546
　　男性盆腔 CT　male pelvis CT,531
　矢状位，男性盆腔 CT　sagittal view,male pelvis CT,528
腹股沟淋巴结　Inguinal lymph nodes
　冠状位　coronal view
　　女性盆腔 CT　female pelvis CT,546
　　女性盆腔 MRI　female pelvis MRI,580
　　男性盆腔 CT　male pelvis CT,531
　　男性盆腔 MRI　male pelvis MRI,565
　矢状位，男性盆腔 CT　sagittal view,male pelvis CT,528
腹股沟韧带，冠状位　Inguinal lig.,coronal view
　女性盆腔 CT　female pelvis CT,546
　髋部　hip,243
腹横肌　Transversus abdominis m.
　轴位　axial view
　　腹部 CT　abdomen CT,478,480
　　腹部 MRI　abdomen MRI,498,499
　　髋部　hip,224
　　男性盆腔 CT　male pelvis CT,522,523
　　男性盆腔 MRI　male pelvis MRI,553
　冠状位　coronal view
　　腹部 CT　abdomen CT,487,489,490
　　男性盆腔 MRI　female pelvis CT,547,548
　　男性盆腔 CT　male pelvis CT,531,532,533,534
　起点、止点及神经支配　origin,insertion,and nerve supply,474t
　矢状位，腹部 CT　sagittal view,abdomen CT,481,486
腹内斜肌　Oblique m.,internal
　轴位　axial view
　　腹部 CT　abdomen CT,478,480
　　髋部　hip,224
　　男性盆腔 CT　male pelvis CT,522,523
　　男性盆腔 MRI　male pelvis MRI,553
　冠状位　coronal view
　　腹部 CT　abdomen CT,487,489,490
　　腹部 MRI　abdomen MRI,511,512,513,514,515
　　女性盆腔 CT　female pelvis CT,547,548
　　女性盆腔 MRI　female pelvis MRI,580
　　髋部　hip,243
　　男性盆腔 CT　male pelvis CT,531,532,533,534
　起点、止点及神经支配　origin,insertion,and nerve supply,474t
　矢状位，腹部 CT　sagittal view,abdomen CT,481
腹腔动脉　Celiac a.
　轴位，心脏 MRI　axial view,heart MRI,465
　冠状位　coronal view
　　腹部 MRI　abdomen MRI,513,514
　　胸部 CT　thorax CT,455
　矢状位　sagittal view
　　腹部 MRI　abdomen MRI,505
　　胸部 CT　thorax CT,450

腹腔干 Celiac trunk
  轴位 axial view
    腹部 CT abdomen CT,476,477
    腹部 MRI abdomen MRI,497
  冠状位,腹部 CT coronal view,abdomen CT,489,490
  矢状位,腹部 CT sagittal view,abdomen CT,483
腹外斜肌 Oblique m.,external
  轴位 axial view
    腹部 CT abdomen CT,477,478,480
    腹部 MRI abdomen MRI,498,499
    男性盆腔 CT male pelvis CT,522,523
    男性盆腔 MRI male pelvis MRI,553
  冠状位 coronal view
    腹部 CT abdomen CT,487,489,490,492
    腹部 MRI abdomen MRI,511,512,513,514
    女性盆腔 CT female pelvis CT,547,548
    男性盆腔 CT male pelvis CT,531,532,533,534
  起点、止点及神经支配 origin,insertion,and nerve supply,474t
腹直肌 Rectus abdominis m.
  轴位 axial view
    腹部 CT abdomen CT,475,477,478,480
    腹部 MRI abdomen MRI,498,499
    女性盆腔 CT female pelvis CT,538,539,540,541
    女性盆腔 MRI female pelvis MRI,573,574
    髋部 hip,224,225,226
    男性盆腔 CT male pelvis CT,522,523,524,525,526
    男性盆腔 MRI male pelvis MRI,553,554,555,556,557
  冠状位 coronal view
    腹部 CT abdomen CT,487
    腹部 MRI abdomen MRI,511
    女性盆腔 MRI female pelvis MRI,580
    髋部 hip,243
    男性盆腔 CT male pelvis CT,531
    男性盆腔 MRI male pelvis MRI,565
  起点、止点及神经支配 origin,insertion,and nerve supply,474t
  矢状位 sagittal view
    腹部 CT abdomen CT,481,482,484,485,486
    腹部 MRI abdomen MRI,502,503,504,507,508,509
    女性盆腔 CT female pelvis CT,543,544,545
    女性盆腔 MRI female pelvis MRI,576,577,578,579
    髋部 hip,241
    男性盆腔 CT male pelvis CT,528,530
    男性盆腔 MRI male pelvis MRI,561,562,563,564
    腱划 tendinous intersection
      冠状位,腹部 MRI coronal view,abdomen MRI,511
      矢状位,腹部 MRI sagittal view,abdomen MRI,502,503,507,508
腹直肌肌腱,轴位,男性盆腔 MRI Rectus abdominis t.,axial view,male pelvis MRI,557
腹主动脉 Abdominal aorta
  冠状位,胸部 CT coronal view,thorax CT,454,455

  矢状位 sagittal view
    心脏 MRI heart MRI,465
    胸部 CT thorax CT,451
腹主动脉 Aorta,abdominal
  冠状位,胸部 CT coronal view,thorax CT,454,455
  矢状位 sagittal view
    心脏 MRI heart MRI,465
    胸部 CT thorax CT,451

G

Gerdy 结节 Gerdy's tubercle
  轴位,膝部 axial view,knee,300
  冠状位 coronal view
    膝部 knee,313
    小腿部 leg,342,343
  矢状位,膝部 sagittal view,knee,303
Gissane 角,矢状位,踝部 Gissane's angle,sagittal view,ankle,367
肝 Liver
  轴位 axial view
    腹部 CT abdomen CT,476,477,478,479
    腹部 MRI abdomen MRI,494,495,496,497,498,499,500,501
    心脏 MRI heart MRI,463
    胸部 CT thorax CT,447,448
  冠状位 coronal view
    腹部 CT abdomen CT,487,488,489,490,491,492
    腹部 MRI abdomen MRI,510,511,512,513,514,516,517
    心脏 MRI heart MRI,467,468,469
    胸椎 thoracic spine,420
    胸部 CT thorax CT,453,455,457
  矢状位 sagittal view
    腹部 CT abdomen CT,481,482,483,484,485,486
    腹部 MRI abdomen MRI,503,504,505,506,507,508,509
    心脏 MRI heart MRI,464,465,466
    胸部 CT thorax CT,450,451,452
肝动脉 Hepatic a.
  轴位 axial view
    腹部 CT abdomen CT,476,477
    腹部 MRI abdomen MRI,496,497
  冠状位,腹部 CT coronal view,abdomen CT,488
  矢状位 sagittal view
    腹部 CT abdomen CT,484,485
    腹部 MRI abdomen MRI,508
肝固有动脉 Hepatic a.,proper
  冠状位,腹部 CT coronal view,abdomen CT,489
  矢状位 sagittal view
    腹部 CT abdomen CT,484,485
    腹部 MRI abdomen MRI,507
肝静脉 Hepatic v.
  轴位 axial view

腹部 CT abdomen CT, 475, 476, 477
　腹部 MRI abdomen MRI, 494
　冠状位 coronal view
　　腹部 CT abdomen CT, 488, 491
　　腹部 MRI abdomen MRI, 513, 515
肝囊肿, 轴位, 腹部 MRI Hepatic cyst, axial view, abdomen MRI, 496
肝十二指肠韧带, 冠状位, 腹部 CT Hepatoduodenal lig., coronal view, abdomen CT, 488
肝尾状叶 Caudate lobeliver
　轴位 axial view
　　腹部 CT abdomen CT, 476
　　腹部 MRI abdomen MRI, 494, 495
　冠状位 coronal view
　　腹部 CT abdomen CT, 490
　　腹部 MRI abdomen MRI, 514, 515
　矢状位 sagittal view
　　腹部 CT abdomen CT, 483, 484, 485
　　腹部 MRI abdomen MRI, 507, 508
肝胃韧带 Gastrohepatic lig.
　轴位, 腹部 CT axial view, abdomen CT, 476
　冠状位, 腹部 CT coronal view, abdomen CT, 489
　矢状位, 腹部 CT sagittal view, abdomen CT, 482
肝圆韧带 Ligamentum teres
　冠状位, 腹部 CT coronal view, abdomen CT, 487
　肝圆韧带裂 fissure
　　轴位 axial view
　　　腹部 CT abdomen CT, 476, 477
　　　腹部 MRI abdomen MRI, 497, 498
　　冠状位, 腹部 MRI coronal view, abdomen MRI, 510, 511
　　矢状位, 腹部 MRI sagittal view, abdomen MRI, 508
　矢状位, 腹部 CT sagittal view, abdomen CT, 485
肝中静脉 Hepatic v., middle
　轴位 axial view
　　腹部 CT abdomen CT, 475, 476, 477
　　腹部 MRI abdomen MRI, 494
　冠状位 coronal view
　　腹部 CT abdomen CT, 488, 490
　　腹部 MRI abdomen MRI, 513
肝总动脉 Hepatic a., common
　轴位 axial view
　　腹部 CT abdomen CT, 477
　　腹部 MRI abdomen MRI, 497
　冠状位 coronal view
　　腹部 CT abdomen CT, 489, 490
　　腹部 MRI abdomen MRI, 513
　矢状位 sagittal view
　　腹部 CT abdomen CT, 484
　　腹部 MRI abdomen MRI, 506
肝总管, 矢状位, 腹部 CT Hepatic duct, common, sagittal view, abdomen CT, 485

冈上肌 Supraspinatus m.
　外展与外旋位, 肩关节造影 ABER view, shoulder arthrogram, 84, 85
　轴位 axial view
　　心脏 MRI heart MRI, 460
　　胸带与胸壁 pectoral girdle and chest wall, 6
　　肩部 shoulder, 37, 38, 39
　冠状位 coronal view
　　上臂 arm, 109, 110
　　胸带与胸壁 pectoral girdle and chest wall, 26, 27, 28, 29, 30
　　胸椎 thoracic spine, 420, 421, 422
　斜冠状位 oblique coronal view
　　肩部 shoulder, 58, 59, 60, 61
　　肩关节造影 shoulder arthrogram, 78, 79, 80
　斜矢状位 oblique sagittal view
　　肩部 shoulder, 49, 50, 51, 52, 53, 54, 55
　　肩关节造影 shoulder arthrogram, 75, 76, 77
　起点、止点及神经支配 origin, insertion, and nerve supply, 35t, 412-414t
　矢状位 sagittal view
　　上臂 arm, 100, 101, 103, 104
　　胸带与胸壁 pectoral girdle and chest wall, 15, 16, 17, 18, 19, 20
冈上肌肌腱 Supraspinatus lig.
　轴位, 胸椎 axial view, thoracic spine, 415, 416
　冠状位, 胸椎 coronal view, thoracic spine, 423
冈上肌肌腱 Supraspinatus t.
　外展与外旋位, 肩关节造影 ABER view, shoulder arthrogram, 85
　轴位 axial view
　　胸带与胸壁 pectoral girdle and chest wall, 6
　　肩部 shoulder, 38, 39
　　肩关节造影 shoulder arthrogram, 67, 68
　冠状位 coronal view
　　上臂 arm, 108, 109
　　胸带与胸壁 pectoral girdle and chest wall, 26, 27
　斜冠状位 oblique coronal view
　　肩部 shoulder, 59, 60, 61
　　肩关节造影 shoulder arthrogram, 78, 79, 80
　斜矢状位 oblique sagittal view
　　肩部 shoulder, 47, 48, 49, 50
　　肩关节造影 shoulder arthrogram, 72, 73, 74, 75, 76, 77
　矢状位 sagittal view
　　上臂 arm, 103
　　胸带与胸壁 pectoral girdle and chest wall, 16
冈下肌 Infraspinatus m.
　外展与外旋位, 肩关节造影 ABER view, shoulder arthrogram, 87, 88
　轴位 axial view
　　胸带与胸壁 pectoral girdle and chest wall, 6, 7, 8, 9, 10
　　肩部 shoulder, 38, 39, 40, 41, 42, 43

肩关节造影　shoulder arthrogram,67,68,69

冠状位　coronal view

上臂　arm,110,111,112,113

胸带与胸壁　pectoral girdle and chest wall,29,30,31,32,33

胸椎　thoracic spine,420,421,422,423

斜冠状位　oblique coronal view

肩部　shoulder,61,62,63,64

肩关节造影　shoulder arthrogram,81,82,83

斜矢状位　oblique sagittal view

肩部　shoulder,50,51,52,53,54,55

肩关节造影　shoulder arthrogram,75,76,77

起点、止点及神经支配　origin,insertion,and nerve supply,35t,412-414t

矢状位　sagittal view

上臂　arm,100,101,102,103,104

胸带与胸壁　pectoral girdle and chest wall,14,15,16,17,18,19,20

冈下肌肌腱　Infraspinatus t.

外展与外旋位，肩关节造影　ABER view,shoulder arthrogram,86,87

轴位　axial view

肩部　shoulder,39,40,41

肩关节造影　shoulder arthrogram,67,68

斜冠状位　oblique coronal view

肩部　shoulder,61,62,63,64

肩关节造影　shoulder arthrogram,81,82,83

斜矢状位　oblique sagittal view

肩部　shoulder,47,48,49,50

肩关节造影　shoulder arthrogram,72,73,74,75,76,77

矢状位　sagittal view

上臂　arm,102

胸带与胸壁　pectoral girdle and chest wall,16

肛管　Anal canal

轴位　axial view

女性盆腔 CT　female pelvis CT,541,542

男性盆腔 CT　male pelvis CT,526,527

男性盆腔 MRI　male pelvis MRI,558

冠状位　coronal view

女性盆腔 CT　female pelvis CT,551

女性盆腔 MRI　female pelvis MRI,583

男性盆腔 CT　male pelvis CT,536

男性盆腔 MRI　male pelvis MRI,569

矢状位，女性盆腔 CT　sagittal view,female pelvis CT,544,545

肛门　Anus

轴位，女性盆腔 MRI　axial view,female pelvis MRI,575

冠状位　coronal view

女性盆腔 MRI　female pelvis MRI,584

男性盆腔 CT　male pelvis CT,535

男性盆腔 MRI　male pelvis MRI,568,569,570

矢状位　sagittal view

女性盆腔 MRI　female pelvis MRI,578

男性盆腔 CT　male pelvis CT,530

男性盆腔 MRI　male pelvis MRI,564

肛提肌　Levator ani m.

轴位　axial view

女性盆腔 CT　female pelvis CT,540,541

女性盆腔 MRI　female pelvis MRI,575

男性盆腔 CT　male pelvis CT,526

男性盆腔 MRI　male pelvis MRI,557

冠状位　coronal view

女性盆腔 CT　female pelvis CT,551

女性盆腔 MRI　female pelvis MRI,583,584

髋部　hip,248

男性盆腔 CT　male pelvis CT,535,536

男性盆腔 MRI　male pelvis MRI,568,569,570

矢状位　sagittal view

女性盆腔 CT　female pelvis CT,544

女性盆腔 MRI　female pelvis MRI,577

男性盆腔 CT　male pelvis CT,529

男性盆腔 MRI　male pelvis MRI,561,562,563

睾丸　Testis

轴位，男性盆腔 MRI　axial view,male pelvis MRI,558

冠状位，男性盆腔 MRI　coronal view,male pelvis MRI,565

矢状位，男性盆腔 MRI　sagittal view,male pelvis MRI,561,562,563,564

膈　Diaphragm

轴位　axial view

腹部 MRI　abdomen MRI,494,496,497,498,499,500

胸部 CT　thorax CT,448

冠状位　coronal view

腹部 CT　abdomen CT,487,489

腹部 MRI　abdomen MRI,513,514,515

矢状位　sagittal view

腹部 CT　abdomen CT,481,483,484,485

胸部 CT　thorax CT,449,452

尿生殖膈　urogenital

冠状位，女性盆腔 CT　coronal view,female pelvis CT,550

矢状位，男性盆腔 CT　sagittal view,male pelvis CT,529

膈脚　Diaphragm,crus

轴位　axial view

腹部 CT　abdomen CT,476,477,478

腹部 MRI　abdomen MRI,494,495

冠状位　coronal view

腹部 CT　abdomen CT,490,491,492

腹部 MRI　abdomen MRI,516

腰椎　lumbar spine,433,434,435

胸椎　thoracic spine,420

矢状位，腹部 CT　sagittal view,abdomen CT,483,484,485

跟腓韧带，轴位，踝部　Calcaneofi bular lig.,axial view,ankle,354,355

跟骨　Calcaneus

轴位　axial view
　　踝部　ankle,355,356,357
　　足部　foot,386,387,388
冠状位　coronal view
　　踝部　ankle,373,374,375,376,377,378,379,380
　　小腿部　leg,342,343,344
斜轴位，踝部　oblique axial view,ankle,360,361,362
矢状位　sagittal view
　　踝部　ankle,366,367,368,369,370
　　足部　foot,392,393,394,395,396
跟骨结节　Calcaneal tubercle
轴位，踝部　axial view,ankle,355,356,357,358
跟骨外侧结节，冠状位，踝部　lateral,coronal view,ankle,378,379
矢状位，踝部　sagittal view,ankle,366,367,368,369
跟骨血管，内侧，矢状位，踝部　Calcaneal vessels,medial,sagittal view,ankle,370
跟腱　Achilles t.
轴位　axial view
　　踝部　ankle,349,350,351,352,353,354,355,356,357
　　小腿部　leg,329,330,331,332,333
冠状位　coronal view
　　踝部　ankle,380
　　小腿部　leg,344,345
腓肠肌部，冠状位，小腿部　gastrocnemius part,coronal view,leg,345
斜轴位，踝部　oblique axial view,ankle,359,360
矢状位　sagittal view
　　踝部　ankle,366,367,368
　　小腿部　leg,338,339
跟骰关节　Calcaneocuboid joint
轴位，踝部　axial view,ankle,356,363
冠状位，踝部　coronal view,ankle,373
斜轴位，踝部　oblique axial view,ankle,363
矢状位，足部　sagittal view,foot,393
跟骰足底韧带　Calcaneocuboid lig.,plantar
轴位，踝部　axial view,ankle,355,357
冠状位，踝部　coronal view,ankle,372,373,374,375,376
矢状位　sagittal view
　　踝部　ankle,367,368
　　足部　foot,393
跟舟韧带（弹簧韧带）　Calcaneonavicular(spring)lig.
轴位，踝部　axial view,ankle,355
　　冠状位，踝部　coronal view,ankle,372,373
　　斜轴位，踝部　oblique axial view,ankle,362
　　矢状位，踝部　sagittal view,ankle,370
内侧，轴位，踝部　medioplantar,axial view,ankle,355
趾侧，斜轴位，踝部　plantar,oblique axial view,ankle,362
上内侧，冠状位，踝部　superomedial,coronal view,ankle,373
弓状韧带，矢状位，腹部CT　Arcuate lig.,median,sagittal view,abdomen CT,483

肱动脉　Brachial a.
轴位　axial view
　　上臂　arm,92,93,94,95,96,97
　　肘部　elbow,115,117,118,119
冠状位　coronal view
　　上臂　arm,105,108
胸带与胸壁　pectoral girdle and chest wall,28
斜冠状位　oblique coronal view
　　肘部　elbow,136
　　肩部　shoulder,59,60
斜矢状位，肘部　oblique sagittal view,elbow,130
矢状位　sagittal view
　　上臂　arm,102
　　肘部　elbow,130
肱动脉深支　Brachial a.,deep
轴位，胸带与胸壁　axial view,pectoral girdle and chest wall,11,13
冠状位，胸带与胸壁　coronal view,pectoral girdle and chest wall,29
斜冠状位，肩部　oblique coronal view,shoulder,60,62
矢状位，胸带与胸壁　sagittal view,pectoral girdle and chest wall,16
肱二头肌　Biceps brachii m.
外展与外旋位，肩关节造影　ABER view,shoulder arthrogram,85,86
轴位　axial view
　　上臂　arm,94,95,96,97
　　肘部　elbow,115,116,117
冠状位　coronal view
　　上臂　arm,105,107
　　肘部　elbow,134,135,136,137
　　胸带与胸壁　pectoral girdle and chest wall,27,28,29
斜冠状位，肘部　oblique coronal view,elbow,134,135,136,137
斜矢状位，肘部　oblique sagittal view,elbow,125,126,127,128,129,130
起点、止点及神经支配　origin,insertion,and nerve supply,91t
矢状位　sagittal view
　　上臂　arm,99,100,101,102,103,104
　　肘部　elbow,125,126,127,128,129,130
肱二头肌长头　Biceps brachii m.,long head
轴位　axial view
　　上臂　arm,92,93
　　胸带与胸壁　pectoral girdle and chest wall,7,8,9,10,11,12,13
冠状位　coronal view
　　上臂　arm,106,107
　　胸带与胸壁　pectoral girdle and chest wall,25,26,27,28
　　肩部　shoulder,60
斜冠状位，肩部　oblique coronal view,shoulder,60

矢状位　sagittal view
　上臂　arm,100,101
　胸带与胸壁　pectoral girdle and chest wall,15
肱二头肌长头肌腱　Biceps brachii t.,long head
　外展与外旋位，肩关节造影　ABER view,shoulder arthrogram, 84,85
　轴位　axial view
　　胸带与胸壁　pectoral girdle and chest wall,7,8,9
　　肩部　shoulder,39,40,41,42,43,44,45
　　肩关节造影　shoulder arthrogram,67,68,69,70,71
　冠状位　coronal view
　　上臂　arm,106
　　胸带与胸壁　pectoral girdle and chest wall,26,27
　斜冠状位　oblique coronal view
　　肩部　shoulder,59,60,61
　　肩关节造影　shoulder arthrogram,78,79,80,81
　斜矢状位　oblique sagittal view
　　肩部　shoulder,47,48,49,50,51
　　肩关节造影　shoulder arthrogram,72,73,74,75
肱二头肌短头　Biceps brachii m.,short head
　轴位　axial view
　　上臂　arm,92,93
　　胸带与胸壁　pectoral girdle and chest wall,7,8,9,10,11,12, 13
　　肩部　shoulder,41,42,43,44,45
　冠状位　coronal view
　　上臂　arm,106,107
　　胸带与胸壁　pectoral girdle and chest wall,25,26,27,28
　　肩部　shoulder,57,58,59,60,61
　斜冠状位，肩部　oblique coronal view,shoulder,57,58,59, 60,61
　斜矢状位，肩部　oblique sagittal view,shoulder,49,50,51
　矢状位　sagittal view
　　上臂　arm,102,103
　　胸带与胸壁　pectoral girdle and chest wall,15,16,17
　　肩部　shoulder,49,50,51
肱二头肌短头肌腱　Biceps brachii t.,short head
　外展与外旋位，肩关节造影　ABER view,shoulder arthrogram, 84
　轴位　axial view
　　胸带与胸壁　pectoral girdle and chest wall,7,8,9
　　肩部　shoulder,42,43,44
　　肩关节造影　shoulder arthrogram,70,71
　斜冠状位　oblique coronal view
　　肩部　shoulder,58,59
　　肩关节造影　shoulder arthrogram,78,79
　斜矢状位　oblique sagittal view
　　肩部　shoulder,50
　　肩关节造影　shoulder arthrogram,74
肱二头肌短头与喙肱肌联合腱　Biceps m.,short head,and coraco- brachialis m.,conjoined tendon,7,41

肱二头肌沟（结节间沟），轴位　Bicipital（intertubercular）groove, axial view
　肩部　shoulder,41
　肩关节造影　shoulder arthrogram,70,71
肱二头肌肌腱　Biceps brachii t.
　外展与外旋位，肩关节造影　ABER view,shoulder arthro- gram,84
　轴位　axial view
　　上臂　arm,96,97
　　肘部　elbow,115,116,117,118,119,120,121,122
　　前臂　forearm,146
　冠状位　coronal view
　　上臂　arm,105
　　肘部　elbow,136,137,138
　　前臂　forearm,164,165
　斜冠状位，肘部　oblique coronal,elbow,136,137,138
　斜矢状位，肘部　oblique sagittal view,elbow,129
　矢状位　sagittal view
　　上臂　arm,101
　　肘部　elbow,129
　　前臂　forearm,157,158
　　胸带与胸壁　pectoral girdle and chest wall,15
肱二头肌腱膜，轴位，肘部　Bicipital aponeurosis,axial view, elbow,118,119,120
肱二头肌止点　Biceps anchor
　外展与外旋位，肩关节造影　ABER view,shoulder arthrogram, 84
　轴位，肩部　axial view,shoulder,39
　斜冠状位，肩部　oblique coronal view,shoulder,59
　斜矢状位，肩部　oblique sagittal view,shoulder,52,75,76
肱骨　Humerus
　轴位　axial view
　　上臂　arm,92,93,94,95,96,97
　　胸带与胸壁　pectoral girdle and chest wall,9
　　肩部　shoulder,42,43,44
　冠状位　coronal view
　　上臂　arm,109
　　肘部　elbow,139,140
　　肩部　shoulder,63
　　肩关节造影　shoulder arthrogram,83
　斜冠状位　oblique coronal view
　　肘部　elbow,139,140
　　肩部　shoulder,63
　　肩关节造影　shoulder arthrogram,83
　斜矢状位　oblique sagittal view
　　肘部　elbow,127,128,130
　　肩部　shoulder,48,49
　矢状位　sagittal view
　　上臂　arm,100,101
　　肘部　elbow,127,128,130
　　肩部　shoulder,48,49

桡神经沟，冠状位，上臂　spiral groove,coronal view,arm,109

肱骨大结节　Greater tuberosity of humerus
　外展与外旋位，肩关节造影　ABER view,shoulder arthrogram,85,86,87,88
　轴位　axial view
　　胸带与胸壁　pectoral girdle and chest wall,6,8
　　肩部　shoulder,39,40,41
　　肩关节造影　shoulder arthrogram,68,69,70,71
　冠状位　coronal view
　　上臂　arm,107,108,109
　　胸带与胸壁　pectoral girdle and chest wall,26,27,28
　斜冠状位　oblique coronal view
　　肩部　shoulder,60,61,62
　　肩关节造影　shoulder arthrogram,79,80,81,82
　斜矢状位　oblique sagittal view
　　肩部　shoulder,46,47
　　肩关节造影　shoulder arthrogram,72
　矢状位　sagittal view
　　上臂　arm,100
　　胸带与胸壁　pectoral girdle and chest wall,14
肱骨干　Humeral diaphysis
　外展与外旋位，肩关节造影　ABER view,shoulder arthrogram,86,87
　轴位　axial view
　　胸带与胸壁　pectoral girdle and chest wall,10,12
　　肩部　shoulder,45
　冠状位　coronal view
　　上臂　arm,107,108
　　胸带与胸壁　pectoral girdle and chest wall,28,29,30,31
　斜冠状位　oblique coronal view
　　肩部　shoulder,62
　　肩关节造影　shoulder arthrogram,83
　斜矢状位　oblique sagittal view
　　肩部　shoulder,50
　　肩关节造影　shoulder arthrogram,75
　矢状位，胸带与胸壁　sagittal view,pectoral girdle and chest wall,15
肱骨干骺端，斜矢状位，肩部　Humeral metaphysis,oblique sagittal view,shoulder,47
肱骨横韧带，轴位，肩部　Humeral lig.,transverse,axial view,shoulder,40
肱骨骺板，斜矢状位，肩部　Humeral physis,oblique sagittal view,shoulder,46,47,48
肱骨骺，斜矢状位，肩部　Humeral epiphysis,oblique sagittal view,shoulder,46,47,49,50,51
肱骨头　Humeral head
　外展与外旋位，肩关节造影　ABER view,shoulder arthrogram,85,86,87,88
　关节软骨　articular cartilage,40
　轴位　axial view

肘部　elbow,123
胸带与胸壁　pectoral girdle and chest wall,6,7
肩部　shoulder,39,40,41
肩关节造影　shoulder arthrogram,67,68,69
胸部CT　thorax CT,442
冠状位　coronal view
　上臂　arm,107,108,109,110
　胸带与胸壁　pectoral girdle and chest wall,26,27,28
　内侧，矢状位，胸带与胸壁　medial,sagittal view,pectoral girdle and chest wall,16
斜冠状位　oblique coronal view
　肩部　shoulder,59,60,61,62,63
　肩关节造影　shoulder arthrogram,79,80,81
斜矢状位　oblique sagittal view
　肘部　elbow,132,133
　肩部　shoulder,48,49,50
　肩关节造影　shoulder arthrogram,72,73,74,75
后部　posterior
　外展与外旋位，肩关节造影　ABER view,shoulder arthrogram,88,89
　斜冠状位，肩关节造影　oblique coronal view,shoulder arthrogram,83
矢状位　sagittal view
　上臂　arm,100,101,102,103
　胸带与胸壁　pectoral girdle and chest wall,14,15,16
肱骨外科颈　Humeral surgical neck
　外展与外旋位，肩关节造影　ABER view,shoulder arthrogram,85,86,87
　轴位　axial view
　　胸带与胸壁　pectoral girdle and chest wall,8
　　肩关节造影　shoulder arthrogram,71
　斜冠状位　oblique coronal view
　　肩部　shoulder,61,62
　　肩关节造影　shoulder arthrogram,81,82
　斜矢状位，肩关节造影　oblique sagittal view,shoulder arthrogram,73,74
肱骨小结节　Lesser tuberosity of humerus
　外展与外旋位，肩关节造影　ABER view,shoulder arthrogram,84
　轴位　axial view
　　矢状位，胸带与胸壁　pectoral girdle and chest wall,8
　　肩部　shoulder,41,42
　　肩关节造影　shoulder arthrogram,69,70
　冠状位　coronal view
　　上臂　arm,106,107
　　矢状位，胸带与胸壁　pectoral girdle and chest wall,25,26
　斜冠状位　oblique coronal view
　　肩部　shoulder,59
　　肩关节造影　shoulder arthrogram,78,79
　斜矢状位　oblique sagittal view
　　肩部　shoulder,48

肩关节造影 shoulder arthrogram,73,74
　矢状位 sagittal view
　　上臂 arm,101,102
　　胸带与胸壁 pectoral girdle and chest wall,15
肱骨小头 Capitellum
　轴位,肘部 axial view,elbow,117,118,119
　斜冠状位,肘部 oblique coronal view,elbow,138,139
　斜矢状位,肘部 oblique sagittal view,elbow,126,127,128,
　　129
　矢状位 sagittal view
　　上臂 arm,99,100
　　肘部 elbow,126,127,128,129
肱横韧带,轴位,肩部 Transverse humeral lig.,axial view,
　shoulder,42,43
肱肌 Brachialis m.
　轴位 axial view
　　上臂 arm,92,93,94,95,96,97
　　肘部 elbow,115,116,117,118,119,120,121
　冠状位 coronal view
　　上臂 arm,105,106,107,108
　　肘部 elbow,136,137,138,139
　斜冠状位,肘部 oblique coronal view,elbow,136,137,138,
　　139
　斜矢状位,肘部 oblique sagittal view,elbow,125,126,127,
　　128,129,130,131,132
　起点、止点及神经支配 origin,insertion,and nerve supply,
　　91t
　矢状位 sagittal view
　　上臂 arm,98,99,100,101,102
　　肘部 elbow,125,126,127,128,129,130,131,132
　　前臂 forearm,160
肱肌肌腱 Brachialis t.
　轴位 axial view
　　上臂 arm,96,97
　　肘部 elbow,115,116,117,118,119,120,121
　斜冠状位,肘部 oblique coronal view,elbow,136
　矢状位,上臂 sagittal view,arm,100,101
肱静脉 Brachial v.
　轴位 axial view
　　上臂 arm,94,95,96,97
　冠状位 coronal view
　　上臂 arm,105,107,108
　　胸带与胸壁 pectoral girdle and chest wall,28
　矢状位,上臂 sagittal view,arm,102
肱桡肌 Brachioradialis m.
　轴位 axial view
　　上臂 arm,95,96,97
　　肘部 elbow,115,116,117,118,119,120,121,122,123,124
　　前臂 forearm,146,147,148,149,150,152
　冠状位 coronal view
　　上臂 arm,105,106,107,108,109

肘部 elbow,134,135,136,137,138,139,140,141
　前臂 forearm,164,165,166,167
　斜冠状位,肘部 oblique coronal view,elbow,134,135,136,
　　137,138,139,140,141
　斜矢状位,肘部 oblique sagittal view,elbow,125,126,127,
　　128
　起点、止点及神经支配 origin,insertion,and nerve supply,
　　144-145t
　矢状位 sagittal view
　　上臂 arm,98,99
　　肘部 elbow,125,126,127,128
　　前臂 forearm,156
肱桡肌肌腱,轴位,前臂 Brachioradialis t.,axial view,forearm,
　150,151,153,154,155
肱三头肌 Triceps brachii m.
　轴位 axial view
　　上臂 arm,95,96,97
　　肘部 elbow,116
　冠状位 coronal view
　　上臂 arm,109,110
　　胸带与胸壁 pectoral girdle and chest wall,30,31,32,33
　斜冠状位,肘部 oblique coronal view,elbow,138,139
　起点、止点及神经支配 origin,insertion,and nerve supply,
　　91t
　矢状位 sagittal view
　　上臂 arm,99,100,101
　　胸带与胸壁 pectoral girdle and chest wall,15
肱三头肌长头 Triceps brachii m.,long head
　轴位 axial view
　　上臂 arm,92,93,94
　　肘部 elbow,115
　　胸带与胸壁 pectoral girdle and chest wall,8,9,10,11,12,
　　　13
　　肩部 shoulder,43,44,45
　　肩关节造影 shoulder arthrogram,71
　冠状位 coronal view
　　上臂 arm,110,111,112,113
　　胸带与胸壁 pectoral girdle and chest wall,29,30,31,32,33
　斜冠状位 oblique coronal view
　　肘部 elbow,139,140,141
　　肩部 shoulder,62,63,64,65
　斜矢状位 oblique sagittal view
　　肘部 elbow,129,130,131
　　肩部 shoulder,49,50,51,52,53,54
　矢状位 sagittal view
　　上臂 arm,99,100,101,102,103
　　胸带与胸壁 pectoral girdle and chest wall,14,15
肱三头肌长头肌腱 Triceps brachii t.,long head
　外展与外旋位,肩关节造影 ABER view,shoulder arthrogram,
　　89
　轴位,肩部 axial view,shoulder,44,45

冠状位　coronal view
　　上臂　arm,110
　　胸带与胸壁　pectoral girdle and chest wall,29
　斜矢状位　oblique sagittal view
　　肩部　shoulder,51
　　肩关节造影　shoulder arthrogram,76,77
肱三头肌肌腱　Triceps brachii t.
　轴位　axial view
　　上臂　arm,95,96,97
　　肘部　elbow,115,116,117
　冠状位,上臂　coronal view,arm,109,110
　斜冠状位,肘部　oblique coronal view,elbow,141,142
　斜矢状位,肘部　oblique sagittal view,elbow,126,127,129,
　　130,131
　矢状位,上臂　sagittal view,arm,101,102
肱三头肌腱膜,轴位,肘部　Tricipital aponeurosis,axial view,
　elbow,116
肱三头肌内侧头　Triceps brachii m.,medial head
　轴位　axial view
　　上臂　arm,92,93,94
　　肘部　elbow,115
　　胸带与胸壁　pectoral girdle and chest wall,12,13
　冠状位　coronal view
　　上臂　arm,108,109
　　胸带与胸壁　pectoral girdle and chest wall,30,31
　斜冠状位,肘部　oblique coronal view,elbow,139,140,141,
　　142
　斜矢状位,肘部　oblique sagittal view,elbow,127,128,129
　矢状位　sagittal view
　　上臂　arm,101,102,103,104
肱三头肌外侧头　Triceps brachii m.,lateral head
　轴位　axial view
　　上臂　arm,92,93,94
　　肘部　elbow,115
　　胸带与胸壁　pectoral girdle and chest wall,9,10,11,12
　　肩部　shoulder,45
　冠状位　coronal view
　　上臂　arm,109,110,111,112
　　胸带与胸壁　pectoral girdle and chest wall,30,31
　斜冠状位　oblique coronal view
　　肘部　elbow,141,142
　　肩部　shoulder,63,64
　斜矢状位　oblique sagittal view
　　肘部　elbow,125,126,132
　　肩部　shoulder,49,50
　矢状位　sagittal view
　　上臂　arm,98,99,100,101
　　胸带与胸壁　pectoral girdle and chest wall,14,15
肱三头肌外侧头,轴位,胸带与胸壁　Triceps m.,lateral head,
　axial view,pectoral girdle and chest wall,9
肱深动脉　Profunda brachii a.

轴位,上臂　axial view,arm,92,93,94,95
矢状位,上臂　sagittal view,arm,101,102
钩骨　Hamate
　冠状位,手部　coronal view,hand,216,217
　矢状位,手部　sagittal view,hand,210,211
钩骨钩　Hamate,hook
　冠状位,手部　coronal view,hand,214,215
　矢状位,手部　sagittal view,hand,210
钩突　Uncinate process
　轴位　axial view
　　腹部 CT　abdomen CT,479
　　腹部 MRI　abdomen MRI,499,500
　冠状位,腹部 CT　coronal view,abdomen CT,488
　矢状位,腹部 CT　sagittal view,abdomen CT,484
股薄肌　Gracilis m.
　轴位　axial view
　　髋部　hip,231,232
　　膝部　knee,295
　　男性盆腔 MRI　male pelvis MRI,558
　　股部　thigh,269,270,271,272,273,274,275,276
　冠状位　coronal view
　　女性盆腔 MRI　female pelvis MRI,582
　　髋部　hip,244,245,246
　　膝部　knee,320
　　男性盆腔 MRI　male pelvis MRI,566,567
　　股部　thigh,290,291,292,293
　起点、止点及神经支配　origin,insertion,and nerve supply,
　　268t
　矢状位　sagittal view
　　男性盆腔 MRI　male pelvis MRI,561,562
　　股部　thigh,282,283,284,285
股薄肌肌腱　Gracilis t.
　轴位,膝部　axial view,knee,295,296,297,298,299,300
　冠状位　coronal view
　　膝部　knee,317,318,319,320
　　小腿部　leg,345
　矢状位,膝部　sagittal view,knee,309,310
股动脉　Femoral a.
　轴位　axial view
　　髋部　hip,229,230
　　髋关节造影　hip arthrogram,251,252,254,256
　冠状位　coronal view
　　女性盆腔 MRI　female pelvis MRI,580
　　男性盆腔 CT　male pelvis CT,531
　　股部　thigh,287,290
　矢状位,股部　sagittal view,thigh,283
股二头肌　Biceps femoris m.
　轴位,股部　axial view,thigh,271,272,273,274,275,276
　冠状位　coronal view
　　膝部　knee,317,318,319,320
　　小腿部　leg,344

男性盆腔 MRI　male pelvis MRI,569,570

起点、止点及神经支配　origin,insertion,and nerve supply,268t

矢状位，膝部　sagittal view,knee,302

股二头肌长头　Biceps femoris m.,long head

　轴位　axial view

　　髋部　hip,230,232

　　膝部　knee,295

　　男性盆腔 MRI　male pelvis MRI,558

　　股部　thigh,272,273,274,275,276

　冠状位　coronal view

　　髋部　hip,244,247

　　股部　thigh,291,292,293

　起点、止点及神经支配　origin,insertion,and nerve supply,222-223t

　矢状位　sagittal view

　　膝部　knee,303

　　股部　thigh,277,278,279

股二头肌长头肌腱，轴位　Biceps femoris t.,long head,axial view

　髋部　hip,232

　男性盆腔 MRI　male pelvis MRI,558

股二头肌短头　Biceps femoris m.,short head

　轴位　axial view

　　膝部　knee,295,296,297,298

　　股部　thigh,273,274,275,276

　冠状位　coronal view

　　膝部　knee,316,319

　　股部　thigh,290

　矢状位　sagittal view

　　膝部　knee,302,303

　　股部　thigh,277,278

股二头肌肌腱　Biceps femoris t.

　轴位　axial view

　　膝部　knee,295,296,297,298,299,300

　　股部　thigh,269,270

　冠状位　coronal view

　　膝部　knee,317,318,319

　　小腿部　leg,344,345

　　男性盆腔 CT　male pelvis CT,536

　　男性盆腔 MRI　male pelvis MRI,569

　矢状位　sagittal view

　　膝部　knee,302

　　小腿部　leg,334

　　男性盆腔 CT　male pelvis CT,528

股方肌　Quadratus femoris m.

　轴位　axial view

　　女性盆腔 CT　female pelvis CT,541

　　女性盆腔 MRI　female pelvis MRI,575

　　髋部　hip,229,230,231

　　男性盆腔 CT　male pelvis CT,522,527

　　男性盆腔 MRI　male pelvis MRI,557,558

冠状位　coronal view

　女性盆腔 CT　female pelvis CT,550,551

　女性盆腔 MRI　female pelvis MRI,582

　髋部　hip,246,247

　男性盆腔 CT　male pelvis CT,535

　男性盆腔 MRI　male pelvis MRI,569

　股部　thigh,291

起点、止点及神经支配　origin,insertion,and nerve supply,222-223t

矢状位　sagittal view

　髋部　hip,237,238,239

　男性盆腔 CT　male pelvis CT,528

　股部　thigh,279,280,281,282

股骨　Femur

　轴位　axial view

　　女性盆腔 CT　female pelvis CT,541,542

　　女性盆腔 MRI　female pelvis MRI,575

　　髋部　hip,229,231,232

　　膝部　knee,295,296,297

　　男性盆腔 CT　male pelvis CT,526,527

　　男性盆腔 MRI　male pelvis MRI,557,558

　　股部　thigh,269,271,272,273,274,275,276

　冠状位　coronal view

　　女性盆腔 MRI　female pelvis MRI,582

　　膝部　knee,312,313,315

　　小腿部　leg,342,343

　　男性盆腔 CT　male pelvis CT,535

　　男性盆腔 MRI　male pelvis MRI,567

　　股部　thigh,288,289

　矢状位　sagittal view

　　膝部　knee,303,304,305,306,307

　　股部　thigh,278,279,280,281

股骨干　Femoral diaphysis

　轴位，股部　axial view,thigh,269

　冠状位，髋部　coronal view,hip,245

　矢状位，髋部　sagittal view,hip,235,236

股骨干，轴位，股部　Femoral shaft,axial view,thigh,270

股骨滑车　Femoral trochlea

　轴位，膝部　axial view,knee,297,298

　冠状位，膝部　coronal view,knee,311

股骨颈　Femoral neck

　轴位　axial view

　　女性盆腔 CT　female pelvis CT,541

　　髋部　hip,228,229

　　髋关节造影　hip arthrogram,254,256

　　男性盆腔 MRI　male pelvis MRI,557

　冠状位　coronal view

　　女性盆腔 CT　female pelvis CT,548,549

　　女性盆腔 MRI　female pelvis MRI,582

　　髋部　hip,246

　　髋关节造影　hip arthrogram,263,264,265

男性盆腔 CT male pelvis CT,534
　矢状位 sagittal view
　　髋部 hip,237
　　髋关节造影 hip arthrogram,257
　　股部 thigh,280
股骨距 Calcar femorale
　轴位,髋部 axial view,hip,229,230,231
　冠状位,髋部 coronal view,hip,246
股骨髁 Femoral condyle
　股骨外侧髁 lateral femoral condyle
　　轴位,膝部 axial view,knee,297,298
　　冠状位 coronal view
　　　膝部 knee,311,312,313,314,315,316,317,318
　　　小腿部 leg,343,344
　　矢状位,膝部 sagittal view,knee,302,303,304
　股骨内侧髁 medial femoral condyle
　　轴位,膝部 axial view,knee,297,298
　　冠状位 coronal view
　　　膝部 knee,312,313,314,315,316,317,318
　　　小腿部 leg,343,344
　　矢状位 sagittal view
　　　膝部 knee,308,309,310
　　　小腿部 leg,340
　　　股部 thigh,281
股骨皮质 Femoral cortex
　股骨前皮质,冠状位,股部 anterior,coronal view,thigh,287
　股骨内侧皮质,矢状位,股部 medial,sagittal view,thigh,280
　股骨后皮质,冠状位,股部 posterior,coronal view,thigh,289
股骨头 Femoral head
　轴位 axial view
　　女性盆腔 CT female pelvis CT,540
　　女性盆腔 MRI female pelvis MRI,574,575
　　髋部 hip,226,227,228
　　髋关节造影 hip arthrogram,251
　　男性盆腔 CT male pelvis CT,525
　　男性盆腔 MRI male pelvis MRI,555,556
　冠状位 coronal view
　　女性盆腔 CT female pelvis CT,548,549,550
　　女性盆腔 MRI female pelvis MRI,581,582
　　髋部 hip,245,246
　　髋关节造影 hip arthrogram,262,265
　　男性盆腔 CT male pelvis CT,533,534
　　男性盆腔 MRI male pelvis MRI,566,567,568
　矢状位 sagittal view
　　髋部 hip,237,239,240
　　髋关节造影 hip arthrogram,257,258,259,260,261
　　男性盆腔 MRI male pelvis MRI,559
股骨头韧带 Femoral lig.,head
　轴位,男性盆腔 MRI coronal view,male pelvis MRI,567
　矢状位,男性盆腔 MRI sagittal view,male pelvis MRI,559
股骨头圆韧带 Ligamentum teres femoris

轴位,髋关节造影 axial view,hip arthrogram,252,253,254
冠状位,髋关节造影 coronal view,hip arthrogram,263,264,265
矢状位,髋关节造影 sagittal view,hip arthrogram,260,261
股静脉 Femoral v.
　轴位 axial view
　　髋部 hip,228,229,230
　　髋关节造影 hip arthrogram,251,252,254,256
　　男性盆腔 MRI male pelvis MRI,557,558
　冠状位 coronal view
　　女性盆腔 MRI female pelvis MRI,580
　　男性盆腔 CT male pelvis CT,531,532
　　股部 thigh,287,290
　矢状位,股部 sagittal view,thigh,284
股内侧肌 Vastus medialis m.
　轴位 axial view
　　膝部 knee,295,296
　　股部 thigh,273,274,276
　冠状位 coronal view
　　膝部 knee,311,312,313,314,315,316
　　股部 thigh,288,289,290
　起点、止点及神经支配 origin,insertion,and nerve supply,268t
　矢状位 sagittal view
　　膝部 knee,307,308,309,310
　　股部 thigh,281,282,283
股浅动脉 Femoral a.,superficial
　轴位 axial view
　　女性盆腔 CT female pelvis CT,541,542
　　髋部 hip,228
　　男性盆腔 CT male pelvis CT,527
　　男性盆腔 MRI male pelvis MRI,557,558
　　股部 thigh,269,270,271,272,273,274,275
　冠状位,股部 coronal view,thigh,288,289
　矢状位,男性盆腔 CT sagittal view,male pelvis CT,528
股浅静脉 Femoral v.,superficial
　轴位 axial view
　　女性盆腔 CT female pelvis CT,541,542
　　髋部 hip,230
　　男性盆腔 MRI male pelvis MRI,558
　　股部 thigh,270,271,272,273,274,275
　冠状位,股部 coronal view,thigh,288
　矢状位,男性盆腔 CT sagittal view,male pelvis CT,528
股浅血管 Femoral vessels,superficial
　轴位,髋部 axial view,hip,231,232
　冠状位 coronal view
　　男性盆腔 MRI male pelvis MRI,566
　　股部 thigh,288,289
　矢状位 sagittal view
　　髋部 hip,238
　　股部 thigh,281,282,283
股深动脉 Femoral a.,deep

轴位　axial view
　　女性盆腔 CT　female pelvis CT,541,542
　　髋部　hip,228
　　男性盆腔 CT　male pelvis CT,527
　　股部　thigh,269,270,271,272
冠状位　coronal view
　　女性盆腔 CT　female pelvis CT,547
　　髋部　hip,244
　　男性盆腔 CT　male pelvis CT,532
矢状位　sagittal view
　　髋部　hip,235
　　男性盆腔 CT　male pelvis CT,528
　　股部　thigh,279
股深动脉，轴位，男性盆腔 MRI　Profunda femoris a.,axial view,male pelvis MRI,557,558
股深静脉　Femoral v.,deep
轴位　axial view
　　女性盆腔 CT　female pelvis CT,541,542
　　股部　thigh,269,270,271,272
冠状位　coronal view
　　女性盆腔 CT　female pelvis CT,547
　　男性盆腔 CT　male pelvis CT,532
矢状位，髋部　sagittal view,hip,235
股深血管　Femoral vessels,deep
轴位，髋部　axial view,hip,231,232
冠状位　coronal view
　　髋部　hip,244
　　股部　thigh,288,289
矢状位　sagittal view
　　髋部　hip,238
　　股部　thigh,281,282
股神经　Femoral n.
轴位，髋部　axial view,hip,227
冠状位　coronal view
　　女性盆腔 MRI　female pelvis MRI,580
　　男性盆腔 CT　male pelvis CT,532
股四头肌肌腱　Quadriceps t.
轴位，膝部　axial view,knee,295,296
冠状位　coronal view
　　膝部　knee,311
　　股部　thigh,287
矢状位　sagittal view
　　膝部　knee,304,305,306,307
　　股部　thigh,281
股外侧肌　Vastus lateralis m.
轴位　axial view
　　女性盆腔 CT　female pelvis CT,542
　　女性盆腔 MRI　female pelvis MRI,575
　　髋部　hip,228,229,230,231,232
　　膝部　knee,295,296
　　男性盆腔 CT　male pelvis CT,526,527

男性盆腔 MRI　male pelvis MRI,557,558
　　股部　thigh,269,270,271,272,273,274,275,276
冠状位　coronal view
　　女性盆腔 CT　female pelvis CT,548,549,550
　　女性盆腔 MRI　female pelvis MRI,581,582
　　髋部　hip,244,245,246
　　膝部　knee,313,314,315
　　男性盆腔 CT　male pelvis CT,534,535
　　男性盆腔 MRI　male pelvis MRI,566,567,568,569
　　股部　thigh,286,287,289,290,291
起点、止点及神经支配　origin,insertion,and nerve supply,268t
矢状位　sagittal view
　　髋部　hip,233,234,235
　　膝部　knee,302
　　股部　thigh,277,278,279,280
股血管　Femoral vessels
矢状位，男性盆腔 MRI　sagittal view,male pelvis MRI,559
冠状位　coronal view
　　女性盆腔 MRI　female pelvis MRI,581
　　股部　thigh,287
矢状位　sagittal view
　　髋部　hip,240
　　髋关节造影　hip arthrogram,261
　　男性盆腔 MRI　male pelvis MRI,559
股直肌　Rectus femoris m.
轴位　axial view
　　女性盆腔 CT　female pelvis CT,540,541,542
　　女性盆腔 MRI　female pelvis MRI,575
　　髋部　hip,226,227,228,229,230,231,232
　　男性盆腔 CT　male pelvis CT,525,526,527
　　男性盆腔 MRI　male pelvis MRI,556,557,558
　　股部　thigh,269,270,271,272,273,274,275
冠状位　coronal view
　　女性盆腔 CT　female pelvis CT,546,547
　　女性盆腔 MRI　female pelvis MRI,580
　　髋部　hip,243,244
　　男性盆腔 CT　male pelvis CT,531,532,533
　　男性盆腔 MRI　male pelvis MRI,565,566
　　股部　thigh,286,287
起点、止点及神经支配　origin,insertion,and nerve supply,268t
矢状位　sagittal view
　　髋部　hip,233,234,235,236,237
　　股部　thigh,279,280,281,282,283
股直肌肌腱　Rectus femoris t.
轴位　axial view
　　髋部　hip,226,227,228,229
　　髋关节造影　hip arthrogram,251,252,253,254,255,256
　　股部　thigh,271,276
冠状位　coronal view

　　髋部　hip,243
　　股部　thigh,286,287
　　矢状位，髋部　sagittal view,hip,237
股直肌肌腱反折头　Rectus femoris t.,reflected head
　　轴位　axial view
　　　髋部　hip,225
　　　男性盆腔 CT　male pelvis CT,525
　　　男性盆腔 MRI　male pelvis MRI,556
　　冠状位　coronal view
　　　女性盆腔 MRI　female pelvis MRI,580,581
　　　髋部　hip,245
　　　男性盆腔 MRI　male pelvis MRI,566
　　矢状位，髋部　sagittal view,hip,237
股直肌肌腱直头　Rectus femoris t.,straight head
　　轴位　axial view
　　　髋部　hip,225
　　　男性盆腔 CT　male pelvis CT,525
　　冠状位　coronal view
　　　女性盆腔 MRI　female pelvis MRI,580,581
　　　髋部　hip,244
　　　男性盆腔 MRI　male pelvis MRI,566
股中间肌　Vastus intermedius m.
　　轴位　axial view
　　　女性盆腔 CT　female pelvis CT,542
　　　髋部　hip,230,231,232
　　　男性盆腔 CT　male pelvis CT,527
　　　男性盆腔 MRI　male pelvis MRI,558
　　　股部　thigh,269,272,273,274,275,276
　　冠状位　coronal view
　　　女性盆腔 CT　female pelvis CT,548,549
　　　女性盆腔 MRI　female pelvis MRI,581,582
　　　髋部　hip,244,245
　　　男性盆腔 CT　male pelvis CT,535
　　　男性盆腔 MRI　male pelvis MRI,566,567
　　　股部　thigh,288,289
　　起点、止点及神经支配　origin,insertion,and nerve supply,
　　268t
　　矢状位　sagittal view
　　　髋部　hip,234,235,236,237
　　　股部　thigh,277,278,279,280,281
股中间肌肌腱，轴位，股部　Vastus intermedius t.,axial view,
　　thigh,270,271,275,276
股总动脉　Femoral a.,common
　　轴位　axial view
　　　女性盆腔 CT　female pelvis CT,540,541
　　　髋部　hip,226,227
　　　男性盆腔 CT　male pelvis CT,525,526
　　　男性盆腔 MRI　male pelvis MRI,556,557
　　冠状位　coronal view
　　　女性盆腔 CT　female pelvis CT,546
　　　髋部　hip,243,244

　　　男性盆腔 MRI　male pelvis MRI,565
　　矢状位　sagittal view
　　　女性盆腔 CT　female pelvis CT,543
　　　髋部　hip,240
　　　男性盆腔 CT　male pelvis CT,528
股总静脉　Femoral v.,common
　　轴位　axial view
　　　女性盆腔 CT　female pelvis CT,540,541
　　　髋部　hip,226,227,228
　　　男性盆腔 CT　male pelvis CT,525,526
　　　男性盆腔 MRI　male pelvis MRI,556,557
　　冠状位　coronal view
　　　女性盆腔 CT　female pelvis CT,546
　　　髋部　hip,243,244
　　　男性盆腔 MRI　male pelvis MRI,565
　　矢状位，髋部　sagittal view,hip,239
骨间背侧肌　Interosseous m. dorsal
　　第 1 骨间背侧肌　1st
　　　轴位，手部　axial view,hand,199,200,202,203
　　　冠状位，手部　coronal view,hand,216,217
　　　矢状位，手部　sagittal view,hand,205,206,207
　　第 2 骨间背侧肌　2nd
　　　轴位，手部　axial view,hand,199,200,201,202,203
　　　冠状位，手部　coronal view,hand,216,217,218
　　　矢状位，手部　sagittal view,hand,208,209
　　第 3 骨间背侧肌　3rd
　　　轴位，手部　axial view,hand,200,201,202,203
　　　冠状位，手部　coronal view,hand,216,217
　　　矢状位，手部　sagittal view,hand,210
　　第 4 骨间背侧肌　4th
　　　轴位，手部　axial view,hand,199,200,201,202,203
　　　冠状位，手部　coronal view,hand,216,217
　　　矢状位，手部　sagittal view,hand,211,212
　　轴位，足部　axial view,foot,385,386,387,388
　　冠状位，足部　coronal view,foot,401,402,403,404
　　起点、止点及神经支配　origin,insertion,and nerve supply,
　　382-384t
　　矢状位，足部　sagittal view,foot,391,392,393,394,395
骨间动脉，斜冠状位，肘部　Interosseous a.,oblique coronal view,
　　elbow,138
骨间后动脉　Interosseous a.,posterior
　　轴位　axial view
　　　肘部　elbow,124
　　　前臂　forearm,147,148,149,150,155
　　冠状位，前臂　coronal view,forearm,168,169
　　斜矢状位，肘部　oblique sagittal view,elbow,127
　　矢状位　sagittal view
　　　肘部　elbow,127
　　　前臂　forearm,158,159,160
骨间后静脉，矢状位，前臂　Interosseous v.,posterior,sagittal
　　view,forearm,159

骨间后神经　Interosseous n.,posterior
　　轴位，前臂　axial view,forearm,147,148,149,150,151,152,
　　　153,154
　　冠状位　coronal view
　　　肘部　elbow,139
　　　前臂　forearm,168,169
　　斜冠状位，肘部　oblique coronal view,elbow,139
　　斜矢状位，肘部　oblique sagittal view,elbow,127
　　矢状位　sagittal view
　　　肘部　elbow,127
　　　前臂　forearm,159,160
骨间后血管，斜冠状位，肘部　Interosseous vessels,posterior,
　　oblique coronal view,elbow,139
骨间肌　Interosseous m.
　　轴位，手部　axial view,hand,204
　　起点、止点及神经支配　origin,insertion,and nerve supply,197t
骨间肌肌腱，冠状位　Interosseous t.,coronal view
　　足部　foot,399
　　手部　hand,216
骨间膜　Interosseous membrane
　　轴位　axial view
　　　踝部　ankle,349
　　　前臂　forearm,149,150,151,152
　　　小腿部　leg,325,326,327,330,331,332,333
　　斜矢状位，肘部　oblique sagittal view,elbow,128
骨间前动脉　Interosseous a.,anterior
　　轴位　axial view
　　　肘部　elbow,118,119,122,123,124
　　　前臂　forearm,146,148,149,150,151,152,153,154
　　冠状位　coronal view
　　　肘部　elbow,138,139
　　　前臂　forearm,165,166,168
　　斜冠状位，肘部　oblique coronal view,elbow,138,139
　　斜矢状位，肘部　oblique sagittal view,elbow,129
　　矢状位　sagittal view
　　　肘部　elbow,129
　　　前臂　forearm,158,159
骨间前神经　Interosseous n.,anterior
　　轴位　axial view
　　　肘部　elbow,119,120,121
　　　前臂　forearm,147,148,149,150,151,152,153,154
　　冠状位　coronal view
　　　肘部　elbow,138,139
　　　前臂　forearm,165,166
　　斜冠状位，肘部　oblique coronal view,elbow,138,139
　　斜矢状位，肘部　oblique sagittal view,elbow,129
　　矢状位　sagittal view
　　　肘部　elbow,129
　　　前臂　forearm,158
骨间掌侧肌　Interosseous m.,palmar
　　第 1 骨间掌侧肌　1st

　　　轴位，手部　axial view,hand,200,202,203
　　　冠状位，手部　coronal view,hand,216
　　第 2 骨间掌侧肌　2nd
　　　轴位，手部　axial view,hand,201,202
　　　冠状位，手部　coronal view,hand,216
　　　矢状位　sagittal view
　　　　手部　hand，210
　　　　腕部　wrist,185
　　第 3 骨间掌侧肌　3rd
　　　轴位，手部　axial view,hand,199,200,201,202
　　　冠状位，手部　coronal view,hand,216
　　　矢状位　sagittal view
　　　　手部　hand,211,212
　　　　腕部　wrist,185
　　轴位，手部　axial view,hand,200,201
骨间总动脉　Interosseous a.,common
　　轴位　axial view
　　　肘部　elbow,123,124
　　　前臂　forearm,146
　　斜冠状位，肘部　oblique coronal view,elbow,137,138
　　矢状位，前臂　sagittal view,forearm,159
关节囊　Joint capsule
　　轴位，腰椎　axial view,lumbar spine,425
　　冠状位　coronal view
　　　手部　hand,216
　　　髋部　hip,582
　　斜矢状位，肩关节造影　oblique sagittal view,shoulder arthrogram,
　　　75
关节囊韧带　Capsular lig.
　　外侧，冠状位，膝部　lateral,coronal view,knee,317
　　斜冠状位，肩部　oblique coronal view,shoulder,60,61,62
关节囊止点，轴位，肩关节造影　Capsular insertion,axial view,
　　shoulder arthrogram,69,70
关节软骨　Articular cartilage
　　轴位　axial view
　　　膝部　knee,297
　　　肩部　shoulder,40,67,68,69
　　冠状位，膝部　coronal view,knee,314,315,316
　　斜冠状位，肩部　oblique coronal view,shoulder,60,81
　　矢状位，膝部　sagittal view,knee,303,304,305,308,309
关节上隐窝，冠状位，髋关节造影　Articular recess,superior,
　　coronal view,hip arthrogram,262,263,264,265,266
关节突　Articulating process（facet）
　　下矢状位，胸椎　inferior,sagittal view,thoracic spine,418,419
　　上矢状位，胸椎　superior,sagittal view,thoracic spine,418,419
关节突关节　Facet joint
　　轴位，腰椎　axial view,lumbar spine,425
　　矢状位，胸椎　sagittal view,thoracic spine,418,419
关节突关节，矢状位，胸椎　Zygapophyseal（facet）joint,sagittal
　　view,thoracicspine,418,419
关节窝，斜矢状位，肩关节造影　Glenoid fossa,oblique sagittal

view, shoulder arthrogram, 76
关节盂　Glenoid
　　外展与外旋位，肩关节造影　ABER view, shoulder arthrogram, 84, 85, 86, 87, 88, 89
　　轴位　axial view
　　　胸带与胸壁　pectoral girdle and chest wall, 6, 7, 8
　　　肩部　shoulder, 39, 40, 41, 42
　　　肩关节造影　shoulder arthrogram, 67, 68, 70
　　　胸部CT　thorax CT, 442
　　冠状位　coronal view
　　　上臂　arm, 109, 110
　　　胸带与胸壁　pectoral girdle and chest wall, 28
　　斜冠状位　oblique coronal view
　　　肩部　shoulder, 59, 60, 61, 62
　　　肩关节造影　shoulder arthrogram, 79, 80, 81, 82
　　斜矢状位　oblique sagittal view
　　　肩部　shoulder, 52
　　　肩关节造影　shoulder arthrogram, 76, 77
　　矢状位　sagittal view
　　　上臂　arm, 103, 104
　　　胸带与胸壁　pectoral girdle and chest wall, 16
关节盂唇　Glenoid labrum
　　轴位　axial view
　　　肩部　shoulder, 40, 41, 42, 43
　　冠状位　coronal view
　　　上臂　arm, 108, 109
　　　胸带与胸壁　pectoral girdle and chest wall, 27
关节盂颈，轴位，肩部　Glenoid neck, axial view, shoulder, 41, 42
关节盂，下部　Glenoid, inferior
　　外展与外旋位，肩关节造影　ABER view, shoulder arthrogram, 87, 88
　　轴位，肩关节造影　axial view, shoulder arthrogram, 71
冠突　Coronoid process
　　轴位，肘关节　axial view, elbow, 119, 120
　　斜冠状位，肘部　oblique coronal view, elbow, 138, 139
　　斜矢状位，肘部　oblique sagittal view, elbow, 129, 130
　　矢状位　sagittal view
　　　上臂　arm, 100, 101
　　　肘部　elbow, 129, 130
冠突窝　Coronoid fossa
　　轴位，肘部　axial view, elbow, 115, 116
　　斜冠状位，肘部　oblique coronal view, elbow, 139
　　斜矢状位，肘部　oblique sagittal view, elbow, 129, 130
　　矢状位　sagittal view
　　　上臂　arm, 101, 102
　　　肘部　elbow, 129, 130
　　冠状位　coronal view
冠状动脉，轴位　Coronary a., axial view
　　心脏MRI　heart MRI, 462, 463
　　胸部CT　thorax CT, 445, 448
冠状窦，轴位，心脏MRI　Coronary sinus, axial view, heart MRI,

463
贵要静脉　Basilic v.
　　轴位　axial view
　　　上臂　arm, 92, 93, 94, 95, 96, 97
　　　肘部　elbow, 115, 116, 117, 118, 119, 120, 122, 123, 124
　　冠状位　coronal view
　　　上臂　arm, 106, 107, 108, 109
　　　肘部　elbow, 138, 139, 140
　　斜冠状位　oblique coronal view
　　　肘部　elbow, 138, 139, 140
　　　肩部　shoulder, 60
　　斜矢状位，肘部　oblique sagittal view, elbow, 131, 132, 133
　　矢状位　sagittal view
　　　上臂　arm, 102, 103
　　　前臂　forearm, 156
腘动脉　Popliteal a.
　　轴位　axial view
　　　膝部　knee, 295, 296
　　　小腿部　leg, 324
　　　股部　thigh, 275, 276
　　冠状位　coronal view
　　　小腿部　leg, 344
　　　股部　thigh, 290
　　矢状位　sagittal view, leg, 337
腘肌　Popliteus m.
　　轴位　axial view
　　　膝部　knee, 299, 300, 301
　　　小腿部　leg, 324, 325, 326
　　冠状位　coronal view
　　　膝部　knee, 318, 319
　　　小腿部　leg, 344
　　起点、止点及神经支配　origin, insertion, and nerve supply, 322-323t
　　矢状位　sagittal view
　　　膝部　knee, 304, 305, 306, 307, 308
　　　小腿部　leg, 336, 337, 338
腘肌肌腱　Popliteus t.
　　轴位，膝部　axial view, knee, 299
　　冠状位，膝部　coronal view, knee, 316, 317
　　矢状位，膝部　sagittal view, knee, 303, 304
腘静脉　Popliteal v.
　　轴位　axial view
　　　膝部　knee, 295, 296
　　　小腿部　leg, 324
　　　股部　thigh, 275, 276
　　冠状位，股部　coronal view, thigh, 290
腘绳肌腱膜，轴位，股部　Hamstring fascia, axial view, thigh, 272, 273
腘绳肌联合腱，轴位　Hamstring t., common, axial view
　　女性盆腔CT　female pelvis CT, 542
　　髋部　hip, 229

男性盆腔 CT male pelvis CT,527
腘血管 Popliteal vessels
  轴位，膝部 axial view,knee,296,297,298,299,300
  冠状位 coronal view
    膝部 knee,317,318,319,320
    小腿部 leg,345
    股部 thigh,289,290
  矢状位 sagittal view
    膝部 knee,305,306
    小腿部 leg,338
    股部 thigh,278,280

H

横结肠 Colon,transverse
  轴位 axial view
    腹部 CT abdomen CT,479,480
    腹部 MRI abdomen MRI,498,499,500,501
  冠状位 coronal view
    腹部 CT abdomen CT,487,488
    腹部 MRI abdomen MRI,510,511
    男性盆腔 CT male pelvis CT,531,532
  矢状位 sagittal view
    腹部 CT abdomen CT,481,482,483,484,485
    腹部 MRI abdomen MRI,503,504,505,506,507,508,509
横突 Transverse process
  轴位 axial view
    腰椎 lumbar spine,425
    胸椎 thoracic spine,415,416
  冠状位，胸椎 coronal view,thoracic spine,421
横突棘肌 Transversospinalis m.
  轴位，胸椎 axial view,thoracic spine,415,416
  冠状位，胸椎 coronal view,thoracic spine,421
  矢状位，胸椎 sagittal view,thoracic spine,418
横突间肌 Intertransversarius m.
  冠状位，腰椎 coronal view,lumbar spine,435
  矢状位，胸椎 sagittal view,thoracic spine,418
喉返神经，轴位，胸部 CT Laryngeal n.,recurrent,axial view,
  thorax CT,442
后带 Posterior bands
  轴位，肘部 axial view,elbow,117
  斜矢状位 oblique sagittal view
    肘部 elbow,132
    肩关节造影 shoulder arthrogram,75
后肺门，冠状位，心脏 MRI Hilum,posterior,coronal view,
  heart MRI,469
后关节盂 Glenoid,posterior
  冠状位，胸带与胸壁 coronal view,pectoral girdle and chest
    wall,29
  斜冠状位，肩关节造影 oblique coronal view,shoulder
    arthrogram,82
后踝，轴位，踝部 Malleolus,posterior,axial view,ankle,352

后交叉韧带 Cruciate lig.,posterior
  轴位，膝部 axial view,knee,298,299
  冠状位 coronal view
    膝部 knee,315,316,317
    小腿部 leg,343,344
  矢状位 sagittal view
    膝部 knee,306,307
    小腿部 leg,338
后距下关节 Subtalar joint,posterior
  冠状位，踝部 coronal view,ankle,376,377,378
  斜轴位，踝部 oblique axial view,ankle,361
  矢状位，踝部 sagittal view,ankle,366,367,368,369
后锯肌 Serratus posterior m.
  轴位 axial view
    胸带与胸壁 pectoral girdle and chest wall,5
    胸椎 thoracic spine,416
  冠状位，胸椎 sagittal view,pectoral girdle and chest wall,21
后乳头肌 Papillary m.,posterior
  轴位，胸部 CT axial view,thorax CT,447
  矢状位，胸部 CT sagittal view,thorax CT,449
后斜角肌 Scalene m.,posterior
  轴位，胸带与胸壁 axial view,pectoral girdle and chest wall,
    4,5
  冠状位，胸带与胸壁 coronal view,pectoral girdle and chest
    wall,28
  矢状位，胸带与胸壁 sagittal view,pectoral girdle and chest
    wall,21,22
后盂唇 Labrum,posterior
  外展与外旋位，肩关节造影 ABER view,shoulder arthrogram,
    86,87,88
  轴位 axial view
    髋关节造影 hip arthrogram,251,252,253,254
    肩部 shoulder,41,42
    肩关节造影 shoulder arthrogram,67,68,69,70,71
  冠状位，髋关节造影 coronal view,hip arthrogram,265,266
  斜冠状位，肩关节造影 oblique coronal view,shoulder arthr-
    ogram,82
  斜矢状位 oblique sagittal view
    肩部 shoulder,52
    肩关节造影 shoulder arthrogram,76
  矢状位，髋关节造影 sagittal view,hip arthrogram,257,258,
    259,260
后脂肪垫 Fat pad,infrapatellar
  轴位，膝部 axial view,knee,298,299,300
  冠状位 coronal view
    膝部 knee,311,312
    小腿部 leg,342
  矢状位 sagittal view
    膝部 knee,304,305,306,307
    小腿部 leg,336,337,338
后脂肪垫 Fat pad,posterior

轴位，肘部 axial view,elbow,115
斜矢状位，肘部 oblique sagittal view,elbow,128,129
矢状位 sagittal view
上臂 arm,101,102
肘部 elbow,128,129
后纵韧带，矢状位 Longitudinal lig.,posterior,sagittal view
腰椎 lumbar spine,431
胸椎 thoracic spine,419
滑车 Trochlea
轴位，肘部 axial view,elbow,117,118
股骨滑车 femoral trochlea
轴位，膝部 axial view,knee,297,298
冠状位，膝部 coronal view,knee,311
斜冠状位，肘部 oblique coronal view,elbow,138,139
斜矢状位，肘部 oblique sagittal view,elbow,129,130,131
矢状位，上臂 sagittal view,arm,100,101,102,103
滑车后粗隆 Retrotrochlear eminence
轴位，踝部 axial view,ankle,355,356
冠状位，踝部 coronal view,ankle,378
滑车切迹 Trochlear notch
斜矢状位，肘部 oblique sagittal view,elbow,129,130
矢状位，上臂 sagittal view,arm,101,102
滑车上淋巴结，斜冠状位，肘部 Epitrochlear lymph node,oblique coronal view,elbow,138
滑膜腔 Synovial space
轴位，膝部 axial view,knee,297
矢状位，膝部 sagittal view,knee,304,305,306,307
踝关节 Ankle joint
轴位，踝部 axial view,ankle,352
冠状位，踝部 coronal view,ankle,374,375,376,377
矢状位，踝部 sagittal view,ankle,366,367,368
踝间后韧带，冠状位，踝部 Intermalleolar lig.,posterior,coronal view,ankle,377
环指 Finger,ring
远节指骨，矢状位 distal phalanx,sagittal view,211,212
中节指骨 middle phalanx
冠状位 coronal view,215
矢状位 sagittal view,211,212
近节指骨 proximal phalanx
冠状位 coronal view,216,217
矢状位 sagittal view,211,212
环状韧带 Annular lig.
轴位，肘部 axial view,elbow,119,120
斜冠状位，肘部 oblique coronal view,elbow,138,139
斜矢状位，肘部 oblique sagittal view,elbow,126,128
黄韧带 Ligamentum flavum
轴位，腰椎 axial view,lumbar spine,425,428
矢状位 sagittal view
腰椎 lumbar spine,431
胸椎 thoracic spine,419
回肠 Ileum

轴位 axial view
腹部 CT abdomen CT,479,480
女性盆腔 CT female pelvis CT,538
男性盆腔 CT male pelvis CT,523
冠状位 coronal view
腹部 CT abdomen CT,487,488
女性盆腔 CT female pelvis CT,546
男性盆腔 CT male pelvis CT,531,532,533
矢状位，女性盆腔 CT sagittal view,female pelvis CT,543,544
回结肠动脉 Ileocolic a.
轴位，男性盆腔 CT axial view,male pelvis CT,522
冠状位，女性盆腔 CT coronal view,female pelvis CT,548
回结肠静脉，冠状位 Ileocolic v.,coronal view
女性盆腔 CT female pelvis CT,548
男性盆腔 CT male pelvis CT,532
回盲瓣 Ileocecal valve
轴位，男性盆腔 CT axial view,male pelvis CT,523
冠状位 coronal view
腹部 CT abdomen CT,488
女性盆腔 CT female pelvis CT,547
回旋肌 Rotatores mm.
轴位，胸椎 axial view,thoracic spine,415
起点、止点及神经支配 origin,insertion,and nerve supply,412-414t
喙肱肌肌腱 Coracobrachialis t.
外展与外旋位，肩关节造影 ABER view,shoulder arthrogram,84
轴位 axial view
胸带与胸壁 pectoral girdle and chest wall,7
肩部 shoulder,42,43,44
肩关节造影 shoulder arthrogram,70,71
斜冠状位 oblique coronal view
肩部 shoulder,57
肩关节造影 shoulder arthrogram,78,79
斜矢状位，肩关节造影 oblique sagittal view,shoulder arthrogram,74
喙肱肌与肱二头肌短头联合腱 Coracobrachialis m. and biceps m.,short head,conjoined tendon,7,41
轴位 axial view
上臂 arm,92
胸带与胸壁 pectoral girdle and chest wall,7,8,9,10,11,12,13
肩部 shoulder,41,42,43,44,45
冠状位 coronal view
上臂 arm,106,107
胸带与胸壁 pectoral girdle and chest wall,25,26,27,28,29
斜冠状位，肩部 oblique coronal view,shoulder,57,58,59,60,61,62
斜矢状位 oblique sagittal view
肩部 shoulder,50,51,52

肩关节造影　shoulder arthrogram, 75
起点、止点及神经支配　origin, insertion, and nerve supply, 91t
矢状位　sagittal view
　　上臂　arm, 102, 103, 104
　　胸带与胸壁　pectoral girdle and chest wall, 16, 17
喙肱韧带　Coracohumeral lig.
　轴位　axial view
　　肩部　shoulder, 39, 40
　　肩关节造影　shoulder arthrogram, 68
　斜冠状位　oblique coronal view
　　肩部　shoulder, 57, 58, 59
　　肩关节造影　shoulder arthrogram, 78
　斜矢状位　oblique sagittal view
　　肩部　shoulder, 48, 49, 50, 51, 52
　　肩关节造影　shoulder arthrogram, 74
　矢状位，胸带与胸壁　sagittal view, pectoral girdle and chest wall, 17
喙肩韧带　Coracoacromial lig.
　轴位　axial view
　　肩部　shoulder, 38, 39, 40
　　肩关节造影　shoulder arthrogram, 68, 69
　斜矢状位　oblique sagittal view
　　肩部　shoulder, 50, 51
　　肩关节造影　shoulder arthrogram, 73, 74, 75
　矢状位，胸带与胸壁　sagittal view, pectoral girdle and chest wall, 16, 17
喙锁韧带　Coracoclavicular lig.
　轴位，肩部　axial view, shoulder, 39
　锥状部　conoid portion
　　轴位，肩部　axial view, shoulder, 38, 39
　　斜冠状位，肩部　oblique coronal view, shoulder, 56, 57
　　斜矢状位，肩部　oblique sagittal view, shoulder, 54, 55
　斜方部　trapezoid portion
　　轴位，肩部　axial view, shoulder, 38, 39
　　斜冠状位，肩部　oblique coronal view, shoulder, 57
　　斜矢状位　oblique sagittal view
　　　肩部　shoulder, 53, 54
　　　肩关节造影　shoulder arthrogram, 76, 77
喙突　Coracoid process
　外展与外旋位，肩关节造影　ABER view, shoulder arthrogram, 84
　轴位　axial view
　　胸带与胸壁　pectoral girdle and chest wall, 6, 7
　　肩部　shoulder, 39, 40, 41
　　肩关节造影　shoulder arthrogram, 67, 68, 69, 70
　基底部　base
　　斜冠状位，肩关节造影　oblique coronal view, shoulder arthrogram, 78
　　斜矢状位，肩部　oblique sagittal view, shoulder, 53
　　冠状位，胸带与胸壁　coronal view, pectoral girdle and chest

wall, 25, 26, 27
　斜冠状位　oblique coronal view
　　肩部　shoulder, 57, 58
　　肩关节造影　shoulder arthrogram, 78
　斜矢状位　oblique sagittal view
　　肩部　shoulder, 50, 51, 52
　　肩关节造影　shoulder arthrogram, 75, 76, 77
　矢状位，胸带与胸壁　sagittal view, pectoral girdle and chest wall, 17
　顶部，斜矢状位，肩关节造影　tip, oblique sagittal view, shoulder arthrogram, 74

J

肌皮神经，轴位　Musculocutaneous n., axial view
　上臂　arm, 93
　肘部　elbow, 115, 116
棘间韧带　Interspinous lig.
　冠状位，胸椎　coronal view, thoracic spine, 422
　矢状位　sagittal view
　　腰椎　lumbar spine, 431
　　胸椎　thoracic spine, 419
棘上韧带，矢状位　Supraspinous lig., sagittal view
　腰椎　lumbar spine, 431
　胸椎　thoracic spine, 419
脊髓圆锥　Conus medullaris
　冠状位，胸椎　coronal view, thoracic spine, 420
　矢状位　sagittal view
　　腰椎　lumbar spine, 431
　　胸椎　thoracic spine, 419
嵴，冠状位，足部　Crista, coronal view, foot, 400, 401
甲状颈干，冠状位，胸带与胸壁　Thyrocervical trunk, coronal view, pectoral girdleand chest wall, 27
甲状软骨　Thyroid cartilage
　轴位，胸带与胸壁　axial view, pectoral girdle and chest wall, 4
　冠状位，胸带与胸壁　coronal view, pectoral girdle and chest wall, 25
甲状腺　Thyroid
　轴位　axial view
　　胸带与胸壁　pectoral girdle and chest wall, 5
　　胸部 CT　thorax CT, 442
　冠状位，胸部 CT　coronal view, thorax CT, 453
肩峰　Acromion
　外展与外旋位，肩关节造影　ABER view, shoulder arthrogram, 84, 85, 86, 87
　肩峰角，斜冠状位，肩部　angle, oblique coronal view, shoulder, 62, 63
　轴位　axial view
　　胸带与胸壁　pectoral girdle and chest wall, 5
　　肩部　shoulder, 36, 37
　冠状位　coronal view
　　上臂　arm, 108, 109, 110

胸带与胸壁　pectoral girdle and chest wall,26,27,28,29
斜冠状位　oblique coronal view
　　肩部　shoulder,59,60,61,62
　　肩关节造影　shoulder arthrogram,78,79,80,81,82,83
斜矢状位　oblique sagittal view
　　肩部　shoulder,49,50,51,52
　　肩关节造影　shoulder arthrogram,72,73,74,75,76,77
矢状位　sagittal view
　　上臂　arm,102,103,104
　　胸带与胸壁　pectoral girdle and chest wall,15,16
肩胛背动脉，冠状位，胸带与胸壁　Scapular a.,dorsal,coronal view,pectoral girdle and chest wall,28,29
肩胛冈　Scapular spine
外展与外旋位，肩关节造影　ABER view,shoulder arthrogram,85,86
轴位　axial view
　　胸带与胸壁　pectoral girdle and chest wall,6
　　肩部　shoulder,37,38,39,40
　　肩关节造影　shoulder arthrogram,67,68
冠状位　coronal view
　　上臂　arm,111
　　胸带与胸壁　pectoral girdle and chest wall,29,30,31
　　胸椎　thoracic spine,421,422,423
斜冠状位　oblique coronal view
　　肩部　shoulder,61,62
　　肩关节造影　shoulder arthrogram,80,81,82
斜矢状位，肩部　oblique sagittal view,shoulder,52,53,54,55
矢状位，胸带与胸壁　sagittal view,pectoral girdle and chest wall,17,18,19
肩胛骨　Scapula
外展与外旋位，肩关节造影　ABER view,shoulder arthrogram,85
轴位　axial view
　　胸带与胸壁　pectoral girdle and chest wall,10
　　肩部　shoulder,41,45
　　胸部 CT　thorax CT,442,444
体部　body
外展与外旋位，肩关节造影　ABER view,shoulder arthrogram,87,88
轴位　axial view
　　胸带与胸壁　pectoral girdle and chest wall,7,8,9
　　肩部　shoulder,41,42,43,44,45
　　肩关节造影　shoulder arthrogram,68,69,70
冠状位，胸带与胸壁　coronal view,pectoral girdle and chest wall,30,31,32
斜冠状位　oblique coronal view
　　肩部　shoulder,62
　　肩关节造影　shoulder arthrogram,81
斜矢状位，肩部　oblique sagittal view,shoulder,54,55
矢状位，胸带与胸壁　sagittal view,pectoral girdle and chest wall,20

冠状位　coronal view
　　胸椎　thoracic spine,421
　　胸部 CT　thorax CT,457
下部　inferior
　　轴位，胸带与胸壁　axial view,pectoral girdle and chest wall,10,11,12
　　冠状位　coronal view
　　　　胸带与胸壁　pectoral girdle and chest wall,32,33
　　　　胸椎　thoracic spine,421
　　矢状位，胸带与胸壁　sagittal view,pectoral girdle and chest wall,19,20
内侧　medial
　　轴位，胸带与胸壁　axial view,pectoral girdle and chest wall,12
　　冠状位，胸带与胸壁　coronal view,pectoral girdle and chest wall,32
　　矢状位，胸带与胸壁　sagittal view,pectoral girdle and chest wall,20
颈部　neck
　　轴位，肩部　axial view,shoulder,43
　　斜矢状位，肩部　oblique sagittal view,shoulder,53
　　斜冠状位　oblique coronal view
　　　　肩部　shoulder,60,62
　　　　肩关节造影　shoulder arthrogram,79
　　矢状位　sagittal view
　　　　胸带与胸壁　pectoral girdle and chest wall,17,18,19
　　　　胸部 CT　thorax CT,449
　　上部，冠状位，胸带与胸壁　superior,coronal view,pectoral girdle and chest wall,30
肩胛切迹，冠状位，胸带与胸壁　Scapular notch,coronal view,pectoral girdle and chest wall,28
肩胛上动脉　Suprascapular a.
轴位　axial view
　　胸带与胸壁　pectoral girdle and chest wall,7
　　肩部　shoulder,38,39,40,41
冠状位，胸带与胸壁　coronal view,pectoral girdle and chest wall,28,29
斜冠状位　oblique coronal view
　　肩部　shoulder,56,57,58,59,60,61
　　肩关节造影　shoulder arthrogram,79,80
斜矢状位，肩部　oblique sagittal view,shoulder,53
肩胛上横韧带　Scapular lig.,superior transverse
轴位，肩部　axial view,shoulder,40
斜冠状位，肩部　oblique coronal view,shoulder,61
肩胛上静脉，轴位，肩部　Suprascapular v.,axial view,shoulder,39
肩胛上切迹　Suprascapular notch
轴位，胸带与胸壁　axial view,pectoral girdle and chest wall,7
斜冠状位　oblique coronal view
　　肩部　shoulder,60,61
　　肩关节造影　shoulder arthrogram,79

肩胛上神经　Suprascapular n.
　　轴位　axial view
　　　胸带与胸壁　pectoral girdle and chest wall,7
　　　肩部　shoulder,39,40,41
　　冠状位，胸带与胸壁　coronal view,pectoral girdle and chest wall,28,29
　　斜冠状位　oblique coronal view
　　　肩部　shoulder,56,57,58,59,60,61
　　　肩关节造影　shoulder arthrogram,79,80
　　斜矢状位，肩部　oblique sagittal view,shoulder,53
肩胛上神经血管束　Suprascapular neurovascular bundle
　　轴位，胸带与胸壁　axial view,pectoral girdle and chest wall,7
　　矢状位，胸带与胸壁　sagittal view,pectoral girdle and chest wall,17
肩胛舌骨肌下腹　Omohyoid m.,inferior
　　轴位，肩部　axial view,shoulder,38
　　冠状位，胸带与胸壁　coronal view,pectoral girdle and chest wall,26,27,28
　　斜冠状位，肩部　oblique coronal view,shoulder,56,57
　　矢状位，胸带与胸壁　sagittal view,pectoral girdle and chest wall,19,20
肩胛舌骨肌下腹肌腱　Omohyoid t.,inferior
　　轴位，肩部　axial view,shoulder,38,39
　　冠状位，胸带与胸壁　coronal view,pectoral girdle and chest wall,27
　　斜冠状位，肩部　oblique coronal view,shoulder,57
　　矢状位，胸带与胸壁　sagittal view,pectoral girdle and chest wall,19,20
肩胛提肌　Levator scapulae m.
　　轴位，胸带与胸壁　axial view,pectoral girdle and chest wall,6
　　冠状位　coronal view
　　　胸带与胸壁　pectoral girdle and chest wall,28,29,30,31
　　　胸椎　thoracic spine,421
　　起点、止点及神经支配　origin,insertion,and nerve supply,412-414t
　　矢状位，胸带与胸壁　sagittal view,pectoral girdle and chest wall,21,22
肩胛下动脉　Subscapular a.
　　轴位　axial view
　　　胸带与胸壁　pectoral girdle and chest wall,9
　　　肩部　shoulder,44,45
　　冠状位，胸带与胸壁　coronal view,pectoral girdle and chest wall,28
　　斜冠状位，肩部　oblique coronal view,shoulder,58
　　斜矢状位，肩部　oblique sagittal view,shoulder,53,54
肩胛下肌　Subscapularis m.
　　外展与外旋位，肩关节造影　ABER view,shoulder arthrogram,85,86,87,88,89
　　轴位　axial view
　　　心脏 MRI　heart MRI,460
　　　胸带与胸壁　pectoral girdle and chest wall,6,7,8,9,10,11

肩部　shoulder,39,40,41,42,43,44,45
　肩关节造影　shoulder arthrogram,67,68,69,70
　冠状位　coronal view
　　上臂，arm,107,108,109,110
　　胸带与胸壁　pectoral girdle and chest wall,26,27,28,29,30,31,32
　　胸椎　thoracic spine,420,421,422,423
　斜冠状位　oblique coronal view
　　肩部　shoulder,56,57,58,59,60
　　肩关节造影　shoulder arthrogram,78,79,80,81
　斜矢状位　oblique sagittal view
　　肩部　shoulder,51,52,53,54,55
　　肩关节造影　shoulder arthrogram,76,77
　起点、止点及神经支配　origin,insertion,and nerve supply,35t
　矢状位　sagittal view
　　上臂　arm,103
　　胸带与胸壁　pectoral girdle and chest wall,15,17,18,19
肩胛下肌肌腱　Subscapularis t.
　　外展与外旋位，肩关节造影　ABER view,shoulder arthrogram,84,85
　　轴位　axial view
　　　肩部　shoulder,40,41,42
　　　肩关节造影　shoulder arthrogram,68,69,70
　　冠状位，上臂　coronal view,arm,106
　　斜冠状位　oblique coronal view
　　　肩部　shoulder,58
　　　肩关节造影　shoulder arthrogram,78
　　斜矢状位　oblique sagittal view
　　　肩部　shoulder,48,49,50,51
　　　肩关节造影　shoulder arthrogram,72,73,74,75,76,77
　　矢状位，胸带与胸壁　sagittal view,pectoral girdle and chest wall,15
肩胛下窝　Subscapular recess
　　斜冠状位，肩关节造影　oblique coronal view,shoulder arthrogram,78,79
　　斜矢状位，肩关节造影　oblique sagittal view,shoulder arthrogram,77
　　上部　superior
　　　轴位，肩关节造影　axial view,shoulder arthrogram,69
　　　斜冠状位，肩关节造影　oblique coronal view,shoulder arthrogram,78
　　　斜矢状位，肩关节造影　oblique sagittal view,shoulder arthrogram,76,77
肩锁关节　Acromioclavicular joint
　　轴位　axial view
　　　胸带与胸壁　pectoral girdle and chest wall,5
　　　肩部　shoulder,36,37
　　冠状位　coronal view
　　　上臂　arm,108,109
　　　胸带与胸壁　pectoral girdle and chest wall,26,27

斜冠状位　oblique coronal view
　　肩部　shoulder,58,59
　　肩关节造影　shoulder arthrogram,79
斜矢状位　oblique sagittal view
　　肩部　shoulder,51,52
　　肩关节造影　shoulder arthrogram,74
肩锁韧带　Acromioclavicular lig.
　　斜矢状位,肩部　oblique sagittal view,shoulder,52
　　上肩锁韧带,斜矢状位,肩关节造影　superior,oblique sagittal view,shoulder arthrogram,76,77
肩袖间隙　Rotator cuff interval
　　斜冠状位,肩关节造影　oblique coronal view,shoulder arthrogram,78
　　斜矢状位　oblique sagittal view
　　　　肩部　shoulder,48,49,50
　　　　肩关节造影　shoulder arthrogram,73,74,75
剑突　Xiphoid process
　　轴位　axial view
　　　　腹部 MRI　abdomen MRI,496
　　　　胸部 CT　thorax CT,446,447
　　冠状位　coronal view
　　　　腹部 CT　abdomen CT,487
　　　　腹部 MRI　abdomen MRI,510
　　　　心脏 MRI　heart MRI,467
　　矢状位　sagittal view
　　　　心脏 MRI　heart MRI,465
　　　　胸部 CT　thorax CT,451
降结肠　Colon,descending
　　轴位　axial view
　　　　腹部 CT　abdomen CT,479,480
　　　　腹部 MRI　abdomen MRI,499,500,501
　　　　女性盆腔 MRI　female pelvis MRI,572
　　　　男性盆腔 CT　male pelvis CT,522,523
　　　　男性盆腔 MRI　male pelvis MRI,553,554
　　　　腹部 CT　abdomen CT,489,491,492
　　　　腹部 MRI　abdomen MRI,512,513,514,515
　　　　女性盆腔 CT　female pelvis CT,547,548
　　　　女性盆腔 MRI　female pelvis MRI,581
　　　　男性盆腔 CT　male pelvis CT,531,532,533
　　　　男性盆腔 MRI　male pelvis MRI,566
　　矢状位　sagittal view
　　　　腹部 CT　abdomen CT,481
　　　　腹部 MRI　abdomen MRI,502,503
　　　　男性盆腔 CT　male pelvis CT,528
降主动脉　Aorta,descending
　　轴位　axial view
　　　　心脏 MRI　heart MRI,460,461
　　　　胸部 CT　thorax CT,444,445,446,447
　　冠状位,心脏 MRI　coronal view,heart MRI,469
　　矢状位　sagittal view
　　　　腹部 CT　abdomen CT,482

心脏 MRI　heart MRI,464
胸部 CT　thorax CT,450
交感干,轴位,腰椎　Sympathetic trunk,axial view,lumbar spine,427
节制索,轴位,胸部 CT　Moderator band,axial view,thorax CT,446
结肠　Colon
　　轴位,腹部 CT　axial view,abdomen CT,478,479,480
　　冠状位,腹部 MRI　coronal view,abdomen MRI,510,511,512,513,514,515
　　矢状位　sagittal view
　　　　腹部 CT　abdomen CT,481,486
　　　　腹部 MRI　abdomen MRI,502,503,509
结肠肝曲　Colon,hepatic flexure
　　轴位　axial view
　　　　腹部 CT　abdomen CT,478,479
　　　　腹部 MRI　abdomen MRI,499,500
　　冠状位　coronal view
　　　　腹部 CT　abdomen CT,488,489,490
　　　　腹部 MRI　abdomen MRI,510,511
　　　　胸部 CT　thorax CT,453
　　矢状位　sagittal view
　　　　腹部 CT　abdomen CT,486
　　　　腹部 MRI　abdomen MRI,509
　　　　胸部 CT　thorax CT,452
结肠脾曲　Colon,splenic flexure
　　轴位　axial view
　　　　腹部 CT　abdomen CT,478,479
　　　　腹部 MRI　abdomen MRI,496,497,498
　　冠状位　coronal view
　　　　腹部 CT　abdomen CT,488,489,490,491
　　　　腹部 MRI　abdomen MRI,511,512
　　矢状位,腹部 MRI　sagittal view,abdomen MRI,502
结肠系膜　Mesocolon,sigmoid
　　轴位,男性盆腔 CT　axial view,male pelvis CT,524
　　矢状位,腹部 CT　sagittal view,abdomen CT,483
近端桡尺关节,轴位,肘部　Radioulnar joint,proximal,axial view,elbow,119
近节指(趾)骨　Proximal phalanx
　　第 2 趾　2nd toe
　　　　冠状位　coronal view,399
　　　　矢状位　sagittal view,395,396,398
　　第 3 趾　3rd toe
　　　　轴位　axial view,389
　　　　冠状位　coronal view,399
　　　　矢状位　sagittal view,394
　　第 4 趾　4th toe
　　　　轴位　axial view,389
　　　　冠状位　coronal view,399
　　　　矢状位　sagittal view,392
　　第 5 趾　5th toe

轴位 axial view,388,389
冠状位 coronal view,399
矢状位 sagittal view,391
轴位，手部 axial view,hand,204
跗趾（第1趾） great toe
轴位 axial view,388,389
冠状位 coronal view,399
矢状位 sagittal view,397
示指 index finger
冠状位 coronal view,216,217
轴位 sagittal view,206,207,208
小指 little toe,coronal view,400
中指 long finger
冠状位 coronal view,216,217
矢状位 sagittal view,209,210
环指 ring finger
冠状位 coronal view,216,217
矢状位 sagittal view,211,212
小指 small finger
冠状位 coronal view,215,216
矢状位 sagittal view,212,213
拇指 thumb
轴位 axial view,202,203
冠状位 coronal view,216
矢状位 sagittal view,205,205
近节趾骨 proximal phalanx
轴位 axial view,389
冠状位 coronal view,399
矢状位 sagittal view,392
精囊 Seminal vesicle
轴位 axial view
男性盆腔 CT male pelvis CT,525
男性盆腔 MRI male pelvis MRI,556
冠状位 coronal view
男性盆腔 CT male pelvis CT,534,535
男性盆腔 MRI male pelvis MRI,568,569
矢状位 sagittal view
男性盆腔 CT male pelvis CT,529
男性盆腔 MRI male pelvis MRI,561,562,563,564
颈半棘肌 Semispinalis cervicis m.
轴位，胸带与胸壁 axial view,pectoral girdle and chest wall,4
冠状位，胸带与胸壁 coronal view,pectoral girdle and chest wall,29
起点、止点及神经支配 origin,insertion,and nerve supply,412-414t
颈长肌，轴位，胸带与胸壁 Longus colli m.,axial view,pectoral girdle andchest wall,6
颈动脉，轴位 Carotid a.,axial view
胸带与胸壁 pectoral girdle and chest wall,4
胸部 CT thorax CT,442,443

颈横突间前肌，起点、止点及神经支配 Intertransversarii anteriores cervicis m.,origin,insertion,and nerve supply,412-414t
颈横血管 Cervical vessels,transverse
轴位，胸带与胸壁 axial view,pectoral girdle and chest wall,5
冠状位，胸带与胸壁 coronal view,pectoral girdle and chest wall,28,29
颈横血管 Transverse cervical vessels
轴位，胸带与胸壁 axial view,pectoral girdle and chest wall,5
冠状位，胸带与胸壁 coronal view,pectoral girdle and chest wall,28,29
颈棘间肌，起点、止点及神经支配 Interspinales cervicis m.,origin,insertion,and nervesupply,412-414t
颈夹肌 Splenius cervicis m.
轴位，胸带与胸壁 axial view,pectoral girdle and chest wall,6,7,8
冠状位，胸带与胸壁 coronal view,pectoral girdle and chest wall,32
起点、止点及神经支配 origin,insertion,and nerve supply,412-414t
矢状位，胸带与胸壁 sagittal view,pectoral girdle and chest wall,22,23
颈静脉 Jugular v.
轴位，胸部 CT axial view,thorax CT,442
冠状位，胸部 CT coronal view,thorax CT,453,454
颈阔肌，轴位，胸带与胸壁 Platysma m.,axial view,pectoral girdle and chestwall,4
颈内静脉 Jugular v.,internal
轴位，胸带与胸壁 axial view,pectoral girdle and chest wall,6
冠状位，胸带与胸壁 coronal view,pectoral girdle and chest wall,26
矢状位，胸带与胸壁 sagittal view,pectoral girdle and chest wall,23
颈髂肋肌，起点、止点及神经支配 Iliocostalis cervicis m.,origin,insertion,and nerve supply,412-414t
颈前静脉 Jugular v.,anterior
轴位，胸带与胸壁 axial view,pectoral girdle and chest wall,6,7
冠状位，胸带与胸壁 coronal view,pectoral girdle and chest wall,25
矢状位，胸带与胸壁 sagittal view,pectoral girdle and chest wall,22,23
颈浅动、静脉，冠状位，胸椎 Cervical a. and v.,superficial,coronal view,thoracic spine,422
颈外静脉 Jugular v.,external
轴位，胸带与胸壁 axial view,pectoral girdle and chest wall,6
冠状位，胸带与胸壁 coronal view,pectoral girdle and chest wall,26,27

矢状位，胸带与胸壁 sagittal view,pectoral girdle and chest wall,20,21

颈总动脉 Carotid a.,common
  轴位 axial view
    胸带与胸壁 pectoral girdle and chest wall,6,7
    胸部CT thorax CT,442
  冠状位 coronal view
    胸带与胸壁 pectoral girdle and chest wall,26
    胸部CT thorax CT,454,455
  矢状位，胸部CT sagittal view,thorax CT,450,451
颈最长肌，起点、止点及神经支配 Longissimus cervicis m., origin,insertion,and nervesupply,412-414t
胫腓近侧关节 Tibiofibular joint,proximal
  矢状位 sagittal view
    膝部 knee,303
    小腿部 leg,335,336
胫跟韧带，矢状位，踝部 Tibiocalcaneal lig.,sagittal view,ankle, 370
胫骨 Tibia
  轴位 axial view
    踝部 ankle,349,350,351,352
    膝部 knee,300,301
    小腿部 leg,324,325,326,328,329,331,333
  冠状位 coronal view
    踝部 ankle,374,375,376,377
    膝部 knee,314,315,316,317,318
    小腿部 leg,342,343,344
  远端，矢状位，小腿部 distal,sagittal view,leg,336,338
  斜轴位，踝部 oblique axial view,ankle,359,360,361
  矢状位 sagittal view
    踝部 ankle,366,367,368,369,371
    膝部 knee,303,304,305,307,309,310
    小腿部 leg,337,338,339
胫骨粗隆 Tibial tuberosity
  冠状位，膝部 coronal view,knee,313
  矢状位，膝部 sagittal view,knee,306
胫骨后肌 Tibialis posterior m.
  轴位 axial view
    膝部 knee,301
    小腿部 leg,324,325,326,327,328,329,330,331,332,333
  冠状位 coronal view
    膝部 knee,316,317,318
    小腿部 leg,343,344
  起点、止点及神经支配 origin,insertion,and nerve supply, 322-323t
  矢状位 sagittal view
    膝部 knee,304
    小腿部 leg,336,337,338
胫骨后肌肌腱 Tibialis posterior t.
  附加带 additional slip
    冠状位，足部 coronal view,foot,406,407

斜轴位，踝部 oblique axial view,ankle,362,363,364
轴位 axial view
  踝部 ankle,349,350,351,352,353,354,355
  足部 foot,386
  小腿部 leg,325,326,327,328,329,330,331,332,333
冠状位 coronal view
  踝部 ankle,372,373,374,375,376
  足部 foot,407
  小腿部 leg,343,344
楔骨止点 cuneiform slip
  轴位 view
    踝部 ankle,355
    足部 foot,386,387
  矢状位 sagittal view
    踝部 ankle,371
    足部 foot,396
  斜轴位，踝部 oblique axial view,ankle,359,360,361,363
  矢状位 sagittal view
    踝部 ankle,370,371
    足部 foot,396,397
    小腿部 leg,337,338,339
胫骨结节 Tibial tubercle
  轴位 axial view
    踝部 ankle,351
    膝部 knee,300,301
    小腿部 leg,324
  矢状位，小腿部 sagittal view,leg,336
胫骨内侧髁，轴位，膝部 Tibial condyle,medial,axial view, knee,300
胫骨内侧平台 Tibial plateau,medial
  轴位，膝部 axial view,knee,299
  冠状位 coronal view
    膝部 knee,313,318
    小腿部 leg,343,344
  矢状位 sagittal view
    膝部 knee,308,309
    小腿部 leg,339,340
胫骨皮质，冠状位，小腿部 Tibial cortex,coronal view,leg, 342,343
胫骨平台 Tibial plafond
  冠状位，踝部 coronal view,ankle,374,375,376
  矢状位 sagittal view
    踝部 ankle,366,367,368,369
    小腿部 leg,337
胫骨前肌 Tibialis anterior m.
  轴位 axial view
    膝部 knee,300,301
    小腿部 leg,324,325,326,327,328,329,330,331,332,333
  冠状位 coronal view
    膝部 knee,314,315,316
    小腿部 leg,342,343

斜轴位，踝部　oblique axial view，ankle，359
起点、止点及神经支配　origin，insertion，and nerve supply，322-323t
矢状位　sagittal view
　膝部　knee，303，304
　小腿部　leg，334，335，336
胫骨前肌肌腱　Tibialis anterior t.
　轴位　axial view
　　踝部　ankle，349，350，351，352，353
　　足部　foot，385，386
　　小腿部　leg，327，328，329，330，331，332，333
　冠状位　coronal view
　　踝部　ankle，372
　　足部　foot，405，406，407
　　小腿部　leg，342，343
　斜轴位，踝部　oblique axial view，ankle，359，360，361，362，363，364
　矢状位　sagittal view
　　踝部　ankle，369，370
　　足部　foot，396，397
　　小腿部　leg，336，337
胫骨外侧平台　Tibial plateau，lateral
　轴位，膝部　axial view，knee，299
　冠状位　coronal view
　　膝部　knee，314，315，318，319
　　小腿部　leg，343，344
　矢状位　sagittal view
　　膝部　knee，302，303，304
　　小腿部　leg，335，336，337
胫后动脉　Tibialis posterior a.
　轴位，踝部　axial view，ankle，349，350，351，352，353
　冠状位，踝部　coronal view，ankle，379
　斜轴位，踝部　oblique axial view，ankle，361
胫后动脉，冠状位，小腿部　Tibial a.，posterior，coronal view，leg，344
胫后静脉，轴位，踝部　Tibialis posterior v.，axial view，ankle，349，350，351，352，353
胫后血管　Tibialis posterior vessels
　轴位　axial view
　　踝部　ankle，354，355，356
　　小腿部　leg，324，325，326，327，328，329，330，331，332，333
　冠状位　coronal view
　　踝部　ankle，376，377
　　膝部　knee，319
　斜轴位，踝部　oblique axial view，ankle，359，360
胫距关节，轴位，踝部　Tibiotalar joint，axial view，ankle，352，353，354
胫距韧带　Tibiotalar lig.
　前部，矢状位，踝部　anterior，sagittal view，ankle，370
　后部，矢状位，踝部　posterior，sagittal view，ankle，370
胫（内）侧副韧带　Tibial（medial）collateral lig.

轴位，膝部　axial view，knee，298，299
冠状位　coronal view
　膝部　knee，315，316
　小腿部　leg，343
胫前动脉　Tibialis anterior a.
　轴位　axial view
　　踝部　ankle，349，350，351
　　小腿部　leg，325
　冠状位，小腿部　coronal view，leg，343，344
　斜轴位，踝部　oblique axial view，ankle，360，361，362
胫前静脉，轴位　Tibialis anterior v.，axial view
　踝部　ankle，349，350，351
　小腿部　leg，325
胫前血管　Tibialis anterior vessels
　轴位，小腿部　axial view，leg，324，326，327，329，330，331，333
　冠状位，踝部　coronal view，ankle，373
　矢状位　sagittal view
　　踝部　ankle，367，368
　　小腿部　leg，338
胫神经　Tibial n.
　轴位　axial view
　　踝部　ankle，349，350，351，352，353，354，355，356
　　膝部　knee，295，296，297，298，299，300，301
　　小腿部　leg，324，325，326，327，328，329，330，331，332，333
　　股部　thigh，275，276
　冠状位　coronal view
　　踝部　ankle，377，379
　　膝部　knee，317，318，319，320
　　小腿部　leg，344
　　股部　thigh，290
　斜轴位，踝部　oblique axial view，ankle，359，361
　矢状位　sagittal view
　　踝部　ankle，369，370
　　膝部　knee，305
静脉韧带　Ligamentum venosum
　轴位，腹部 MRI　axial view，abdomen MRI，495
　冠状位，腹部 CT　coronal view，abdomen CT，490
　静脉韧带裂　ligamentum venosum fissure
　　轴位，腹部 CT　axial view，abdomen CT，476
　　矢状位，腹部 MRI　sagittal view，abdomen MRI，507
　　矢状位，腹部 CT　sagittal view，abdomen CT，483
静脉吻合矢状位，足部　Anastomotic vv.，sagittal view，foot，397，398
距腓后韧带　Talofibular lig.，posterior
　轴位，踝部　axial view，ankle，354
　冠状位，踝部　coronal view，ankle，377
　斜轴位，踝部　oblique axial view，ankle，360
　矢状位，踝部　sagittal view，ankle，365，366，367
距腓前韧带　Talofibular lig.，anterior
　轴位，踝部　axial view，ankle，353
　冠状位，踝部　coronal view，ankle，376

距跟关节后关节面，轴位，踝部 Talocalcaneal joint, posterior facet, axial view, ankle, 354

距跟韧带 Talocalcaneal lig.
 冠状位，踝部 coronal view, ankle, 374, 375
 矢状位，踝部 sagittal view, ankle, 366, 367, 368

距骨 Talus
 轴位 axial view
  踝部 ankle, 354
  足部 foot, 386
 距骨体 body
  轴位，踝部 axial view, ankle, 353
  冠状位，踝部 coronal view, ankle, 374, 375, 376
  矢状位，踝部 sagittal view, ankle, 367, 368, 369
 冠状位 coronal view
  踝部 ankle, 373, 374, 377, 378
  小腿部 leg, 342
 距骨头 head
  轴位 axial view
   踝部 ankle, 353, 354
   足部 foot, 385
  冠状位，踝部 coronal view, ankle, 372
  矢状位 sagittal view
   踝部 ankle, 368, 369
   足部 foot, 394, 395
 距骨外突 lateral process
  冠状位，踝部 coronal view, ankle, 376
  矢状位，踝部 sagittal view, ankle, 366, 367
 距骨颈 neck
  轴位，踝部 axial view, ankle, 353
  矢状位，足部 sagittal view, foot, 394
  斜轴位，踝部 oblique axial view, ankle, 361, 362
 距骨后突 posterior process
  轴位，踝部 axial view, ankle, 354
  斜轴位，踝部 oblique axial view, ankle, 360
  矢状位，踝部 sagittal view, ankle, 368
 矢状位 sagittal view
  踝部 ankle, 370
  足部 foot, 393, 396
距骨穹窿 Talar dome
 冠状位，踝部 coronal view, ankle, 374, 375, 376
 斜轴位，踝部 oblique axial view, ankle, 352, 360
 矢状位，踝部 sagittal view, ankle, 366, 367, 368, 369
距舟关节 Talonavicular joint
 轴位，踝部 axial view, ankle, 353, 354
 冠状位，踝部 coronal view, ankle, 372
 矢状位，踝部 sagittal view, ankle, 369
距舟韧带，斜轴位，踝部 Talonavicular lig., oblique axial view, ankle, 362

K

Kager 三角 Kager's triangle

轴位，踝部 axial view, ankle, 352, 353, 354, 355
 冠状位，踝部 coronal view, ankle, 379, 380
 矢状位，踝部 sagittal view, ankle, 367, 368
髁间隆起，冠状位 Tibial eminence, coronal view
 膝部 knee, 316, 317
 小腿部 leg, 337
髁间隆起，冠状位，膝部 Intercondylar eminence, coronal view, knee, 315, 316
髁间窝 Intercondylar notch
 冠状位 coronal view
  膝部 knee, 315, 316
  小腿部 leg, 343
 轴位，膝部 axial view, knee, 297, 298
髋关节 Hip
 冠状位，男性盆腔 MRI coronal view, male pelvis MRI, 566, 567
 矢状位 sagittal view
  女性盆腔 CT female pelvis CT, 543
  男性盆腔 CT male pelvis CT, 528
髋关节囊 Hip capsule
 轴位 axial view, 226
 冠状位 coronal view, 582
髋臼 Acetabulum
 轴位，男性盆腔 CT axial view, male pelvis CT, 525
 冠状位 coronal view
  女性盆腔 CT female pelvis CT, 548, 549, 550
  髋部 hip, 245
  男性盆腔 CT male pelvis CT, 533, 534
髋臼顶 Acetabular roof
 冠状位 coronal view
  女性盆腔 CT female pelvis CT, 548
  髋部 hip, 245, 246
  男性盆腔 MRI male pelvis MRI, 567
 矢状位 sagittal view
  髋部 hip, 238, 239
  髋关节造影 hip arthrogram, 257, 258, 259, 260
髋臼横韧带 Acetabular lig., transverse
 轴位，髋关节造影 axial view, hip arthrogram, 254, 255
 冠状位，髋关节造影 coronal view, hip arthrogram, 262, 263, 264, 265
 矢状位，髋关节造影 sagittal view, hip arthrogram, 260, 261
髋臼横韧带 Transverse acetabular lig.
 轴位，髋关节造影 axial view, hip arthrogram, 254, 355
 冠状位，髋关节造影 coronal view, hip arthrogram, 262, 263, 264, 265
 矢状位，髋关节造影 sagittal view, hip arthrogram, 260, 261
髋臼后壁 Acetabular wall, posterior
 轴位 axial view
  女性盆腔 CT female pelvis CT, 540
  髋部 hip, 226, 227
 矢状位 sagittal view

髋部　hip,239
　髋关节造影　hip arthrogram,259
髋臼前壁　Acetabular wall,anterior
　轴位　axial view
　　女性盆腔 CT　female pelvis CT,540
　　髋部　hip,226,227
　矢状位　sagittal view
　　髋部　hip,239,240
　　髋关节造影　hip arthrogram,259,260
髋臼切迹　Cotyloid notch,261
髋臼窝　Acetabular fossa
　轴位　axial view
　　女性盆腔 CT　female pelvis CT,540
　　髋部　hip,227
　　髋关节造影　hip arthrogram,255,253,254,256
　　男性盆腔 CT　male pelvis CT,525
　冠状位　coronal view
　　女性盆腔 CT　female pelvis CT,548
　　髋部　hip,245,246
　　髋关节造影　hip arthrogram,265
　　男性盆腔 CT　male pelvis CT,534
　矢状位　sagittal view
　　髋部　hip,240
　　髋关节造影　hip arthrogram,261
阔筋膜张肌　Tensor fasciae latae m.
　轴位　axial view
　　女性盆腔 CT　female pelvis CT,540,541,542
　　女性盆腔 MRI　female pelvis MRI,574,575
　　髋部　hip,224,225,226,227,228,229,230,231
　　男性盆腔 CT　male pelvis CT,524,525,526,527
　　男性盆腔 MRI　male pelvis MRI,556,557,558
　　股部　thigh,269,270
　冠状位　coronal view
　　女性盆腔 CT　female pelvis CT,546,547,548
　　女性盆腔 MRI　female pelvis MRI,580,581
　　髋部　hip,244,245
　　男性盆腔 CT　male pelvis CT,531,532,533
　　男性盆腔 MRI　male pelvis MRI,565,566
　　股部　thigh,286,287,288
　起点、止点及神经支配　origin,insertion,and nerve supply,222-223t
　矢状位　sagittal view
　　髋部　hip,233,234,235
　　股部　thigh,277,278,279

L

Lisfranc 韧带　Lisfranc lig.
　轴位,足部　axial view,foot,386
　冠状位,足部　coronal view,foot,405
L4 ～ L5
　纤维环　annulus fibrosus,431

　关节突关节　facet joint,427
　椎间盘　intervertebral disc,579
　髓核　nucleus pulposus,431,433
L4 ～ L5 椎间盘　L4 ～ L5 disc,426
L5 ～ S1
　关节面　articular facet,427
　关节突关节　facet joint,428
　椎间盘　intervertebral disc
　　轴位　axial view,427
　　冠状位　coronal view,433,550,582
　　矢状位　sagittal view,431,530,578,579
阑尾　Appendix
　轴位　axial view
　　女性盆腔 CT　female pelvis CT,538
　　男性盆腔 CT　male pelvis CT,524
　冠状位,女性盆腔 CT　coronal view,female pelvis CT,547
肋骨　Rib
　第 1 肋骨,矢状位,胸部 CT　1st,sagittal view,thorax CT,449
　第 3 肋骨,矢状位,胸带与胸壁　3rd,sagittal view,pectoral girdle and chest wall,23
　第 6 肋骨,轴位,胸椎　6th,axial view,thoracic spine,415
　第 9 肋骨,轴位,胸椎　9th,axial view,thoracic spine,416
　第 10 肋骨,轴位,胸椎　10th,axial view,thoracic spine,416
　第 11 肋骨,矢状位,腰椎　11th,sagittal view,lumbar spine,429,430
　第 12 肋骨　12th
　　冠状位　coronal view
　　　腹部 CT　abdomen CT,492
　　　腰椎　lumbar spine,436,437
　　矢状位,腰椎　sagittal view,lumbar spine,429,430
　肋骨角,矢状位,胸椎　angle,sagittal view,thoracic spine,417
　轴位　axial view
　　腹部 CT　abdomen CT,475
　　腹部 MRI　abdomen MRI,494
　　胸带与胸壁　pectoral girdle and chest wall,6,8,9,10,11,13
　冠状位　coronal view
　　胸带与胸壁　pectoral girdle and chest wall,27,28,30,31,33
　　胸椎　thoracic spine,421,422
　　胸部 CT　thorax CT,457
　肋骨头　head
　　冠状位,胸部 CT　coronal view,thorax CT,458
　　矢状位,胸椎　sagittal view,thoracic spine,418
　肋颈,矢状位,胸椎　neck,sagittal view,thoracic spine,418
　斜冠状位,肩部　oblique coronal view,shoulder,56,57,58
　斜矢状位,肩部　oblique sagittal view,shoulder,55
　后部　posterior
　　冠状位,胸带与胸壁　coronal view,pectoral girdle and chest wall,32

矢状位　sagittal view
　　胸带与胸壁　pectoral girdle and chest wall,20,21,22,23
　　胸椎　thoracic spine,417
矢状位　sagittal view
　　腹部 CT　abdomen CT,481
　　胸带与胸壁　pectoral girdle and chest wall,18,19,20
肋结节　tubercle
　　冠状位，胸椎　coronal view,thoracic spine,421
　　矢状位，胸椎　sagittal view,thoracic spine,418
肋横突关节　Costotransverse joint
　　轴位　axial view
　　　胸带与胸壁　pectoral girdle and chest wall,6
　　　胸椎　thoracic spine,415,416
　　冠状位　coronal view
　　　胸带与胸壁　pectoral girdle and chest wall,31,32
　　　胸椎　thoracic spine,421
　　矢状位，胸椎　sagittal view,thoracic spine,417,418
肋横突孔，轴位，胸椎　Costotransverse foramen,axial view,thoracic spine,415,416
肋间动脉　Intercostal a.
　　冠状位　coronal view
　　　胸带与胸壁　pectoral girdle and chest wall,30,31
　　　胸椎　thoracic spine,420,421
　　矢状位　sagittal view
　　　腹部 CT　abdomen CT,482
　　　胸椎　thoracic spine,417
肋间肌　Intercostal m.
　　轴位　axial view
　　　腹部 CT　abdomen CT,477
　　　胸带与胸壁　pectoral girdle and chest wall,12
　　冠状位　coronal view
　　　胸带与胸壁　pectoral girdle and chest wall,24,31,33
　　　胸椎　thoracic spine,420,421
　　矢状位　sagittal view
　　　腹部 CT　abdomen CT,481
　　　胸带与胸壁　pectoral girdle and chest wall,20,21,22
肋间静脉　Intercostal v.
　　轴位，胸部 CT　axial view,thorax CT,447
　　冠状位　coronal view
　　　胸带与胸壁　pectoral girdle and chest wall,30,31
　　　胸椎　thoracic spine,420
　　矢状位　sagittal view
　　　腹部 CT　abdomen CT,482
　　　胸椎　thoracic spine,417
肋间神经　Intercostal n.
　　冠状位，胸椎　coronal view,thoracic spine,420,421
　　矢状位，胸椎　sagittal view,thoracic spine,417
肋间神经血管束，矢状位　Intercostal neurovascular bundle,sagittal view
　　胸带与胸壁　pectoral girdle and chest wall,21,23
　　胸椎　thoracic spine,418

肋间血管　Intercostal vessels
　　轴位　axial view
　　　腹部 CT　abdomen CT,475
　　　胸椎　thoracic spine,415
　　冠状位，胸带与胸壁　coronal view,pectoral girdle and chest wall,31,32
　　矢状位，腹部 CT　sagittal view,abdomen CT,481
肋软骨　Costal cartilage
　　轴位　axial view
　　　腹部 CT　abdomen CT,475
　　　腹部 MRI　abdomen MRI,494
　　冠状位　coronal view
　　　腹部 CT　abdomen CT,487
　　　腹部 MRI　abdomen MRI,510
　　　胸带与胸壁　pectoral girdle and chest wall,24
　　矢状位　sagittal view
　　　腹部 CT　abdomen CT,481
　　　胸带与胸壁　pectoral girdle and chest wall,21,22,23
肋软骨　Costochondral cartilage
　　轴位，胸带与胸壁　axial view,pectoral girdle and chest wall,9
　　冠状位，心脏 MRI　coronal view,heart MRI,467
肋锁韧带，冠状位，胸带与胸壁　Costoclavicular lig.,coronal view,pectoral girdleand chest wall,25
肋提肌，冠状位，胸带与胸壁　Levator costae m.,coronal view,pectoral girdle and chest wall,32
肋椎关节　Costovertebral joint
　　轴位　axial view
　　　胸带与胸壁　pectoral girdle and chest wall,6,8,13
　　　胸椎　thoracic spine,415
　　冠状位　coronal view
　　　胸带与胸壁　pectoral girdle and chest wall,32
　　　胸椎　thoracic spine,420
　　矢状位，胸椎　sagittal view,thoracic spine,418
梨状肌　Piriformis m.
　　轴位　axial view
　　　女性盆腔 CT　female pelvis CT,538,539
　　　女性盆腔 MRI　female pelvis MRI,572,573
　　　髋部　hip,224,225,226
　　　男性盆腔 CT　male pelvis CT,523,524
　　　男性盆腔 MRI　male pelvis MRI,554,555
　　冠状位　coronal view
　　　女性盆腔 CT　female pelvis CT,550,551
　　　女性盆腔 MRI　female pelvis MRI,583,584
　　　髋部　hip,248,249
　　　腰椎　lumbar spine,436
　　　男性盆腔 CT　male pelvis CT,535,536
　　　男性盆腔 MRI　male pelvis MRI,569,570
　　起点、止点及神经支配　origin,insertion,and nerve supply,222-223t
　　矢状位　sagittal view

女性盆腔 CT　female pelvis CT,543,544

女性盆腔 MRI　female pelvis MRI,576,577

　髋部　hip,237,238,239,240,241,242

　腰椎　lumbar spine,430

　男性盆腔 CT　male pelvis CT,528,529

　男性盆腔 MRI　male pelvis MRI,559,560,561,562

梨状肌肌腱　Piriformis t.

　轴位，髋部　axial view,hip,226,227

　冠状位，男性盆腔 MRI　coronal view,male pelvis MRI,568

　矢状位，髋部　sagittal view,hip,237

联合腱　Conjoined t.

　喙肱肌与肱二头肌短头联合腱　coracobrachialis m. and biceps m.,short head,7,41

　半腱肌与股二头肌长头联合腱　semitendinosus m. and biceps femoris m.,long head

　　轴位　axial view

　　　女性盆腔 MRI　female pelvis MRI,575

　　　髋部　hip,230,231,232

　　　男性盆腔 MRI　male pelvis MRI,558

　　冠状位，股部　coronal view,thigh,291,292

　　矢状位，男性盆腔 MRI　sagittal view,male pelvis MRI,559

镰状韧带　Falciform lig.

　轴位，腹部 CT　axial view,abdomen CT,477

　冠状位，腹部 CT　coronal view,abdomen CT,487

　矢状位，腹部 CT　sagittal view,abdomen CT,485

淋巴结　Lymph node

　轴位　axial view

　　腹部 MRI　abdomen MRI,501

　　髋部　hip,227,229,230,231

　　男性盆腔 MRI　male pelvis MRI,556,557,558

　　肩部　shoulder,42,43

　冠状位，髋部　coronal view,hip,243

　斜冠状位　oblique coronal view

　　肘部　elbow,138

　　肩部　shoulder,58

　斜矢状位　oblique sagittal view

　　肩部　shoulder,55

　　肩关节造影　shoulder arthrogram,76

　矢状位　sagittal view

　　髋部　hip,239,240

　　膝部　knee,306

　　男性盆腔 MRI　male pelvis MRI,559,560

　　股部　thigh,282

卵巢　Ovary

　轴位　axial view

　　女性盆腔 CT　female pelvis CT,538,539

　　女性盆腔 MRI　female pelvis MRI,573

　冠状位　coronal view

　　女性盆腔 CT　female pelvis CT,549,550

　　女性盆腔 MRI　female pelvis MRI,582

　矢状位　sagittal view

　　女性盆腔 CT　female pelvis CT,543,544

　　女性盆腔 MRI　female pelvis MRI,576

轮匝带　Zona orbicularis

　轴位，髋关节造影　axial view,hip arthrogram,253,254,255,256

　冠状位，髋关节造影　coronal view,hip arthrogram,263,264,265,266

　矢状位，髋关节造影　sagittal view,hip arthrogram,257,258

M

马尾　Cauda equina

　冠状位　coronal view

　　腰椎　lumbar spine,435

　　胸椎　thoracic spine,420

　矢状位，胸椎　sagittal view,thoracic spine,419

盲肠　Cecum

　轴位　axial view

　　男性盆腔 CT　male pelvis CT,523,524,525

　　男性盆腔 MRI　male pelvis MRI,554

　冠状位　coronal view

　　腹部 CT　abdomen CT,488

　　女性盆腔 CT　female pelvis CT,547,548

　　男性盆腔 CT　male pelvis CT,531,532

　　男性盆腔 MRI　male pelvis MRI,566

　矢状位　sagittal view

　　腹部 MRI　abdomen MRI,509

　　女性盆腔 CT　female pelvis CT,543

　　男性盆腔 MRI　male pelvis MRI,560

门静脉　Portal v.

　轴位，腹部 CT　axial view,abdomen CT,476,477

　冠状位，胸部 CT　coronal view,thorax CT,454

　门静脉左支　left

　　轴位　axial view

　　　腹部 CT　abdomen CT,475

　　　腹部 MRI　abdomen MRI,496

　　冠状位　coronal view

　　　腹部 CT　abdomen CT,488,489

　　　腹部 MRI　abdomen MRI,511,512

　　矢状位　sagittal view

　　　腹部 CT　abdomen CT,484,485

　　　腹部 MRI　abdomen MRI,508

　　门静脉脐部　umbilical portion

　　　轴位，腹部 CT　axial view,abdomen CT,476

　　　轴位，腹部 MRI　axial view,abdomen MRI,495

　　　矢状位，腹部 CT　sagittal view,abdomen CT,484

　门静脉主干　main

　　轴位　axial view

　　　腹部 CT　abdomen CT,476,477

　　　腹部 MRI　abdomen MRI,496,497,498

　　冠状位　coronal view

腹部 CT abdomen CT,489

腹部 MRI abdomen MRI,513

矢状位 sagittal view

腹部 CT abdomen CT,484

腹部 MRI abdomen MRI,507,508

门静脉右支 right

前支 anterior branch

轴位,腹部 CT axial view,abdomen CT,476,477

冠状位,腹部 CT coronal view,abdomen CT,489

矢状位,腹部 CT sagittal view,abdomen CT,486

轴位 axial view

腹部 CT abdomen CT,476

腹部 MRI abdomen MRI,495,496

冠状位,腹部 CT coronal view,abdomen CT,490,491

后支 posterior branch

轴位,腹部 CT axial view,abdomen CT,476,477

冠状位,腹部 CT coronal view,abdomen CT,491

矢状位,腹部 CT sagittal view,abdomen CT,486

矢状位 sagittal view

腹部 CT abdomen CT,485

腹部 MRI abdomen MRI,508,509

矢状位,胸部 CT sagittal view,thorax CT,452

门静脉间隙,轴位,腹部 CT Portacaval space,axial view, abdomen CT,477

迷走神经,轴位,胸部 CT Vagus n.,axial view,thorax CT,442

拇长屈肌 Flexor pollicis longus m.

轴位,前臂 axial view,forearm,148,149,150,151,152,153, 155

冠状位,前臂 coronal view,forearm,165,166,167

起点、止点及神经支配 origin,insertion,and nerve supply, 144-145t

矢状位,前臂 sagittal view,forearm,157,158

拇长屈肌肌腱 Flexor pollicis longus t.

轴位 axial view

前臂 forearm,155

手部 hand,198,199,200,201,202,203

冠状位,手部 coronal view,hand,214,215,216

矢状位 sagittal view

前臂 forearm,157

手部 hand,205,206,207,208

拇长伸肌 Extensor pollicis longus m.

轴位,前臂 axial view,forearm,147,148,149,150,151,152, 153,154

冠状位,前臂 coronal view,forearm,166,167

起点、止点及神经支配 origin,insertion,and nerve supply, 144-145t

矢状位,前臂 sagittal view,forearm,159,160

拇长伸肌肌腱 Extensor pollicis longus t.

轴位 axial view

前臂 forearm,155

手部 hand,198,199,200,201,202

冠状位 coronal view

前臂 forearm,166

手部 hand,216,217

拇长展肌 Abductor pollicis longus m.

轴位,前臂 axial view,forearm,147,148,149,150,151,152, 153,154,155

冠状位,前臂 coronal view,forearm,167,168

斜矢状位,肘部 oblique sagittal view,elbow,128

起点、止点及神经支配 origin,insertion,and nerve supply, 144-145t

矢状位,前臂 sagittal view,forearm,158,159,160

拇长展肌肌腱 Abductor pollicis longus t.

轴位,前臂 axial view,forearm,151,152,153

冠状位,手部 coronal view,hand,214,215

矢状位,前臂 sagittal view,forearm,158

拇短对掌肌,轴位,手部 Opponens pollicis brevis m.,axial view,hand,198,199,200

拇短屈肌 Flexor pollicis brevis m.

轴位,手部 axial view,hand,198,199,200,201

冠状位,手部 coronal view,hand,214,215

深部,矢状位,手部 deep,sagittal view,hand,207,208

起点、止点及神经支配 origin,insertion,and nerve supply, 197t

矢状位,手部 sagittal view,hand,206

浅部,矢状位,手部 superficial,sagittal view,hand,207,208

拇短伸肌 Abductor pollicis brevis m.

轴位,手部 axial view,hand,198,199,200,201

冠状位,手部 coronal view,hand,214

起点、止点及神经支配 origin,insertion,and nerve supply, 197t

矢状位,手部 sagittal view,hand,206,207,208

拇短伸肌 Extensor pollicis brevis m.

轴位,前臂 axial view,forearm,151,152,153,154,155

冠状位,前臂 coronal view,forearm,166

起点、止点及神经支配 origin,insertion,and nerve supply, 144-145t

矢状位,前臂 sagittal view,forearm,158,159

拇短伸肌肌腱 Extensor pollicis brevis t.

轴位 axial view

前臂 forearm,154,155

手部 hand,198,199,200

冠状位,手部 coronal view,hand,214,215,216

矢状位,前臂 sagittal view,forearm,158

拇短收肌,起点、止点及神经支配 Adductor pollicis brevis m.,origin,insertion,and nerve supply,197t

拇短展肌肌腱,矢状位,手部 Abductor pollicis brevis t.,sagittal view,hand,205,206

拇对掌肌 Opponens pollicis m.

冠状位,手部 coronal view,hand,214

起点、止点及神经支配 origin,insertion,and nerve supply, 197t

矢状位，手部　sagittal view,hand,206,207,208
拇收肌　Adductor pollicis m.
　　轴位，手部　axial view,hand,199,200,201,202
　　矢状位，手部　sagittal view,hand,206,207
拇收肌横头　Adductor pollicis m.,transverse head
　　冠状位，手部　coronal view,hand,215,216
　　矢状位，手部　sagittal view,hand,208,209,210
拇收肌肌腱，轴位，手部　Adductor pollicis t.,axial view,hand,
　　202
拇收肌斜头　Adductor pollicis m.,oblique head
　　冠状位，手部　coronal view,hand,215,216
　　矢状位，手部　sagittal view,hand,208,209
拇指　Thumb
　　远节指骨　distal phalanx
　　　冠状位　coronal view,216
　　　矢状位　sagittal view,205
　　指间关节，冠状位　interphalangeal joint,coronal view,217
　　近节指骨　proximal phalanx
　　　轴位　axial view,202
　　　冠状位　coronal view,216
　　　矢状位　sagittal view,205,205,206
踇长屈肌　Flexor hallucis longus m.
　　轴位　axial view
　　　踝部　ankle,349,350,351,352,353
　　　小腿部　leg,325,326,327,328,329,330,331,332,333
　　冠状位　coronal view
　　　踝部　ankle,378,379
　　　小腿部　leg,344,345
　　斜轴位，踝部　oblique axial view,ankle,359
　　起点、止点及神经支配　origin,insertion,and nerve supply,
　　　322-323t
　　矢状位　sagittal view
　　　踝部　ankle,366,367,368
　　　小腿部　leg,336,337,338
踇长屈肌肌腱　Flexor hallucis longus t.
　　轴位　axial view
　　　踝部　ankle,349,350,351,352,353,355,356
　　　足部　foot,387,388,389,390
　　　小腿部　leg,327,331,332,333
　　冠状位　coronal view
　　　踝部　ankle,372,373,374,376,377,378
　　　足部　foot,399,400,401,402,404,405,406,407
　　　小腿部　leg,344
　　斜轴位，踝部　oblique axial view,ankle,359,360,361,363,
　　　364
　　矢状位　sagittal view
　　　踝部　ankle,368,369,370
　　　足部　foot,395,396,397,398
　　　小腿部　leg,338,339
踇长屈肌筋膜　Flexor hallucis longus fascia
　　轴位，踝部　axial view,ankle,353

斜轴位，踝部　oblique axial view,ankle,360
踇长伸肌　Extensor hallucis longus m.
　　轴位　axial view
　　　踝部　ankle,349,350,351
　　　小腿部　leg,331,332,333
　　冠状位　coronal view
　　　踝部　ankle,372,373
　　　小腿部　leg,342,343
　　斜轴位，踝部　oblique axial view,ankle,359,360,361,362
　　起点、止点及神经支配　origin,insertion,and nerve supply,
　　　322-323t
　　矢状位，踝部　sagittal view,ankle,367
踇长伸肌肌腱　Extensor hallucis longus t.
　　轴位　axial view
　　　踝部　ankle,349,350,351,352
　　　足部　foot,385,386,387
　　　小腿部　leg,331,332,333
　　冠状位　coronal view
　　　踝部　ankle,372
　　　足部　foot,399,400,401,402,403,404,405,406,407
　　　小腿部　leg,342,343
　　斜轴位，踝部　oblique axial view,ankle,359,360,361,362,
　　　363,364
　　矢状位　sagittal view
　　　踝部　ankle,368,369
　　　足部　foot,396,397
踇短屈肌　Flexor hallucis brevis m.
　　冠状位，足部　coronal view,foot,405
　　起点、止点及神经支配　origin,insertion,and nerve supply,
　　　382-384t
　　矢状位，足部　sagittal view,foot,396,397,398
踇短屈肌内侧头　Flexor hallucis brevis m.,medial head
　　轴位，足部　axial view,foot,387,388,389
　　冠状位，足部　coronal view,foot,402,403,404
踇短屈肌外侧头　Flexor hallucis brevis m.,lateral head
　　轴位，足部　axial view,foot,388,389
　　冠状位，足部　coronal view,foot,402,403,404
踇短伸肌，斜轴位，踝部　Extensor hallucis brevis m.,oblique
　　axial view,ankle,364
踇收肌横头　Adductor hallucis m.,transverse head
　　轴位，足部　axial view,foot,389
　　冠状位，足部　coronal view,foot,401,402,403
　　起点、止点及神经支配　origin,insertion,and nerve supply,
　　　382-384t
　　矢状位，足部　sagittal view,foot,393,394
踇收肌斜头　Adductor hallucis m.,oblique head
　　轴位，足部　axial view,foot,387,388,389
　　冠状位，足部　coronal view,foot,403,404,405
　　起点、止点及神经支配　origin,insertion,and nerve supply,
　　　382-384t
　　矢状位，足部　sagittal view,foot,393,394,395,396

跨展肌　Abductor hallucis m.
　　轴位　axial view
　　　踝部　ankle,355,356,357
　　　足部　foot,386,387,388
　　冠状位　coronal view
　　　踝部　ankle,372,373,374,375,376,377
　　　足部　foot,404,405,406,407
　　斜轴位，踝部　oblique axial view,ankle,362,363,364
　　起点、止点及神经支配　origin,insertion,and nerve supply,
　　　382-384t
　　矢状位　sagittal view
　　　踝部　ankle,370,371
　　　足部　foot,395,396,397
跨展肌肌腱　Abductor hallucis t.
　　轴位，足部　axial view,foot,388
　　冠状位，足部　coronal view,foot,400,401,402,404,405,406,
　　　407
　　斜轴位，踝部　oblique axial view,ankle,363,364
　　矢状位，足部　sagittal view,foot,396,397,398
跨趾（第 1 趾）　Toe,1st(great),proximal phalanx
　　轴位　axial view,388,389
　　冠状位　coronal view,399
　　矢状位　sagittal view,397,398
囊后脂肪，冠状位，膝部　Retrobursal fat,coronal view,knee,
　　311

N

内侧半月板　Medial meniscus
　　前角　anterior horn
　　　冠状位，膝部　coronal view,knee,314
　　　矢状位，膝部　sagittal view,knee,308,309
　　体部　body
　　　冠状位，膝部　coronal view,knee,314,315,316,317
　　后角　posterior horn
　　　冠状位，膝部　coronal view,knee,317
　　　矢状位，膝部　sagittal view,knee,307,308,309,310
　　矢状位，膝部　sagittal view,knee,310
内侧楔骨　Cuneiform,medial
　　轴位　axial view
　　　踝部　ankle,355
　　　足部　foot,385,386,387
　　冠状位，足部　coronal view,foot,405,406
　　斜矢状位，踝部　oblique axial view,ankle,363,364
　　矢状位　sagittal view
　　　踝部　ankle,370,371
　　　足部　foot,395,396,397
内踝　Malleolus,medial
　　轴位　axial view,ankle,352
　　冠状位　coronal view
　　　踝部　ankle,374,375
　　　小腿部　leg,342

斜轴位，踝部　oblique axial view,ankle,360,361
　　矢状位　sagittal view
　　　踝部　ankle,370,371
　　　小腿部　leg,339
内上髁　Epicondyle,medial
　　轴位，肘部　axial view,elbow,116,117
　　冠状位　coronal view
　　　上臂　arm,106,107
　　　肘部　elbow,139,140
　　斜冠状位，肘部　oblique coronal,elbow,139,140
　　斜矢状位，肘部　oblique sagittal view,elbow,131,132
　　矢状位　sagittal view
　　　上臂　arm,103
　　　肘部　elbow,131,132
内收肌腱膜，矢状位，手部　Adductor aponeurosis,sagittal
　　view,hand,205,205,206
内收肌结节，矢状位，膝部　Adductor tubercle,sagittal view,
　　knee,309
尿道　Urethra
　　轴位　axial view
　　　女性盆腔 CT　female pelvis CT,541,542
　　　女性盆腔 MRI　female pelvis MRI,575
　　　男性盆腔 CT　male pelvis CT,526
　　冠状位　coronal view
　　　女性盆腔 CT　female pelvis CT,549
　　　女性盆腔 MRI　female pelvis MRI,582
　　　男性盆腔 MRI　male pelvis MRI,565
　　尿道膜部，轴位，男性盆腔 CT　membranous,axial view,
　　　male pelvis CT,527
　　尿道前列腺部，轴位，男性盆腔 MRI　prostatic segment,
　　　axial view,male pelvis MRI,557
　　矢状位　sagittal view
　　　女性盆腔 CT　female pelvis CT,545
　　　女性盆腔 MRI　female pelvis MRI,578
　　海绵体部，轴位，男性盆腔 CT　spongiose segment,axial view,
　　　male pelvis CT,527
尿道海绵体　Corpus spongiosum
　　轴位　axial view
　　　男性盆腔 CT　male pelvis CT,527
　　　男性盆腔 MRI　male pelvis MRI,558
　　冠状位　coronal view
　　　男性盆腔 CT　male pelvis CT,531,534
　　　男性盆腔 MRI　male pelvis MRI,565,566,567
　　矢状位，男性盆腔 MRI　sagittal view,male pelvis MRI,564
尿生殖膈　Urogenital diaphragm
　　冠状位，女性盆腔 CT　coronal view,female pelvis CT,550
　　矢状位，男性盆腔 CT　sagittal view,male pelvis CT,529

P

膀胱　Urinary bladder
　　轴位　axial view

女性盆腔 CT　female pelvis CT,540,541

女性盆腔 MRI　female pelvis MRI,574,575

髋部　hip,228

男性盆腔 CT　male pelvis CT,525,526

男性盆腔 MRI　male pelvis MRI,556

冠状位　coronal view

女性盆腔 CT　female pelvis CT,546,547,548,549,550

女性盆腔 MRI　female pelvis MRI,581,582

髋部　hip,244,245

男性盆腔 CT　male pelvis CT,532,533,534

男性盆腔 MRI　male pelvis MRI,566,567

矢状位　sagittal view

女性盆腔 CT　female pelvis CT,543,544,545

女性盆腔 MRI　female pelvis MRI,576,577,578,579

男性盆腔 CT　male pelvis CT,529,530

男性盆腔 MRI　male pelvis MRI,561,562,563,564

膀胱周围静脉丛，矢状位，男性盆腔 CT　Perivesical venous plexus,sagittal view,male pelvis CT,529

皮下血管，冠状位，腹部 MRI　Subcutaneous vessels,coronal view,abdomen MRI,510

皮下脂肪，冠状位，腹部 MRI　Subcutaneous fat,coronal view,abdomen MRI,510,517

脾　Spleen

轴位　axial view

腹部 CT　abdomen CT,475,476,477,478,479

腹部 MRI　abdomen MRI,494,495,496,497,498,499,500

冠状位　coronal view

腹部 CT　abdomen CT,491,492

腹部 MRI　abdomen MRI,512,513,514,515,516,517

腰椎　lumbar spine,436

胸椎　thoracic spine,420

胸部 CT　thorax CT,457

矢状位　sagittal view

腹部 CT　abdomen CT,481,482

腹部 MRI　abdomen MRI,502,503

胸椎　thoracic spine,417

胸部 CT　thorax CT,449

脾动脉　Splenic a.

轴位，腹部 MRI　axial view,abdomen MRI,497

冠状位　coronal view

腹部 CT　abdomen CT,488,489,490,491

腹部 MRI　abdomen MRI,514,515

胸部 CT　thorax CT,454

矢状位　sagittal view

腹部 CT　abdomen CT,481,482,483

腹部 MRI　abdomen MRI,503,504,505

脾静脉　Splenic v.

轴位　axial view

腹部 CT　abdomen CT,476,477,478

腹部 MRI　abdomen MRI,498

冠状位　coronal view

腹部 CT　abdomen CT,489,490,491,492

胸部 CT　thorax CT,454

矢状位　sagittal view

腹部 CT　abdomen CT,481,482,483

腹部 MRI　abdomen MRI,503,504,505,506

脾门，矢状位，腹部 CT　Splenic hilum,sagittal view,abdomen CT,481

脾门血管汇合处　Splenoportal confluence

轴位，腹部 CT　axial view,abdomen CT,478

冠状位，腹部 CT　coronal view,abdomen CT,488

矢状位，腹部 CT　sagittal view,abdomen CT,483

脾血管　Splenic vessels

轴位，腹部 MRI　axial view,abdomen MRI,495,496

冠状位，腹部 MRI　coronal view,abdomen MRI,515

矢状位，腹部 MRI　sagittal view,abdomen MRI,502

Q

奇静脉　Azygos v.

轴位　axial view

腹部 MRI　abdomen MRI,494,495

心脏 MRI　heart MRI,461,462,463

腰椎　lumbar spine,425

胸椎　thoracic spine,415,416

胸部 CT　thorax CT,444,445,447,448

冠状位　coronal view

腹部 MRI　abdomen MRI,516

腰椎　lumbar spine,432

矢状位，腰椎　sagittal view,lumbar spine,431

奇静脉弓　Azygos v.,arch

轴位，胸部 CT　axial view,thorax CT,444

冠状位，心脏 MRI　coronal view,heart MRI,468

矢状位，胸部 CT　sagittal view,thorax CT,451

脐动脉　Umbilicus

轴位　axial view

腹部 CT　abdomen CT,480

男性盆腔 MRI　male pelvis MRI,553

冠状位　coronal view

腹部 MRI　abdomen MRI,510

女性盆腔 MRI　female pelvis MRI,580

矢状位　sagittal view

腹部 CT　abdomen CT,483

腹部 MRI　abdomen MRI,506

男性盆腔 CT　male pelvis CT,530

气管　Trachea

轴位　axial view

心脏 MRI　heart MRI,460

胸带与胸壁　pectoral girdle and chest wall,7,8,9

胸部 CT　thorax CT,442,443

冠状位　coronal view

心脏 MRI　heart MRI,468

胸带与胸壁　pectoral girdle and chest wall,24,26,27

胸部 CT thorax CT,454,455,456
　矢状位 sagittal view
　　心脏 MRI heart MRI,465
　　胸部 CT thorax CT,451
气管隆嵴 Tracheal carina
　轴位 axial view
　　胸部 CT thorax CT,444
　　心脏 MRI heart MRI,460
　冠状位,胸部 CT coronal view,thorax CT,456
髂腹下神经,冠状位,女性盆腔 MRI Iliohypogastric n.,coronal view,female pelvis MRI,580
髂股韧带 Iliofemoral lig.
　轴位,髋关节造影 axial view,hip arthrogram,251,252,253,254,255,256
　冠状位,髋关节造影 coronal view,hip arthrogram,262,263,264,265,266
　矢状位,髋关节造影 sagittal view,hip arthrogram,257,258,259
髂骨 Ilium
　轴位 axial view
　　女性盆腔 CT female pelvis CT,538,539
　　女性盆腔 MRI female pelvis MRI,572,573,574
　　髋部 hip,224,225,226
　　腰椎 lumbar spine,426,427,428,429
　　男性盆腔 MRI male pelvis MRI,553
　冠状位 coronal view
　　腹部 CT abdomen CT,492
　　腹部 MRI abdomen MRI,515,516
　　女性盆腔 CT female pelvis CT,547,548,549,551
　　女性盆腔 MRI female pelvis MRI,582,583
　　髋部 hip,245,247,248
　　髋关节造影 hip arthrogram,262,263,264,265,266
　　腰椎 lumbar spine,432,433,434,435,437
　　男性盆腔 CT male pelvis CT,532,533
　　男性盆腔 MRI male pelvis MRI,566,568,570
　矢状位 sagittal view
　　腹部 CT abdomen CT,481
　　腹部 MRI abdomen MRI,502,503,509
　　女性盆腔 CT female pelvis CT,543
　　女性盆腔 MRI female pelvis MRI,576
　　髋部 hip,235,236,237,240,241,242
　　髋关节造影 hip arthrogram,257,258,259,260,261
　　腰椎 lumbar spine,430
　　男性盆腔 MRI male pelvis MRI,559,560,561
髂骨翼,冠状位,髋部 Iliac wing,coronal view,hip,244
髂肌 Iliacus m.
　轴位 axial view
　　女性盆腔 CT female pelvis CT,538
　　女性盆腔 MRI female pelvis MRI,572
　　腰椎 lumbar spine,426,428,429
　　男性盆腔 CT male pelvis CT,523

男性盆腔 MRI male pelvis MRI,553,554
　冠状位 coronal view
　　腹部 CT abdomen CT,490
　　腹部 MRI abdomen MRI,513
　　女性盆腔 CT female pelvis CT,546,547,548,549,550
　　女性盆腔 MRI female pelvis MRI,580,581,582
　　髋部 hip,245
　　腰椎 lumbar spine,432,433,434
　　男性盆腔 CT male pelvis CT,532,533,534
　　男性盆腔 MRI male pelvis MRI,566,567,568
　起点、止点及神经支配 origin,insertion,and nerve supply,222-223t
　矢状位 sagittal view
　　腹部 CT abdomen CT,481
　　腹部 MRI abdomen MRI,502,503,509
　　女性盆腔 CT female pelvis CT,543
　　腰椎 lumbar spine,429
　　男性盆腔 CT male pelvis CT,528
　　男性盆腔 MRI male pelvis MRI,559,560
髂嵴 Iliac crest
　轴位 axial view
　　腹部 CT abdomen CT,480
　　腰椎 lumbar spine,426
　　男性盆腔 CT male pelvis CT,522
　　男性盆腔 MRI male pelvis MRI,553
　冠状位 coronal view
　　女性盆腔 CT female pelvis CT,546,547,548,549,550
　　女性盆腔 MRI female pelvis MRI,580,581
　　腰椎 lumbar spine,435,436
　　男性盆腔 CT male pelvis CT,534
　　男性盆腔 MRI male pelvis MRI,565
　矢状位 sagittal view
　　腹部 CT abdomen CT,486
　　髋部 hip,236
　　男性盆腔 CT male pelvis CT,528
髂胫束 Iliotibial band
　轴位 axial view
　　女性盆腔 CT female pelvis CT,541,542
　　女性盆腔 MRI female pelvis MRI,575
　　髋部 hip,224,225,226,227,228,229,230,231,232
　　膝部 knee,295,296,297,298,299,300
　　男性盆腔 CT male pelvis CT,527
　　男性盆腔 MRI male pelvis MRI,557
　　股部 thigh,269,270,271,272,273,274,275,276
　冠状位 coronal view
　　髋部 hip,245,246,247
　　膝部 knee,312,313,314,315,316,317
　　小腿部 leg,342,343
　　女性盆腔 CT female pelvis CT,548,549
　　男性盆腔 MRI male pelvis MRI,568,569
　　股部 thigh,289,290

矢状位 sagittal view
　髋部 hip,233,234
　股部 thigh,277
髂肋肌 Iliocostalis m.
　轴位 axial view
　　腹部 CT abdomen CT,475,477,479,480
　　男性盆腔 CT male pelvis CT,522
　　男性盆腔 MRI male pelvis MRI,553
　冠状位 coronal view
　　腹部 CT abdomen CT,492
　　男性盆腔 CT male pelvis CT,535,536
　矢状位 sagittal view
　　腹部 CT abdomen CT,481,482,483,486
　　女性盆腔 CT female pelvis CT,543
　　男性盆腔 CT male pelvis CT,529
髂内动脉 Iliac a.,internal
　轴位 axial view
　　女性盆腔 CT female pelvis CT,538,539
　　腰椎 lumbar spine,427,428
　　男性盆腔 CT male pelvis CT,523,524
　　男性盆腔 MRI male pelvis MRI,553,554
　冠状位 coronal view
　　女性盆腔 CT female pelvis CT,550,551
　　男性盆腔 CT male pelvis CT,533,534,535
　　男性盆腔 MRI male pelvis MRI,567
　矢状位 sagittal view
　　女性盆腔 CT female pelvis CT,543,544
　　腰椎 lumbar spine,430
　　男性盆腔 CT male pelvis CT,529
　　男性盆腔 MRI male pelvis MRI,562
髂内静脉 Iliac v.,internal
　轴位 axial view
　　女性盆腔 CT female pelvis CT,538,539
　　腰椎 lumbar spine,427,428
　　男性盆腔 CT male pelvis CT,524
　　男性盆腔 MRI male pelvis MRI,553,554
　冠状位 coronal view
　　女性盆腔 CT female pelvis CT,550,551
　　男性盆腔 CT male pelvis CT,533,534,535
　矢状位 sagittal view
　　女性盆腔 CT female pelvis CT,544
　　男性盆腔 CT male pelvis CT,529
　　男性盆腔 MRI male pelvis MRI,562,563
髂内血管 Iliac vessels,internal
　轴位 axial view
　　女性盆腔 MRI female pelvis MRI,572
　　髋部 hip,224
　冠状位 coronal view
　　女性盆腔 MRI female pelvis MRI,582
　　男性盆腔 MRI male pelvis MRI,568,569
　矢状位 sagittal view

女性盆腔 MRI female pelvis MRI,576
男性盆腔 MRI male pelvis MRI,560,561
髂前上棘 Iliac spine,anterior superior
　轴位 axial view
　　女性盆腔 CT female pelvis CT,538
　　女性盆腔 MRI female pelvis MRI,572
　　男性盆腔 CT male pelvis CT,523
　　男性盆腔 MRI male pelvis MRI,554
　冠状位 coronal view
　　女性盆腔 CT female pelvis CT,546
　　女性盆腔 MRI female pelvis MRI,580
　　髋部 hip,244
　　男性盆腔 CT male pelvis CT,531,532
　矢状位,髋部 sagittal view,hip,235,236
髂前下棘 Iliac spine,anterior inferior
　轴位 axial view
　　女性盆腔 CT female pelvis CT,539
　　女性盆腔 MRI female pelvis MRI,574
　　髋部 hip,225
　　男性盆腔 CT male pelvis CT,523,524
　　男性盆腔 MRI male pelvis MRI,555
　冠状位,髋部 coronal view,hip,244
　矢状位,髋部 sagittal view,hip,235,236,237
髂外动脉 Iliac a.,external
　轴位 axial view
　　女性盆腔 CT female pelvis CT,538,539,540
　　髋部 hip,225
　　腰椎 lumbar spine,427,428
　　男性盆腔 CT male pelvis CT,523,524,525
　　男性盆腔 MRI male pelvis MRI,554,555
　冠状位 coronal view
　　女性盆腔 CT female pelvis CT,547,548
　　髋部 hip,245
　　腰椎 lumbar spine,432
　　男性盆腔 CT male pelvis CT,532
　　男性盆腔 MRI male pelvis MRI,566
　矢状位 sagittal view
　　腹部 CT abdomen CT,484
　　女性盆腔 CT female pelvis CT,543,544
　　男性盆腔 CT male pelvis CT,528
　　男性盆腔 MRI male pelvis MRI,560,561
髂外静脉 Iliac v.,external
　轴位 axial view
　　女性盆腔 CT female pelvis CT,538,539,540
　　髋部 hip,225
　　腰椎 lumbar spine,428
　　男性盆腔 CT male pelvis CT,524,525
　　男性盆腔 MRI male pelvis MRI,554,555
　冠状位 coronal view
　　女性盆腔 CT female pelvis CT,547,548,549
　　髋部 hip,245

男性盆腔 CT　male pelvis CT,532,533
男性盆腔 MRI　male pelvis MRI,566
矢状位　sagittal view
女性盆腔 CT　female pelvis CT,543
男性盆腔 MRI　male pelvis MRI,560,561
髂外血管　Iliac vessels,external
轴位　axial view
女性盆腔 MRI　female pelvis MRI,572,573
髋部　hip,224
冠状位，髋部　coronal view,hip,245,246
矢状位　sagittal view
髋部　hip,241
男性盆腔 MRI　male pelvis MRI,560
髂血管，冠状位，腰椎　Iliac vessels,coronal view,lumbar spine,433
髂腰动脉　Iliolumbar a.
轴位，腰椎　axial view,lumbar spine,428
冠状位，腰椎　coronal view,lumbar spine,433
矢状位，腰椎　sagittal view,lumbar spine,430
髂腰肌　Iliopsoas m.
轴位　axial view
女性盆腔 CT　female pelvis CT,538,539,540,541,542
女性盆腔 MRI　female pelvis MRI,573,574,575
髋部　hip,224,225,226,227,228,229,230
男性盆腔 CT　male pelvis CT,523,524,525,526,527
男性盆腔 MRI　male pelvis MRI,554,555,556,557,558
冠状位　coronal view
女性盆腔 CT　female pelvis CT,546,547,548,549
女性盆腔 MRI　female pelvis MRI,581
髋部　hip,244,245,246
腰椎　lumbar spine,432
男性盆腔 CT　male pelvis CT,531,532,533
男性盆腔 MRI　male pelvis MRI,565,566
股部　thigh,287,288
矢状位　sagittal view
女性盆腔 CT　female pelvis CT,543
髋部　hip,236,237,240,241
腰椎　lumbar spine,429
男性盆腔 CT　male pelvis CT,528
男性盆腔 MRI　male pelvis MRI,559
股部　thigh,281,282,283
髂腰肌肌腱　Iliopsoas t.
轴位　axial view
髋部　hip,224,225,226,227,228,229,230
髋关节造影　hip arthrogram,251,252,253,254,255,256
冠状位，髋部　coronal view,hip,245,246
矢状位　sagittal view
髋部　hip,238,239,240
髋关节造影　hip arthrogram,258,259,260
髂腰静脉，轴位，腰椎　Iliolumbar v.,axial view,lumbar spine,428

髂腰韧带　Iliolumbar lig.
轴位，腰椎　axial view,lumbar spine,426
冠状位，腰椎　coronal view,lumbar spine,435
横部，矢状位，腰椎　transverse part,sagittal view,lumbar spine,429
髂腰血管　Iliolumbar vessels
轴位，腰椎　axial view,lumbar spine,427
髂支，冠状位，腰椎　iliac branches,coronal view,lumbar spine,434
髂总动脉　Iliac a.,common
轴位　axial view
腹部 CT　abdomen CT,480
腰椎　lumbar spine,426
男性盆腔 CT　male pelvis CT,522
男性盆腔 MRI　male pelvis MRI,553
冠状位　coronal view
腹部 CT　abdomen CT,488
腹部 MRI　abdomen MRI,512
女性盆腔 CT　female pelvis CT,548,549
女性盆腔 MRI　female pelvis MRI,581
腰椎　lumbar spine,432
男性盆腔 CT　male pelvis CT,532,533
男性盆腔 MRI　male pelvis MRI,566,567
矢状位　sagittal view
腹部 CT　abdomen CT,482,483,484
女性盆腔 MRI　abdomen MRI,507
女性盆腔 CT　female pelvis CT,544
腰椎　lumbar spine,431
男性盆腔 CT　male pelvis CT,529,530
男性盆腔 MRI　male pelvis MRI,562,563,564
髂总动脉分叉处，矢状位，男性盆腔 CT　Iliac bifurcation,sagittal view,male pelvis CT,529
髂总静脉　Iliac v.,common
轴位　axial view
腹部 CT　abdomen CT,480
腰椎　lumbar spine,426,427
男性盆腔 CT　male pelvis CT,522,523
男性盆腔 MRI　male pelvis MRI,553
冠状位　coronal view
腹部 CT　abdomen CT,488
女性盆腔 CT　female pelvis CT,549,550
腰椎　lumbar spine,432
男性盆腔 CT　male pelvis CT,533
矢状位　sagittal view
腹部 CT　abdomen CT,483,484
女性盆腔 CT　female pelvis CT,544,545
腰椎　lumbar spine,431
男性盆腔 CT　male pelvis CT,529
男性盆腔 MRI　male pelvis MRI,563
髂总血管，矢状位　Iliac vessels,common,sagittal view
腹部 MRI　abdomen MRI,504,507

女性盆腔 MRI female pelvis MRI,577,578

前臂静脉 Forearm v.

　深部，斜矢状位，肘部 deep,oblique sagittal view,elbow,129

　浅部 superficial

　　斜矢状位，肘部 oblique sagittal view,elbow,125

　　矢状位，前臂 sagittal view,forearm,156

前臂内侧皮神经，轴位，上臂 Medial cutaneous n.,forearm,axial view,arm,93,94,96

前臂正中贵要静脉 Basilic v.,median

　轴位 axial view

　　肘部 elbow,118,119,120,121,122,123,124

　　前臂 forearm,146,147,148,149,150,151,152,153

　冠状位 coronal view

　　肘部 elbow,134,135

　　前臂 forearm,162

　斜冠状位，肘部 oblique coronal view,elbow,134,135

　斜矢状位，肘部 oblique sagittal view,elbow,131

前臂正中贵要静脉 Median basilic v.

　轴位 axial view

　　肘部 elbow,118,119,120,121,122,123,124

　　前臂 forearm,146,147,148,149,150,151,152,153

　冠状位，前臂 coronal view,forearm,162

　斜冠状位，肘部 oblique coronal view,elbow,134,135

　斜矢状位，肘部 oblique sagittal view,elbow,131

前带 Anterior bands

　外展与外旋位，肩关节造影 ABER view,shoulder arthrogram,86,87

　轴位 axial view

　　肘部 elbow,118

　　肩关节造影 shoulder arthrogram,71

　冠状位，上臂 coronal view,arm,107

　斜冠状位，肩关节造影 oblique coronal view,shoulder arthrogram,80

　斜矢状位 oblique sagittal view

　　肘部 elbow,132

　　肩关节造影 shoulder arthrogram,75

前交叉韧带 Cruciate lig.,anterior

　轴位，膝部 axial view,knee,298

　冠状位 coronal view

　　膝部 knee,315,316

　　小腿部 leg,343

　矢状位，膝部 sagittal view,knee,305,306

前距下关节 Subtalar joint,anterior

　冠状位，踝部 coronal view,ankle,373

　矢状位，踝部 sagittal view,ankle,368,369

前锯肌 Serratus anterior m.

　轴位 axial view

　　腹部 CT abdomen CT,475

　　腹部 MRI abdomen MRI,494,495,496,497

　　胸带与胸壁 pectoral girdle and chest wall,6,7,8,9,10,11,12,13

肩部 shoulder,39

　冠状位 coronal view

　　腹部 MRI abdomen MRI,516,517

　　胸带与胸壁 pectoral girdle and chest wall,27,28,29,30,31,32,33

　　胸椎 thoracic spine,420,421,422

　斜冠状位，肩部 oblique coronal view,shoulder,56,57

　起点、止点及神经支配 origin,insertion,and nerve supply,412-414t

　矢状位，胸带与胸壁 sagittal view,pectoral girdle and chest wall,18,19,20,21

前列腺 Prostate gland

　轴位 axial view

　　男性盆腔 CT male pelvis CT,525,526

　　男性盆腔 MRI male pelvis MRI,557

　冠状位 coronal view

　　男性盆腔 CT male pelvis CT,534

　　男性盆腔 MRI male pelvis MRI,567,568

　矢状位 sagittal view

　　男性盆腔 CT male pelvis CT,530

　　男性盆腔 MRI male pelvis MRI,563,564

前列腺周围静脉丛，矢状位，男性盆腔 CT Periprostatic venous plexus,sagittal view,male pelvis CT,529

前乳头肌 Papillary m.,anterior

　轴位，胸部 CT axial view,thorax CT,446

　冠状位，胸部 CT coronal view,thorax CT,453

前上质，冠状位，髋关节造影 Labrum,anterior superior,coronal view,hip arthrogram,262,263

前斜角肌 Scalene m.,anterior

　轴位，胸带与胸壁 axial view,pectoral girdle and chest wall,6,7

　冠状位，胸带与胸壁 coronal view,pectoral girdle and chest wall,27

　矢状位 sagittal view

　　胸带与胸壁 pectoral girdle and chest wall,21,22

　　胸椎 thoracic spine,417

前盂唇 Labrum,anterior

　外展与外旋位，肩关节造影 ABER view,shoulder arthrogram,85,86,87,88

　轴位 axial view

　　髋关节造影 hip arthrogram,251,252,253,254

　　肩部 shoulder,41

　　肩关节造影 shoulder arthrogram,67,68,69,70

　外展与外旋位，肩关节造影 oblique sagittal view,shoulder arthrogram,75,76

　矢状位，髋关节造影 sagittal view,hip arthrogram,257,258,260

前脂肪垫 Fat pad,anterior

　轴位，肘部 axial view,elbow,115,116

　斜矢状位，肘部 oblique sagittal view,elbow,129

　矢状位 sagittal view

上臂　arm,101,102
　肘部　elbow,129
前纵韧带，矢状位　Longitudinal lig.,anterior,sagittal view
　腰椎　lumbar spine,431
　胸椎　thoracic spine,419
球海绵体肌　Bulbospongiosus m.
　冠状位　coronal view
　　女性盆腔CT　female pelvis CT,548,549
　　男性盆腔CT　male pelvis CT,534,535
　矢状位，男性盆腔CT　sagittal view,male pelvis CT,530
屈肌支持带　Flexor retinaculum
　轴位，踝部　axial view,ankle,349,350,351,352,353,354,355
　冠状位　coronal view
　　踝部　ankle,375,376
　　手部　hand,214
　斜轴位，踝部　oblique axial view,ankle,360,361,362
　矢状位，手部　sagittal view,hand,208,209,210
屈肌总腱　Flexor t. common
　轴位，肘部　axial view,elbow,116,117,118
　冠状位，上臂　coronal view,arm,107
　冠状位，足部　coronal view,foot,400,401

R

桡侧返动脉　Radial recurrent a.
　轴位，肘部　axial view,elbow,119,120,121
　斜冠状位，肘部　oblique coronal view,elbow,140
桡侧副韧带　Radial collateral lig.
　轴位　axial view
　　肘部　elbow,118,119,120
　　手部　hand,204
　冠状位，手部　coronal view,hand,216,217
　斜冠状位，肘部　oblique coronal view,elbow,138,139
　斜矢状位，肘部　oblique sagittal view,elbow,126
　矢状位，手部　sagittal view,hand,206
桡侧茎突，冠状位，手部　Radial styloid,coronal view,hand,216
桡侧腕长伸肌　Extensor carpi radialis longus m.
　轴位　axial view
　　上臂　arm,95,96,97
　　肘部　elbow,115,116,117,118,119,120,121,123,124
　　前臂　forearm,146,147,148,149,150
　冠状位　coronal view
　　上臂　arm,108
　　肘部　elbow,134,135,136,137,138,139,140,141
　　前臂　forearm,167,168,169
　斜冠状位，肘部　oblique coronal,elbow,134,135,136,137,138,139,140,141
　斜矢状位，肘部　oblique sagittal view,elbow,125,126,127
　起点、止点及神经支配　origin,insertion,and nerve supply,144-145t
　矢状位　sagittal view

上臂　arm,98
　肘部　elbow,125,126,127
　前臂　forearm,156,157
桡侧腕长伸肌肌腱　Extensor carpi radialis longus t.
　轴位　axial view
　　前臂　forearm,150,151,152,153,154
　　手部　hand,198
　冠状位　coronal view
　　前臂　forearm,167
　　手部　hand,217
　矢状位，前臂　sagittal view,forearm,157
桡侧腕短伸肌　Extensor carpi radialis brevis m.
　轴位　axial view
　　肘部　elbow,116,117,118,119,120,121,122,123,124
　　前臂　forearm,146,147,148,149,150,151
　冠状位　coronal view
　　肘部　elbow,136,137,138,139
　　前臂　forearm,166,167,168,169
　斜冠状位，肘部　oblique coronal view,elbow,136,137,138,139
　斜矢状位，肘部　oblique sagittal view,elbow,125,126,127
　起点、止点及神经支配　origin,insertion,and nerve supply,144-145t
　矢状位　sagittal view
　　肘部　elbow,125,126,127
　　前臂　forearm,156,157,158
桡侧腕短伸肌肌腱　Extensor carpi radialis brevis t.
　轴位　axial view
　　前臂　forearm,151,152,153,154
　　手部　hand,198
　冠状位　coronal view
　　前臂　forearm,167
　　手部　hand,217
桡侧腕屈肌　Flexor carpi radialis m.
　轴位　axial view
　　肘部　elbow,119,120,121,122,123,124
　　前臂　forearm,146,147,148,149,150,151
　冠状位　coronal view
　　肘部　elbow,134,135,136,137
　　前臂　forearm,162,163,164,165
　斜冠状位，肘部　oblique coronal view,elbow,134,135,136,137
　斜矢状位，肘部　oblique sagittal view,elbow,129,130,131,132
　起点、止点及神经支配　origin,insertion,and nerve supply,144-145t
　矢状位　sagittal view
　　上臂　arm,103,104
　　肘部　elbow,129,130,131,132
　　前臂　forearm,156,157,158
桡侧腕屈肌　Flexor digitorum superficialis m.
　轴位　axial view
　　肘部　elbow,118,119,120,121,122,123,124

前臂 forearm,146,147,148,149,150,151,152,153,154,155
冠状位 coronal view
    肘部 elbow,135,136,137,138,139,140
    前臂 forearm,162,163,164,165,166
斜冠状位 oblique coronal view
    肘部 elbow,135,136,137,138,139,140
斜矢状位，肘部 oblique sagittal view,elbow,130,131,133
起点、止点及神经支配 origin,insertion,and nerve supply,144-145t
矢状位 sagittal view
    肘部 elbow,130,131,133
    前臂 forearm,156,157,158,159,160
桡侧腕屈肌肌腱 Flexor carpi radialis t.
轴位，前臂 axial view,forearm,150,151,152,153,154,155
冠状位 coronal view
    前臂 forearm,165
    手部 hand,214
矢状位，手部 sagittal view,hand,208
桡侧籽骨 Radial sesamoid
轴位，手部 axial view,hand,201
矢状位，手部 sagittal view,hand,206
桡动脉 Radial a.
轴位 axial view
    肘部 elbow,119,120,121,122,123,124
    前臂 forearm,147,148,149,150,151,152,153,154
    手部 hand,198
冠状位 coronal view
    前臂 forearm,164,165,166
    手部 hand,215,216
斜冠状位，肘部 oblique coronal view,elbow,134,135,136
斜矢状位，肘部 oblique sagittal view,elbow,129
矢状位，前臂 sagittal view,forearm,156,157
桡骨 Radius
轴位，肘部 axial view,elbow,123,124
冠状位 coronal view
    前臂 forearm,165,166,167,168
    手部 hand,215,216,217,218
斜冠状位，肘部 oblique coronal view,elbow,136,137,138
斜矢状位，肘部 oblique sagittal view,elbow,128
矢状位，前臂 sagittal view,forearm,157,158,159
桡骨粗隆 Radial tuberosity
轴位，肘部 axial view,elbow,122
冠状位，前臂 coronal view,forearm,166
斜冠状位，肘部 oblique coronal view,elbow,138,139
斜矢状位，肘部 oblique sagittal view,elbow,128
矢状位，前臂 sagittal view,forearm,158
桡骨颈 Radial neck
轴位，肘部 axial view,elbow,121
斜冠状位，肘部 oblique coronal view,elbow,139
矢状位，前臂 sagittal view,forearm,158
桡骨头 Radial head

轴位，肘部 axial view,elbow,119,120
冠状位，上臂 coronal view,arm,106,107
斜冠状位，肘部 oblique coronal view,elbow,138,139
斜矢状位，肘部 oblique sagittal view,elbow,126,127,128,129
矢状位，上臂 sagittal view,arm,99,100
桡神经 Radial n.
轴位 axial view
    上臂 arm,92,93,94,95,96
    肘部 elbow,115
    胸带与胸壁 pectoral girdle and chest wall,11,12,13
冠状位 coronal view
    上臂 arm,109
    胸带与胸壁 pectoral girdle and chest wall,29,30,31
斜冠状位 oblique coronal view
    肘部 elbow,138,139
    肩部 shoulder,60,62
斜矢状位 oblique sagittal view
    肘部 elbow,126
    肩部 shoulder,52
矢状位 sagittal view
    上臂 arm,100,101,102
    胸带与胸壁 pectoral girdle and chest wall,16
桡神经浅支 Radial n.,superficial
轴位 axial view
    肘部 elbow,115,116,117,118,119,120,121,122,123,124
    前臂 forearm,146,147,148,149,150,151,152,153,154,155
冠状位，前臂 coronal view,forearm,165,166,167
斜冠状位，肘部 oblique coronal view,elbow,136
斜矢状位，肘部 oblique sagittal view,elbow,127
桡神经深支 Radial n.,deep
轴位 axial view
    肘部 elbow,115,116,117,118,119,120,121,122,123,124
    前臂 forearm,146,147
斜冠状位，肘部 oblique coronal view,elbow,136,137,138,139,140
斜矢状位，肘部 oblique sagittal view,elbow,127
矢状位，前臂 sagittal view,forearm,157,158
桡窝 Radial fossa
斜矢状位，肘部 oblique sagittal view,elbow,128
矢状位，上臂 sagittal view,arm,100
桡舟头韧带，冠状位，手部 Radioscaphocapitate lig.,coronal view,hand,215
乳房 Breast
冠状位，腹部 MRI coronal view,abdomen MRI,510,511,512
矢状位，腹部 MRI sagittal view,abdomen MRI,502
乳头肌，左心室，冠状位，胸部 CT Papillary m.,left ventricular,coronal view,thorax CT,454

S

Schmorl 结节，冠状位，腰椎 Schmorl node,coronal view,lumbar spine,434

三边孔　Triangular space
　冠状位　coronal view
　　上臂　arm,110
　　胸带与胸壁　pectoral girdle and chest wall,29
　斜冠状位，肩部　oblique coronal view,shoulder,62
三尖瓣，轴位，心脏 MRI　Tricuspid plane,axial view,heart MRI,463
三角骨　Triquetrum
　冠状位，手部　coronal view,hand,215,216,217
　矢状位　sagittal view
　　手部　hand,210,211
　　腕部　wrist,210,211
三角肌　Deltoid m.
　前部　anterior
　　轴位，胸带与胸壁　axial view,pectoral girdle and chest wall,6,7,8
　　冠状位，胸带与胸壁　coronal view,pectoral girdle and chest wall,24
　轴位　axial view
　　上臂　arm,92
　　胸带与胸壁　pectoral girdle and chest wall,6,7,8,9,10,11,12,13
　　肩部　shoulder,37,38,39,40,41,42,43,44,45
　　肩关节造影　shoulder arthrogram,67,68,69,70
　冠状位　coronal view
　　上臂　arm,105,106,108,109,110,111,112,113
　　胸带与胸壁　pectoral girdle and chest wall,25,26,27,28,29,30,31,32,33
　　胸椎　thoracic spine,422
　中部，轴位，胸带与胸壁　middle,axial view,pectoral girdle and chest wall,6
　斜冠状位　oblique coronal view
　　肩部　shoulder,56,57,58,59,60,61,62,63,64,65
　　肩关节造影　shoulder arthrogram,79,80,81,82,83
　斜矢状位　oblique sagittal view
　　肩部　shoulder,46,47,48,49,50,51,52,53,54,55
　　肩关节造影　shoulder arthrogram,72,73,74,75
　起点、止点及神经支配　origin,insertion,and nerve supply,35t,412-414t
　后部，轴位，胸带与胸壁　posterior,axial view,pectoral girdle and chestwall,6,7
　矢状位　sagittal view
　　上臂　arm,98,99,100,101,102,103,104
　　胸带与胸壁　pectoral girdle and chest wall,14,15,16,17,18
三角肌粗隆　Deltoid tuberosity
　轴位，上臂　axial view,arm,92
　冠状位，上臂　coronal view,arm,109
　矢状位，胸带与胸壁　sagittal view,pectoral girdle and chest wall,14,15
三角肌肌腱　Deltoid t.
　冠状位，上臂　coronal view,arm,110,111

斜冠状位，肩部　oblique coronal view,shoulder,62
三角韧带　Deltoid lig.
　轴位，踝部　axial view,ankle,352,353,354
　冠状位，踝部　coronal view,ankle,373,374,375,376
　斜轴位，踝部　oblique axial view,ankle,361
　矢状位，踝部　sagittal view,ankle,371
三角纤维软骨，冠状位，手部　Triangular fibrocartilage,coronal view,hand,215,216,217
上关节盂　Glenoid,superior
　轴位，肩关节造影　axial view,shoulder arthrogram,67
　冠状位，胸带与胸壁　coronal view,pectoral girdle and chest wall,28
上后锯肌　Serratus posterior m.,superior
　冠状位　coronal view
　　胸带与胸壁　pectoral girdle and chest wall,31
　　胸椎　thoracic spine,421,422,423
　起点、止点及神经支配　origin,insertion,and nerve supply,412-414t
　矢状位，胸带与胸壁　sagittal view,pectoral girdle and chest wall,21,22
上腔静脉　Superior vena cava
　轴位　axial view
　　心脏 MRI　heart MRI,460,461,462
　　胸带与胸壁　pectoral girdle and chest wall,9,10,11
　　胸部 CT　thorax CT,444,445
　冠状位　coronal view
　　胸带与胸壁　pectoral girdle and chest wall,26,27
　　胸部 CT　thorax CT,454,455
　矢状位，胸部 CT　sagittal view,thorax CT,451
上盂唇　Labrum,superior
　外展与外旋位，肩关节造影　ABER view,shoulder arthrogram,85
　轴位，肩关节造影　axial view,shoulder arthrogram,67
　冠状位，髋关节造影　coronal view,hip arthrogram,263,264,265
　斜冠状位，肩部　oblique coronal view,shoulder,59,60,61
　斜矢状位　oblique sagittal view
　　肩部　shoulder,52
　　肩关节造影　shoulder arthrogram,75
　矢状位，髋关节造影　sagittal view,hip arthrogram,257
上孖肌　Gemellus m.,superior
　轴位，男性盆腔 CT　axial view,male pelvis CT,525
　冠状位　coronal view
　　女性盆腔 CT　female pelvis CT,551
　　髋部　hip,247
　　男性盆腔 CT　male pelvis CT,535
　起点、止点及神经支配　origin,insertion,and nerve supply,222-223t
　矢状位　sagittal view
　　髋部　hip,241
　　男性盆腔 CT　male pelvis CT,528

男性盆腔 MRI　male pelvis MRI,559

舌骨下肌　Infrahyoid m.
　　轴位，胸带与胸壁　axial view,pectoral girdle and chest wall,4
　　冠状位，胸带与胸壁　coronal view,pectoral girdle and chest wall,25

伸肌肌腱　Extensor t.
　　伸肌总腱　common extensor t.
　　　　轴位，肘部　axial view,elbow,118
　　　　斜冠状位，肘部　oblique coronal view,elbow,139,140
　　　　冠状位，足部　coronal view,foot,399,401,402,403,404,405

伸肌支持带　Extensor retinaculum
　　轴位，踝部　axial view,ankle,349,350,354
　　斜轴位，踝部　oblique axial view,ankle,359,362,363

神经根，冠状位，胸部 CT　Nerve root,coronal view,thorax CT,458

神经孔　Neural foramina
　　冠状位，胸部 CT　coronal view,thorax CT,458
　　矢状位　sagittal view
　　　　腹部 MRI　abdomen MRI,505
　　　　心脏 MRI　heart MRI,465

神经孔，外侧，矢状位，胸椎　Neuroforamen,lateral,sagittal view,thoracic spine,418,419

神经血管束　Neurovascular bundle
　　轴位，胸带与胸壁　axial view,pectoral girdle and chest wall,12
　　矢状位，胸带与胸壁　sagittal view,pectoral girdle and chest wall,17

肾　Kidney
　　左　left
　　　　轴位　axial view
　　　　　　腹部 CT　abdomen CT,477,478,479
　　　　　　腹部 MRI　abdomen MRI,496,497,498,499,500,501
　　　　　　腰椎　lumbar spine,429
　　　　冠状位　coronal view
　　　　　　腹部 CT　abdomen CT,491,492
　　　　　　腹部 MRI　abdomen MRI,515,516,517
　　　　　　腰椎　lumbar spine,435
　　　　　　胸椎　thoracic spine,420
　　　　　　胸部 CT　thorax CT,457
　　　　矢状位　sagittal view
　　　　　　腹部 MRI　abdomen MRI,502,503,504
　　　　　　心脏 MRI　heart MRI,464
　　　　　　胸椎　thoracic spine,417
　　　　　　胸部 CT　thorax CT,449
　　　　矢状位，腹部 CT　sagittal view,abdomen CT,481
　　左下极　left inferior pole
　　　　轴位，腹部 CT　axial view,abdomen CT,479
　　　　冠状位，腹部 CT　coronal view,abdomen CT,491
　　左上极　left superior pole
　　　　轴位，腹部 CT　axial view,abdomen CT,476,477
　　　　矢状位，腹部 CT　sagittal view,abdomen CT,482
　　左上极，轴位，腹部 MRI　left upper pole,axial view,abdomen MRI,496
　　右　right
　　　　轴位　axial view
　　　　　　腹部 CT　abdomen CT,477,478,479
　　　　　　腹部 MRI　abdomen MRI,497,498,499,500,501
　　　　　　腰椎　lumbar spine,429
　　　　冠状位　coronal view
　　　　　　腹部 CT　abdomen CT,491,492
　　　　　　腹部 MRI　abdomen MRI,515,516,517
　　　　　　腰椎　lumbar spine,436
　　　　　　胸椎　thoracic spine,420
　　　　　　胸部 CT　thorax CT,457
　　　　矢状位　sagittal view
　　　　　　腹部 CT　abdomen CT,485,486
　　　　　　腹部 MRI　abdomen MRI,508,509
　　右下极　right inferior pole
　　　　轴位，腹部 CT　axial view,abdomen CT,479
　　　　冠状位　coronal view
　　　　　　腹部 CT　abdomen CT,490
　　　　　　腰椎　lumbar spine,434
　　右上极　right superior pole
　　　　轴位，腹部 CT　axial view,abdomen CT,476,477
　　　　矢状位，腹部 CT　sagittal view,abdomen CT,485
　　右上极，轴位，腹部 MRI　right upper pole,axial view,abdomen MRI,496
　　矢状位，腰椎　sagittal view,lumbar spine,430

肾动脉　Renal a.
　　左肾动脉　left
　　　　轴位　axial view
　　　　　　腹部 CT　abdomen CT,478
　　　　　　腹部 MRI　abdomen MRI,500
　　　　冠状位　coronal view
　　　　　　腹部 CT　abdomen CT,490
　　　　　　腹部 MRI　abdomen MRI,514,515
　　　　　　腰椎　lumbar spine,432
　　　　矢状位　sagittal view
　　　　　　腹部 CT　abdomen CT,482,483
　　　　　　腹部 MRI　abdomen MRI,503,504
　　右肾动脉　right
　　　　轴位，腹部 MRI　axial view,abdomen MRI,499
　　　　冠状位　coronal view
　　　　　　腹部 CT　abdomen CT,490
　　　　　　腹部 MRI　abdomen MRI,514,515
　　　　　　腰椎　lumbar spine,432
　　　　矢状位　sagittal view
　　　　　　腹部 CT　abdomen CT,484,485
　　　　　　腹部 MRI　abdomen MRI,506,507,508
　　　　　　腰椎　lumbar spine,431
　　矢状位，腹部 CT　sagittal view,abdomen CT,481

肾窦　Renal sinus
　　轴位，腹部 MRI　axial view,abdomen MRI,497,498
　　矢状位，腹部 MRI　sagittal view,abdomen MRI,509
肾筋膜，冠状位，腹部 CT　Perirenal fascia,coronal view,abdomen
　　CT,491
肾静脉　Renal v.
　　左肾静脉　left
　　　轴位　axial view
　　　　腹部 CT　abdomen CT,478,479
　　　　腹部 MRI　abdomen MRI,498,499,500
　　　冠状位　coronal view
　　　　腹部 CT　abdomen CT,489,490
　　　　腹部 MRI　abdomen MRI,513,514,515
　　　　腰椎　lumbar spine,432
　　　矢状位　sagittal view
　　　　腹部 CT　abdomen CT,482,483
　　　　腹部 MRI　abdomen MRI,503,504,505,506
　　右肾静脉　right
　　　轴位　axial view
　　　　腹部 CT　abdomen CT,478
　　　　腹部 MRI　abdomen MRI,499,500
　　　冠状位　coronal view
　　　　腹部 CT　abdomen CT,490
　　　　腹部 MRI　abdomen MRI,515
　　　　胸部 CT　thorax CT,455
　　　矢状位　sagittal view
　　　　腹部 CT　abdomen CT,485
　　　　腹部 MRI　abdomen MRI,508
　　矢状位，腹部 CT　sagittal view,abdomen CT,481
肾门，矢状位，腹部 CT　Renal hilum,sagittal view,abdomen
　　CT,481
肾皮质　Renal cortex
　　轴位，腹部 CT　axial view,abdomen CT,478
　　冠状位，腹部 CT　coronal view,abdomen CT,492
　　矢状位，腹部 CT　sagittal view,abdomen CT,486
肾上腺　Adrenal gland
　　轴位　axial view
　　　腹部 CT　abdomen CT,476,477
　　　腹部 MRI　abdomen MRI,494,495,496,497,498
　　冠状位　coronal view
　　　腹部 CT　abdomen CT,491,492
　　　腹部 MRI　abdomen MRI,515,516
　　矢状位　sagittal view
　　　腹部 CT　abdomen CT,482,485
　　　腹部 MRI　abdomen MRI,503,504,508
肾上腺静脉，轴位，腹部 CT　Adrenal v.,axial view,abdomen
　　CT,476
肾髓质　Renal medulla
　　轴位，腹部 CT　axial view,abdomen CT,478
　　冠状位，腹部 CT　coronal view,abdomen CT,492
　　矢状位，腹部 CT　sagittal view,abdomen CT,486

肾盂　Renal pelvis
　　轴位　axial view
　　　腹部 CT　abdomen CT,478,479
　　　腹部 MRI　abdomen MRI,500
　　冠状位　coronal view
　　　腹部 CT　abdomen CT,491
　　　腹部 MRI　abdomen MRI,516
　　矢状位　sagittal view
　　　腹部 CT　abdomen CT,485
　　　腹部 MRI　abdomen MRI,503,508
升结肠　Colon,ascending
　　轴位　axial view
　　　腹部 CT　abdomen CT,479,480
　　　腹部 MRI　abdomen MRI,501
　　　女性盆腔 MRI　female pelvis MRI,572
　　　男性盆腔 CT　male pelvis CT,522,523
　　　男性盆腔 MRI　male pelvis MRI,553
　　冠状位　coronal view
　　　腹部 CT　abdomen CT,489,490
　　　腹部 MRI　abdomen MRI,511,512,513,514,515
　　　女性盆腔 CT　female pelvis CT,546,548,549
　　　女性盆腔 MRI　female pelvis MRI,581
　　　男性盆腔 CT　male pelvis CT,531,532
　　　男性盆腔 MRI　male pelvis MRI,566
　　矢状位　sagittal view
　　　腹部 CT　abdomen CT,486
　　　腹部 MRI　abdomen MRI,509
　　　女性盆腔 CT　female pelvis CT,543
　　　男性盆腔 MRI　male pelvis MRI,559
升主动脉　Aorta,ascending
　　轴位　axial view
　　　心脏 MRI　heart MRI,460,461
　　　胸带与胸壁　pectoral girdle and chest wall,9,10,11
　　　胸部 CT　thorax CT,444,445
　　冠状位　coronal view
　　　心脏 MRI　heart MRI,467,468
　　　胸带与胸壁　pectoral girdle and chest wall,26
　　矢状位　sagittal view
　　　心脏 MRI　heart MRI,465
　　　胸部 CT　thorax CT,451
生殖腺静脉　Gonadal v.
　　轴位，腹部 CT　axial view,abdomen CT,479,480
　　冠状位　coronal view
　　　腹部 CT　abdomen CT,490
　　　女性盆腔 CT　female pelvis CT,550
　　矢状位　sagittal view
　　　腹部 CT　abdomen CT,482,485
　　　女性盆腔 CT　female pelvis CT,544
十二指肠　Duodenum
　　轴位，腹部 CT　axial view,abdomen CT,477
　　矢状位，胸部 CT　sagittal view,thorax CT,451

十二指肠第二部分　Duodenum,second portion
　轴位　axial view
　　腹部 CT　abdomen CT,478,479
　　腹部 MRI　abdomen MRI,498,499,500,501
　冠状位　coronal view
　　腹部 CT　abdomen CT,489,490
　　腹部 MRI　abdomen MRI,513,514
　　胸部 CT　thorax CT,453
　矢状位　sagittal view
　　腹部 CT　abdomen CT,485
　　腹部 MRI　abdomen MRI,509
十二指肠第三部分　Duodenum,third portion
　轴位　axial view
　　腹部 CT　abdomen CT,479
　　腹部 MRI　abdomen MRI,500,501
　冠状位，腹部 CT　coronal view,abdomen CT,489
　矢状位　sagittal view
　　腹部 CT　abdomen CT,482,483,484
　　腹部 MRI　abdomen MRI,505,506,507,508
十二指肠空肠连接部，轴位，腹部 MRI　Duodenojejunal junction,
axial view,abdomen MRI,501
十二指肠球　Duodenal bulb
　轴位　axial view
　　腹部 CT　abdomen CT,478
　　腹部 MRI　abdomen MRI,498
　冠状位　coronal view
　　腹部 CT　abdomen CT,487
　　腹部 MRI　abdomen MRI,512,513
　矢状位，腹部 MRI　sagittal view,abdomen MRI,508
食管　Esophagus
　轴位　axial view
　　腹部 CT　abdomen CT,475
　　腹部 MRI　abdomen MRI,494
　　心脏 MRI　heart MRI,460,461,462,463
　　胸带与胸壁　pectoral girdle and chest wall,5
　　胸椎　thoracic spine,416
　　胸部 CT　thorax CT,442,443,445,446,447,448
　冠状位　coronal view
　　腹部 MRI　abdomen MRI,515
　　胸部 CT　thorax CT,455,456
　矢状位　sagittal view
　　腹部 CT　abdomen CT,483
　　腹部 MRI　abdomen MRI,505
　　胸椎　thoracic spine,418,419
　　胸部 CT　thorax CT,450,451
矢状带，轴位，手部　Sagittal band,axial view,hand,204
　矢状位，腹部 CT　sagittal view,abdomen CT,485
　矢状位，胸椎　sagittal view,thoracic spine,418
示指　Finger,index
　远节指骨，矢状位　distal phalanx,sagittal view,207,208
　中节指骨，矢状位　middle phalanx,sagittal view,207

近节指骨　proximal phalanx
　冠状位　coronal view,216,217
　矢状位　sagittal view,206,207,208
示指伸肌　Extensor indicis m.
　轴位　axial view
　　前臂　forearm,153,154,155
　　腕部　wrist,171
　冠状位　coronal view
　　前臂　forearm,165,166
　　腕部　wrist,193,194
　起点、止点及神经支配　origin,insertion,and nerve supply,
144-145t
　矢状位　sagittal view
　　前臂　forearm,160
　　腕部　wrist,184,185,186,
示指伸肌肌腱　Extensor indicis t.
　轴位　axial view
　　腕部　wrist,171,172,173,174,175,176,177,178,179
　　前臂　forearm,155
　　手部　hand,198,199,200,201,202,203,204
　矢状位　sagittal view
　　前臂　forearm,160
　　腕部　wrist,183
　冠状位，腕部　coronal view,wrist,194
室间隔　Interventricular septum
　轴位　axial view
　　胸部 CT　thorax CT,446,447
　　心脏 MRI　heart MRI,462
　矢状位，胸部 CT　sagittal view,thorax CT,449,450
收肌管，轴位，股部　Adductor canal,axial view,thigh,275
输精管　Vas deferens
　轴位，男性盆腔 MRI　axial view,male pelvis MRI,555
　冠状位，男性盆腔 MRI　coronal view,male pelvis MRI,568,
569
输尿管　Ureter
　轴位　axial view
　　腹部 MRI　abdomen MRI,501
　　男性盆腔 CT　male pelvis CT,522,523,524
　冠状位　coronal view
　　腹部 MRI　abdomen MRI,515
　　女性盆腔 CT　female pelvis CT,548
　　男性盆腔 CT　male pelvis CT,532
　矢状位　sagittal view
　　腹部 MRI　abdomen MRI,508
　　男性盆腔 CT　male pelvis CT,529
输尿管膀胱连接部，轴位，男性盆腔 CT　Ureterovesicular
junction,axial view,male pelvis CT,525
竖脊肌　Erector spinae m.
　轴位　axial view
　　腹部 MRI　abdomen MRI,495,497,498,499,500,501
　　男性盆腔 CT　male pelvis CT,523

男性盆腔 MRI　male pelvis MRI,553,554

胸带与胸壁　pectoral girdle and chest wall,8,10,11,12,13

胸椎　thoracic spine,415,416

冠状位　coronal view

女性盆腔 MRI　female pelvis MRI,583,584

男性盆腔 MRI　male pelvis MRI,569,570

胸带与胸壁　pectoral girdle and chest wall,32,33

胸椎　thoracic spine,421,422

矢状位　sagittal view

腹部 MRI　abdomen MRI,503,505,507,508

女性盆腔 MRI　female pelvis MRI,576,577

男性盆腔 CT　male pelvis CT,530

男性盆腔 MRI　male pelvis MRI,560,561,562,563,564

胸带与胸壁　pectoral girdle and chest wall,23

胸椎　thoracic spine,417,418,419

四边孔　Quadrangular space

轴位，胸带与胸壁　axial view,pectoral girdle and chest wall,8,9

冠状位，胸带与胸壁　coronal view,pectoral girdle and chest wall,28,29

斜冠状位，肩部　oblique coronal view,shoulder,62,63

矢状位，上臂　sagittal view,arm,101

四方体　Quadrilateral plate

轴位，女性盆腔 CT　axial view,female pelvis CT,540

冠状位，髋部　coronal view,hip,246

矢状位，髋部　sagittal view,hip,241

锁骨　Clavicle

轴位　axial view

胸带与胸壁　pectoral girdle and chest wall,6,7,8

肩部　shoulder,38,39

肩关节造影　shoulder arthrogram,67

胸部 CT　thorax CT,442

冠状位　coronal view

上臂　arm,108,109

胸带与胸壁　pectoral girdle and chest wall,24,25,26

远端　distal

轴位　axial view

胸带与胸壁　pectoral girdle and chest wall,5

肩部　shoulder,36,37

冠状位，胸带与胸壁　coronal view,pectoral girdle and chest wall,27

矢状位，胸带与胸壁　sagittal view,pectoral girdle and chest wall,17

内侧，矢状位，胸带与胸壁　medial,sagittal view,pectoral girdle and chest wall,23

斜冠状位　oblique coronal view

肩部　shoulder,56,57,58,59

肩关节造影　shoulder arthrogram,78,79

斜矢状位　oblique sagittal view

肩部　shoulder,52,53,54,55

肩关节造影　shoulder arthrogram,75,76,77

矢状位　sagittal view

心脏 MRI　heart MRI,464,466

胸带与胸壁　pectoral girdle and chest wall,17,18,19,20,21,22

胸部 CT　thorax CT,449

锁骨间韧带，冠状位，胸带与胸壁　Interclavicular lig.,coronal view,pectoral girdle and chest wall,25

锁骨头　Clavicular head

冠状位　coronal view

心脏 MRI　heart MRI,467

胸部 CT　thorax CT,453

矢状位，胸部 CT　sagittal view,thorax CT,450,452

锁骨下动脉　Subclavian a.

轴位　axial view

胸带与胸壁　pectoral girdle and chest wall,6

胸部 CT　thorax CT,442,443

冠状位　coronal view

心脏 MRI　heart MRI,468

胸带与胸壁　pectoral girdle and chest wall,27

胸部 CT　thorax CT,454,455

矢状位　sagittal view

胸带与胸壁　pectoral girdle and chest wall,21,22

胸部 CT　thorax CT,449,450

锁骨下肌　Subclavius m.

轴位　axial view

胸带与胸壁　pectoral girdle and chest wall,7

肩部　shoulder,38,39,40

冠状位，胸带与胸壁　coronal view,pectoral girdle and chest wall,25,26

斜冠状位，肩部　oblique coronal view,shoulder,56

斜矢状位，肩部　oblique sagittal view,shoulder,55

起点、止点及神经支配　origin,insertion,and nerve supply,35t

矢状位，胸带与胸壁　sagittal view,pectoral girdle and chest wall,18,19,20,21

锁骨下静脉　Subclavian v.

轴位　axial view

胸带与胸壁　pectoral girdle and chest wall,7

胸部 CT　thorax CT,442

冠状位　coronal view

胸带与胸壁　pectoral girdle and chest wall,25,26,27

胸部 CT　thorax CT,453,454,455

矢状位　sagittal view

胸带与胸壁　pectoral girdle and chest wall,21,22

胸部 CT　thorax CT,449,452

锁骨下血管，冠状位，心脏 MRI　Subclavian vessels,coronal view,heart MRI,468

T

T12 ～ L1

纤维环　annulus fi brosus,435

髓核　nucleus pulposus,435

头半棘肌　Semispinalis capitis m.
　　轴位，胸带与胸壁　axial view,pectoral girdle and chest wall,6
　　冠状位，胸带与胸壁　coronal view,pectoral girdle and chest wall,28,29,30,31
　　起点、止点及神经支配　origin,insertion,and nerve supply,412-414t
　　矢状位，胸带与胸壁　sagittal view,pectoral girdle and chest wall,23
头半棘肌，轴位，胸带与胸壁　Semispinalis,axial view,thoracic spine,415
头臂动脉　Brachiocephalic a.
　　轴位　axial view
　　　　胸带与胸壁　pectoral girdle and chest wall,7,8
　　　　胸部 CT　thorax CT,443
　　冠状位，胸部 CT　coronal view,thorax CT,453,454,455
　　矢状位，胸部 CT　sagittal view,thorax CT,452
头臂干　Brachiocephalic trunk
　　冠状位，胸带与胸壁　coronal view,pectoral girdle and chest wall,26
　　矢状位，心脏 MRI　sagittal view,heart MRI,465
头臂静脉　Brachiocephalic v.
　　轴位　axial view
　　　　胸带与胸壁　pectoral girdle and chest wall,7,8,9
　　　　胸部 CT　thorax CT,443
　　冠状位　coronal view
　　　　心脏 MRI　heart MRI,468
　　　　胸带与胸壁　pectoral girdle and chest wall,26,27
　　　　胸部 CT　thorax CT,453,454,455
　　矢状位　sagittal view
　　　　心脏 MRI　heart MRI,465
　　　　胸带与胸壁　pectoral girdle and chest wall,23
　　　　胸部 CT　thorax CT,450,451,452
头夹肌　Splenius capitis m.
　　轴位，胸带与胸壁　axial view,pectoral girdle and chest wall,6,7,8
　　冠状位，胸带与胸壁　coronal view,pectoral girdle and chest wall,29,30,31,32
　　起点、止点及神经支配　origin,insertion,and nerve supply,412-414t
　　矢状位，胸带与胸壁　sagittal view,pectoral girdle and chest wall,22,23
头静脉　Cephalic v.
　　轴位　axial view
　　　　上臂　arm,92,93
　　　　肘部　elbow,115,116,117,118,119,120,121,122,123,124
　　　　前臂　forearm,146,147,148,149,150,151,152,153,154,155
　　　　胸带与胸壁　pectoral girdle and chest wall,7,10,11,12,13
　　　　肩部　shoulder,40,41,42,43,44,45
　　冠状位　coronal view
　　　　上臂　arm,105
　　　　肘部　elbow,134,135

　　　　前臂　forearm,164,165,166
　　　　胸带与胸壁　pectoral girdle and chest wall,24,25,26,27
　　斜冠状位　oblique coronal view
　　　　肘部　elbow,134,135
　　　　肩部　shoulder,56,57,58
　　斜矢状位　oblique sagittal view
　　　　肘部　elbow,127,128,129
　　　　肩部　shoulder,48,49,50,51,52,53,54,55
　　矢状位　sagittal view
　　　　前臂　forearm,156,157
　　　　胸带与胸壁　pectoral girdle and chest wall,14,15,18,19
头状骨　Capitate
　　冠状位，手部　coronal view,hand,215,216,217
　　矢状位，手部　sagittal view,hand,209
头最长肌，起点、止点及神经支配　Longissimus capitis m.,origin,insertion,and nervesupply,412-414t
骰骨　Cuboid
　　轴位　axial view
　　　　踝部　ankle,355,356,357
　　　　足部　foot,386,387,388,389
　　冠状位　coronal view
　　　　踝部　ankle,372,373
　　　　足部　foot,406,407
　　斜轴位，踝部　oblique axial view,ankle,363,364
　　矢状位　sagittal view
　　　　踝部　ankle,366,367,368,369
　　　　足部　foot,391,392,393,394
骰骨沟，矢状位，踝部　Cuboid sulcus,sagittal view,ankle,367
臀大肌　Gluteus maximus m.
　　轴位　axial view
　　　　女性盆腔 CT　female pelvis CT,538,539,540,541,542
　　　　女性盆腔 MRI　female pelvis MRI,572,573,574,575
　　　　髋部　hip,224,225,226,227,228,229,230,231,232
　　　　腰椎　lumbar spine,428
　　　　男性盆腔 CT　male pelvis CT,523,524,525,526,527
　　　　男性盆腔 MRI　male pelvis MRI,554,555,557,558
　　　　股部　thigh,269,270,271
　　冠状位　coronal view
　　　　女性盆腔 CT　female pelvis CT,550,551
　　　　女性盆腔 MRI　female pelvis MRI,583,584
　　　　髋部　hip,247,248,249
　　　　腰椎　lumbar spine,429,435,436
　　　　男性盆腔 CT　male pelvis CT,535,536
　　　　男性盆腔 MRI　male pelvis MRI,569,570
　　　　股部　thigh,290,291,292
　　起点、止点及神经支配　origin,insertion,and nerve supply,222-223t
　　矢状位　sagittal view
　　　　腹部 MRI　abdomen MRI,502,509
　　　　女性盆腔 CT　female pelvis CT,543,544
　　　　女性盆腔 MRI　female pelvis MRI,576,577

髋部　hip,233,234,235,236,237,238,239,240,241,242
　　腰椎　lumbar spine,430
　　男性盆腔 CT　male pelvis CT,528,529
　　男性盆腔 MRI　male pelvis MRI,559,560,561,562
　　股部　thigh,277,278,279,280,281,282,283,284,285
臀动脉干，冠状位，腰椎　Gluteal a.,trunk,coronal view,lumbar
　spine,433
臀肌粗隆，轴位，髋部　Gluteal tuberosity,axial view,hip,231
臀上动脉　Gluteal a.,superior
　轴位　axial view
　　女性盆腔 CT　female pelvis CT,538
　　髋部　hip,224
　　男性盆腔 MRI　male pelvis MRI,554
　冠状位　coronal view
　　髋部　hip,247,248
　　腰椎　lumbar spine,433
　　男性盆腔 CT　male pelvis CT,536
　矢状位　sagittal view
　　髋部　hip,242
　　腰椎　lumbar spine,430
　　男性盆腔 MRI　male pelvis MRI,560
臀上静脉　Gluteal v.,superior
　轴位，髋部　axial view,hip,224
　冠状位　coronal view
　　腰椎　lumbar spine,433,435
　　男性盆腔 CT　male pelvis CT,536
　矢状位，髋部　sagittal view,hip,242
臀上血管　Gluteal vessels,superior
　轴位，女性盆腔 MRI　axial view,female pelvis MRI,572
　冠状位　coronal view
　　女性盆腔 MRI　female pelvis MRI,583
　　腰椎　lumbar spine,434,435,436
　矢状位，髋部　sagittal view,hip,240,241
臀下动脉　Gluteal a.,inferior
　轴位，髋部　axial view,hip,226,227
　冠状位　coronal view
　　女性盆腔 CT　female pelvis CT,551
　　髋部　hip,247,248
　　腰椎　lumbar spine,433
　　男性盆腔 CT　male pelvis CT,536
　矢状位　sagittal view
　　女性盆腔 MRI　female pelvis MRI,576
　　腰椎　lumbar spine,430
　　男性盆腔 CT　male pelvis CT,528
　　男性盆腔 MRI　male pelvis MRI,560
臀下静脉　Gluteal v.,inferior
　轴位，髋部　axial view,hip,226
　冠状位　coronal view
　　女性盆腔 CT　female pelvis CT,551
　　腰椎　lumbar spine,433,435
　　男性盆腔 CT　male pelvis CT,536

　矢状位，男性盆腔 CT　sagittal view,male pelvis CT,528
臀下血管　Gluteal vessels,inferior
　轴位，男性盆腔 MRI　axial view,male pelvis MRI,555
　冠状位　coronal view
　　女性盆腔 MRI　female pelvis MRI,583
　　腰椎　lumbar spine,434,435,436
　矢状位，髋部　sagittal view,hip,241
臀小肌　Gluteus minimus m.
　轴位　axial view
　　女性盆腔 CT　female pelvis CT,538,539,540
　　女性盆腔 MRI　female pelvis MRI,572,573,574
　　髋部　hip,224,225,226
　　男性盆腔 CT　male pelvis CT,523,524,525,526
　　男性盆腔 MRI　male pelvis MRI,555,556,557
　冠状位　coronal view
　　女性盆腔 CT　female pelvis CT,548,549,550
　　女性盆腔 MRI　female pelvis MRI,581,582
　　髋部　hip,244,245,246,247
　　腰椎　lumbar spine,433
　　男性盆腔 CT　male pelvis CT,533,534,535
　　男性盆腔 MRI　male pelvis MRI,566,567,568
　起点、止点及神经支配　origin,insertion,and nerve supply,
　　222-223t
　矢状位，髋部　sagittal view,hip,233,234,235,236,237,238,
　　239
臀小肌肌腱　Gluteus minimus t.
　轴位　axial view
　　髋部　hip,227,228
　　髋关节造影　hip arthrogram,253
　矢状位，髋部　sagittal view,hip,234,235
臀中肌　Gluteus medius m.
　轴位　axial view
　　女性盆腔 CT　female pelvis CT,538,539,540,541
　　女性盆腔 MRI　female pelvis MRI,572,573,574,575
　　髋部　hip,224,225,226,227,228,229
　　腰椎　lumbar spine,426,427,429
　　男性盆腔 CT　male pelvis CT,522,523,524,525,526
　　男性盆腔 MRI　male pelvis MRI,553,554,555,556,557
　冠状位　coronal view
　　腹部 CT　abdomen CT,492
　　腹部 MRI　abdomen MRI,514,515,516
　　女性盆腔 CT　female pelvis CT,546,547,548,549,550,551
　　女性盆腔 MRI　female pelvis MRI,581,582,583
　　髋部　hip,244,245,246,247
　　腰椎　lumbar spine,434,435,436
　　男性盆腔 CT　male pelvis CT,531,532,533,534,535
　　男性盆腔 MRI　male pelvis MRI,566,567,568,569
　起点、止点及神经支配　origin,insertion,and nerve supply,
　　222-223t
　矢状位　sagittal view
　　腹部 CT　abdomen CT,481

腹部 MRI　abdomen MRI，502，503，509

　女性盆腔 CT　female pelvis CT，543

　髋部　hip，233，234，235，236，237，238，239

　腰椎　lumbar spine，429

　男性盆腔 CT　male pelvis CT，528

　男性盆腔 MRI　male pelvis MRI，559

臀中肌肌腱　Gluteus medius t.

　轴位　axial view

　　女性盆腔 CT　female pelvis CT，540

　　髋部　hip，226，227

　　髋关节造影　hip arthrogram，251，252，253

　冠状位，男性盆腔 MRI　coronal view，male pelvis MRI，568

　矢状位，髋部　sagittal view，hip，236

W

外侧半月板　Lateral meniscus

　前角，矢状位，膝部　anterior horn，sagittal view，knee，303，304，305

　体　body

　　冠状位，膝部　coronal view，knee，315，317

　　矢状位，膝部　sagittal view，knee，302

　冠状位，膝部　coronal view，knee，315

　后角　posterior horn

　　冠状位，膝部　coronal view，knee，317

　　矢状位，膝部　sagittal view，knee，303，304，305

　矢状位，膝部　sagittal view，knee，303

外侧肌间隔　Intermuscular septum，lateral

　轴位　axial view

　　肘部　elbow，118，119

　　股部　thigh，270

　斜冠状位，肘部　oblique coronal view，elbow，139

　矢状位，股部　sagittal view，thigh，277，278

外侧楔骨　Cuneiform，lateral

　轴位　axial view

　　踝部　ankle，354，355

　　足部　foot，385，386，387

　冠状位，足部　coronal view，foot，405，406，407

　斜轴位，踝部　oblique axial view，ankle，363，364

　矢状位　sagittal view

　　踝部　ankle，368，369

　　足部　foot，392，393，394

外侧隐窝，矢状位，胸椎　Lateral recess，sagittal view，thoracic spine，419

外踝　Malleolus，lateral

　轴位，踝部　axial view，ankle，352，353，354

　冠状位　coronal view

　　踝部　ankle，375，376，377，378

　　小腿部　leg，342，343

　斜轴位，踝部　oblique axial view，ankle，360，361

　矢状位　sagittal view

　　踝部　ankle，365，366

　　小腿部　leg，335，336

外上髁　Epicondyle，lateral

　轴位，肘部　axial view，elbow，116，117，118

　冠状位　coronal view

　　上臂　arm，107，108

　　肘部　elbow，139，140，141

　斜冠状位，肘部　oblique coronal view，elbow，139，140，141

　斜矢状位，肘部　oblique sagittal view，elbow，126

外上髁嵴　Supracondylar crest，lateral

　轴位，上臂　axial view，arm，95，96，97

　矢状位，上臂　sagittal view，arm，99，100

豌豆骨　Pisiform

　冠状位，手部　coronal view，hand，214，215

　矢状位，手部　sagittal view，hand，211

腕骨间韧带，冠状位，手部　Intercarpal lig.，coronal view，hand，216

腕韧带，手掌，轴位，腕部　Carpal lig.，palmar，axial view，wrist，173，174，175

腕掌关节　Carpometacarpal joint

　第 2 关节，矢状位，手部　2nd，sagittal view，hand，208

　第 3 关节，矢状位，手部　3rd，sagittal view，hand，209

网膜　Omentum

　冠状位，腹部 CT　coronal view，abdomen CT，487

　矢状位，腹部 CT　sagittal view，abdomen CT，483，484

网膜血管　Omental vessels

　冠状位，腹部 CT　coronal view，abdomen CT，487

　矢状位，腹部 CT　sagittal view，abdomen CT，483，484

尾骨　Coccyx

　轴位　axial view

　　女性盆腔 CT　female pelvis CT，540

　　男性盆腔 CT　male pelvis CT，525，526

　　男性盆腔 MRI　male pelvis MRI，556

　冠状位，男性盆腔 MRI　coronal view，male pelvis MRI，570

　矢状位　sagittal view

　　女性盆腔 CT　female pelvis CT，545

　　女性盆腔 MRI　female pelvis MRI，578

　　男性盆腔 CT　male pelvis CT，530

　　男性盆腔 MRI　male pelvis MRI，563，564

尾骨肌　Coccygeus m.

　轴位　axial view

　　女性盆腔 CT　female pelvis CT，540

　　髋部　hip，227

　矢状位　sagittal view

　　男性盆腔 CT　male pelvis CT，529

　　男性盆腔 MRI　male pelvis MRI，562，563

胃　Stomach

　胃窦　antrum

　　轴位　axial view

　　　腹部 CT　abdomen CT，478，479

　　　腹部 MRI　abdomen MRI，498，499，500

　　冠状位　coronal view

腹部 CT abdomen CT,487
　腹部 MRI abdomen MRI,511
矢状位 sagittal view
　腹部 CT abdomen CT,482,483
　腹部 MRI abdomen MRI,508
轴位，腹部 CT axial view,abdomen CT,475,476,477,478,479
胃体 body
　轴位 axial view
　　腹部 CT abdomen CT,477,478,479
　　腹部 MRI abdomen MRI,496,497,498
　冠状位 coronal view
　　腹部 CT abdomen CT,487
　　腹部 MRI abdomen MRI,510,511
　矢状位 sagittal view
　　腹部 CT abdomen CT,481
　　腹部 MRI abdomen MRI,504,505,506,507
冠状位 coronal view
　腹部 CT abdomen CT,488,489
　胸部 CT thorax CT,453
胃底 fundus
　轴位 axial view
　　腹部 CT abdomen CT,477
　　腹部 MRI abdomen MRI,494,495
　冠状位 coronal view
　　腹部 CT abdomen CT,491,492
　　腹部 MRI abdomen MRI,511,512,513,514,515
　矢状位 sagittal view
　　腹部 CT abdomen CT,481
　　腹部 MRI abdomen MRI,503,504
　幽门环，冠状位，腹部 MRI pylorus ring,coronal view,abdomen MRI,512
矢状位 sagittal view
　腹部 CT abdomen CT,481,482,483
　胸部 CT thorax CT,449
胃动脉 Gastric a.
　轴位，腹部 MRI axial view,abdomen MRI,496,497
　冠状位 coronal view
　　腹部 CT abdomen CT,488,489,490,491
　　腹部 MRI abdomen MRI,513
　矢状位 sagittal view
　　腹部 CT abdomen CT,482,483
　　腹部 MRI abdomen MRI,505
胃结肠动脉干 Gastrocolic trunk
　矢状位，腹部 CT axial view,abdomen CT,479
　冠状位，腹部 CT coronal view,abdomen CT,488
胃结肠韧带 Gastrocolic lig.
　冠状位，腹部 CT coronal view,abdomen CT,487
　矢状位，腹部 CT sagittal view,abdomen CT,483
胃静脉 Gastric v.
　轴位，腹部 CT axial view,abdomen CT,476

冠状位，腹部 CT coronal view,abdomen CT,489,490,491,492
矢状位，腹部 CT sagittal view,abdomen CT,482
胃十二指肠动脉 Gastroduodenal a.
　冠状位，腹部 CT coronal view,abdomen CT,488
　矢状位，腹部 CT sagittal view,abdomen CT,484
胃食管连接部 Gastroesophageal junction
　轴位，腹部 MRI axial view,abdomen MRI,494
　冠状位 coronal view
　　腹部 CT abdomen CT,490,491
　　腹部 MRI abdomen MRI,514
　矢状位 sagittal view
　　腹部 CT abdomen CT,482
　　腹部 MRI abdomen MRI,504,505
胃网膜动脉 Gastroepiploic a.
　冠状位，腹部 CT coronal view,abdomen CT,487
　矢状位，腹部 CT sagittal view,abdomen CT,483
胃网膜静脉 Gastroepiploic v.
　冠状位，腹部 CT coronal view,abdomen CT,487
　矢状位，腹部 CT sagittal view,abdomen CT,483
无名骨，轴位，男性盆腔 MRI Innominate bone,axial view,male pelvis MRI,555,556

X

膝横韧带 Meniscal lig.,transverse
　轴位，膝部 axial view,knee,299
　冠状位，膝部 coronal view,knee,313
　矢状位，膝部 sagittal view,knee,306
系带，冠状位，女性盆腔 MRI Frenulum,coronal view,female pelvis MRI,581
下后锯肌 Serratus posterior m.,inferior
　冠状位，胸椎 coronal view,thoracic spine,422
　起点、止点及神经支配 origin,insertion,and nerve supply,412-414t
　矢状位，胸带与胸壁 sagittal view,pectoral girdle and chest wall,21,22
下胫腓后韧带 Tibiofibular lig.,posterior inferior
　轴位，踝部 axial view,ankle,352
　冠状位，踝部 coronal view,ankle,377,378
　斜轴位，踝部 oblique axial view,ankle,360
下胫腓前韧带 Tibiofibular lig.,anterior inferior
　轴位，踝部 axial view,ankle,352
　斜轴位，踝部 oblique axial view,ankle,360
　矢状位，踝部 sagittal view,ankle,365,366
下腔静脉 Inferior vena cava
　轴位 axial view
　　腹部 CT abdomen CT,475,476,477,478,479,480
　　腹部 MRI abdomen MRI,494,495,496,497,498,499,500,501
　　心脏 MRI heart MRI,463
　　腰椎 lumbar spine,425

男性盆腔 CT　male pelvis CT,522
胸部 CT　thorax CT,447
　冠状位　coronal view
　　腹部 CT　abdomen CT,488,489,490,491
　　腹部 MRI　abdomen MRI,513,514,515
　　女性盆腔 CT　female pelvis CT,548,549
　　腰椎　lumbar spine,432,433
　　男性盆腔 CT　male pelvis CT,533
　　胸部 CT　thorax CT,455,456
　矢状位　sagittal view
　　腹部 CT　abdomen CT,484
　　腹部 MRI　abdomen MRI,507,508
　　心脏 MRI　heart MRI,466
　　腰椎　lumbar spine,430,431
　　男性盆腔 CT　male pelvis CT,530
　　男性盆腔 MRI　male pelvis MRI,563
　　胸部 CT　thorax CT,451,452
下盂唇　Labrum,inferior
　外展与外旋位，肩关节造影　ABER view,shoulder arthrogram,
　　87,88
　轴位，肩部　axial view,shoulder,43
　冠状位，髋关节造影　coronal view,hip arthrogram,266
　斜冠状位，肩部　oblique coronal view,shoulder,60
　矢状位，髋关节造影　sagittal view,hip arthrogram,260
下孖肌　Gemellus m.,inferior
　轴位，女性盆腔 CT　axial view,female pelvis CT,541
　冠状位　coronal view
　　女性盆腔 CT　female pelvis CT,551
　　髋部　hip,247
　　男性盆腔 CT　male pelvis CT,535
　起点、止点及神经支配　origin,insertion,and nerve supply,
　　222-223t
小肠　Small bowel
　轴位　axial view
　　腹部 CT　abdomen CT,478,479,480
　　女性盆腔 CT　female pelvis CT,538
　　男性盆腔 CT　male pelvis CT,522,523
　　男性盆腔 MRI　male pelvis MRI,553,554,555
　冠状位　coronal view
　　腹部 CT　abdomen CT,487,488,489,490,491
　　女性盆腔 CT　female pelvis CT,546,547,548
　　男性盆腔 CT　male pelvis CT,531,532
　肠袢　loops
　　轴位　axial view
　　　女性盆腔 MRI　female pelvis MRI,572
　　　男性盆腔 CT　male pelvis CT,522
　　冠状位　coronal view
　　　腹部 CT　abdomen CT,487
　　　腹部 MRI　abdomen MRI,511
　　　女性盆腔 MRI　female pelvis MRI,581,582,583
　　　男性盆腔 MRI　male pelvis MRI,565

矢状位，女性盆腔 MRI　sagittal view,female pelvis MRI,
　576,577,578
矢状位　sagittal view
　腹部 CT　abdomen CT,481,483,484,485,486
　腹部 MRI　abdomen MRI,502,503,504,505,506,507,508,
　　509
　女性盆腔 CT　female pelvis CT,543,544,545
　女性盆腔 MRI　female pelvis MRI,576,579
　男性盆腔 CT　male pelvis CT,528,529,530
　男性盆腔 MRI　male pelvis MRI,559,560,561,562,563,564
小多角骨　Trapezoid
　冠状位，手部　coronal view,hand,215,216,217
　矢状位，手部　sagittal view,hand,207,208
小菱形肌　Rhomboid minor m.
　轴位，胸带与胸壁　axial view,pectoral girdle and chest wall,6
　冠状位　coronal view
　　胸带与胸壁　pectoral girdle and chest wall,32
　　胸椎　thoracic spine,421
　起点、止点及神经支配　origin,insertion,and nerve supply,
　　412-414t
　矢状位　sagittal view
　　胸带与胸壁　pectoral girdle and chest wall,21,22
　　胸椎　thoracic spine,417
小腿部筋膜，轴位，小腿部　Crural fascia,axial view,leg,324,
　325,326,327,328,329,330,332
小腿肌间隔　Crural septum
　小腿前肌间隔，轴位，小腿部　anterior,axial view,leg,326,
　　327
　小腿后肌间隔，轴位，小腿部　posterior,axial view,leg,
　　329,330,331
小阴唇，冠状位，女性盆腔 CT　Labium minus pudendi,coronal
　view,female pelvis CT,549
小隐静脉　Lesser saphenous v.
　轴位　axial view
　　踝部　ankle,349,350,351,352,353,354
　　膝部　knee,295,296,297,298,300,301
　　小腿部　leg,324,325,326,327,328,329
　冠状位　coronal view
　　踝部　ankle,374,375,378,379
　　小腿部　leg,345
　斜轴位，踝部　oblique axial view,ankle,359,360,362
　矢状位　sagittal view
　　踝部　ankle,365,366
　　膝部　knee,306
小圆肌　Teres minor m.
　轴位　axial view
　　胸带与胸壁　pectoral girdle and chest wall,8,9,10
　　肩部　shoulder,42,43,44,45
　　肩关节造影　shoulder arthrogram,70,71,88
　冠状位　coronal view
　　上臂　arm,109,110,111,112,113

胸带与胸壁　pectoral girdle and chest wall, 29, 30, 31, 32
　　胸椎　thoracic spine, 420, 421, 422, 423
　　斜冠状位　oblique coronal view
　　　肩部　shoulder, 62, 63, 64
　　　肩关节造影　shoulder arthrogram, 83
　　斜矢状位　oblique sagittal view
　　　肩部　shoulder, 49, 50, 51, 52, 53, 54, 55
　　　肩关节造影　shoulder arthrogram, 75, 76, 77
　　起点、止点及神经支配　origin, insertion, and nerve supply, 35t, 412-414t
　　矢状位　sagittal view
　　　上臂　arm, 100, 101, 102, 103, 104
　　　胸带与胸壁　pectoral girdle and chest wall, 15, 16, 17
小圆肌肌腱　Teres minor t.
　　外展与外旋位, 肩关节造影　ABER view, shoulder arthrogram, 87, 88, 89
　　轴位, 肩关节造影　axial view, shoulder arthrogram, 70
　　斜冠状位　oblique coronal view
　　　肩部　shoulder, 64
　　　肩关节造影　shoulder arthrogram, 83
　　斜矢状位　oblique sagittal view
　　　肩部　shoulder, 48, 49, 50
　　　肩关节造影　shoulder arthrogram, 72, 73, 74, 75, 76
　　矢状位　sagittal view
　　　上臂　arm, 102
　　　胸带与胸壁　pectoral girdle and chest wall, 15
小指　Finger, small
　　远节指骨, 矢状位　distal phalanx, sagittal view, 213
　　中节指骨　middle phalanx
　　　冠状位　coronal view, 215, 216
　　　矢状位　sagittal view, 213
　　近节指骨　proximal phalanx
　　　冠状位　coronal view, 215, 216
　　　矢状位　sagittal view, 212, 213
小指（趾）短屈肌　Flexor digiti minimi brevis m.
　　轴位　axial view
　　　手部　hand, 198, 199, 200, 201, 202
　　冠状位, 足部　coronal view, foot, 405
　　起点、止点及神经支配　origin, insertion, and nerve supply, 197t, 382-384t
　　矢状位, 手部　sagittal view, hand, 211
小指（趾）对掌肌　Opponens digiti minimi m.
　　轴位, 手部　axial view, hand, 198, 199, 200, 201
　　冠状位　coronal view
　　　足部　foot, 402, 405
　　　手部　hand, 214, 215, 216
　　起点、止点及神经支配　origin, insertion, and nerve supply, 197t, 382-384t
　　矢状位, 手部　sagittal view, hand, 209, 210, 211, 212
小指（趾）屈肌　Flexor digiti minimi m.
　　轴位, 足部　axial view, foot, 389, 390

冠状位　coronal view
　　足部　foot, 402, 404
　　手部　hand, 215
矢状位　sagittal view
　　足部　foot, 391, 392
　　手部　hand, 211, 212
小指伸肌　Extensor digiti minimi m.
　　轴位　axial view
　　　肘部　elbow, 122, 123, 124
　　　前臂　forearm, 146, 147, 148, 149, 150, 151
　　冠状位, 前臂　coronal view, forearm, 168
　　斜矢状位, 肘部　oblique sagittal view, elbow, 126, 127
　　起点、止点及神经支配　origin, insertion, and nerve supply, 144-145t
小指伸肌肌腱　Extensor digiti minimi t.
　　轴位　axial view
　　　肘部　elbow, 118, 119, 120, 121, 122
　　　前臂　forearm, 151, 152, 153, 154, 155
　　　手部　hand, 198, 199, 200, 201, 202, 203
　　冠状位　coronal view
　　　肘部　elbow, 139
　　　手部　hand, 217
　　斜冠状位, 肘部　oblique coronal view, elbow, 139
　　斜矢状位, 肘部　oblique sagittal view, elbow, 126
　　矢状位　sagittal view
　　　肘部　elbow, 126
　　　前臂　forearm, 159, 160
　　　手部　hand, 212
小指（趾）展肌　Abductor digiti minimi m.
　　轴位　axial view
　　　踝部　ankle, 357, 358
　　　足部　foot, 389, 390
　　冠状位　coronal view
　　　踝部　ankle, 372, 373, 374, 375, 376, 377, 378
　　　足部　foot, 402, 403, 404, 405, 406, 407
　　　手部　hand, 215, 216
　　斜轴位, 踝部　oblique axial view, ankle, 362, 363, 364
　　起点、止点及神经支配　origin, insertion, and nerve supply, 197t, 382-384t
　　矢状位　sagittal view
　　　踝部　ankle, 366, 367, 368
　　　足部　foot, 391, 392, 393
　　　手部　hand, 211, 212, 213
小指（趾）展肌肌腱　Abductor digiti minimi t.
　　轴位　axial view
　　　足部　foot, 390
　　　手部　hand, 198, 199, 200, 202, 203
　　冠状位, 足部　coronal view, foot, 401, 402, 403, 404, 405, 406
　　斜轴位, 踝部　oblique axial view, ankle, 364
　　矢状位, 足部　sagittal view, foot, 391
小转子　Lesser trochanter

轴位　axial view
　髋部　hip,231
　男性盆腔 CT　male pelvis CT,527
　男性盆腔 MRI　male pelvis MRI,558
　股部　thigh,269
冠状位　coronal view
　女性盆腔 MRI　female pelvis MRI,583
　髋部　hip,246
　髋关节造影　hip arthrogram,266
　男性盆腔 CT　male pelvis CT,534
　男性盆腔 MRI　male pelvis MRI,568
　股部　thigh,290
矢状位　sagittal view
　髋部　hip,237,238
　股部　thigh,280,281
楔间韧带　Intercuneiform lig.
轴位，足部　axial view,foot,386
冠状位，足部　coronal view,foot,405
楔骰韧带　Cuneocuboid lig.
跖肌，轴位，踝部　plantar,axial view,ankle,356
矢状位，踝部　sagittal view,ankle,368
斜方肌　Trapezius m.
轴位　axial view,36,37
　心脏 MRI　heart MRI,460
　胸带与胸壁　pectoral girdle and chest wall,6,7,8,9,10,11,
　　12,13
　肩部　shoulder,36,37
　胸椎　thoracic spine,415,416
冠状位　coronal view
　胸带与胸壁　pectoral girdle and chest wall,27,28,29,30,
　　31,32,33
　胸椎　thoracic spine,420,421,422,423
斜冠状位，肩部　oblique coronal view,shoulder,56,57,58,
　59,60,61
斜矢状位　oblique sagittal view
　肩部　shoulder,53,54,55
　肩关节造影　shoulder arthrogram,76,77
起点、止点及神经支配　origin,insertion,and nerve supply,
　412-414t
矢状位　sagittal view
　胸带与胸壁　pectoral girdle and chest wall,17,18,19,20,
　　21,22,23
　胸椎　thoracic spine,417,418,419
斜方韧带，喙锁部，冠状位，胸带与胸壁　Trapezoid lig.,
　coracoclavicular portion,coronal view,pectoral girdle and chest
　wall,26,27
斜冠状位，肘部　oblique coronal,elbow,138,139
斜矢状位，肘部　oblique sagittal view,elbow,130,131
心包　Pericardium
轴位，胸部 CT　axial view,thorax CT,445,446,447,448
矢状位，腹部 CT　sagittal view,abdomen CT,481

心包脂肪，矢状位，腹部 CT　Pericardial fat,sagittal view,abdomen
　CT,481
心耳　Atrial appendage
轴位　axial view
　心脏 MRI　heart MRI,462
　胸部 CT　thorax CT,445
冠状位，胸部 CT　coronal view,thorax CT,453
矢状位　sagittal view
　心脏 MRI　heart MRI,465
　胸部 CT　thorax CT,450
心房　Atrium
左　left
　轴位　axial view
　　心脏 MRI　heart MRI,462
　　胸部 CT　thorax CT,445,446
　冠状位　coronal view
　　腹部 MRI　abdomen MRI,514
　　心脏 MRI　heart MRI,468
　　胸部 CT　thorax CT,455,456
　矢状位　sagittal view
　　腹部 CT　abdomen CT,483
　　心脏 MRI　heart MRI,465
　　胸部 CT　thorax CT,450,451
右　right
　轴位　axial view
　　心脏 MRI　heart MRI,462,463
　　胸部 CT　thorax CT,445,446
　冠状位　coronal view
　　腹部 CT　abdomen CT,490
　　心脏 MRI　heart MRI,467,468
　　胸部 CT　thorax CT,453,454,455
　矢状位　sagittal view
　　腹部 CT　abdomen CT,484
　　心脏 MRI　heart MRI,465,466
　　胸部 CT　thorax CT,452
心室　Ventricle
左心室　left
　轴位　axial view
　　心脏 MRI　heart MRI,462,463
　　胸部 CT　thorax CT,446,447
　冠状位　coronal view
　　腹部 CT　abdomen CT,488,490
　　腹部 MRI　abdomen MRI,512
　　心脏 MRI　heart MRI,467,468
　　胸部 CT　thorax CT,453,455
　矢状位　sagittal view
　　腹部 CT　abdomen CT,481,482,483
　　心脏 MRI　heart MRI,464
　　胸部 CT　thorax CT,449,450,451
右心室　right
　轴位　axial view

心脏 MRI　heart MRI,462,463
胸部 CT　thorax CT,446,447,448
冠状位　coronal view
腹部 CT　abdomen CT,487,488,490
心脏 MRI　heart MRI,467,468
胸部 CT　thorax CT,453
矢状位　sagittal view
腹部 CT　abdomen CT,481,482
心脏 MRI　heart MRI,464,466
胸部 CT　thorax CT,449,450,451
心室腔　Ventricular cavity
左侧　left
冠状位，心脏 MRI　coronal view,heart MRI,468
矢状位，心脏 MRI　sagittal view,heart MRI,464
右侧，矢状位，心脏 MRI　right,sagittal view,heart MRI,465
心脏　Heart
轴位　axial view
腹部 CT　abdomen CT,475
腹部 MRI　abdomen MRI,494,495
冠状位，腹部 MRI　coronal view,abdomen MRI,511,512,513,
514,515
矢状位，腹部 MRI　sagittal view,abdomen MRI,502,503,504,
505,506,507
心中隔，冠状位，心脏 MRI　Cardiac septum,coronal view,heart
MRI,467
胸半棘肌　Semispinalis thoracis m.
轴位，胸带与胸壁　axial view,pectoral girdle and chest wall,
7,8,10,11,12
冠状位，胸带与胸壁　coronal view,pectoral girdle and chest
wall,31,33
起点、止点及神经支配　origin,insertion,and nerve supply,
412-414t
胸背动脉，斜冠状位，肩部　Thoracodorsal a.,oblique coronal
view,shoulder,58
胸长神经血管束，冠状位，胸带与胸壁　Thoracic neurovascular
bundle,long,coronal view,pectoral girdle and chestwall,31
胸大肌　Pectoralis major m.
外展与外旋位，肩关节造影　ABER view,shoulder arthrogram,
84,85,86
轴位　axial view
心脏 MRI　heart MRI,460
肩部　shoulder,40,41,42,43,44,45
冠状位　coronal view
上臂　arm,105
胸带与胸壁　pectoral girdle and chest wall,26
斜冠状位，肩部　oblique coronal view,shoulder,56,57
斜矢状位，肩部　oblique sagittal view,shoulder,49,50,51,52,
53,54,55
起点、止点及神经支配　origin,insertion,and nerve supply,35t
矢状位　sagittal view
上臂　arm,104

胸带与胸壁　pectoral girdle and chest wall,15,16,18,19,20
胸大肌肌腱　Pectoralis major t.
轴位，胸带与胸壁　axial view,pectoral girdle and chest wall,
10,11
斜冠状位，肩部　oblique coronal view,shoulder,57
矢状位　sagittal view
上臂　arm,101,103
胸带与胸壁　pectoral girdle and chest wall,15
胸大肌，锁骨头　Pectoralis major m.,clavicular head
轴位，胸带与胸壁　axial view,pectoral girdle and chest wall,
7,8,9
冠状位，胸带与胸壁　coronal view,pectoral girdle and chest
wall,24,25
矢状位，胸带与胸壁　sagittal view,pectoral girdle and chest
wall,17,18,20,21,22
胸大肌，胸肋骨头　Pectoralis major m.,sternocostal head
轴位，胸带与胸壁　axial view,pectoral girdle and chest wall,
10,11,12,13
冠状位，胸带与胸壁　coronal view,pectoral girdle and chest
wall,24,25
矢状位，胸带与胸壁　sagittal view,pectoral girdle and chest
wall,17,18,20,21,22,23
胸大肌，胸锁骨头，轴位，胸带与胸壁　Pectoralis major m.,
sternoclavicular head,axial view,pectoral girdle and chest
wall,9
胸导管，轴位，胸椎　Thoracic duct,axial view,thoracic spine,416
胸骨　Sternum
轴位　axial view
腹部 MRI　abdomen MRI,494
心脏 MRI　heart MRI,460,462,463
胸带与胸壁　pectoral girdle and chest wall,9,10,11,12,13
胸部 CT　thorax CT,444,446
冠状位　coronal view
腹部 CT　abdomen CT,487
腹部 MRI　abdomen MRI,510
心脏 MRI　heart MRI,467
胸带与胸壁　pectoral girdle and chest wall,24
矢状位　sagittal view
腹部 CT　abdomen CT,483
腹部 MRI　abdomen MRI,506
心脏 MRI　heart MRI,465
胸部 CT　thorax CT,451
胸骨柄　Manubrium
轴位　axial view
心脏 MRI　heart MRI,465
胸部 CT　thorax CT,443
冠状位　coronal view
心脏 MRI　heart MRI,467
胸带与胸壁　pectoral girdle and chest wall,24,25
矢状位　sagittal view
胸带与胸壁　pectoral girdle and chest wall,23

胸部CT thorax CT,451,452

胸骨甲状肌，轴位，胸带与胸壁 Sternothyroid m.,axial view, pectoral girdle andchest wall,7,8

胸骨舌骨肌 Sternohyoid m.

轴位，胸带与胸壁 axial view,pectoral girdle and chest wall, 6,7,8

矢状位，胸带与胸壁 sagittal view,pectoral girdle and chest wall,22,23

胸横突间肌，起点、止点及神经支配 Intertransversarii thoracis m.,origin,insertion,and nerve supply,412-414t

胸回旋肌，冠状位，胸带与胸壁 Rotatores thoracis mm.,coronal view,pectoral girdle and chest wall,30

胸棘间肌 Interspinales thoracis m.

轴位，胸椎 axial view,thoracic spine,416

起点、止点及神经支配 origin,insertion,and nerve supply, 412-414t

矢状位，胸椎 sagittal view,thoracic spine,419

胸肩峰动脉 Thoracoacromial a.

轴位，胸带与胸壁 axial view,pectoral girdle and chest wall,7

斜冠状位，肩部 oblique coronal view,shoulder,56

胸肩峰动脉肩峰支 Thoracoacromial a.,acromial branch

轴位 axial view

胸带与胸壁 pectoral girdle and chest wall,6

肩部 shoulder,36,37,38

斜冠状位，肩部 oblique coronal view,shoulder,57,58

胸肩峰动脉三角肌支，轴位，肩部 Thoracoacromial a.,deltoid branch,axial view,shoulder,41

胸肩峰动脉锁骨支 Thoracoacromial a.,clavicular branch

轴位，肩部 axial view,shoulder,36

斜冠状位，肩部 oblique coronal view,shoulder,57,58

胸肩峰静脉肩峰支，轴位，肩部 Thoracoacromial v.,acromial branch,axial view,shoulder,37,38

胸廓内动脉，轴位，心脏MRI Mammary a.,internal,axial view, heart MRI,460,461,462

胸廓内动脉 Thoracic a.,internal

轴位 axial view

胸带与胸壁 pectoral girdle and chest wall,10,11,12,13

胸部CT thorax CT,443,444

冠状位，胸带与胸壁 coronal view,pectoral girdle and chest wall,24,25

胸廓内静脉 Thoracic v.,internal

轴位 axial view

胸带与胸壁 pectoral girdle and chest wall,10,11,12,13

胸部CT thorax CT,444

心脏MRI heart MRI,460,461,462

冠状位，胸带与胸壁 coronal view,pectoral girdle and chest wall,24,25

胸廓内血管，冠状位 Mammary vessels,internal,coronal view

心脏MRI heart MRI,467

胸带与胸壁 pectoral girdle and chest wall,24

胸椎 thoracic spine,420

胸髂肋肌 Iliocostalis thoracis m.

轴位，胸椎 axial view,thoracic spine,415,416

起点、止点及神经支配 origin,insertion,and nerve supply, 412-414t

矢状位，胸椎 sagittal view,thoracic spine,417

胸神经 Thoracic spinal n.

冠状位，胸椎 coronal view,thoracic spine,420

矢状位，胸椎 sagittal view,thoracic spine,419

胸锁关节 Sternoclavicular joint

轴位，胸带与胸壁 axial view,pectoral girdle and chest wall,8

冠状位，胸带与胸壁 coronal view,pectoral girdle and chest wall,24,25

矢状位，胸带与胸壁 sagittal view,pectoral girdle and chest wall,23

胸锁乳突肌 Sternocleidomastoid m.

轴位，胸带与胸壁 axial view,pectoral girdle and chest wall,6

冠状位，胸带与胸壁 coronal view,pectoral girdle and chest wall,25,26,27

矢状位，胸带与胸壁 sagittal view,pectoral girdle and chest wall,23

胸锁乳突肌，锁骨头 Sternocleidomastoid m.,clavicular head

轴位，胸带与胸壁 axial view,pectoral girdle and chest wall,6

矢状位，胸带与胸壁 sagittal view,pectoral girdle and chest wall,21,22,23

胸锁乳突肌，胸骨头 Sternocleidomastoid m.,sternal head

轴位，胸带与胸壁 axial view,pectoral girdle and chest wall, 6,7,8

冠状位，胸带与胸壁 coronal view,pectoral girdle and chest wall,25

胸小肌 Pectoralis minor m.

轴位 axial view

心脏MRI heart MRI,460

胸带与胸壁 pectoral girdle and chest wall,7,8,9,10,11, 12,13

肩部 shoulder,41,42,43,44,45

冠状位，胸带与胸壁 coronal view,pectoral girdle and chest wall,26

斜矢状位，肩部 oblique sagittal view,shoulder,53,54,55

起点、止点及神经支配 origin,insertion,and nerve supply, 35t

矢状位，胸带与胸壁 sagittal view,pectoral girdle and chest wall,18,19,20

胸小肌肌腱 Pectoralis minor t.

轴位 axial view

胸带与胸壁 pectoral girdle and chest wall,7

肩关节造影 shoulder arthrogram,69,70

长头，轴位，肩部 long head,axial view,shoulder,41

斜冠状位，肩部 oblique coronal view,shoulder,56

斜矢状位，肩部 oblique sagittal view,shoulder,52,53,55

胸腰筋膜 Thoracolumbar fascia

轴位 axial view

腰椎，后部 lumbar spine,posterior part,425,426,427,428

胸椎，后部 thoracic spine,posterior part,416

矢状位 sagittal view

腰椎 lumbar spine,430,431

后部 posterior part,429,430

胸椎 thoracic spine,418

胸椎 Vertebra,thoracic

冠状位，胸带与胸壁 coronal view,pectoral girdle and chest wall,28

矢状位，胸椎 sagittal view,thoracic spine,419

胸椎弓峡部，矢状位，胸椎 Thoracic pars interarticularis, sagittal view,thoracic spine,419

胸椎血管，轴位，胸椎 Thoracic vertebral vessels,axial view, thoracic spine,415

胸椎椎板，冠状位，胸椎 Thoracic lamina,coronal view,thoracic spine,421

胸椎椎弓根 Thoracic pedicle

冠状位，胸椎 coronal view,thoracic spine,420

矢状位，胸椎 sagittal view,thoracic spine,419

胸椎椎体 Thoracic vertebral body

轴位 axial view

心脏 MRI heart MRI,460,462

胸带与胸壁 pectoral girdle and chest wall,9

冠状位，胸带与胸壁 coronal view,pectoral girdle and chest wall,29,30

矢状位，心脏 MRI sagittal view,heart MRI,465

胸椎椎体 Thoracic vertebra

冠状位，胸带与胸壁 coronal view,pectoral girdle and chest wall,28

矢状位，胸椎 sagittal view,thoracic spine,419

胸椎椎体血管 Vertebral vessels,thoracic

轴位，胸椎 axial view,thoracic spine,415

矢状位，胸椎 sagittal view,thoracic spine,418

胸最长肌 Longissimus thoracis m.

轴位 axial view

腹部 MRI abdomen MRI,494,495,496,497,498,499,500,501

胸椎 thoracic spine,415,416

冠状位 coronal view

腹部 MRI abdomen MRI,517

胸椎 thoracic spine,422

起点、止点及神经支配 origin,insertion,and nerve supply,412-414t

矢状位 sagittal view

腹部 MRI abdomen MRI,504

腰椎 lumbar spine,429,430

悬韧带，冠状位，男性盆腔 MRI Suspensory lig.,coronal view, male pelvis MRI,565

旋肱动脉 Circumflex humeral a.

旋肱前动脉 circumflex anterior humeral a.

斜冠状位，肩部 oblique coronal view,shoulder,59,60

斜矢状位，肩部 oblique sagittal view,shoulder,48,49,50,52

矢状位，胸带与胸壁 sagittal view,pectoral girdle and chest wall,15

旋肱后动脉 posterior

轴位 axial view

胸带与胸壁 pectoral girdle and chest wall,8,9

肩部 shoulder,44,45

冠状位 coronal view

上臂 arm,110

胸带与胸壁 pectoral girdle and chest wall,29

斜冠状位，肩部 oblique coronal view,shoulder,59,60,61,62,63,64

斜矢状位，肩部 oblique sagittal view,shoulder,49,50,51,52

矢状位 sagittal view

上臂 arm,100,101,103,104

胸带与胸壁 pectoral girdle and chest wall,15

旋肱后动脉 Humeral circumflex a.,posterior

轴位 axial view

胸带与胸壁 pectoral girdle and chest wall,8,9

肩部 shoulder,44,45

冠状位 coronal view

上臂 arm,110

胸带与胸壁 pectoral girdle and chest wall,15

斜冠状位，肩部 oblique coronal view,shoulder,59,60,61,62,63,64

斜矢状位，肩部 oblique sagittal view,shoulder,49,50,51,52

矢状位 sagittal view

上臂 arm,102,103

胸带与胸壁 pectoral girdle and chest wall,29

旋肱静脉，斜冠状位，肩部 Circumflex vessels,oblique coronal view,shoulder,62

旋肱前动脉 Humeral circumflex a.,anterior

斜冠状位，肩部 oblique coronal view,shoulder,59,60

斜矢状位，肩部 oblique sagittal view,shoulder,48,49,50,52

矢状位，胸带与胸壁 sagittal view,pectoral girdle and chest wall,15

旋肱血管 Circumflex humeral vessels

斜冠状位，肩关节造影 oblique coronal view,shoulder arthrogram,83

斜矢状位，肩关节造影 oblique sagittal view,shoulder arthrogram,75,76

旋肱后血管，斜冠状位，肩关节造影 posterior humeral circumflex vessels,oblique coronal view,shoulder arthrogram,83

旋股动脉 Femoral circumflex a.

旋股外侧动脉 lateral

轴位，男性盆腔 CT axial view,male pelvis CT,527

冠状位，男性盆腔 CT coronal view,male pelvis CT,533

旋股内侧动脉 medial

轴位，男性盆腔 CT axial view,male pelvis CT,527

冠状位，男性盆腔 CT coronal view,male pelvis CT,533,534

矢状位，男性盆腔 CT sagittal view,male pelvis CT,528

旋股静脉 Circumfl ex femoral v.

　旋股外侧静脉，冠状位，男性盆腔 CT lateral,coronal view, male pelvis CT,533,534

　旅股内侧静脉，冠状位，男性盆腔 CT medial,coronal view, male pelvis CT,533,534

旋股血管 Femoral circumflex v.

　旋股外侧血管 lateral circumflex femoral vessels

　　轴位，髋部 axial view,hip,228,229

　　冠状位 coronal view

　　　男性盆腔 CT male pelvis CT,533,534

　　　男性盆腔 MRI male pelvis MRI,566

　　矢状位，髋部 sagittal view,hip,234,235,236

　旋股内侧血管 medial circumflex femoral vessels

　　轴位，髋部 axial view,hip,228,230

　　冠状位 coronal view

　　　男性盆腔 CT male pelvis CT,533,534

　　　男性盆腔 MRI male pelvis MRI,566

　　矢状位，髋部 sagittal view,hip,237,239,240

旋后肌 Supinator m.

　轴位 axial view

　　肘部 elbow,120,121,122,123,124

　　前臂 forearm,146,147,148

　冠状位，前臂 coronal view,forearm,164,165,166,167,168

　斜冠状位，肘部 oblique coronal view,elbow,136,137,138, 139,140

　斜矢状位，肘部 oblique sagittal view,elbow,126,127,128

　起点、止点及神经支配 origin,insertion,and nerve supply, 144-145t

　矢状位，前臂 sagittal view,forearm,157,158,159

旋后肌嵴，轴位，肘部 Supinator ridge,axial view,elbow,121

旋肩胛动脉 Circumflex scapular a.

　轴位，胸带与胸壁 axial view,pectoral girdle and chest wall,9

　冠状位 coronal view

　　上臂 arm,109

　　胸带与胸壁 pectoral girdle and chest wall,28,29,30

　斜冠状位，肩部 oblique coronal view,shoulder,59,60,61, 62,63,64

　斜矢状位，肩部 oblique sagittal view,shoulder,53,54

　矢状位，上臂 sagittal view,arm,104

旋肩胛动脉 Scapular circumflex a.

　冠状位，上臂 coronal view,arm,109

　斜冠状位，肩部 oblique coronal view,shoulder,59,60,61,62, 63,64

　斜矢状位，肩部 oblique sagittal view,shoulder,53

　矢状位，上臂 sagittal view,arm,104

旋髂浅静脉，冠状位，髋部 Circumflex iliac v.,superficial, coronal view,hip,243

旋髂浅血管，冠状位，男性盆腔 MRI Iliac circumflex vessels, superficial,coronal view,male pelvis MRI,565

旋前方肌 Pronator quadratus m.

轴位，前臂 axial view,forearm,153,154,155

冠状位，前臂 coronal view,forearm,163,164,165

起点、止点及神经支配 origin,insertion,and nerve supply, 144-145t

矢状位，前臂 sagittal view,forearm,158,159,160

旋前圆肌 Pronator teres m.

　轴位 axial view

　　肘部 elbow,115,116,117,118,119,120,121,122,123,124

　　前臂 forearm,146,147,148,149

　冠状位，前臂 coronal view,forearm,163,164,165,166,167

　斜冠状位，肘部 oblique coronal view,elbow,134,135,136, 137,138,139

　斜矢状位，肘部 oblique sagittal view,elbow,129,130,131, 132,133

　起点、止点及神经支配 origin,insertion,and nerve supply,144- 145t

　矢状位 sagittal view

　　上臂 arm,103,104

　　前臂 forearm,158

旋前圆肌肌腱 Pronator teres t.

　轴位 axial view

　　肘部 elbow,124

　　前臂 forearm,148,149,150

　冠状位，前臂 coronal view,forearm,166,167

　斜矢状位，肘部 oblique sagittal view,elbow,132,133

旋前圆肌，深头 Pronator teres m.,deep head

　轴位 axial view

　　肘部 elbow,121,122,123

　　前臂 forearm,146

Y

腰丛，冠状位，女性盆腔 CT Lumbar plexus,coronal view, female pelvis CT,550

腰大肌 Psoas m.

　轴位 axial view

　　腹部 CT abdomen CT,479,480

　　腹部 MRI abdomen MRI,501

　　女性盆腔 CT female pelvis CT,538

　　女性盆腔 MRI female pelvis MRI,572

　　腰椎 lumbar spine,425,426,427,428,429

　　男性盆腔 CT male pelvis CT,522,523

　　男性盆腔 MRI male pelvis MRI,553,554

　冠状位 coronal view

　　腹部 CT abdomen CT,489,490,491

　　腹部 MRI abdomen MRI,513,514,515,516

　　女性盆腔 CT female pelvis CT,547,548,550,551

　　女性盆腔 MRI female pelvis MRI,581,582

　　髋部 hip,245

　　腰椎 lumbar spine,432,433,434,435,436

　　男性盆腔 CT male pelvis CT,532,533,534

　　男性盆腔 MRI male pelvis MRI,566,567,568

矢状位 sagittal view
　腹部 CT abdomen CT,481,482,485,486
　腹部 MRI abdomen MRI,503,504,508,509
　女性盆腔 CT female pelvis CT,543,544
　女性盆腔 MRI female pelvis MRI,576,577
　腰椎 lumbar spine,430
　男性盆腔 CT male pelvis CT,528
　男性盆腔 MRI male pelvis MRI,560,561,562
腰大肌，起点、止点及神经支配 Psoas major m.,origin,insertion,
　and nerve supply,222-223t
腰骶干 Lumbosacral trunk
　轴位，腰椎 axial view,lumbar spine,426,428
　冠状位，腰椎 coronal view,lumbar spine,434,435
　矢状位，腰椎 sagittal view,lumbar spine,430
腰骶筋膜，背部，轴位，腰椎 Lumbosacral fascia,dorsal,axial
　view,lumbarspine,428
腰动脉 Lumbar a.
　轴位，腰椎 axial view,lumbar spine,425
　冠状位，腰椎 coronal view,lumbar spine,432
腰方肌 Quadratus lumborum m.
　轴位 axial view
　　腹部 CT abdomen CT,478,479,480
　　腹部 MRI abdomen MRI,501
　　腰椎 lumbar spine,425,427
　　男性盆腔 CT male pelvis CT,522
　冠状位 coronal view
　　腹部 CT abdomen CT,491,492
　　腹部 MRI abdomen MRI,515,516
　　女性盆腔 CT female pelvis CT,551
　　女性盆腔 MRI female pelvis MRI,583
　　腰椎 lumbar spine,429,434,435
　　男性盆腔 CT male pelvis CT,534,535
　矢状位 sagittal view
　　腹部 CT abdomen CT,481,486
　　腹部 MRI abdomen MRI,502,503
　　腰椎 lumbar spine,429
　　男性盆腔 CT male pelvis CT,528
腰方肌肌腱，轴位，腰椎 Quadratus lumborum t.,axial view,
　lumbar spine,426
腰横突间外侧肌，起点、止点及神经支配 Intertransversarii
　laterales lumbar m.,origin,insertion,and nerve supply,412-414t
腰棘间肌，起点、止点及神经支配 Interspinales lumborum m.,
　origin,insertion,and nerve supply,412-414t
腰静脉 Lumbar v.
　轴位 axial view
　　腹部 CT abdomen CT,477,478
　　腰椎 lumbar spine,425
　冠状位，腰椎 coronal view,lumbar spine,432
　矢状位，腹部 CT sagittal view,abdomen CT,482
腰髂肋肌 Iliocostalis lumborum m.
　轴位 axial view

腹部 MRI abdomen MRI,495,496,498,499,500,501
腰椎 lumbar spine,425,426,427,428
冠状位 coronal view
　腹部 MRI abdomen MRI,516,517
　腰椎 lumbar spine,429,436,437
起点、止点及神经支配 origin,insertion,and nerve supply,
　412-414t
矢状位 sagittal view
　腹部 MRI abdomen MRI,503,509
　女性盆腔 CT female pelvis CT,544
　腰椎 lumbar spine,429
腰三角 Lumbar triangle
　下部，轴位，腹部 CT inferior,axial view,abdomen CT,480
　上部，轴位，腹部 CT superior,axial view,abdomen CT,479
腰血管，矢状位，腹部 CT Lumbar vessels,sagittal view,abdomen
　CT,484
腰椎动脉，冠状位，腰椎 Lumbar vertebral a.,coronal view,
　lumbar spine,433
腰椎，冠状位，腹部 MRI Lumbar spine,coronal view,abdomen
　MRI,513,514,515
腰椎静脉，冠状位，腰椎 Lumbar vertebral v.,coronal view,lumbar
　spine,433
腰椎血管，冠状位，腰椎 Lumbar vertebral vessels,coronal view,
　lumbar spine,434
腰最长肌 Longissimus lumborum m.
　轴位 axial view
　　腰椎 lumbar spine,425,426,427
　　男性盆腔 MRI male pelvis MRI,553
　冠状位，腰椎 coronal view,lumbar spine,435,436,437
叶间动脉 Interlobar a
　轴位，胸部 CT axial view,thorax CT,445
　冠状位，胸部 CT coronal view,thorax CT,454,456,457
腋动脉 Axillary a.
　轴位 axial view
　　胸带与胸壁 pectoral girdle and chest wall,7,8,9
　　肩部 shoulder,41,42,43,44,45
　冠状位 coronal view
　　心脏 MRI heart MRI,468
　　胸带与胸壁 pectoral girdle and chest wall,27,28,29
　斜冠状位，肩部 oblique coronal view,shoulder,56,57,58,59
　斜矢状位，肩部 oblique sagittal view,shoulder,52,53,54,55
　矢状位，胸带与胸壁 sagittal view,pectoral girdle and chest
　　wall,17,18,19,20
腋静脉 Axillary v.
　轴位 axial view
　　胸带与胸壁 pectoral girdle and chest wall,7,8,9
　　肩部 shoulder,41,42,43,44,45
　冠状位 coronal view
　　心脏 MRI heart MRI,468
　　胸带与胸壁 pectoral girdle and chest wall,27,28
　斜冠状位，肩部 oblique coronal view,shoulder,f,56,57,58

斜矢状位，肩部 oblique sagittal view, shoulder, 53, 54, 55

矢状位，胸带与胸壁 sagittal view, pectoral girdle and chest wall, 18, 19, 20

腋淋巴结，斜矢状位，肩部 Axillary lymph node, oblique sagittal view, shoulder, 53

腋神经 Axillary n.

  轴位 axial view

    胸带与胸壁 pectoral girdle and chest wall, 9, 10

    肩部 shoulder, 45

  冠状位 coronal view

    上臂 arm, 110

    胸带与胸壁 pectoral girdle and chest wall, 29

  斜冠状位 oblique coronal view

    肩部 shoulder, 59, 62, 63, 64

    肩关节造影 shoulder arthrogram, 83

  斜矢状位 oblique sagittal view

    肩部 shoulder, 49, 50

    肩关节造影 shoulder arthrogram, 75

  矢状位 sagittal view

    上臂 arm, 100, 101, 103, 104

    胸带与胸壁 pectoral girdle and chest wall, 16

腋神经血管束 Axillary neurovascular bundle

  轴位，胸带与胸壁 axial view, pectoral girdle and chest wall, 10

  冠状位，上臂 coronal view, arm, 108

  矢状位，上臂 sagittal view, arm, 103, 104

腋窝 Axillary pouch

  轴位，肩关节造影 axial view, shoulder arthrogram, 71

  斜矢状位，肩关节造影 oblique sagittal view, shoulder arthrogram, 75, 76

  斜冠状位，肩关节造影 oblique coronal view, shoulder arthrogram, 80, 81, 82, 83

胰管 Pancreatic duct

  轴位，腹部 CT axial view, abdomen CT, 478

  冠状位 coronal view

    腹部 CT abdomen CT, 489

    腹部 MRI abdomen MRI, 512

胰十二指肠上静脉，矢状位，腹部 CT Pancreaticoduodenal v., superior, sagittal view, abdomen CT, 484

胰腺 Pancreas

  轴位 axial view

    腹部 CT abdomen CT, 477, 478

    腹部 MRI abdomen MRI, 496

  胰体 pancreas body

    轴位 axial view

      腹部 CT abdomen CT, 478

      腹部 MRI abdomen MRI, 496, 497, 498

    冠状位 coronal view

      腹部 CT abdomen CT, 488, 489, 490

      腹部 MRI abdomen MRI, 512, 513, 514

    矢状位 sagittal view

      腹部 CT abdomen CT, 482, 483

      腹部 MRI abdomen MRI, 504, 505, 506

  胰头 head

    轴位 axial view

      腹部 CT abdomen CT, 478

      腹部 MRI abdomen MRI, 498, 499, 500, 501

    冠状位 coronal view

      腹部 CT abdomen CT, 488, 489

      腹部 MRI abdomen MRI, 512, 513, 514

      胸部 CT thorax CT, 453

    矢状位 sagittal view

      腹部 CT abdomen CT, 484, 485

      腹部 MRI abdomen MRI, 507, 508, 509

  胰颈 neck

    轴位，腹部 CT axial view, abdomen CT, 477

    冠状位，腹部 CT coronal view, abdomen CT, 488

    矢状位，腹部 CT sagittal view, abdomen CT, 483

  胰尾 tail

    轴位 axial view

      腹部 CT abdomen CT, 478

      腹部 MRI abdomen MRI, 497, 498

    冠状位 coronal view

      腹部 CT abdomen CT, 490, 491, 492

      腹部 MRI abdomen MRI, 514, 515, 516

    矢状位 sagittal view

      腹部 CT abdomen CT, 481

      腹部 MRI abdomen MRI, 502, 503

乙状结肠 Colon, sigmoid

  轴位 axial view

    女性盆腔 CT female pelvis CT, 538, 539, 540

    女性盆腔 MRI female pelvis MRI, 572

    男性盆腔 CT male pelvis CT, 523, 524

    男性盆腔 MRI male pelvis MRI, 554, 555

  冠状位 coronal view

    腹部 CT abdomen CT, 487

    腹部 MRI abdomen MRI, 512

    女性盆腔 CT female pelvis CT, 547, 548, 549, 550

    男性盆腔 CT male pelvis CT, 532, 533, 534, 536

    男性盆腔 MRI male pelvis MRI, 566, 567, 568, 569

  矢状位 sagittal view

    腹部 CT abdomen CT, 482, 483

    女性盆腔 CT female pelvis CT, 544, 545

    女性盆腔 MRI female pelvis MRI, 578

    男性盆腔 CT male pelvis CT, 528, 529, 530

    男性盆腔 MRI male pelvis MRI, 561, 562, 563, 564

阴道 Vagina

  轴位 axial view

    女性盆腔 CT female pelvis CT, 541, 542

    女性盆腔 MRI female pelvis MRI, 574, 575

  冠状位 coronal view

    女性盆腔 CT female pelvis CT, 549, 550, 551

女性盆腔 MRI　female pelvis MRI,582,583
后穹窿，矢状位，女性盆腔 MRI　posterior fornix,sagittal view,female pelvis MRI,579
矢状位　sagittal view
女性盆腔 CT　female pelvis CT,544,545
女性盆腔 MRI　female pelvis MRI,578,579
阴道前庭，轴位，女性盆腔 CT　Vestibule,axial view,female pelvis CT,542
阴蒂，冠状位　Clitoris,coronal view
女性盆腔 CT　female pelvis CT,547
女性盆腔 MRI　female pelvis MRI,581
阴阜　Mons pubis
轴位，女性盆腔 CT　axial view,female pelvis CT,542
冠状位　coronal view
女性盆腔 CT　female pelvis CT,546
女性盆腔 MRI　female pelvis MRI,580
阴茎　Penis
轴位　axial view
男性盆腔 CT　male pelvis CT,526,527
男性盆腔 MRI　male pelvis MRI,558
阴茎球　bulb
轴位，男性盆腔 CT　axial view,male pelvis CT,527
冠状位，男性盆腔 CT　coronal view,male pelvis CT,534,535
矢状位　sagittal view
男性盆腔 CT　male pelvis CT,530
男性盆腔 MRI　male pelvis MRI,564
冠状位　coronal view
男性盆腔 CT　male pelvis CT,531,532,533,534
男性盆腔 MRI　male pelvis MRI,565,566,567
矢状位　sagittal view
男性盆腔 CT　male pelvis CT,529,530
男性盆腔 MRI　male pelvis MRI,562,563,564
阴茎海绵体　Corpus cavernosum
轴位　axial view
男性盆腔 CT　male pelvis CT,527
男性盆腔 MRI　male pelvis MRI,558
冠状位　coronal view
男性盆腔 CT　male pelvis CT,531,534
男性盆腔 MRI　male pelvis MRI,565,566
矢状位　sagittal view
男性盆腔 CT　male pelvis CT,529,530
男性盆腔 MRI　male pelvis MRI,562,563
蚓状肌　Lumbrical m.
第 1 蚓状肌　1st
轴位，手部　axial view,hand,202,203
矢状位，手部　sagittal view,hand,207,208
第 2 蚓状肌　2nd
轴位，手部　axial view,hand,202,203
矢状位，手部　sagittal view,hand,209
第 3 蚓状肌　3rd

轴位，手部　axial view,hand,202
矢状位，手部　sagittal view,hand,209,210
第 4 蚓状肌，矢状位，手部　4th,sagittal view,hand,212
轴位，手部　axial view,hand,202,204
冠状位，手部　coronal view,hand,214,215
起点、止点及神经支配　origin,insertion,and nerve supply,197t,382-384t
矢状位，足部　sagittal view,foot,392,393
蚓状肌肌腱，轴位，手部　Lumbrical t.,axial view,hand,204
鹰嘴　Olecranon
轴位，肘部　axial view,elbow,116,117,118,119
冠状位，上臂　coronal view,arm,108,109
斜冠状位，肘部　oblique coronal view,elbow,140,141,142
斜矢状位，肘部　oblique sagittal view,elbow,129,131
矢状位，上臂　sagittal view,arm,101,102
鹰嘴突　Sublime process
轴位，肘部　axial view,elbow,119,120
冠状位，肘部　oblique coronal view,elbow,139
鹰嘴窝　Olecranon fossa
轴位，肘部　axial view,elbow,115,116,118
冠状位，上臂　coronal view,arm,108
斜冠状位，肘部　oblique coronal view,elbow,140
斜矢状位，肘部　oblique sagittal view,elbow,129,130
矢状位，上臂　sagittal view,arm,101,102
硬脊膜，冠状位，胸椎　Dura mater,coronal view,thoracic spine,420
硬膜囊　Thecal sac
轴位　axial view
腰椎　lumbar spine,425,426,427,428
男性盆腔 CT　male pelvis CT,523
男性盆腔 MRI　male pelvis MRI,553,554
冠状位　coronal view
女性盆腔 CT　female pelvis CT,551
女性盆腔 MRI　female pelvis MRI,583
腰椎　lumbar spine,435
男性盆腔 CT　male pelvis CT,535
胸椎　thoracic spine,420
矢状位　sagittal view
女性盆腔 CT　female pelvis CT,544,545
腰椎　lumbar spine,431
男性盆腔 CT　male pelvis CT,530
男性盆腔 MRI　male pelvis MRI,564
硬膜外间隙，后部，矢状位，胸椎　Epidural space,posterior,sagittal view,thoracic spine,419
硬膜外静脉，轴位，腰椎　Epidural v.,axial view,lumbar spine,425,426
硬膜外血管　Epidural vessels
冠状位，腰椎　coronal view,lumbar spine,434
矢状位，胸椎　sagittal view,thoracic spine,419
硬膜外脂肪　Epidural fat
冠状位　coronal view

腰椎　lumbar spine,435,436

胸椎　thoracic spine,420

矢状位，胸椎　sagittal view,thoracic spine,418,419

硬膜外脂肪　Epigastric a.,inferior

軸位　axial view

女性盆腔 CT　female pelvis CT,538,539

男性盆腔 CT　male pelvis CT,524

冠状位　coronal view

腹部 CT　abdomen CT,487

女性盆腔 CT　female pelvis CT,546

男性盆腔 CT　male pelvis CT,531

矢状位，男性盆腔 CT　sagittal view,male pelvis CT,528

右心室流出道，矢状位，心脏 MRI　Ventricular outfl ow tract,right,sagittal view,heart MRI,464

盂唇下沟，斜冠状位，肩部　Sublabral sulcus,oblique coronal view,shoulder,59

盂唇，斜冠状位，肩关节造影　Labrum,oblique coronal view,shoulder arthrogram,79,80,81

盂肱关节　Glenohumeral joint

軸位，胸带与胸壁　axial view,pectoral girdle and chest wall,7

冠状位，上臂　coronal view,arm,108,109

盂肱韧带，軸位，肩部　Glenohumeral lig.,axial view,shoulder,44

盂肱上韧带　Glenohumeral lig.,inferior

外展与外旋位，肩关节造影　ABER view,shoulder arthrogram,86,87

軸位　axial view

肩部　shoulder,44

肩关节造影　shoulder arthrogram,71

斜冠状位，肩关节造影　oblique coronal view,shoulder arthrogram,79,80

斜矢状位，肩关节造影　oblique sagittal view,shoulder arthrogram,75,76

盂肱上韧带　Glenohumeral lig.,superior

外展与外旋位，肩关节造影　ABER view,shoulder arthrogram,84

軸位　axial view

肩部　shoulder,39,40

肩关节造影　shoulder arthrogram,67,68

斜冠状位，肩部　oblique coronal view,shoulder,59

斜矢状位　oblique sagittal view

肩部　shoulder,49,50,51

肩关节造影　shoulder arthrogram,75,76

盂肱中韧带　Glenohumeral lig.,middle

外展与外旋位，肩关节造影　ABER view,shoulder arthrogram,84,85

軸位　axial view

肩部　shoulder,40

肩关节造影　shoulder arthrogram,68,69,70

斜冠状位，肩关节造影　oblique coronal view,shoulder arthro-

gram,78,79

斜矢状位，肩关节造影　oblique sagittal view,shoulder arthro-gram,75,76

盂上结节　Supraglenoid tubercle

軸位，肩部　axial view,shoulder,67

斜矢状位，肩部　oblique sagittal view,shoulder,52,76

盂下结节　Infraglenoid tubercle

外展与外旋位，肩关节造影　ABER view,shoulder arthrogram,89

軸位，肩关节造影　axial view,shoulder arthrogram,71

斜矢状位　oblique sagittal view

肩部　shoulder,52

肩关节造影　shoulder arthrogram,77

远节指骨　Distal phalanx

示指，矢状位　index finger,sagittal view,206,207,208

中指，矢状位　long finger,sagittal view,209,210

环指，矢状位　ring finger,sagittal view,211,212

小指，矢状位　small finger,sagittal view,213

拇指　thumb

冠状位　coronal view,216

矢状位　sagittal view,205

月骨，冠状位，手部　Lunate,coronal view,hand,215,216,217

Z

载距突　Sustentaculum tali

軸位，踝部　axial view,ankle,355

冠状位，踝部　coronal view,ankle,374,375

斜軸位，踝部　oblique axial view,ankle,361,362

矢状位　sagittal view

踝部　ankle,369,370

足部　foot,395,396

掌板　Volar plate

軸位，手部　axial view,hand,202,204

冠状位，手部　coronal view,hand,214,215,216

矢状位，手部　sagittal view,hand,205,207,208,209,210,211,212,213

掌侧尺三角韧带，矢状位，腕部　Ulnotriquetral lig.,palmar,sagittal view,wrist,187

掌侧桡尺韧带　Radioulnar lig.,palmar

冠状位，腕部　coronal view,wrist,191

矢状位，腕部　sagittal view,wrist,186

掌侧舟三角韧带　Scaphotriquetral lig.,palmar

軸位，腕部　axial view,wrist,176

冠状位，腕部　coronal view,wrist,191

矢状位，腕部　sagittal view,wrist,182,183,184,185,186

掌长肌　Palmaris longus m.

軸位　axial view

肘部　elbow,118,119,120,122,123,124

前臂　forearm,146,147,148,149,150

冠状位，前臂　coronal view,forearm,162

斜冠状位，肘部　oblique coronal view,elbow,135,136,137

斜矢状位，肘部　oblique sagittal view,elbow,132,133

起点、止点及神经支配　origin,insertion,and nerve supply,144-145t

矢状位，前臂　sagittal view,forearm,159,160

掌长肌肌腱　Palmaris longus t.

　轴位　axial view

　　前臂　forearm,151,152,153,154,155

　　腕部　wrist,171,172,173,174,175,176,177,178

　冠状位　coronal view

　　前臂　forearm,162,163,164

　　手部　hand,214

　　腕部　wrist,189

　矢状位，腕部　sagittal view,wrist,183,184

掌短肌　Palmaris brevis m.

　轴位，手部　axial view,hand,198,199

　冠状位　coronal view

　　手部　hand,214

　　腕部　wrist,189

　起点、止点及神经支配　origin,insertion,and nerve supply,197t

　矢状位，腕部　sagittal view,wrist,185,186,187

掌骨　Metacarpal

　第1掌骨　1st

　　轴位，手部　axial view,hand,198,199,200,201

　　冠状位，手部　coronal view,hand,215

　　矢状位，手部　sagittal view,hand,205,205,206

　第2掌骨　2nd

　　轴位，手部　axial view,hand,198,199,200,201

　　矢状位，手部　sagittal view,hand,207,208,209

　第3掌骨　3rd

　　轴位，手部　axial view,hand,198,199

　　矢状位，手部　sagittal view,hand,209,210

　第4掌骨　4th

　　轴位，手部　axial view,hand,198,199

　　矢状位，手部　sagittal view,hand,210

　第5掌骨　5th

　　轴位，手部　axial view,hand,198,199

　　矢状位，手部　sagittal view,hand,211,212

掌骨基底部　Metacarpal base

　第1掌骨基底部，冠状位，手部　1st,coronal view,hand,214

　第2掌骨基底部，冠状位，手部　2nd,coronal view,hand,216,217

　第3掌骨基底部，冠状位，手部　3rd,coronal view,hand,216,217

　第4掌骨基底部，冠状位，手部　4th,coronal view,hand,216,217

　第5掌骨基底部，冠状位，手部　5th,coronal view,hand,216

掌骨间动脉，轴位，手部　Metacarpal a.,palmar,axial view,hand,199,200,201

掌骨头　Metacarpal head

　第2掌骨头，轴位，手部　2nd,axial view,hand,204

　第3掌骨头　3rd

　　轴位，手部　axial view,hand,204

　　矢状位，手部　sagittal view,hand,210

　第4掌骨头，矢状位，手部　4th,sagittal view,hand,211,212

掌腱膜　Palmar aponeurosis

　轴位　axial view

　　手部　hand,198,199,200,201

　　腕部　wrist,179

　冠状位，手部　coronal view,hand,214

　矢状位　sagittal view

　　手部　hand,209

　　腕部　wrist,183,184

掌静脉，矢状位，腕部　Palmar v.,sagittal view,wrist,183

掌浅弓　Palmar arch,superficial

　轴位，手部　axial view,hand,198,200

　冠状位，手部　coronal view,hand,214

　矢状位，腕部　sagittal view,wrist,181,184,185

掌深弓　Palmar arch,deep

　轴位　axial view

　　手部　hand,198,199

　　腕部　wrist,179

　冠状位，手部　coronal view,hand,215,216

　矢状位，腕部　sagittal view,wrist,180,181,182,183,184,185

掌深弓，矢状位，腕部　Palmar arch,sagittal view,wrist,181,184,185

掌指动脉　Digital a.,palmar

　轴位，手部　axial view,hand,201,204

　冠状位，手部　coronal view,hand,215,216

　矢状位　sagittal view

　　手部　hand,210,211

　　腕部　wrist,181,182

掌指关节　Metacarpophalangeal joint

　轴位，手部　axial view,hand,201

　矢状位，手部　sagittal view,hand,205,206,207,208,209,210,211,212

掌指神经，轴位，手部　Digital n.,palmar,axial view,hand,204

正中静脉　Median v.

　轴位，肘部　axial view,elbow,115,116,117

　矢状位，前臂　sagittal view,forearm,156

正中神经　Median n.

　轴位　axial view

　　上臂　arm,92,93,94,95,96,97

　　肘部　elbow,117,118,119,120,121,122,123,124

　　前臂　forearm,146,147,148,149,150,151,152,153,154,155

　　手部　hand,198,199,200,201,202

　冠状位　coronal view

　　前臂　forearm,164

　　手部　hand,214

斜冠状位，肘部　oblique coronal view,elbow,136,137
斜矢状位，肘部　oblique sagittal view,elbow,130,131
　矢状位　sagittal view
　　上臂　arm,102
　　前臂　forearm,157,158
支气管　Bronchus
　轴位　axial view
　　心脏 MRI　heart MRI,461
　　胸带与胸壁　pectoral girdle and chest wall,10
　　胸部 CT　thorax CT,444
　冠状位，胸部 CT　coronal view,thorax CT,456
　矢状位　sagittal view
　　心脏 MRI　heart MRI,464,465
　　胸部 CT　thorax CT,449,450
直肠　Rectum
　轴位　axial view
　　女性盆腔 CT　female pelvis CT,539,540,541
　　女性盆腔 MRI　female pelvis MRI,572,573,574,575
　　髋部　hip,224,225,226,227,228
　　男性盆腔 CT　male pelvis CT,524,525,526
　　男性盆腔 MRI　male pelvis MRI,555,556,557
　冠状位　coronal view
　　女性盆腔 CT　female pelvis CT,551
　　髋部　hip,248
　　男性盆腔 CT　male pelvis CT,535,536
　　男性盆腔 MRI　male pelvis MRI,568,569,570
　矢状位　sagittal view
　　女性盆腔 CT　female pelvis CT,544,545
　　女性盆腔 MRI　female pelvis MRI,578
　　男性盆腔 CT　male pelvis CT,530
　　男性盆腔 MRI　male pelvis MRI,562,563,564
直肠膀胱陷凹，矢状位，男性盆腔 CT　Rectovesical fossa,
　sagittal view,male pelvis CT,530
直肠乙状结肠　Colon,rectosigmoid
　轴位，女性盆腔 CT　axial view,female pelvis CT,539
　冠状位　coronal view
　　女性盆腔 MRI　female pelvis MRI,583
　　男性盆腔 CT　male pelvis CT,535
　矢状位，女性盆腔 MRI　sagittal view,female pelvis MRI,579
直肠乙状结肠连接部，轴位，男性盆腔 CT　Rectosigmoid
　junction,axial view,male pelvis CT,524
跖骨　Metatarsal
　第 1 跖骨　1st
　　轴位，足部　axial view,foot,386,387
　　冠状位，足部　coronal view,foot,401,402,403,404
　　矢状位，足部　sagittal view,foot,397
　第 2 跖骨　2nd
　　轴位，足部　axial view,foot,386,387
　　冠状位，足部　coronal view,foot,401,402,403,404,405
　　矢状位，足部　sagittal view,foot,394,395
　第 3 跖骨　3rd

　　轴位，足部　axial view,foot,387,388
　　冠状位，足部　coronal view,foot,401,402,403,404,405
　　矢状位，足部　sagittal view,foot,393
　第 4 跖骨　4th
　　轴位，足部　axial view,foot,388
　　冠状位，足部　coronal view,foot,401,402,403,404,405
　　矢状位，足部　sagittal view,foot,392
　第 5 跖骨　5th
　　轴位　axial view
　　　踝部　ankle,356,357
　　　足部　foot,389
　　冠状位，足部　coronal view,foot,401,402,403,404,405
　　矢状位，足部　sagittal view,foot,391
跖骨基底　Metatarsal base
　第 1 跖骨基底　1st
　　轴位，足部　axial view,foot,385,387
　　矢状位，足部　sagittal view,foot,395,396
　第 2 跖骨基底　2nd
　　轴位，足部　axial view,foot,385
　　矢状位，足部　sagittal view,foot,394
　第 3 跖骨基底　3rd
　　轴位，足部　axial view,foot,386
　　矢状位　sagittal view
　　　踝部　ankle,369
　　　足部　foot,392,393,394
　第 4 跖骨基底　4th
　　轴位，足部　axial view,foot,387,388
　　矢状位　sagittal view
　　　踝部　ankle,367,368,369
　　　足部　foot,391,392,393
　第 5 跖骨基底　5th
　　轴位　axial view
　　　踝部　ankle,357,358
　　　足部　foot,388,390
　　冠状位，足部　coronal view,foot,406
　　矢状位　sagittal view
　　　踝部　ankle,367,368
　　　足部　foot,391
跖骨间韧带　Intermetatarsal lig.
　轴位，足部　axial view,foot,387
　冠状位，足部　coronal view,foot,404
跖骨头　Metatarsal head
　第 1 跖骨头　1st
　　轴位，足部　axial view,foot,388,389
　　冠状位，足部　coronal view,foot,400
　　矢状位，足部　sagittal view,foot,397,398
　第 2 跖骨头　2nd
　　轴位，足部　axial view,foot,388,389
　　冠状位，足部　coronal view,foot,400
　　矢状位，足部　sagittal view,foot,395,396
　第 3 跖骨头　3rd

轴位，足部　axial view,foot,388,389
　　冠状位，足部　coronal view,foot,400
　　矢状位，足部　sagittal view,foot,394
第4跖骨　4th
　　轴位，足部　axial view,foot,388,389
　　冠状位，足部　coronal view,foot,400
　　矢状位，足部　sagittal view,foot,393
第5跖骨　5th
　　轴位，足部　axial view,foot,390
　　冠状位，足部　coronal view,foot,400,401
　　矢状位，足部　sagittal view,foot,391
跖肌　Interosseous m.,plantar
　　轴位，足部　axial view,foot,388,389
　　冠状位，足部　coronal view,foot,401,402,403,404
　　起点、止点及神经支配　origin,insertion,and nerve supply,382-384t
　　矢状位，足部　sagittal view,foot,392,393,395,396
跖肌　Plantaris m.
　　轴位，膝部　axial view,knee,297,298,299,300
　　冠状位，膝部　coronal view,knee,317,318
　　起点、止点及神经支配　origin,insertion,and nerve supply,322-323t
　　矢状位，膝部　sagittal view,knee,303,304,305,306
跖肌肌腱　Plantaris t.
　　轴位　axial view
　　　踝部　ankle,352,353,354,355
　　　膝部　knee,301
　　　小腿部　leg,324,325,331,333
　　矢状位，膝部　sagittal view,knee,307,308
跖趾关节　Metatarsophalangeal joint
　　第1跖趾关节，冠状位，足部　1st,coronal view,foot,399,400
　　第2跖趾关节，冠状位，足部　2nd,coronal view,foot,399
　　第3跖趾关节，冠状位，足部　3rd,coronal view,foot,399
　　第4跖趾关节，冠状位，足部　4th,coronal view,foot,400
指甲，矢状位，手部　Nail,sagittal view,hand,211
指间关节　Interphalangeal joint
　　远端指间关节，矢状位，手部　distal,sagittal view,hand,207,208,209,211
　　近端指间关节，矢状位，手部　proximal,sagittal view,hand,207,208,209,210,211,212,213
　　矢状位，手部　sagittal view,hand,205
指静脉　Digital v.
　　指背侧静脉，轴位，手部　dorsal,axial view,hand,204
　　指掌侧静脉，轴位，手部　palmar,axial view,hand,204
指浅屈肌肌腱　Flexor digitorum superficialis t.
　　轴位　axial view
　　　前臂　forearm,148,155
　　　手部　hand,198,199,200,201,202,203,204
　　冠状位　coronal view
　　　前臂　forearm,163

手部　hand,214,215
　　矢状位，手部　sagittal view,hand,208,209,210,211,212,213
指伸肌　Extensor digitorum m.
　　轴位　axial view
　　　肘部　elbow,120,121,122,123,124
　　　前臂　forearm,146,147,148,149,150,151,152,153
　　冠状位　coronal view
　　　肘部　elbow,137,138,139
　　　前臂　forearm,167,168,169
　　斜冠状位，肘部　oblique coronal view,elbow,137,138,139
　　斜矢状位，肘部　oblique sagittal view,elbow,125,126,127
　　起点、止点及神经支配　origin,insertion,and nerve supply,144-145t,382-384t
　　矢状位　sagittal view
　　　肘部　elbow,125,126,127
　　　前臂　forearm,158,159,160,161
指伸肌肌腱　Extensor digitorum t.
　　轴位　axial view
　　　肘部　elbow,118,119
　　　前臂　forearm,151,152,153,154,155
　　　手部　hand,198,199,200,201,202,203,204
　　冠状位，手部　coronal view,hand,217,218
　　矢状位　sagittal view
　　　足部　foot,391,395
　　　手部　hand,207,208,209,210,211,212
指伸肌腱膜（帽）　Extensor expansion(hood)
　　轴位，手部　axial view,hand,203,204
　　冠状位，手部　coronal view,hand,216,217,218
　　矢状位，手部　sagittal view,hand,205,205,206,212,213
指伸肌，起点、止点及神经支配　Extensor digitorum,origin,insertion,and nerve supply,382-384t
指深屈肌　Flexor digitorum profundus m.
　　轴位　axial view
　　　肘部　elbow,119,120,121,122,123,124
　　　前臂　forearm,146,147,148,149,150,151,152,153,154,155
　　冠状位　coronal view
　　　肘部　elbow,137,138,139,140,141,142
　　　前臂　forearm,162,163,164,165,166
　　斜冠状位，肘部　oblique coronal view,elbow,137,138,139,140,141,142
　　斜矢状位，肘部　oblique sagittal view,elbow,129,130,131,132
　　起点、止点及神经支配　origin,insertion,and nerve supply,144-145t
　　矢状位　sagittal view
　　　肘部　elbow,129,130,131,132
　　　前臂　forearm,157,158,159,160,161
指深屈肌肌腱　Flexor digitorum profundus t.
　　轴位　axial view
　　　前臂　forearm,155
　　　手部　hand,198,199,200,201,202,203,204,208

冠状位 coronal view
前臂 forearm,162,163,164,165
手部 hand,215
矢状位 sagittal view
前臂 forearm,157
手部 hand,207,208,209,210,211,212,213
指神经血管结构，轴位，手部 Digital neurovascular structures, axial view,hand,204
指掌侧固有动脉，矢状位 Palmar digital a.,common,sagittal view,181,182
趾长屈肌 Flexor digitorum longus m.
轴位 axial view
踝部 ankle,349,350
小腿部 leg,326,327,329,330,331,332,333
冠状位，小腿部 coronal view,leg,343,344
起点、止点及神经支配 origin,insertion,and nerve supply, 322-323t
矢状位，小腿部 sagittal view,leg,338
趾长屈肌肌腱 Flexor digitorum longus t.
轴位 axial view
踝部 ankle,349,350,351,352,353,354,355,356
足部 foot,387,388,389
小腿部 leg,326,327,329,330,331,332,333
冠状位 coronal view
踝部 ankle,372,373,374,375,376,377
足部 foot,399,402,403,404,405,406,407
小腿部 leg,343
斜轴位，踝部 oblique axial view,ankle,360,361,362,363, 364
矢状位 sagittal view
踝部 ankle,370,371
足部 foot,395
小腿部 leg,338
趾长伸肌 Extensor digitorum longus m.
轴位 axial view
踝部 ankle,349,350,351
膝部 knee,300,301
小腿部 leg,324,325,326,327,328,329,330,331,332,333
冠状位 coronal view
踝部 ankle,373,374,375
足部 foot,407
膝部 knee,315,316,317,318
小腿部 leg,342,343
斜轴位，踝部 oblique axial view,ankle,359,360
起点、止点及神经支配 origin,insertion,and nerve supply, 322-323t
矢状位 sagittal view
踝部 ankle,366,367,368
膝部 knee,303
小腿部 leg,334,335,336
趾长伸肌肌腱 Extensor digitorum longus t.

轴位 axial view
踝部 ankle,349,350,351,352,353
小腿部 leg,326,327,328,329,330,331,332,333
冠状位 coronal view
踝部 ankle,372
足部 foot,406,407
小腿部 leg,342
斜轴位，踝部 oblique axial view,ankle,359,360,361,362, 363,364
矢状位 sagittal view
踝部 ankle,367,368
足部 foot,393,394,395
小腿部 leg,334,335,336
趾短屈肌 Flexor digitorum brevis m.
轴位 axial view
踝部 ankle,358
足部 foot,389,390
冠状位 coronal view
踝部 ankle,372,373,374,375,376,377,378
足部 foot,404,405,406,407
斜轴位，踝部 oblique axial view,ankle,362,363,364
矢状位 sagittal view
踝部 ankle,368,369,370,371
足部 foot,394,395
趾短屈肌肌腱，冠状位，足部 Flexor digitorum brevis t.,coronal view,foot,399,402,403,404,405,406,407
趾短伸肌 Extensor digitorum brevis m.
轴位 axial view
踝部 ankle,353,354,355,356
足部 foot,386,387
冠状位 coronal view
踝部 ankle,372,373,374
足部 foot,405,406
斜轴位，踝部 oblique axial view,ankle,362,363,364
矢状位 sagittal view
踝部 ankle,366,367,368
足部 foot,391,392,393
趾屈肌肌腱，矢状位 Flexor digitorum t.,sagittal view
第4趾 fourth toe,393
第2趾 second toe,395
第3趾 third toe,394
趾屈肌，起点、止点及神经支配 Flexor digitorum m.,origin, insertion,and nerve supply,382-384t
中间楔骨 Cuneiform,middle
轴位 axial view
踝部 ankle,354,355
足部 foot,385,386
冠状位，足部 coronal view,foot,405,406
斜轴位，踝部 oblique axial view,ankle,363,364
矢状位 sagittal view
踝部 ankle,369,370

足部　foot,394,395
中间指骨　Middle phalanx
　示指，矢状位　index finger,sagittal view,207
　中指　long finger
　　冠状位　coronal view,215
　　矢状位　sagittal view,209,210
　环指　ring finger
　　冠状位　coronal view,215
　　矢状位　sagittal view,211,212
　小指　small finger
　　冠状位　coronal view,215,216
　　矢状位　sagittal view,213
中距下关节　Subtalar joint,middle
　冠状位，踝部　coronal view,ankle,374,375
　斜轴位，踝部　oblique axial view,ankle,362
　矢状位　sagittal view
　　踝部　ankle,369,370
　　足部　foot,395
中斜角肌　Scalene m.,middle
　轴位，胸带与胸壁　axial view,pectoral girdle and chest wall,6
　冠状位，胸带与胸壁　coronal view,pectoral girdle and chest wall,27,28
　矢状位　sagittal view
　　胸带与胸壁　pectoral girdle and chest wall,21,22
　　胸椎　thoracic spine,417
中缝，冠状位，小腿部　Median raphe,coronal view,leg,346,347
中指　Finger,long
　远节指骨，矢状位　distal phalanx,sagittal view,209,210
　中节指骨　middle phalanx
　　冠状位　coronal view,215
　　矢状位　sagittal view,209,210
　近节指骨　proximal phalanx
　　冠状位　coronal view,216,217
　　矢状位　sagittal view,209,210
舟骨　Scaphoid
　冠状位，手部　coronal view,hand,215,216,217
　矢状位，手部　sagittal view,hand,207,208
舟骨粗隆，冠状位，手部　Scaphoid tuberosity,coronal view,hand,214,215
舟月韧带，冠状位，手部　Scapholunate lig.,coronal view,hand,215,216
肘管系带，轴位，肘部　Cubital tunnel retinaculum,axial view,elbow,116,117
肘肌　Anconeus m.
　轴位　axial view
　　肘部　elbow,115,116,117,118,119,120,121,122,123,124
　　前臂　forearm,146,147
　冠状位，前臂　coronal view,forearm,168
　斜冠状位，肘部　oblique coronal view,elbow,140,141,142
　斜矢状位，肘部　oblique sagittal view,elbow,126,127,128

起点、止点及神经支配　origin,insertion,and nerve supply,144-145t
　矢状位，前臂　sagittal view,forearm,160,161
肘静脉　Cubital v.,median
　轴位，肘部　axial view,elbow,115,116,117,118
　斜冠状位，肘部　oblique coronal view,elbow,134,135,136,137
　斜矢状位，肘部　oblique sagittal view,elbow,129,130
　　肘部　elbow,129,130c
　　前臂　forearm,156
肘正中静脉　Median cubital v.
　轴位，肘部　axial view,elbow,115,116,117,118
　斜冠状位，肘部　oblique coronal view,elbow,134,135,136,137
　斜矢状位，肘部　oblique sagittal view,elbow,129,130
　矢状位，前臂　sagittal view,forearm,156
蛛网膜下腔，矢状位，胸椎　Subarachnoid space,sagittal view,thoracic spine,419
主动脉　Aorta
　轴位　axial view
　　腹部CT　abdomen CT,475,476,477,478,479
　　腹部MRI　abdomen MRI,494,495,496,497,498,499,500,501
　　心脏MRI　heart MRI,462,463
　　腰椎　lumbar spine,425
　　胸椎　thoracic spine,415,416
　　胸部CT　thorax CT,445,448
　冠状位　coronal view
　　腹部CT　abdomen CT,488,489,490,491,492
　　腹部MRI　abdomen MRI,512,513,514,515,516
　　腰椎　lumbar spine,432,433
　矢状位　sagittal view
　　腹部CT　abdomen CT,483
　　腹部MRI　abdomen MRI,504,505
　　胸椎　thoracic spine,418
主动脉瓣　Aortic valve leaflets
　轴位，胸部CT　axial view,thorax CT,446
　冠状位，胸部CT　coronal view,thorax CT,455
主动脉瓣平面，冠状位，胸部CT　Aortic valve plane,coronal view,thorax CT,454
主动脉窦，矢状位，心脏MRI　Valsalva,sinuses,sagittal view,heart MRI,465
主动脉分叉处　Aortic bifurcation
　轴位，腹部CT　axial view,abdomen CT,480
　冠状位　coronal view
　　腹部CT　abdomen CT,488
　　女性盆腔CT　female pelvis CT,548,549
　　男性盆腔CT　male pelvis CT,532
　矢状位　sagittal view
　　女性盆腔CT　female pelvis CT,545
　　男性盆腔CT　male pelvis CT,529

主动脉根　Aortic root
　　轴位，心脏 MRI　axial view, heart MRI, 462
　　冠状位，心脏 MRI　coronal view, heart MRI, 467
　　矢状位　sagittal view
　　　心脏 MRI　heart MRI, 465
　　　胸部 CT　thorax CT, 450, 451
主动脉弓　Aortic arch
　　轴位　axial view
　　　心脏 MRI　heart MRI, 460
　　　胸部 CT　thorax CT, 443, 444
　　冠状位　coronal view
　　　心脏 MRI　heart MRI, 468
　　　胸部 CT　thorax CT, 453, 454, 455
　　矢状位　sagittal view
　　　心脏 MRI　heart MRI, 464, 465
　　　胸部 CT　thorax CT, 450, 451
主动脉流出道，轴位，心脏 MRI　Aortic outflow tract, axial view, heart MRI, 462
主肺动脉窗，矢状位，心脏 MRI　Aorticopulmonary window, sagittal view, heart MRI, 465
转子间嵴，冠状位　Intertrochanteric crest, coronal view
　　女性盆腔 MRI　female pelvis MRI, 583
　　男性盆腔 MRI　male pelvis MRI, 568
椎板，轴位，腰椎　Lamina, axial view, lumbar spine, 425
椎动脉　Vertebral a.
　　轴位　axial view
　　　胸带与胸壁　pectoral girdle and chest wall, 4
　　　胸部 CT　thorax CT, 442
　　矢状位，腰椎　sagittal view, lumbar spine, 431
椎间盘　Intervertebral disc
　　冠状位，胸带与胸壁　coronal view, pectoral girdle and chest wall, 30
　　矢状位　sagittal view
　　　腹部 MRI　abdomen MRI, 506, 507
　　　心脏 MRI　heart MRI, 465
　　　男性盆腔 MRI　male pelvis MRI, 564
　　　胸椎　thoracic spine, 419
椎静脉　Vertebral v.
　　轴位，胸部 CT　axial view, thorax CT, 442
　　矢状位，腰椎　sagittal view, lumbar spine, 431
椎静脉丛　Basivertebral venous plexus
　　轴位　axial view
　　　腰椎　lumbar spine, 425
　　　胸椎　thoracic spine, 416
　　冠状位，胸椎　coronal view, thoracic spine, 420
　　矢状位　sagittal view
　　　腰椎　lumbar spine, 431
　　　胸椎　thoracic spine, 419
椎体　Vertebral body
　　轴位　axial view
　　　心脏 MRI　heart MRI, 460, 462

胸带与胸壁　pectoral girdle and chest wall, 9, 10, 11, 13
　　冠状位　coronal view
　　　腹部 MRI　abdomen MRI, 513, 514, 515
　　　心脏 MRI　heart MRI, 468, 469
　　　胸带与胸壁　pectoral girdle and chest wall, 29, 30
　　　胸部 CT　thorax CT, 457
　　矢状位　sagittal view
　　　腹部 MRI　abdomen MRI, 505, 506, 507
椎体静脉丛　Basivertebral v.
　　轴位，腰椎　axial view, lumbar spine, 427
　　冠状位，胸椎　coronal view, lumbar spine, 434
孖肌　Gemellus m.
　　轴位　axial view
　　　男性盆腔 CT　male pelvis CT, 526
　　　男性盆腔 MRI　male pelvis MRI, 556
　　冠状位　coronal view
　　　女性盆腔 CT　female pelvis CT, 550
　　　女性盆腔 MRI　female pelvis MRI, 583
　　　男性盆腔 MRI　male pelvis MRI, 569
　　矢状位　sagittal view
　　　髋部　hip, 236
　　　男性盆腔 CT　male pelvis CT, 528
孖肌肌腱，矢状位，髋部　Gemellus t., sagittal view, hip, 237
滋养动脉，轴位，股部　Nutrient a., axial view, thigh, 272
子宫　Uterus
　　轴位，女性盆腔 CT　axial view, female pelvis CT, 538, 539, 540
　　冠状位，女性盆腔 CT　coronal view, female pelvis CT, 550
　　矢状位，女性盆腔 MRI　sagittal view, female pelvis MRI, 579
子宫底　Uterine fundus
　　轴位，女性盆腔 MRI　axial view, female pelvis MRI, 573
　　矢状位，女性盆腔 CT　sagittal view, female pelvis CT, 545
子宫动脉　Uterine a.
　　轴位，女性盆腔 CT　axial view, female pelvis CT, 540
　　冠状位，女性盆腔 CT　coronal view, female pelvis CT, 550
子宫肌层　Myometrium
　　结合带　junctional zone
　　　轴位，女性盆腔 MRI　axial view, female pelvis MRI, 573
　　　冠状位，女性盆腔 MRI　coronal view, female pelvis MRI, 581, 582
　　　矢状位，女性盆腔 MRI　sagittal view, female pelvis MRI, 579
　　周围带　peripheral zone
　　　轴位，女性盆腔 MRI　axial view, female pelvis MRI, 573
　　　冠状位，女性盆腔 MRI　coronal view, female pelvis MRI, 581, 582
　　　矢状位，女性盆腔 MRI　sagittal view, female pelvis MRI, 579
子宫颈　Uterine cervix
　　轴位，女性盆腔 CT　axial view, female pelvis CT, 540
　　冠状位　coronal view

女性盆腔 CT　female pelvis CT,551

女性盆腔 MRI　female pelvis MRI,582,583

矢状位　sagittal view

女性盆腔 CT　female pelvis CT,544,545

女性盆腔 MRI　female pelvis MRI,578,579

子宫颈管　Endocervical canal

轴位，女性盆腔 MRI　axial view,female pelvis MRI,574

冠状位，女性盆腔 MRI　coronal view,female pelvis MRI,582,583

矢状位，女性盆腔 MRI　sagittal view,female pelvis MRI,579

子宫颈基质　Uterine Cervical stroma

轴位，女性盆腔 MRI　axial view,female pelvis MRI,574

冠状位，女性盆腔 MRI　coronal view,female pelvis MRI,582,583

矢状位，女性盆腔 MRI　sagittal view,female pelvis MRI,579

子宫颈内口，轴位，女性盆腔 MRI　Os,internal,cervix,axial view,female pelvis MRI,573

子宫颈，轴位，女性盆腔 MRI　Cervix,axial view,female pelvis MRI,573

子宫静脉　Uterine v.

轴位，女性盆腔 CT　axial view,female pelvis CT,540

冠状位，女性盆腔 CT　coronal view,female pelvis CT,550

子宫旁组织，矢状位　Parametrium,sagittal view

女性盆腔 CT　female pelvis CT,544

女性盆腔 MRI　female pelvis MRI,577,578

子宫腔　Endometrial canal

轴位，女性盆腔 MRI　axial view,female pelvis MRI,573

冠状位，女性盆腔 MRI　coronal view,female pelvis MRI,581,582

矢状位，女性盆腔 MRI　sagittal view,female pelvis MRI,579

子宫体　Uterine body

冠状位，女性盆腔 CT　coronal view,female pelvis CT,551

矢状位，女性盆腔 CT　sagittal view,female pelvis CT,544,545

子宫体，矢状位，女性盆腔 MRI　Uterine corpus,sagittal view,female pelvis MRI,578

子宫圆韧带，轴位，女性盆腔 CT　Round lig.,axial view,female pelvis CT,539

籽骨　Sesamoid

外侧　lateral

轴位，足部　axial view,foot,389

冠状位，足部　coronal view,foot,400,401

矢状位，足部　sagittal view,foot,397

内侧　medial

轴位，足部　axial view,foot,389

冠状位，足部　coronal view,foot,400,401

矢状位，足部　sagittal view,foot,398

桡骨　radial

轴位，手部　axial view,hand,201

矢状位，手部　sagittal view,hand,206

尺骨　ulnar

轴位，手部　axial view,hand,201

矢状位，手部　sagittal view,hand,206

掌板　volar plate

轴位，手部　axial view,hand,204

冠状位，手部　coronal view,hand,215

矢状位，手部　sagittal view,hand,207

足底长韧带　Plantar lig.,long

冠状位，踝部　coronal view,ankle,374,375

矢状位，踝部　sagittal view,ankle,368

足底方肌　Quadratus plantae m.

轴位　axial view

踝部　ankle,355,356,357

足部　foot,388,389

冠状位　coronal view

踝部　ankle,372,373,374,375,376,377,378,379

足部　foot,405,406,407

斜轴位，踝部　oblique axial view,ankle,361,362,363,364

起点、止点及神经支配　origin,insertion,and nerve supply,382-384t

矢状位　sagittal view

踝部　ankle,368,369

足部　foot,393,394,395

足底腱膜　Plantar aponeurosis

冠状位，踝部　coronal view,ankle,372,377,378

矢状位，足部　sagittal view,foot,394

斜轴位，踝部　oblique axial view,ankle,362

足底腱膜内侧束　Plantar aponeurosis,medial

冠状位　coronal view

踝部　ankle,374,375,376

足部　foot,403,404,405,407

矢状位　sagittal view

踝部　ankle,368,369,370,371

足部　foot,394

斜轴位，踝部　oblique axial view,ankle,364

足底腱膜外侧束　Plantar aponeurosis,lateral

轴位，踝部　axial view,ankle,358

冠状位　coronal view

踝部　ankle,374,375,376

足部　foot,407

矢状位，踝部　sagittal view,ankle,367,368

斜轴位，踝部　oblique axial view,ankle,364

足底内侧动脉　Plantar a.,medial

冠状位　coronal view

踝部　ankle,372,373

足部　foot,404,406,407

矢状位，踝部　sagittal view,ankle,369,371

足底内侧神经　Plantar n.,medial

轴位　axial view

踝部　ankle,356,357

足部　foot,388,389

冠状位　coronal view

踝部 ankle,372,373
足部 foot,404,406,407
矢状位 sagittal view
踝部 ankle,370,371
足部 foot,396
足底内侧血管 Plantar vessels,medial
轴位 axial view
踝部 ankle,356,357
足部 foot,388,389
斜轴位,踝部 oblique axial view,ankle,361,362,363,364
矢状位 sagittal view
踝部 ankle,370,371
足部 foot,396
足底外侧动脉,冠状位 Plantar a.,lateral,coronal view
踝部 ankle,372,375
足部 foot,404,405
足底外侧神经 Plantar n.,lateral
轴位,踝部 axial view,ankle,356,357
冠状位 coronal view
踝部 ankle,372,375
足部 foot,404,405
足底外侧血管 Plantar vessels,lateral
轴位,踝部 axial view,ankle,356,357
斜轴位,踝部 oblique axial view,ankle,361,362,363,364
矢状位,踝部 sagittal view,ankle,370
足舟骨 Navicular
轴位 axial view
踝部 ankle,353,354
足部 foot,385,386
冠状位 coronal view
踝部 ankle,372
足部 foot,407
斜轴位,踝部 oblique axial view,ankle,363
矢状位 sagittal view
踝部 ankle,368,369,370,371
足部 foot,394,395,396,397
足舟骨粗隆,矢状位,足部 Navicular tuberosity,sagittal view,foot,397
左心室肌,矢状位,心脏 MRI Ventricular myocardium,left
冠状位,心脏 MRI coronal view,heart MRI,468
矢状位,心脏 MRI sagittal view,heart MRI,464
左心室乳头肌,冠状位,胸部 CT Ventricular papillary m.,left,coronal view,thorax CT,454
坐股韧带 Ischiofemoral lig
轴位,髋关节造影 axial view,hip arthrogram,252,253,254,255
冠状位,髋关节造影 coronal view,hip arthrogram,266
矢状位,髋关节造影 sagittal view,hip arthrogram,257,258,259
坐骨 Ischium
轴位 axial view

女性盆腔 CT female pelvis CT,541
女性盆腔 MRI female pelvis MRI,575
髋部 hip,228
髋关节造影 hip arthrogram,255,256
男性盆腔 MRI male pelvis MRI,557,558
股部 thigh,269
冠状位 coronal view
女性盆腔 CT female pelvis CT,550,551
女性盆腔 MRI female pelvis MRI,583
髋部 hip,246,247
髋关节造影 hip arthrogram,263,264,265
男性盆腔 CT male pelvis CT,535
男性盆腔 MRI male pelvis MRI,569
股部 thigh,291,292
矢状位 sagittal view
女性盆腔 CT female pelvis CT,543
男性盆腔 MRI female pelvis MRI,576
髋部 hip,240,241,242
髋关节造影 hip arthrogram,260,261
男性盆腔 MRI male pelvis MRI,560
股部 thigh,283,284
坐骨大孔,冠状位,髋部 Greater sciatic foramen,coronal view,hip,247
坐骨大切迹,矢状位,髋部 Greater sciatic notch,sagittal view,hip,241
坐骨肛门窝,冠状位,女性盆腔 MRI Ischioanal fossa,coronal view,female pelvis MRI,583
坐骨海绵体肌 Ischiocavernosus m.
轴位 axial view
男性盆腔 CT male pelvis CT,527
男性盆腔 MRI male pelvis MRI,557,558
冠状位 coronal view
女性盆腔 CT female pelvis CT,548,549
男性盆腔 CT male pelvis CT,534,535
男性盆腔 MRI male pelvis MRI,568
矢状位 sagittal view
女性盆腔 CT female pelvis CT,544
男性盆腔 CT male pelvis CT,529
男性盆腔 MRI male pelvis MRI,561,562
坐骨棘,轴位 Ischial spine,axial view
女性盆腔 MRI female pelvis MRI,574
髋部 hip,227
髋关节造影 hip arthrogram,253
男性盆腔 CT male pelvis CT,525
男性盆腔 MRI male pelvis MRI,556
坐骨结节 Ischial tuberosity
轴位 axial view
女性盆腔 CT female pelvis CT,541
髋部 hip,228,229,230
男性盆腔 CT male pelvis CT,526,527
男性盆腔 MRI male pelvis MRI,557

冠状位　coronal view
　男性盆腔 CT　male pelvis CT,536
　男性盆腔 MRI　male pelvis MRI,569
矢状位　sagittal view
　男性盆腔 CT　male pelvis CT,528,529
　男性盆腔 MRI　male pelvis MRI,559
坐骨神经　Sciatic n.
　轴位　axial view
　　女性盆腔 CT　female pelvis CT,540,541,542
　　女性盆腔 MRI　female pelvis MRI,573,574,575
　　髋部　hip,225,226,227,228,229,230,231,232
　　男性盆腔 CT　male pelvis CT,525
　　男性盆腔 MRI　male pelvis MRI,554,556,557,558
　　股部　thigh,269,270,271,272,273,274
　冠状位　coronal view
　　女性盆腔 MRI　female pelvis MRI,583
　　髋部　hip,247
　　腰椎　lumbar spine,435
　　男性盆腔 CT　male pelvis CT,535
　　股部　thigh,291
　矢状位　sagittal view
　　髋部　hip,237,238,241
　　男性盆腔 MRI　male pelvis MRI,559,560

　　股部　thigh,279,280
坐骨支　Ischial ramus
　轴位　axial view
　　女性盆腔 CT　female pelvis CT,542
　　男性盆腔 CT　male pelvis CT,527
　冠状位　coronal view
　　男性盆腔 CT　male pelvis CT,534
　　男性盆腔 MRI　male pelvis MRI,568
　矢状位　sagittal view
　　女性盆腔 CT　female pelvis CT,543,544
　　男性盆腔 MRI　male pelvis MRI,560,561,562
坐骨直肠窝　Ischiorectal fossa
　轴位　axial view
　　女性盆腔 CT　female pelvis CT,540,541,542
　　女性盆腔 MRI　female pelvis MRI,574
　　男性盆腔 CT　male pelvis CT,526
　冠状位　coronal view
　　女性盆腔 CT　female pelvis CT,551
　　男性盆腔 CT　male pelvis CT,535,536
　　男性盆腔 MRI　male pelvis MRI,568
　矢状位　sagittal view
　　女性盆腔 CT　female pelvis CT,543,544
　　男性盆腔 CT　male pelvis CT,529